U0189361

中华医学百科全书

中医药学

中医妇科学

国家出版基金项目
NATIONAL PUBLICATION FOUNDATION

中国协和医科大学出版社

北 京

图书在版编目（CIP）数据

中华医学百科全书·中医妇科学 / 罗颂平主编 . —北京：中国协和医科大学出版社，2022.12
ISBN 978-7-5679-2068-2

Ⅰ.①中…　Ⅱ.①罗…　Ⅲ.①医学—百科全书②中医妇科学—百科全书　Ⅳ.①R-61②R271.1-61

中国版本图书馆 CIP 数据核字（2022）第 189942 号

中华医学百科全书·中医妇科学

主　　编：罗颂平

编　　审：吴翠姣

责任编辑：王　霞　郭　琼

出版发行：中国协和医科大学出版社
　　　　　（北京市东城区东单三条 9 号　邮编 100730　电话 010-6526 0431）

网　　址：www.pumcp.com

经　　销：新华书店总店北京发行所

印　　刷：北京广达印刷有限公司

开　　本：889mm×1230mm　1/16

印　　张：14.5

字　　数：420 千字

版　　次：2022 年 12 月第 1 版

印　　次：2022 年 12 月第 1 次印刷

定　　价：280.00 元

ISBN 978-7-5679-2068-2

《中华医学百科全书》编纂委员会

总顾问　吴阶平　韩启德　桑国卫

总指导　陈　竺

总主编　刘德培　王　辰

副总主编　曹雪涛　李立明　曾益新　吴沛新　姚建红

编纂委员（以姓氏笔画为序）

丁　洁	丁　樱	丁安伟	于中麟	于布为	于学忠	万经海
马　军	马　进	马　骁	马　静	马　融	马安宁	马建辉
马烈光	马绪臣	王　平	王　伟	王　辰	王　政	王　恒
王　铁	王　硕	王　舒	王　键	王一飞	王一镗	王士贞
王卫平	王长振	王文全	王心如	王生田	王立祥	王兰兰
王汉明	王永安	王永炎	王成锋	王延光	王华兰	王行环
王旭东	王军志	王声湧	王坚成	王良录	王拥军	王茂斌
王松灵	王明荣	王明贵	王金锐	王宝玺	王诗忠	王建中
王建业	王建军	王建祥	王临虹	王贵强	王美青	王晓民
王晓良	王高华	王鸿利	王维林	王琳芳	王喜军	王晴宇
王道全	王德文	王德群	木塔力甫·艾力阿吉		尤启冬	戈　烽
牛　侨	毛秉智	毛常学	乌　兰	卞兆祥	文卫平	文历阳
文爱东	方　浩	方以群	尹　佳	孔北华	孔令义	孔维佳
邓文龙	邓家刚	书　亭	毋福海	艾措千	艾儒棣	石　岩
石远凯	石学敏	石建功	布仁达来	占　堆	卢志平	卢祖洵
叶　桦	叶冬青	叶常青	叶章群	申昆玲	申春悌	田家玮
田景振	田嘉禾	史录文	冉茂盛	代　涛	代华平	白春学
白慧良	丛　斌	丛亚丽	包怀恩	包金山	冯卫生	冯希平
冯泽永	冯学山	边旭明	边振甲	匡海学	邢小平	邢念增
达万明	达庆东	成　军	成翼娟	师英强	吐尔洪·艾买尔	
吕时铭	吕爱平	朱　珠	朱万孚	朱立国	朱华栋	朱宗涵
朱晓东	朱祥成	乔延江	伍瑞昌	任　华	任钧国	华　伟
伊河山·伊明		向　阳	多　杰	邬堂春	庄　辉	庄志雄
刘　平	刘　进	刘　玮	刘　强	刘　蓬	刘大为	刘小林
刘中民	刘玉清	刘尔翔	刘训红	刘永锋	刘吉开	刘芝华

刘伏友	刘华平	刘华生	刘志刚	刘克良	刘迎龙	刘建勋
刘胡波	刘树民	刘昭纯	刘俊涛	刘洪涛	刘桂荣	刘献祥
刘嘉瀛	刘德培	闫永平	米玛	米光明	安锐	祁建城
许媛	许腊英	那彦群	阮长耿	阮时宝	孙宁	孙光
孙皎	孙锟	孙少宣	孙长颢	孙立忠	孙则禹	孙秀梅
孙建中	孙建方	孙建宁	孙贵范	孙洪强	孙晓波	孙海晨
孙景工	孙颖浩	孙慕义	纪志刚	严世芸	苏川	苏旭
苏荣扎布	杜元灏	杜文东	杜治政	杜惠兰	李飞	李方
李龙	李东	李宁	李刚	李丽	李波	李剑
李勇	李桦	李鲁	李磊	李燕	李冀	李大魁
李云庆	李太生	李日庆	李玉珍	李世荣	李立明	李汉忠
李永哲	李志平	李连达	李灿东	李君文	李劲松	李其忠
李若瑜	李泽坚	李宝馨	李建兴	李建初	李建勇	李映兰
李思进	李莹辉	李晓明	李凌江	李继承	李董男	李森恺
李曙光	杨凯	杨恬	杨勇	杨健	杨硕	杨化新
杨文英	杨世民	杨世林	杨伟文	杨克敌	杨甫德	杨国山
杨宝峰	杨炳友	杨晓明	杨跃进	杨腊虎	杨瑞馥	杨慧霞
励建安	连建伟	肖波	肖南	肖永庆	肖培根	肖鲁伟
吴东	吴江	吴明	吴信	吴令英	吴立玲	吴欣娟
吴勉华	吴爱勤	吴群红	吴德沛	邱建华	邱贵兴	邱海波
邱蔚六	何维	何勤	何方方	何志嵩	何绍衡	何春涤
何裕民	余争平	余新忠	狄文	冷希圣	汪海	汪静
汪受传	沈岩	沈岳	沈敏	沈铿	沈卫峰	沈心亮
沈华浩	沈俊良	宋国维	张泓	张学	张亮	张强
张霆	张澍	张大庆	张为远	张玉石	张世民	张永学
张华敏	张宇鹏	张志愿	张丽霞	张伯礼	张宏誉	张劲松
张奉春	张宝仁	张建中	张建宁	张承芬	张琴明	张富强
张新庆	张潍平	张德芹	张燕生	陆华	陆林	陆翔
陆小左	陆付耳	陆伟跃	陆静波	阿不都热依木·卡地尔		陈文
陈杰	陈实	陈洪	陈琪	陈楠	陈薇	陈曦
陈士林	陈大为	陈文祥	陈玉文	陈代杰	陈尧忠	陈红风
陈志南	陈志强	陈规化	陈国良	陈佩仪	陈家旭	陈智轩
陈锦秀	陈誉华	邵蓉	邵荣光	邵瑞琪	武志昂	
其仁旺其格	范明	范炳华	茅宁莹	林三仁	林久祥	林子强
林天歆	林江涛	林曙光	杭太俊	郁琦	欧阳靖宇	尚红

果德安　　明根巴雅尔　易定华　　易著文　　罗　力　　罗　毅　　罗小平

罗长坤　　罗颂平　　帕尔哈提·克力木　　帕塔尔·买合木提·吐尔根

图门巴雅尔　岳伟华　　岳建民　　金　玉　　金　奇　　金少鸿　　金伯泉

金季玲　　金征宇　　金银龙　　金惠铭　　周　兵　　周永学　　周光炎

周利群　　周灿全　　周良辅　　周纯武　　周学东　　周宗灿　　周定标

周宜开　　周建平　　周建新　　周春燕　　周荣斌　　周辉霞　　周福成

郑一宁　　郑志忠　　郑金福　　郑法雷　　郑建全　　郑洪新　　郑家伟

郎景和　　房　敏　　孟　群　　孟庆跃　　孟静岩　　赵　平　　赵　艳

赵　群　　赵子琴　　赵中振　　赵文海　　赵玉沛　　赵正言　　赵永强

赵志河　　赵彤言　　赵明杰　　赵明辉　　赵耐青　　赵临襄　　赵继宗

赵铱民　　赵靖平　　郝　模　　郝小江　　郝传明　　郝晓柯　　胡　志

胡　明　　胡大一　　胡文东　　胡向军　　胡国华　　胡昌勤　　胡盛寿

胡德瑜　　柯　杨　　查　干　　柏树令　　钟翠平　　钟赣生

香多·李先加　　　　段　涛　　段金廒　　段俊国　　侯一平　　侯金林

侯春林　　俞光岩　　俞梦孙　　俞景茂　　饶克勤　　施慎逊　　姜小鹰

姜玉新　　姜廷良　　姜国华　　姜柏生　　姜德友　　洪　两　　洪　震

洪秀华　　洪建国　　祝庆余　　祝蔯晨　　姚永杰　　姚克纯　　姚祝军

秦　川　　秦卫军　　袁文俊　　袁永贵　　都晓伟　　晋红中　　栗占国

贾　波　　贾建平　　贾继东　　夏术阶　　夏照帆　　夏慧敏　　柴光军

柴家科　　钱传云　　钱忠直　　钱家鸣　　钱焕文　　倪　健　　倪　鑫

徐　军　　徐　晨　　徐云根　　徐永健　　徐志云　　徐志凯　　徐克前

徐金华　　徐建国　　徐勇勇　　徐桂华　　凌文华　　高　妍　　高　晞

高志贤　　高志强　　高金明　　高学敏　　高树中　　高健生　　高思华

高润霖　　郭　岩　　郭小朝　　郭长江　　郭巧生　　郭宝林　　郭海英

唐　强　　唐向东　　唐朝枢　　唐德才　　诸欣平　　谈　勇　　谈献和

陶永华　　陶芳标　　陶·苏和　　陶建生　　陶晓华　　黄　钢　　黄　峻

黄　烽　　黄人健　　黄叶莉　　黄宇光　　黄国宁　　黄国英　　黄跃生

黄璐琦　　萧树东　　梅　亮　　梅长林　　曹　佳　　曹广文　　曹务春

曹建平　　曹洪欣　　曹济民　　曹雪涛　　曹德英　　龚千锋　　龚守良

龚非力　　袭著革　　常耀明　　崔　蒙　　崔丽英　　庾石山　　康　健

康廷国　　康宏向　　章友康　　章锦才　　章静波　　梁　萍　　梁显泉

梁铭会　　梁繁荣　　谌贻璞　　屠鹏飞　　隆　云　　绳　宇　　巢永烈

彭　成　　彭　勇　　彭明婷　　彭晓忠　　彭瑞云　　彭毅志

斯拉甫·艾白　　　　葛　坚　　葛立宏　　董方田　　蒋力生　　蒋建东

蒋建利　　蒋澄宇　　韩晶岩　　韩德民　　惠延年　　栗晓黎　　程天民

程仕萍	程训佳	焦德友	储全根	童培建	曾　苏	曾　渝
曾小峰	曾正陪	曾国华	曾学思	曾益新	谢　宁	谢立信
蒲传强	赖西南	赖新生	詹启敏	詹思延	鲍春德	窦科峰
窦德强	褚淑贞	赫　捷	蔡　威	裴国献	裴晓方	裴晓华
廖品正	谭仁祥	谭先杰	翟所迪	熊大经	熊鸿燕	樊　旭
樊飞跃	樊巧玲	樊代明	樊立华	樊明文	樊瑜波	黎源倩
颜　虹	潘国宗	潘柏申	潘桂娟	薛社普	薛博瑜	魏光辉
魏丽惠	藤光生	B·吉格木德				

《中华医学百科全书》学术委员会

主任委员　巴德年

副主任委员（以姓氏笔画为序）

汤钊猷　　吴孟超　　陈可冀　　贺福初

学术委员（以姓氏笔画为序）

丁鸿才	于明德	于是凤	于润江	于德泉	马　遂	王　宪
王大章	王之虹	王文吉	王正敏	王邦康	王声湧	王近中
王政国	王晓仪	王海燕	王鸿利	王琳芳	王锋鹏	王满恩
王模堂	王德文	王澍寰	王翰章	毛秉智	乌正赉	方福德
尹昭云	巴德年	邓伟吾	石一复	石中瑗	石四箴	石学敏
平其能	卢世璧	卢圣栋	卢光琇	史俊南	皮　昕	吕　军
吕传真	朱　预	朱大年	朱元珏	朱晓东	朱家恺	仲剑平
任德全	刘　正	刘　耀	刘又宁	刘宝林（口腔）		
刘宝林（公共卫生）	刘彦信	刘敏如	刘景昌	刘新光	刘嘉瀛
刘镇宇	刘德培	闫剑群	江世忠	汤　光	汤钊猷	许　琪
许彩民	阮金秀	孙　燕	孙汉董	孙曼霁	纪宝华	严隽陶
苏　志	苏荣扎布	杜乐勋	李亚洁	李传胪	李仲智	李连达
李若新	李钟铎	李济仁	李舜伟	李巍然	杨　莘	杨圣辉
杨克恭	杨宠莹	杨瑞馥	肖文彬	肖承悰	肖培根	吴　坚
吴　坤	吴　蓬	吴乐山	吴永佩	吴在德	吴军正	吴观陵
吴希如	吴孟超	吴咸中	邱蔚六	何大澄	余森海	谷华运
邹学贤	汪　华	汪仕良	沈　岩	沈竞康	张乃峥	张习坦
张月琴	张世臣	张丽霞	张伯礼	张金哲	张学文	张学军
张承绪	张俊武	张洪君	张致平	张博学	张朝武	张蕴惠
陆士新	陆道培	陈　虹	陈子江	陈文亮	陈世谦	陈可冀
陈立典	陈宁庆	陈在嘉	陈尧忠	陈君石	陈松森	陈育德
陈冶清	陈洪铎	陈家伟	陈家伦	陈寅卿	邵铭熙	范乐明
范茂槐	欧阳惠卿	罗才贵	罗成基	罗启芳	罗爱伦	罗慰慈
季成叶	金义成	金水高	金惠铭	周　俊	周仲瑛	周荣汉
周福成	郑德先	房书亭	赵云凤	胡永华	胡永洲	钟世镇
钟南山	段富津	侯云德	侯惠民	俞永新	俞梦孙	施侣元
姜世忠	姜庆五	恽榴红	姚天爵	姚新生	贺福初	秦伯益
袁建刚	贾弘禔	贾继东	贾福星	夏惠明	顾美仪	顾觉奋

顾景范　徐文严　翁心植　栾文明　郭　定　郭子光　郭天文
郭宗儒　唐由之　唐福林　涂永强　黄秉仁　黄洁夫　黄璐琦
曹仁发　曹采方　曹谊林　龚幼龙　龚锦涵　盛志勇　康广盛
章魁华　梁文权　梁德荣　彭小忠　彭名炜　董　怡　程天民
程元荣　程书钧　程伯基　傅民魁　曾长青　曾宪英　温　海
强伯勤　裘雪友　甄永苏　褚新奇　蔡年生　廖万清　樊明文
黎介寿　薛　淼　戴行锷　戴宝珍　戴尪戎

《中华医学百科全书》工作委员会

主任委员　姚建红

副主任委员　李　青

执行主任委员　张　凌

顾问　罗　鸿

编审（以姓氏笔画为序）

司伊康　　吴翠姣　　张　宇　　张　凌　　张之生　　张立峰　　张晓雪
陈　懿　　陈永生　　呼素华　　郭亦超　　傅祚华　　谢　阳

编辑（以姓氏笔画为序）

王　霞　　尹丽品　　孙文欣　　李元君　　刘　婷　　沈冰冰　　陈　佩
胡安霞　　郭　琼

工作委员

张晓雪　　左　谦　　吴　江　　刘　华　　卢运霞　　栾　韬　　丁春红
孙雪娇　　张　飞

办公室主任　吴翠姣

办公室副主任　孙文欣　王　霞

中医药学

刘雁峰	北京中医药大学东直门医院
许丽绵	广州中医药大学第一临床医学院
杜惠兰	河北医科大学中西医结合学院
李伟莉	安徽中医学院第一附属医院
杨鉴冰	陕西中医学院
张婷婷	上海中医药大学附属岳阳中西医结合医院
陆　华	成都中医药大学
罗颂平	广州中医药大学
金季玲	天津中医药大学
郑　锦	上海中医药大学附属龙华医院
赵瑞华	中国中医科学院广安门医院
胡国华	上海市中医院
胡晓华	河南中医学院二附院
谈　勇	南京中医药大学
梅乾茵	湖北省中医院
常　暖	中国中医科学院学术管理处
梁瑞宁	江西中医学院
傅　萍	浙江中医院大学附属广兴医院
魏绍斌	成都中医药大学附属医院

前　言

《中华医学百科全书》终于和读者朋友们见面了！

古往今来，凡政通人和、国泰民安之时代，国之重器皆为科技、文化领域的鸿篇巨制。唐代《艺文类聚》、宋代《太平御览》、明代《永乐大典》、清代《古今图书集成》等，无不彰显盛世之辉煌。新中国成立后，国家先后组织编纂了《中国大百科全书》第一版、第二版，成为我国科学文化事业繁荣发达的重要标志。医学的发展，从大医学、大卫生、大健康角度，集自然科学、人文社会科学和艺术之大成，是人类社会文明与进步的集中体现。随着经济社会快速发展，医药卫生领域科技日新月异，知识大幅更新。广大读者对医药卫生领域的知识文化需求日益增长，因此，编纂一部医药卫生领域的专业性百科全书，进一步规范医学基本概念，整理医学核心体系，传播精准医学知识，促进医学发展和人类健康的任务迫在眉睫。在党中央、国务院的亲切关怀以及国家各有关部门的大力支持下，《中华医学百科全书》应运而生。

作为当代中华民族"盛世修典"的重要工程之一，《中华医学百科全书》肩负着全面总结国内外医药卫生领域经典理论、先进知识，回顾展现我国卫生事业取得的辉煌成就，弘扬中华文明传统医药璀璨历史文化的使命。《中华医学百科全书》将成为我国科技文化发展水平的重要标志、医药卫生领域知识技术的最高"检阅"、服务千家万户的国家健康数据库和医药卫生各学科领域走向整合的平台。

肩此重任，《中华医学百科全书》的编纂力求做到两个符合。一是符合社会发展趋势：全面贯彻以人为本的科学发展观指导思想，通过普及医学知识，增强人民群众健康意识，提高人民群众健康水平，促进社会主义和谐社会构建。二是符合医学发展趋势：遵循先进的国际医学理念，以"战略前移、重心下移、模式转变、系统整合"的人口与健康科技发展战略为指导。同时，《中华医学百科全书》的编纂力求做到两个体现：一是体现科学思维模式的深刻变革，即学科交叉渗透/知识系统整合；二是体现继承发展与时俱进的精神，准确把握学科现有基础理论、基本知识、基本技能以及经典理论知识与科学思维精髓，深刻领悟学科当前面临的交叉渗透与整合转化，敏锐洞察学科未来的发展趋势与突破方向。

作为未来权威著作的"基准点"和"金标准"，《中华医学百科全书》编纂过程中，制定了严格的主编、编者遴选原则，聘请了一批在学界有相当威望、具有较高学术造诣和较强组织协调能力的专家教授（包括多位两院院士）担任大类主编和学科卷主编，确保全书的科学性与权威性。另外，还借鉴了已有百科全书的编写经验。鉴于《中华医学百科全书》的编纂过程本身带有科学研究性质，还聘请了若干科研院所的科研管理专家作为特约编审，站在科研管理的高度为全书的顺利编纂保驾护航。除了编者、编审队伍外，还制订了详尽的质量保证计划。编纂委员会和工作委员会秉持质量源于设计的理念，共同制订了一系列配套的质量控制规范性文件，建立了一套切实可行、行之有效、效率最优的编纂质量管理方案和各种情况下的处理原则及预案。

《中华医学百科全书》的编纂实行主编负责制，在统一思想下进行系统规划，保证良好的全程质量策划、质量控制、质量保证。在编写过程中，统筹协调学科内各编委、卷内条目以及学科间编委、卷间条目，努力做到科学布局、合理分工、层次分明、逻辑严谨、详略有方。在内容编排上，务求做到"全准精新"。形式"全"：学科"全"，册内条目"全"，全面展现学科面貌；内涵"全"：知识结构"全"，多方位进行条目阐释；联系整合"全"：多角度编制知识网。数据"准"：基于权威文献，引用准确数据，表述权威观点；把握"准"：审慎洞察知识内涵，准确把握取舍详略。内容"精"："一语天然万古新，豪华落尽见真淳。"内容丰富而精练，文字简洁而规范；逻辑"精"："片言可以明百意，坐驰可以役万里。"严密说理，科学分析。知识"新"：以最新的知识积累体现时代气息；见解"新"：体现出学术水平，具有科学性、启发性和先进性。

《中华医学百科全书》之"中华"二字，意在中华之文明、中华之血脉、中华之视角，而不仅限于中华之地域。在文明交织的国际化浪潮下，中华医学汲取人类文明成果，正不断开拓视野，敞开胸怀，海纳百川般融入，润物无声状拓展。《中华医学百科全书》秉承了这样的胸襟怀抱，广泛吸收国内外华裔专家加入，力求以中华文明为纽带，牵系起所有华人专家的力量，展现出现今时代下中华医学文明之全貌。《中华医学百科全书》作为由中国政府主导，参与编纂学者多、分卷学科设置全、未来受益人口广的国家重点出版工程，得到了联合国教科文等组织的高度关注，对于中华医学的全球共享和人类的健康保健，都具有深远意义。

《中华医学百科全书》分基础医学、临床医学、中医药学、公共卫生学、军事与特种医学和药学六大类，共计144卷。由中国医学科学院/北京协和医学院牵头，联合军事医学科学院、中国中医科学院和中国疾病预防控制中心，带动全国知名院校、科研单位和医院，有多位院士和海内外数千位优秀专家参加。国内知名的医学和百科编审汇集中国协和医科大学出版社，并培养了一批热爱百科事业的中青年编辑。

回览编纂历程，犹然历历在目。几年来，《中华医学百科全书》编纂团队呕心沥血，孜孜矻矻。组织协调坚定有力，条目撰写字斟句酌，学术审查一丝不苟，手书长卷撼人心魂……在此，谨向全国医学各学科、各领域、各部门的专家、学者的积极参与以及国家各有关部门、医药卫生领域相关单位的大力支持致以崇高的敬意和衷心的感谢！

《中华医学百科全书》的编纂是一项泽被后世的创举，其牵涉医学科学众多学科及学科间交叉，有着一定的复杂性；需要体现在当前医学整合转型的新形式，有着相当的创新性；作为一项国家出版工程，有着毋庸置疑的严肃性。《中华医学百科全书》开创性和挑战性都非常强。由于编纂工作浩繁，难免存在差错与疏漏，敬请广大读者给予批评指正，以便在今后的编纂工作中不断改进和完善。

刘德培

凡　例

一、《中华医学百科全书》（以下简称《全书》）按基础医学类、临床医学类、中医药学类、公共卫生类、军事与特种医学类、药学类的不同学科分卷出版。一学科辑成一卷或数卷。

二、《全书》基本结构单元为条目，主要供读者查检，亦可系统阅读。条目标题有些是一个词，例如"月经"；有些是词组，例如"月经先期"。

三、由于学科内容有交叉，会在不同卷设有少量同名条目。例如《中医妇科学》《针灸学》都设有"痛经"条目。其释文会根据不同学科的视角不同各有侧重。

四、条目标题上方加注汉语拼音，条目标题后附相应的外文。例如：

zhōngyī fùkēxué
中医科妇学（gynecology of traditional Chinese medicine）

五、本卷条目按学科知识体系顺序排列。为便于读者了解学科概貌，卷首条目分类目录中条目标题按阶梯式排列，例如：

妇科内治法 ………………………………………………………………

　调理脏腑 …………………………………………………………………

　　滋肾补肾 ………………………………………………………………

　　健脾和胃 ………………………………………………………………

　　疏肝养肝 ………………………………………………………………

　调理气血 …………………………………………………………………

　　理气法 …………………………………………………………………

　　调血法 …………………………………………………………………

　化湿祛痰 …………………………………………………………………

六、各学科都有一篇介绍本学科的概观性条目，一般作为本学科卷的首条。介绍学科大类的概观性条目，列在本大类中基础性学科卷的学科概观性条目之前。

七、条目之中设立参见系统，体现相关条目内容的联系。一个条目的内容涉及其他条目，需要其他条目的释文作为补充的，设为"参见"。所参见的本卷条目的标题在本条目释文中出现的，用蓝色楷体字印刷；所参见的本卷条目的标题未在本条目释文中出现的，在括号内用蓝色楷体字印刷该标题，另加"见"字；参见其他卷条目的，注明参见条所属学科卷名，如"参见□□□卷"或"参见□□□卷□□□□"。

八、《全书》医学名词以全国科学技术名词审定委员会审定公布的为标准。同一概念或疾病在不同学科有不同命名的，以主科所定名词为准。字数较多，释文中拟用简称的名词，每个条目中第一次出现时使用全称，并括注简称，例如：甲型病毒性肝炎（简称甲肝）。个别众所周知的名词直接使用简称、缩写，例如：B超。药物名称参照《中华人民共和国药典》2020年版和《国家基本药物目录》2018年版。

九、《全书》量和单位的使用以国家标准GB 3100—1993《国际单位制及其应用》、GB/T 3101—1993《有关量、单位和符号的一般原则》及GB/T 3102系列国家标准为准。援引古籍或外文时维持原有单位不变。必要时括注与法定计量单位的换算。

十、《全书》数字用法以国家标准GB/T 15835—2011《出版物上数字用法》为准。

十一、正文之后设有内容索引和条目标题索引。内容索引供读者按照汉语拼音字母顺序查检条目和条目之中隐含的知识主题。条目标题索引分为条目标题汉字笔画索引和条目外文标题索引，条目标题汉字笔画索引供读者按照汉字笔画顺序查检条目，条目外文标题索引供读者按照外文字母顺序查检条目。

十二、部分学科卷根据需要设有附录，列载本学科有关的重要文献资料。

目　录

zhōngyī fùkēxué

中医妇科学（gynecology of traditional Chinese medicine）

运用中医学的理论，结合女性的解剖、生理特点，研究女性月经病、带下病、妊娠病、产后病和妇科杂病的病因病机与诊断、辨证与治疗规律，以保障女性生殖健康，防治女性特有疾病的学科。妇科和产科是中医学最古老的临床专科之一。在春秋战国时期就有治疗妇人病的医生，称为"带下医"。汉代设有宫廷"女医"和"乳医"。作为专科的设置，始于宋代，当时偏重于产科，在宋代太医局的九科之中，就有"产科"；明代之后，妇科得以发展而产科式微，专科亦改为妇科、女科、妇人科等。现代中医妇科实际包含产科的内容，但学科名称仍沿用中医妇科学。

简史 中医学历史悠久，中国是世界上最早设立专科的国家。宋代太医局设有九个专科，包括大方脉、风科、小方脉、眼科、疮肿折疡、产科、口齿咽喉科、针灸科和金镞兼禁科等，这是世界医事制度历史上最早的专科设置。作为专科设立的历史背景，是中医学在形成和发展的历程中对于生殖的重视，很早就有专门诊治妇科和产科疾病的医生，中医古籍也有妇科和产科的专篇、专著和专方。为专科设置奠定了基础。

重视生殖，慎始终远 生殖与社会发展息息相关。中国古代已有"生殖"一词，并有原始的优生观念。《左传·昭二十五年》云："为温慈惠和，以效天之生殖长育。"《左传·昭元年》曰："内宫不及同姓，其生不殖。"《左传·僖公二十三年》曰："男女同姓，其生不蕃。"以上观念均注意到近亲婚配对于生育的不良影响。夏商周时期开始有"胎教"之说。"胎教"最早的案例是周文王母亲，载于刘向《列女传》，曰："太任，文王之母……及其有身，目不视恶色，耳不听淫声，口不出傲言，能以胎教，而生文王。"其主张妇人妊娠后当慎其言行、起居，以教化胎儿，是中国古代哲学"慎始终远"观的体现。

对于生命的繁衍与生殖障碍问题，《易经·系辞》指出"男女媾精，万物化生"，《易经·爻辞》有"妇孕不育"和"妇三岁不育"等记载。殷周甲骨文记载的 21 种疾病中，有"疾育"。说明当时已经有"不孕不育"的基本概念。在《诗经》和《山海经》还记载了一些"食之宜子"或"使人无子"的药物。

理论奠基，医药并行 《黄帝内经》是中国现存最早的中医学经典著作，描述了女性特有的生殖脏器——女子胞，论述了生殖功能由初发、旺盛以至衰竭的过程。《素问·上古天真论》提出"女子七岁，肾气盛，齿更发长；二七而天癸至，任脉通、太冲脉盛，月事以时下，故有子……七七任脉虚，太冲脉衰少，天癸竭，地道不通，故形坏而无子也"，这是中医妇科理论与实践的重要理论渊源。《黄帝内经》还论述了生命之本。《灵枢经·本神》曰："生之来，谓之精；两精相搏谓之神。"《灵枢经·经脉》曰："人始生，先成精。"《灵枢经·决气》云："两神相搏，合而成形，常先身生，是谓精。"《黄帝内经》记载了"带下瘕聚""不月""崩""不孕"等妇科病，记载首张妇科药方"四乌鰂骨一蘆茹丸"。《神农本草经》是中国现存最早的药物学专著，记载了妇产科药物 88 种。

汉·张仲景《金匮要略》有妇人病三篇，论述月经病、带下病、妊娠病、产后病和妇科杂病之辨证论治，奠定妇科治疗学基础。其治法不仅有内治，还有外治，如以狼牙汤沥阴中，以蛇床子裹成锭剂纳阴中等，开创了妇科外治法的先河。此时，中医妇科已呈现雏形。

在临证实践方面，古代亦有从事妇科和产科的医生。据《史记·扁鹊仓公列传》记载，"扁鹊名闻天下，过邯郸，闻贵妇人，即为带下医"。在公元前 361 年左右，名医秦越人（扁鹊）到赵国的都城邯郸，知道当地比较重视女性，就在此地做"带下医"，专门诊治妇科疾病。这是关于妇科医生的最早记载。仓公淳于意的"诊籍"亦记载了两例治疗闭经和难产的医案。在汉代，《汉书·义纵传》和《汉书·孝宣许皇后传》记载了"女医"和"乳医"，即女医生在宫廷为皇后接产，为宫廷女眷诊病。这是女性医生从事产科和妇科的最早文字记载。

名家专著，传承精华 历代名医大家的妇科和产科专著众多。唐·昝殷的《经效产宝》是现存第一部内容比较全面的产科专著。宋·陈自明的《妇人大全良方》是一部妇科与产科合论的专著，汇集了南宋以前 40 余种医籍中有关妇产科的理论和临证经验。宋代产科专著有杨子健的《十产论》，详细记载了各种异常胎位的助产方法；朱端章的《卫生家宝产科备要》记载产后"三冲"危证，即冲心、冲胃、冲肺的证候和预后；还有齐仲甫的《女科百问》，李师圣、郭稽中的《产育宝庆集》，薛仲轩的《坤元是保》，陆子正的《胎产经验方》等。

明清时期以妇科专著为主。明代有薛己的《女科撮要》和《校注妇人良方》、赵献可的《邯郸遗稿》、万全的《广嗣纪要》和《万氏妇人科》、张介宾的《景岳全书·妇人规》、王肯堂的《证治准绳·女科》、武之望的《济阴纲目》等。清代有傅山的《傅青主女科》、吴谦等编撰的官修教科书《医宗金鉴·妇科心法要诀》六卷，还有肖慎斋的《女科经纶》、沈尧封的《女科辑要》、陈修园的《女科要旨》等。清代产科专著有闫纯玺的《胎产心法》和亟斋居士之《达生篇》。

历代名医专著多在总结、整理前人理论与经验方药的基础上提出己见，创制新方，逐渐形成系统的中医妇科理论，使中医妇科的病证分类更加合理，理法方药渐趋完善，成为一个比较完整的学科。

专科医生与专科流派　古代的中医大家往往涉猎多个专科，而非单一专科。医事制度的专科设置则是从太医局层面开始，民间的中医亦多数并非固定一个专科。到了明清时期，中医学术流派从学派发展到地域性流派，民间也出现了专攻一科的专科医生，并形成了传承脉络清晰的医学世家和专科流派。清代由新安医学名家吴谦主编的《医宗金鉴》是官修的教科书，其中有《妇科心法要诀》，是最早的中医各科教材。20世纪初，中医教育从师承授受发展为院校教育，各大城市兴办中医院校，如萧龙友和孔伯华创办的北平国医学院、朱南山在上海创办的新中国医学院、粤港药材商行出资在广州创办的广东中医药专门学校等。各科讲义是由中医专科名家编撰。中医妇科在中医院校教育中确立为一个学科。

近70年的发展　自1956年国家开设北京、上海、广州、成都4所中医学院以来，中医教育成为国家高等教育的组成部分。各家中医学院也先后开设了附属医院，有专科的门诊与住院部，使学科与专科得到较快的发展。1978年以来，中医院校陆续开展各学科点的研究生教育，设立中医妇科学的博士、硕士学位授权点。中医妇科学的理论研究与临床研究得到政府的资助。在中医生殖轴的研究、肾主生殖的研究、异位妊娠的中西医结合研究、中医助孕安胎的研究、多囊卵巢综合征的研究、子宫内膜异位症的研究等方面取得进展，提高了临证诊疗水平和临床疗效。

中华中医药学会在1984年设立妇科分会，哈荔田教授为首届主任委员，第2~6届主任委员分别是刘敏如、肖承悰、尤昭玲、罗颂平、杜惠兰。2012年发布了《中医妇科常见病诊疗指南》。

2000年以来，中医学科和专科建设设备受重视。教育部、国家中医药管理局均设立了重点学科建设项目。黑龙江、广州、成都等院校的中医妇科学先后被遴选为教育部重点学科。北京、天津、南京、广州、成都、黑龙江等9家医院作为国家区域中医妇科诊疗中心纳入建设并将带动周边省、自治区、直辖市中医妇科诊疗水平的提升。

研究范围　中医妇科学的研究主要包括中医妇科理论，以及月经病、带下病、妊娠病、产后病和妇科杂病的诊断、辨证和防治。《医宗金鉴·妇科心法要诀》云："男妇两科同一治，所异调经崩带癥。嗣育胎前并产后，前阴乳疾不相同。"古代妇科专著曾包括乳房疾病的诊治，但现有学科分类已经把乳房疾病归于中医外科学的范畴。而现代西医妇产科学的某些疾病，虽中医古籍未见记载，但中医药诊治颇有特色，亦纳入中医妇科学的研究范围，如盆腔炎性疾病、子宫内膜异位症、子宫腺肌病、多囊卵巢综合征、异位妊娠等。此外，妇科恶性肿瘤的中医辅助治疗、辅助生育技术助孕过程中的中医药治疗也发挥了重要作用。

中医学注重"治未病"。月经期、妊娠期、产褥期、围绝经期和老年期的预防保健亦属于中医妇科学的研究内容。

研究方法　中医妇科学的研究方法主要有文献研究、名医经验研究和临床研究。其中，文献研究包括传统的古代文献校勘整理和应用现代技术的数据挖掘，临床研究包括随机对照的循证医学研究、队列研究、真实世界研究等。对于经典名方和名医经验方药的研究亦包括了多中心、大样本的临床验证，以及复方、拆方和单味药物的药效学研究等。对于妇科疾病的中医证候研究，采用了证素分析、证候模型以及病-证结合模型等方法进行不同层次的研究。证候模型和病证结合模型对于阐明药效作用机制、量效关系等发挥了重要作用。

同邻近学科的关系　中医妇科学着眼于生殖健康与生殖障碍的中医药研究，与中医男科学、中医生殖医学有密切关系。由于妇科疾病常合并乳房疾病，产科病证又会影响胎儿/新生儿健康，因此，中医妇科学与中医儿科学、中医外科学的乳腺专科也有关联性。此外，在治疗经、带、胎、产、杂病时，经常要使用针灸、推拿等方法，中医妇科学需要与针灸推拿学合作，共同研究，提高疗效。

应用及有待解决的课题　21世纪，随着社会的发展和城市化的进程，育龄人群的婚育观念改变，倾向于晚婚晚育，年龄增长导致的生育力下降，或妇科疾病、全身性疾病引起的生殖障碍，使不孕不育的发生率上升，中国的总和生育率面临下降趋势。另外，中国已经进入老龄化社会。据世界卫生组织统计，2019 年中国整体期待寿命已经达到 77.4 岁，其中，男性 74.3 岁，女性 80.5 岁。而健康预期寿命为 68.5 岁，男性 67.2 岁，女性 70.0 岁。老年群体的健康问题需要得到全社会的关注。在全生命周期的健康管理、影响女性生殖健康的慢病（如子宫内膜异位症、子宫腺肌病、多囊卵巢综合征、早发性卵巢功能不全、盆腔炎性疾病后遗症等）管理、各种生殖障碍性疾病的预防与早期干预等方面，中医妇科学均有特色与优势，需要进行多专科合作研究，为改善女性生殖健康和防治生殖障碍发挥积极的作用。

（罗颂平）

zhōngyī fùkē liúpài

中医妇科流派（genres of traditional Chinese gynecology）

中医妇科在不同地域形成和发展，并传承三代以上的专科流派。

流派，《说文解字》曰："流，篆文从水……水别流为派。"一种学术因从众传授互相歧异而各成派别者，亦曰流派。中医流派是指中医学在长期历史发展过程中形成的具有独特学术思想或学术主张及独到临床诊疗技艺，有清晰的学术传承脉络和一定历史影响与公认度的学术派别。古代学术流派又具有地域性、家族性的特点。中医学形成发展的历史规律表明，"一源多流、流派纷呈"是中医临床与学术传承创新的基本特征，贯穿于中医发展史的始终。中医流派揭示了中医药学丰厚的文化底蕴，是中医临床特色优势的体现，也是打造名医和培养高素质中医人才的重要途径。

在中医学术流派中，妇科流派众多，名医辈出，特色鲜明。著名地域性流派如燕京、岭南、孟河、海派、新安、中原、齐鲁、吴门、黔贵、川蜀、三晋、龙江、浙派、湖湘、荆楚等，地域特色鲜明，如齐鲁妇科医家治疗擅用温补，着重于肾脾二脏；岭南气候温热潮湿，热病较多，岭南妇科注重真阴之调护，而少用辛辣；川蜀多雨多湿，妇科湿热交结之证偏多，故清热利湿亦为常用之法；北方地域寒冷，易致气血运行不畅，易患癥瘕之疾，龙江妇科医家喜用具有活血通经络功效的虫类药物。

2012 年，国家中医药管理局设立第一批 64 家全国中医学术流派传承工作室建设单位，其中妇科流派 11 家，包括岭南罗氏妇科、龙江韩氏妇科、天津哈氏妇科、三晋王氏妇科、海派蔡氏妇科、海派朱氏妇科、浙江陈木扇女科、浙江何氏妇科、黔贵丁氏妇科、云南姚氏妇科和北京沈氏女科。各中医妇科流派多有家学渊源，代代相传，如浙江妇科世家陈氏，自唐朝陈仕良始已逾二十余世，历时千年。宁波宋氏女科肇始于唐开元年间，已有 1200 余年，40 余代，传承不息，名医辈出。山西道虎璧王氏妇科至今已有八百多年历史，传承二十九代。三晋王氏妇科和海派朱氏妇科先后被评为国家级非物资文化遗产项目；燕京萧氏妇科、岭南罗氏妇科、龙江韩氏妇科等多个流派获省市级非物质文化遗产项目。学术流派代表性传承人医德高尚，医术精湛，且在中医教育、社会公益、为人师表、著书立说、科研创新等方面具有突出贡献和影响，如燕京"四大名医"首先倡导中医药教育，创建了国医学院，是中医药教育事业的开创者。海派中医妇科各家创办医学会、《医学报》、医学讲习所、兴办多所中医医院，较早注重传统师承与学校教育结合，创办中医学校。津门哈氏妇科哈荔田教授、岭南罗氏妇科罗元恺教授都是全国著名中医学家和中医教育家，为全国中医事业发展作出特殊贡献，在全国中医妇科学术界享有很高的盛誉。

（胡国华）

yīnqì

阴器（external genitalia）

男女生殖器官的外露部分。中医古籍又称前阴等。西医学解剖学名词称外生殖器。阴器为足厥阴肝经所过之处，《素问·热论》曰："厥阴脉循阴器而络于肝。"肾开窍于前阴，阴器的功能和发育情况又与肾气盛衰有关。故阴器病证，常从肝肾论治。

（王东梅）

yīnhù

阴户（female external genitalia）

女性生殖器官的外露部分。中医古籍又有女阴、产户、玉户、子户等称谓。宋·陈自明《妇人大全良方》曰："登高上厕，风攻阴户。"阴户位于两股之间，前面为交骨，后面以会阴为界。此区域的前方有溺孔（尿道口），后方有玉门。对阴户的不同部位，古籍中又有封纪、䐃弧、鼠妇、谷实、麦齿、婴女、反去、何寓、绣数、赤珠、礓石、金沟、玄圃、枯瓠、臭鼠、俞鼠、璿台、玉理、辟雍、神田、幽谷、中极等称谓。马王堆汉墓帛书中绘有女性外阴图，不同的部位标有不同的名称。这些名称的具体部位现多已不详。西医学解剖学名词称女性外生殖器，包括阴阜、大阴唇、小阴唇、阴蒂和阴道前庭，统称为外阴。阴户在受到外邪或外伤等情况下，可以发生疾病，如阴疮、阴痒、阴肿、阴痛等。明·薛立斋《校注妇人良方》曰："登厕风入阴户，便成痼疾。"

阴户有廷孔、溺孔。廷孔，又称产门，即阴道口。溺孔，又称尿孔，即尿道口。阴户的后方为篡间，即肛门。

（王东梅）

yùmén

玉门（vaginal orifice）　女性阴道口。又称龙门、胞门、廷孔、玄门、阴门。名称出自《洞玄子》。玉门位于阴户，在溺孔的后方，合阴阳的出入口，是排出月经、带下、恶露和娩出胎儿的外口，也是防止外邪入侵之口。玉门周缘覆有一层较薄的黏膜皱襞，即处女膜，古代称为"麦齿""玉理"。清代英国传教士、医生合信在《全体新论》中记载有"阴道……童女有薄膜，扪闭，膜有小缺，通流月水"。

玉门有广义和狭义的概念。广义系泛指已婚与未婚女性的阴道外口。宋·陈自明《妇人大全良方》有"产后阴脱玉门不闭方论"。狭义则仅为未婚女子的阴道外口。晋·王叔和《脉经》指出"已产属胞门，未产属龙门，未嫁女属玉门"。古人通过处女膜的形态判断女子未婚、已婚或已产，并冠以不同的名称。

（王东梅）

yīndào

阴道（vagina）　连接子宫与阴户的通道。又称产道、子肠。属于女性内生殖器官。阴道上宽下窄，前壁长 7~9cm，与膀胱相邻，后壁长 10~12cm，与直肠贴近，有较大伸展性。合信《全体新论》："阴道……内宽外狭……仿如直肠，肉理横生，可宽可窄。内有摺皮，外有连膜。其底衔接子宫之口，阴水生焉。"阴道是排出月经、带下、恶露和娩出胎儿的通道，也是合阴阳的器官，还有防御外邪的作用。隋·巢元方《诸病源候论》有"产后阴道痛肿候"及"产后阴道开候"；宋·陈自明《妇人大全良方》有"子肠先出"的病名。中医学阴道的名称和位置与西医解剖学一致。

（王东梅）

zǐmén

子门（cervix uteri）　子宫下端的开口，连接于阴道。又称产门，即子宫颈。子门是排出月经、恶露和娩出胎儿之口。未生育或未经阴道分娩的女性，子门为圆形，如瞳孔大小；经阴道分娩后，子门形成横裂。明·张介宾《类经》中指出"子门，即子宫之门也"。张介宾《类经附翼》："子宫之下有一门，其在女者，可以手探而得，俗人名为产门。"《灵枢经·水胀》："石瘕生于胞中，寒气客于子门，子门闭塞，气不得通，恶血当泻不泻。"

（王东梅）

máojì

毛际（mons pubis）　男女阴器上方阴毛丛生之处。女子二七之年，该部开始生长阴毛，成年女子阴毛呈倒三角形。西医解剖学名称为阴阜，是交骨前方的皮肤隆起，皮下脂肪组织丰富。《素问·骨空论》："任脉者，起于中极之下，以上毛际，循腹里上关元。"《医宗金鉴·刺灸心法要诀》："毛际者，小腹下横骨间丛毛之际也。"阴毛的疏密、色泽在一定程度上能反映肾气的盛衰，部分妇科疾病可表现为阴毛异常。

（王东梅）

jiāogǔ

交骨（pubis bone）　妇女的耻骨联合。清·傅山《傅青主女科》："产门之上，原有骨二块，两相斗合，名曰交骨。"古人认为未产前两骨相合，临产时两骨稍离。若此骨不开，儿难降生。多因产前失于调养，气血亏虚而致。

（王东梅）

zǐgōng

子宫（uterus）　女性生殖脏器。又称女子胞、胞宫、子处、子脏、子户、子肠、胞、胞脏、血脏、血室等。子宫一词最早见于《神农本草经》"紫石英"条，曰："女子风寒在子宫，绝孕十年无子。"女子胞一词最早见于《素问·五脏别论》，曰："脑、髓、骨、脉、胆、女子胞，此六者皆地气所生也，皆藏于阴而象于地，故藏而不写，名曰奇恒之腑。"明·张介宾《类经》释曰："女子之胞，子宫是也，亦以出纳精气而成胎孕者为奇。"中医学子宫的名称和位置与西医学一致。

位置　子宫位于小腹正中，膀胱之后，直肠之前，下接阴道。明·张介宾《类经附翼》："夫所谓子户者，即子宫也，即玉房之中也，俗名子肠，居直肠之前，膀胱之后，当关元气海之间，男精女血，皆存乎此，而子由是生。"

形态　子宫是有腔器官，呈前后略扁的倒置梨形。元·朱震亨《格致余论·受胎论》："阴阳交媾，胎孕乃成，所藏之处，名曰子宫，一系在下，上有两歧，一达于左，一达于右。"张介宾《妇人规·子嗣类》："中分为二，形如合钵。"合信《全体新论》："子宫者，状若番茄（颇似葫芦上截）倒挂骨盆之内，长二寸，底宽一寸三分，厚七分。内空为三角房，一角在口，两角在底（一在底左，一在底右）。底角有小孔，可通猪毛。"子宫下部呈圆柱状，暴露于阴道的部分中央有孔，称子门。

功能　子宫属奇恒之腑，形态中空似腑，功能能藏能泻，藏泻有序，亦脏亦腑。子宫通过胞脉、胞络与脏腑相联系，在脏腑、天癸、冲、任、督、带共同作用之下，完成其行月经、泌带下、孕育并娩出胎儿、排出恶露的主要功能。

附于胞宫的脉络　①胞脉：联系心与胞宫的脉络。《素问·评热病论》："月事不来者，胞脉闭也。胞脉者属心而络于胞中。"心主血脉，胞脉使心气下达胞宫，血脉流畅，月事如期。②胞络：联系胞宫与肾的脉络。《素问·奇病论》："胞络者系于肾。"肾藏精，主生殖，为天癸之源，冲任之本，气血之根，月经的产生以肾为主导。肾通过胞络与胞宫相系，使胞宫发挥主司月经与育胎的功能。

韧带　子宫共有 4 对韧带，古籍记载的有圆筋带和扁筋带。①圆筋带：西医学称圆韧带。②扁筋带：西医学称阔韧带，其外 1/3 移行为骨盆漏斗韧带。《全体新论》："子宫……底之外有两筋带悬之，一圆一扁。圆筋系于交骨。扁筋即大小肠夹膜，与胯骨粘连。"圆筋带有维持子宫呈前倾位置的作用。

（王东梅）

bāomài

胞脉（vessel of the uterus）

附于胞宫的血脉，是联系心与胞宫的脉络。《素问·评热病论》："月事不来者，胞脉闭也。胞脉者属心而络于胞中。"心主血脉，胞脉使心气下达胞宫，血脉流畅，月事如期。

（罗颂平　王东梅）

bāoluò

胞络（channel of the uterus）

联系胞宫与肾的络脉。《素问·奇病论》："胞络者系于肾。"肾主封藏，先天之精藏之于肾，为天癸之源，冲任之本，气血之根，月经的产生以肾为主导。肾通过胞络与胞宫相系，使胞宫发挥主司月经与育胎的功能。

（罗颂平　王东梅）

xuèshì

血室（blood chamber）

藏血之所。最早见于汉·张仲景《伤寒杂病论》。在《伤寒论》和《金匮要略·妇人杂病脉证并治》均有"热入血室"的记载。其临床特征是妇人在"经水适来"之时中风发热恶寒；或"经水适断"之时续来寒热，发作有时。可见，血室与女性之经血有关。后世对于血室也有不同的认识：①指冲脉。明·喻嘉言《医学全书·尚论篇》："盖血室者，冲脉也。下居腹内，厥阴肝之所主也。"②指冲任。明·吴又可《温疫论·妇人时疫》："血室者一名血海，即冲任脉也。"③指子宫。明·张介宾《类经·疾病类》："胞，子宫也。在男则为精室，在女则为血室。"④指肝。清·柯琴《伤寒来苏集·阳明脉证上》："血室者，肝也。肝为藏血之脏，故称血室。"

（王东梅）

bāozhōng

胞中（inferior belly）

人体的部位，在小腹正中，为冲脉、任脉的起点。最早的记载是在《黄帝内经》。《灵枢经·五音五味》："冲脉、任脉皆起于胞中。"由于经脉男女皆有，故其位置应该是在下腹部，盆腔的正中。在女性即胞宫（子宫）所在之处。后世对于胞中也有不同的解释。①指下腹部。在女性，即是盆腔。清·吴谦《医宗金鉴·订正金匮要略注》："邪侵胞中，乃下焦之部，故病阴中掣痛，少腹恶寒也。"②指子宫，或子宫内部（宫腔）。明·张介宾《类经·脏象类》："所谓胞者，子宫是也。此男女藏精之所，皆得称为子宫。惟女子于此受孕，因名曰胞。"清·吴谦《医宗金鉴·删补名医方论》："子在胞中，赖母息以养生气。"此外，胞，亦指膀胱。《灵枢经·淫邪发梦》："厥气……客于胞膹，则梦溲便。"张介宾注"胞，溲脬也"（《类经·疾病类》）。

（王东梅）

zǐhé

子核（ovary）

女性子宫两侧与生殖密切相关的脏器。又称卵巢。中医古籍无此名词，是中西汇通学派接纳西说而设。合信《全体新论》："子核者，在子宫左右，约离一寸，向内有蒂与子宫相连，向外有筋带与子管相系，形如雀卵，薄膜裹之，内有精珠十五颗至十八颗不等。"

子核呈扁圆形，其大小、形状随年龄大小而有差异。女子二七之年，天癸至，任通冲盛，子核内开始生成精珠，月事以时下，即具备了孕育的功能；七七之年，肾气衰，任脉虚，太冲脉衰少，天癸竭，精珠耗竭，月经停闭，孕育的功能随之消失。清·沈尧封《沈氏女科辑要笺正》："子核者……形如雀卵，内有精珠十五粒至十八粒不等，内贮清液，是为阴精。女子入月之年，精珠始生，至月信绝，其珠化为乌有。"西医学卵巢属女性性腺，具有生殖和内分泌作用。

(王东梅)

zǐguǎn

子管 (oviduct, fallopian tube)

女性子宫旁开的两个管道脏器。又称输卵管。中医古籍称为"两歧"。元·朱震亨《格致余论·受胎论》："……子宫，一系在下，上有两歧，一达于左，一达于右"。合信《全体新论》："子宫之底，左右各出子管一支，与底角之孔通连，长二寸五分，管尾略阔，披展如丝，不即不离，垂于子核之侧。"

子管为一对细长而弯曲的管道，长8~14cm，内侧与子宫底角相连通，管尾稍阔，游离如伞状，与子核相近，子核内的精珠（卵泡）排出后，其卵子由子管尾端进入子管。具有生育功能的男女交媾，男精由子宫进入子管，与卵子在子管内结为胚珠（受精卵）而成孕。沈尧封《沈氏女科辑要笺正》："男精入子宫，透子管，子管罩子核，子核感动，精珠迸裂，阴阳交会。"

(王东梅)

shèn zhǔ shēngzhí

肾主生殖 (the human reproduction governed by kidneys)

肾具有主导生殖调节的作用。肾主封藏，为藏精之脏。先天生殖之精藏之于肾，女性的月经和孕育均以肾气盛为前提。《黄帝内经》明确提出肾藏精和主生殖的作用。《素问·上古天真论》："肾者主水，受五藏六腑之精而藏之。故五藏盛，乃能写（泻）。"肾藏精，而先天之精为生殖之本。《素问·金匮真言论》："夫精者，生之本也。"人的生命起源是父母先天生殖之精的结合，先形成新的"精"，再逐渐发展为一个新的完整的生命体。《灵枢经·决气》："两神相搏，合而成形，常先身生，是谓精。"《灵枢经·本神》："生之来，谓之精。两精相搏谓之神。"《灵枢经·经脉》："人始生，先成精。精成而脑髓生，骨为干，脉为营，筋为刚，肉为墙，皮肤坚而毛发长。"

肾主生殖，其临床意义体现在女性和男性的生育能力均是以肾气盛衰为标志。从肾气盛到肾气平均，身体盛壮，是最佳的生育阶段。而年老肾气虚衰，则不再具有生育能力。《素问·上古天真论》："其有年已老而有子者……此其天寿过度，气脉常通，而肾气有余也。此虽有子，男子不过尽八八，女子不过尽七七，而天地之气皆竭矣。"就是说，身体强壮，肾气有余，高龄仍有生育的机会，但通常是以男性64岁，女性49岁为限。这是符合一般生理规律的。

(罗颂平)

tiānguǐ

天癸 (tiangui, essence for reproduction and development)

促进人体生长、发育与生殖的阴精。亦即元阴，又称癸水。天癸至，则女子月经初潮；男子开始有精液溢泻，是青春期开始的标志。天癸竭，则女子绝经，男子精少，不再具有生育能力。

《素问·上古天真论》："女子七岁，肾气盛，齿更发长；二七而天癸至，任脉通，太冲脉盛，月事以时下，故有子；三七肾气平均，故真牙生而长极；四七筋骨坚，发长极，身体盛壮；五七阳明脉衰，面始焦，发始堕；六七三阳脉衰于上，面皆焦，发始白；七七任脉虚，太冲脉衰少，天癸竭，地道不通，故形坏而无子也。丈夫八岁，肾气实，发长齿更；二八，肾气盛，天癸至，精气溢泻，阴阳和，故能有子……八八，天癸竭，精少，肾藏衰，形体皆极，则齿发去。"此经典条文最早论述天癸的至与竭均受肾气盛衰的影响，并与女性、男性的生长发育与生殖具有密切关系。马莳《黄帝内经素问注证发微》注曰："天癸者，阴精也。盖肾属水，癸亦属水，由先天之气蓄极而生，故谓阴精为天癸也。"天癸属于阴精，藏于肾，其量少，但作用甚大，关乎生长、发育、生殖、衰老。张介宾《景岳全书·传忠录·阴阳篇》："元阴者，即无形之水，以长以立，天癸是也，强弱系之，故亦曰元精。"

女性从天癸至到天癸竭，约35年，亦即青春期到绝经期，是有生育能力的阶段。若肾气不足，或其他脏腑失调，气血失常，导致肾虚天癸早竭，则会提前绝经、不孕。

(罗颂平)

chōng wéi xuèhǎi

冲为血海 (thoroughfare vessel as the sea of blood)

冲脉为汇聚诸经血气的要冲，调节十二经气血的经脉，故称"血海"和"十二经之海"。冲脉，又称"太冲脉"，为奇经八脉之一（图1）。《灵枢经·逆顺肥瘦》曰："夫冲脉者，五脏六腑之海也，五脏六腑皆禀焉。其上者，出于颃颡，渗诸阳，灌诸精；其下者，注少阴之大络，出于气街，循阴股内廉，入腘中，伏行骭骨内，下至内踝之后属而别。其下者，并于少阴之经，渗三阴；伏于出跗属，下循跗，入大指间。"《灵枢经·五音五味》曰："冲脉任脉者，皆起于胞中，上循脊里，为经络之海……今妇人之生，有余于气，不足于血，以其数脱血也。冲任之脉，不荣口唇，故须不生焉。"

唐·王冰在注释《素问·上古天真论》"女子……二七而天癸至，任脉通，太冲脉盛，月事以时下，故有子"条文时，以"冲为血海"作注。在《灵枢经·海论》则有"四海"之说，其曰："人有髓海，有血海，有气海，有水谷之海。凡此四者，以应四海……胃者水谷之海，其输上在气街，下至三里；冲为十二经之海，其输上在于大杼，下出于巨虚之上下廉；膻中者，为气之海，其输上在于柱骨之上下，前在于人迎；脑为髓之海，其输上在于其盖，下在风府。"冲脉在循行中并于足少阴，隶属于阳明，又通于厥阴。在月经产生和调节过程中，天癸至，则任脉通、冲脉盛，汇聚脏腑气血而下注于子宫，从而有月经按期来潮，亦具备生育功能。因此，可印证冲为血海，亦为十二经之海。

《素问·骨空论》曰："冲脉为病，逆气里急。"冲脉为多气多血之经脉，孕期阴血下聚以养胎，冲气偏盛，则易于上逆而为妊娠呕吐。冲脉为病，还有月经不调、不孕症等。清·叶桂《临证指南医案》曰："凡女人月水，诸络之血，必汇集血海而下。血海者，即冲脉也。男子藏精，女子系胞。不孕、经不调，冲脉病也。"女性七七之年，冲脉衰，则月经渐少而绝经。

（罗颂平）

rèn zhǔ bāotāi

任主胞胎（conception vessel response to conception）　任脉具有主妊养胎元的作用。任脉，属于奇经八脉之一，为阴脉之海。《素问·骨空论》："任脉者，起于中极之下，以上毛际，循腹里，上关元，至咽喉，上颐，循面，入目。"

唐·王冰注《素问·上古天真论》条文"二七而天癸至，任脉通，太冲脉盛，月事以时下，故有子"时首提"任主胞胎"之说，"冲为血海，任主胞胎，二者

相资，故能有子"。其后，明·张介宾在《类经·任冲督脉为病》也指出"任脉者，女子得之以养任也"。任脉、督脉和冲脉均起于胞中，一源而三歧，任脉下出会阴，沿腹部正中向上，到达咽喉部，再上行至下唇，环绕口唇，与督脉交会于龈交穴（图1）。任脉在腹部与足三阴经相交，手三阴经亦通过足三阴经与任脉相通，故任脉为阴脉之海。而督脉则沿背部脊柱上行，到头部颠顶百会穴，经前额下行，过人中，至龈交穴。故督脉主一身之阳经。任脉主一身之阴经，汇聚精、血、津液，下注于胞宫，故为妊养之本。冲任二脉相资，则孕育正常。

《素问·骨空论》曰："任脉为病，男子内结七疝，女子带下瘕聚。"女性冲任损伤，则可发生经、带、胎、产、杂病。

（罗颂平）

yuèjīng

月经（menstruation）　女性从青春期开始每月一次的周期性子

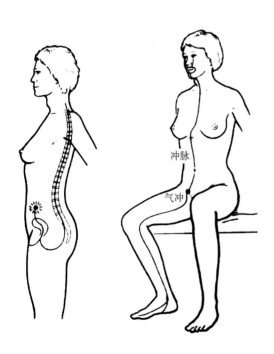

图1　冲脉（女性图）

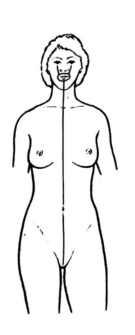
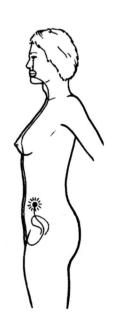

图1　任脉（女性图）

宫出血。又称为月事、月水、月信和月汛。女性特有的生理现象。因其节律性是以月为期，且经常不变，故称为"月经"。《素问·上古天真论》最早记载"月事以时下"。"月经"一词则最早见于晋·王叔和《脉经》。明·李时珍《本草纲目·女子月水》曰："女子，阴类也。以血为主，其血上应太阴，下应海潮，月有盈亏，潮有朝夕，月事一月一行，与之相符，故谓之月信、月水、月经。经者，常也，有常轨也。"

月经的生理现象：①月经初潮指月经第一次来潮。中国女性月经初潮年龄为 12~16 岁，平均 14 岁。在《素问·上古天真论》谓："二七而天癸至，任脉通，太冲脉盛，月事以时下。"二七之年，即 14 岁。一般在北方寒冷地区初潮年龄偏迟，南方亚热带地区初潮年龄偏早。但不能早于 8 岁或晚于 16 岁。如果女孩在未满 8 周岁出现乳房增大、隆起，有腋毛和阴毛，并有月经来潮，则属于性早熟。若在 16 周岁仍无月经初潮，则为原发性闭经，多有先天性生殖道畸形。②绝经指最后一次月经之后，已停经一年以上。绝经年龄通常是在 45~55 岁，平均为 49 岁。《素问·上古天真论》曰："七七任脉虚，太冲脉衰少，天癸竭，地道不通。"七七之年，即 49 岁。若早于 40 岁绝经，则属于早衰，为天癸早竭之征。③月经周期指两次月经第一天所间隔的时间。月经以月为节律，月经周期一般为 28~30 天。女子在月经初潮后的 1~2 年，或绝经前的 1~3 年内，月经周期会不稳定，或提前而至，或数月一行。若初潮 2~3 年后月经周期仍不规律，则属于月经不调。④经期指月经持续时间。一般为 3~7 天。若经期仅 1~2 天即净，或超过 7 天仍不能自止，甚至淋沥不止达半月以上，则属经期延长或崩漏之漏下。⑤经量指每次月经的总出血量。一般每次月经量为 50~80ml。但难以准确度量。通常是以每次月经使用卫生巾的数量估算。⑥经色指月经血的颜色。正常的经色为暗红。⑦经质指月经血的质地。正常的月经是不凝血，不稀、不稠，无血块，但有少许子宫内膜的碎片。也没有异常的气味。⑧在月经期或经前后，部分女性有轻微的小腹胀、乳房胀或腰酸，或情绪不稳定。属于冲任血海偏旺，阳气偏盛的表现。育龄期妇女在妊娠期、哺乳期，月经停止来潮，是属于生理性停经。

（罗颂平）

bìngyuè

并月（menstruation with bi-monthly cycle） 月经每两月一行的特殊月经现象。《医宗金鉴·妇科心法要诀》："女子月经一月一行者，其常也。或先或后，乃其病也。然亦有两月一行，谓之并月者……此所禀之不同，而亦非病，不须治也。"这段论述认为月经两月一行是特殊生理现象，不属于月经病。但亦有一种观点认为，并月是否属于特殊生理，应以其生育能力是否正常为依据。若未能正常生育，则属于月经病。

（罗颂平）

jūjīng

居经（menstruation with tri-monthly cycle） 月经每三个月一行的特殊月经现象。又称季经。最早的记载见于晋·王叔和《脉经·平带下绝产无子亡血居经证第四》，"师曰：寸口脉微而涩，微则卫气不足，涩则血气无余。卫不足，其息短，其形燥；血不足，其形逆，荣卫俱虚，言语谬误。趺阳脉浮而涩，涩则胃气虚，虚则短气，咽燥而口苦，胃气涩则失液。少阴脉微而迟，微则无精，迟则阴中寒，涩则血不来，此为居经，三月一来"。隋·巢元方《诸病源候论》亦持此见，认为是血少所致，不属于正常生理现象。而《医宗金鉴·妇科心法要诀》则认为并月、居经等均为"所禀之不同，而亦非病，不须治也"。月经三月一行，应以其生育能力、症状和全身情况等综合判断，若未能正常生育，则属于月经病。

（罗颂平）

bìnián

避年（menstruation with annual cycle） 月经每年一行的特殊月经现象。最早的记载见于晋·王叔和《脉经·平带下绝产无子亡血居经证第四》，"师曰：有一妇人将一女子年十五所来诊，言女子年十四时经水自下，今经反断……所以断，此为避年，勿怪，后当自下"。特指少女月经初潮后停经一年的情况，属于正常生理现象。《医宗金鉴·妇科心法要诀》认为避年与并月、居经均为"所禀之不同，而亦非病，不须治也"。若少女在月经初潮后超过 2 年仍停经数月甚至一年，则属于月经病。

（罗颂平）

ànjīng

暗经（without menstruation） 女性终生没有月经，但能孕育的情况。最早的记载见于清·吴谦《医宗金鉴·妇科心法要诀》，"有一生不行而依然能孕育，谓之暗经者"。此种情况在实际上非常罕见。有学者认为是古代女子早婚，发育尚未成熟，月经亦未初潮，婚后偶发排卵得以孕育。若产后哺乳时间较长，亦可导致月经不能来潮。若少女在月经初潮后超过2年仍停经数月甚至一年，则属于月经病。

（罗颂平）

yuèjīng zhōuqī jiélǜ

月经周期节律（menstrual cycle and rhythm）

月经周期的月经期、经后期、经间期和经前期4个阶段的连续与再现，形成了月经周期的月节律。月经具有周期性和节律性特点。在月经周期中，阴阳、气血周期性消长变化。

月经周期的重要节点是月经期和经间期。古人对于月经周期中比较容易受孕的时机，有"缊缊之时"和"真机""的候"等描述。明代《证治准绳·女科·胎前门》引袁了凡之言："天地生物，必有缊缊之时；万物化生，必有乐育之时……此天然之节候，生化之真机也……凡妇人一月经行一度，必有一日缊缊之候，于一时辰间气蒸而热，昏而闷，有欲交接不可忍之状，此的候也……顺而施之则成胎矣。"当代医家则以"经间期"称之，在《中医妇科学》五版教材首次载有"经间期出血"一节。

月经的周期：①月经期指月经来潮的时间，从周期第1天到月经干净，一般是3~7天，平均为5天。此期血室正开，经血下泄，子宫泻而不藏。②经后期指从月经干净到经间期之间的时间。以周期28天、经期5天为例，即月经周期第6~14天。由于经期经血下泄，经后阴血相对不足。此期血室已闭，子宫藏而不泻，是阴血渐长的阶段。③经间期指两次月经之间的缊缊之期。即排卵期。以周期28天为例，通常是月经周期第14~16天。阴血在经后期渐长，此期已达到充盛，则出现由阴转阳的缊缊之候。这是阴阳转化的阶段。④经前期指从经间期到下一次月经的时间。以周期28天为例，即月经周期第17~28天。经过阴阳转化的经间期，此期阳气渐长，在经前达到阳气旺盛。如果没有妊娠，则阳气推动阴血下泄，进入下一个月经周期。

月经的节律属于太阴节律，以月为期。《灵枢经·岁露论》曰："人与天地相参也，与日月相应也。"在月经周期中，阴阳气血的消长节律与天地日月相应，属于生理性变化。

根据月经周期节律，当代中医妇科医家提出"中医周期疗法"，按照月经周期中阴阳气血的消长变化（图1），因势利导，调节阴阳气血，应用于月经不调、崩漏、闭经和不孕症的治疗。

（罗颂平）

shèn-tiānguǐ-chōng-rèn-bāogōng zhóu

肾-天癸-冲任-胞宫轴（the kidney-tiangui-thoroughfare and conception vessels-uterus axis）

由肾、天癸、冲脉、任脉与胞宫组成的女性生殖调节系统。肾、天癸、冲脉、任脉与胞宫在女性生殖调节的过程中相互协调，环环相扣，如轴心一样发挥重要作用。中医生殖轴理论是中医妇科基础理论。

历史沿革

《素问·上古天真论》曰："女子七岁，肾气盛，齿更发长；二七而天癸至，任脉通，太冲脉盛，月事以时下，故有子；三七肾气平均，故真牙生而长极；四七筋骨坚，发长极，身体盛壮；五七阳明脉衰，面始焦，发始堕；六七三阳脉衰于上，面皆焦，发始白；七七任脉虚，太冲脉衰少，天癸竭，地道不通，故形坏而无子也。"当代中医妇科学家根据《黄帝内经》的经典条文，提出肾、天癸、冲任在月经产生、调节和绝经以及女性生育能力调节方面发挥重要作用，而子宫（胞宫）则为主月经和孕育的女性生殖脏器。在1982年全国中医妇科学术大会上，罗元恺提出"肾-天癸-冲任-子宫轴"的理论。并把这个观点写入《中医妇科学》五版教材。

基本内容 肾-天癸-冲任-胞宫轴是以肾为主导。《难经·三十六难》曰："肾两者，非皆肾也。其左者为肾，右者为命门。命门者，诸神精之所舍，原气之所系也；男子以藏精，女子以系胞。"明·张介宾、赵献可提出"命门学说"，就是本于《难经》的经典条文。张介宾《类经附翼·求正录·真阴论》曰："命门居两肾之中，即人身之太极，由太极而生两仪，而水火具焉，消长系焉，故为受生之初，为性

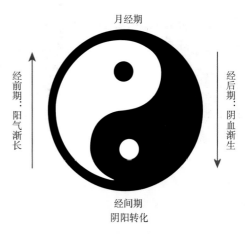

图1 月经周期中的阴阳气血消长变化节律

命之本……命门之火，谓之元气；命门之水，谓之元精……此命门之水火，即十二脏之化源。"肾与命门，水火既济，故为生殖轴的主导。

天癸属于阴精，即肾中所藏之元阴。张介宾《景岳全书·传忠录·阴阳篇》曰："元阳者，即无形之火，以生以化，神机是也，性命系之，故亦曰元气。元阴者，即无形之水，以长以立，天癸是也，强弱系之，故亦曰元精。"因此，命门之火与天癸亦属于水火既济，阴阳平衡。

冲任二脉均属于奇经，而且冲脉和任脉皆起自胞中，任脉主阴经、主胞胎；冲脉则为血海、十二经之海，汇聚脏腑之气血并下注于胞宫。

胞宫，即子宫、女子胞，属于奇恒之腑，以出纳精气而成胎孕者为奇，是产生月经和孕育胎儿之生殖脏器。肾气盛，天癸至，冲任二脉通盛，则胞宫定期藏泻，月经与孕育正常。

肾-天癸-冲任-胞宫轴在生殖调节过程中还受到其他脏腑、经络的影响。肝与肾同处于下焦，肾主封藏，肝主疏泄，肾与肝共同调摄胞宫的定期藏泻；肾为先天之本，脾为后天之本，肾主封藏，脾主统摄，先天与后天并重，肾脾协调，则血海充盈，统摄有度；任脉与督脉皆起自胞中，任脉主一身之阴经，督脉主一身之阳经，共同协调全身阴阳脉气的平衡；带脉络胞而过，约束诸经。

临床意义 肾-天癸-冲任-胞宫轴学说作为中医妇科的基础理论，对于妇科疾病的病机研究、临证实践均有重要的指导作用。应用于女性生殖功能研究，诊治经、带、胎、产、杂病，尤

其是在研究中医药调经、助孕、安胎、消癥的作用机制方面。

（罗颂平）

xīn-shèn-zǐgōng zhóu

心-肾-子宫轴 （the heart-kidney-uterus axis）

心、肾交合，子宫藏泻，共同组成调节月经与生殖的系统。根据太极八卦理论，心主火，肾主水，心肾相交，水火交济；而且心藏神，肾藏精，精神互依，阴阳平衡。

《傅青主女科·种子门》曰："胞胎居于心肾之间，且上属于心而下系于肾。"心为君主之官，藏神明，主血脉，胞脉属心而络于胞中，心气下降，胞脉通畅，子宫行泻的功能。肾为封藏之脏，藏精，子宫闭阖，藏的功能，则与肾有关。心肾主宰子宫的藏泻功能。

夏桂成在1995年提出阴阳奇偶数律与月经周期演变的关系，"七、五、三奇数律"与女性生殖调节的阴阳演变；1998年提出心-肾-子宫生殖轴的理论，并结合太极八卦，探析生殖节律，从月经周期与调周法论述其原理与临证应用。

（罗颂平）

jīngshuǐ chū zhū shèn

经水出诸肾 （the period fluid originated from kidney）

月经的产生和调节都与肾有密切关系。此语出自清代《傅青主女科·调经门》："夫经水出诸肾，而肝为肾之子，肝郁则肾亦郁矣；肾郁而气必不宣，前后之或断或续，正肾之或通或闭耳。"原文是论述月经先后无定期的病机与证治。后世多引用此句，探讨月经与肾的关系。

肾主封藏，肝主疏泄，月经周期的异常，尤其是先后无定期，肝郁肾虚为常见病机。故傅山继

而论述其治疗曰："治法宜舒肝之郁，即开肾之郁也，肝肾之郁既开，而经水自有一定之期矣。"方用《傅青主女科》中的定经汤。

（罗颂平）

nǚzǐ yǐ gān wéi xiāntiān

女子以肝为先天 （the liver works as inborn base in female）

强调肝对于女性的重要性。此语出自清·叶桂《临证指南医案·淋带》，"女科病，多倍于男子。而胎产调经为主要。淋带瘕泄，奇脉虚空，腰背脊膂牵掣似坠，而热气反升于上，从左而起。女人以肝为先天也"。秦天一在调经案注曰："今观叶先生案，奇经八脉，固属扼要，其次最重调肝。因女子以肝为先天。阴性凝结，易于拂郁。郁则气滞，血亦滞，木病必妨土。"

肝藏血，主疏泄。女性生理经、孕、产、乳均以血为用，有赖于肝血之充盈。而肝之疏泄与肾之封藏，又共同调节子宫之定期藏泻。若疏泄不及或疏泄太过，均可影响月经正常来潮。而女性往往在情志方面比较敏感，容易郁结，导致肝郁气滞，若郁结日久，还会肝郁化火，故言"女科病，多倍于男子"。另一方面，由于月经、产育、哺乳等生理性耗损，女性往往是"有余于气，不足于血。以其数脱血也"。尤其是育龄期女性，既容易受到心理、社会因素的困扰而导致焦虑、抑郁，又因月经、孕育问题耗损阴血。而且肝郁往往会影响脾胃，肝血虚也会进一步发展为肝肾阴虚。肝对于女性健康有重要作用。

保障女性生殖健康，防治生殖障碍，不仅以肾为先天之本，注重调理肾阴阳，也要注重疏肝、平肝，舒缓情绪，条达情志，避

免肝郁和肝火为患，还要补养肝血，平衡气血和阴阳。

（罗颂平）

dàixià

带下 (leukorrhea, morbid vaginal discharge)

妇女阴道内具有润泽阴户和阴道的白色或无色透明阴液。俗称白带。健康女子在月经初潮前开始有较明显的带下分泌，其量少，不外渗，无特殊气味。此为女性生理现象之一。诚如《沈氏女科辑要笺正》引王孟英按云："带下女子生而即有，津津常润本非病也。"

带下一词，首见于《黄帝内经》，如《素问·骨空论》曰："任脉为病……男子内结七疝，女子带下瘕聚。"此处所述带下有三种含义：①有广义与狭义之别。广义的带下，泛指带脉以下之疾，即妇女经、带、胎、产、杂病。如《金匮要略心典》说："带下者，带脉之下，古人列经脉为病，凡三十六种，皆谓之带下病，非今人所谓赤白带下也。"又如《史记·扁鹊仓公列传》中记载"扁鹊名闻天下，过邯郸，闻（赵）贵妇人，即为带下医"。所谓带下医，即女科医生；狭义的带下，指女子阴中流出的液体。而在古医书中狭义的带下亦有生理性带下与病理性带下之分。②生理性带下，如前所述。③病理性带下，则为带下的量、色、质、气味发生异常，或伴局部、全身症状者，见带下病。

带下属于阴液一种，由肾精所化生，是肾精下润之液。张景岳《景岳全书·妇人规》："盖白带出于胞宫，精之余也。"正常女性，随着肾精充盛，脾气健运，在肾气和天癸的作用下，由任脉所司，达于胞中，经督脉的温化，带脉的约束，而溢于阴道和阴户，以润泽阴窍，并有助于阴阳和合，

两精相搏，还能抵御外邪的入侵。

带下的质和量随着月经周期的变化而有着周期性的改变。每于经前、经间期则稍增多，而绝经后则减少。经后期，血海空虚，阴血未充，带下偏少；经间期，由于阴精充盛，带下增多，呈清明透亮如蛋清样，故称为"锦丝带"，是有利于受孕的征兆；经前期，阳气充盈，则带下黏稠。而绝经以后，由于肾精渐衰，天癸已竭，带下亦明显减少，甚或出现阴道干涩的现象；妊娠期阴血下聚以养胎，亦会出现带下增多。

（王惠珍）

rènshēn

妊娠 (pregnancy, fetation)

从卵子受精着床开始，至胎儿及其附属物排出终止的过程。又称怀孕、重身、妊子、怀子、怀娠、怀胎、怀躯、有躯、有娠、有喜、有子、有身、有妊等。妊娠一词，出自《金匮要略方论·妇人妊娠病脉证并治》。妊娠的过程，按末次月经第一天算起共计 280 天，亦即十个阴历月。《备急千金要方·妇人方》："妊娠一月始胚，二月始膏，三月始胞，四月形体成，五月能动，六月筋骨立，七月毛发生，八月脏腑具，九月谷气入胃，十月诸神备，日满则产矣。"概括了胚胎发育的程序，与实际大体相符。足月分娩称足月产，足月胎儿称成熟胎儿。如果妊娠未完成全程而中断，则属堕胎、小产或早产。如果妊娠超过预产期两周以上则称过期不产。妊娠期间，发生与妊娠有关的疾病，称妊娠病，又称"胎前病"。

（傅 萍）

jījīng

激经 (menstruation during pregnancy)

妊娠后仍按月行经，并无其他症状，又无损于胎儿，待

胎儿渐长，其经自停的现象。又称垢胎、盛胎、妊娠经来、胎前漏红、老鼠胎。首见于《脉经·卷九》，"……设复阳盛，双妊二胎。今阳不足，故令激经也"。胎漏与激经均为妊娠期间伴阴道流血的一种现象。但激经为生理现象，而胎漏则是病理现象。激经，多以妊娠初期阴道少量出血而有类似胎漏之象，多由气血过盛造成。一般无须治疗，常随胎儿的生长发育下血自止，一般不超过 3 个月。胎漏为妊娠期出现阴道无规律的时下时止的少量出血，而孕妇以无腰酸腹痛为其特征，临床上发病后如不注意卧床休息、及时治疗，则有可能引起堕胎、小产。临床上孕后阴道流血有无规律性是二者最主要的鉴别要点。《女科辑要》："妊娠经来，与胎漏不同，经来是按期而来，来亦必少，其人血盛气衰，体必肥壮，漏胎或因风邪所迫，或因房事不节，血来未必按期，体亦不必肥壮。"

（傅 萍）

ànchǎn

暗产 (abortion within the first month of pregnancy)

妊娠未足一月而流产者，其时胚胎尚未成形的现象。属于生化妊娠范畴。《叶氏女科证治·暗产须知》："惟一月堕胎，人皆不知有胎，但谓不孕，不知其已受孕而堕也。"前人认为暗产多由郁怒不舒、房事不节所致。张介宾《景岳全书·妇人规》："随孕随产，本无形迹，盖明产者胎已成形，小产必觉；暗产者胎仍似水，直溜何知？故凡今之衕衕家，多无大产，以小产之多也。"隋·巢元方《诸病源候论》："惟一月堕胎，人皆不知也，一月属肝，怒则多堕，洗下体则窍开亦坠，一次堕，肝

脉受伤，下次亦堕，今之无子者，大半是一月堕胎，非尽不受孕也。"明·王肯堂亦说："但知不受妊，不知其受而堕也。"

（傅　萍）

tāiyuán

胎元（fetal origin）

一指胎儿，是胎的别称之一。《本草名著集成》："胎元虽堕下，胎息淫火未离，天真未剖，较河车之性倍甚，古方鲜用，惟金刚丸用之。虽以人补人，然兽相食，且人恶之，况人食人，能无恻怛之念乎！"二指母体中充养胎儿的元气，明·张介宾《景岳全书·妇人规》上卷："胎气有虚而不安者，最费调停。然有先天虚者，有后天虚者，胎元攸系，尽在于此。"因此，妊娠期间，胎元受损，出现阴道流血、下腹痛、腰酸，甚或胎元自殒，屡孕屡堕等的一类疾病，统称胎元不固，包括胎漏、胎动不安、堕胎、小产等。三指胎盘，《证治准绳·幼科》中提到胎元散，"痘不起发，不红润，是血气俱虚。胎元焙干为末，加麝香少许，酒调服三五分"。

（傅　萍）

bāotāi

胞胎（fetus）

主要是指胚胎。南宋·陈自明《妇人大全良方》："夫至精才化，一气方凝，始受胞胎"。南宋·宋仲甫曰："摇动骨节。伤犯胞胎。"广义上胞胎不仅仅指胚胎，还包括胞衣，倪凤宾《产宝》："有由产母才送儿出。无力送衣者……凡此当急进生化汤一二剂，兼服益母膏。次服鹿角灰。则血旺腹和。而衣自下。世每以济坤丹。又名回生丹。专攻血块落胞胎"。古人又有将胞胎论述为胞宫，《傅青主女科·种子》："盖胞胎为五脏外之一脏耳，以其不阴不阳，所以不列入五脏

之中。"胞胎还有孕育的意思，晋·葛洪《抱朴子·明本》："道也者，所以陶冶百氏，范铸二仪，胞胎万类，酝酿彝伦者也。"

（傅　萍）

shuāngtāi

双胎（twin）

妇女一次妊娠同时怀有两个胎儿的情况。又称骈胎、孪生。此词出自《褚氏遗书》，"阴阳均至，非男非女之身，精血散分骈胎、品胎之兆……"双胎一般可分为同卵双胎和异卵双胎两类。同卵双胎指两个胎儿由一个受精卵发育而成，异卵双胎是由不同的受精卵发育而成的。《医宗金鉴·心法集要》曰："古以双胎精气盛，不成男女或兼形，阴阳变常驳气盛，事之所有理难明。"关于双胎的形成原因，朱震亨曰："精气有余，岐而分之。血因分而摄之，故成双胎。"

（傅　萍）

pǐntāi

品胎（triplet）

妇女一次妊娠同时怀有三个胎儿的情况。又称三胞胎。此词出自《褚氏遗书》，"阴阳均至，非男非女之身，精血散分骈胎、品胎之兆……"与双胞胎一样，分为异卵三胎和单卵三胎。通常情况下，妇女每月排卵1次，每次排出1个卵子。有时因某种原因，同时排出三个卵子并同时受精，就产生了三个不同的受精卵。这三个受精卵各有自己的胎盘及附属物，称为异卵三胎，其比较相似，而且往往是异性的。单卵三胎的形成则与异卵三胎有所不同，是一个精子与一个卵子结合产生一个受精卵，这个受精卵一分为三，形成三个胚胎。三胞胎的产生原因与遗传基因、孕妇的年龄及孕妇的生产次数有关。三胎妊娠的妊娠期、分娩期并发症多，围生

儿死亡率、新生儿死亡率高，故属高危妊娠。

（傅　萍）

línchǎn

临产（in labor）

妊娠足月，胎体已向下移，时见腰腹胀痛、小腹重坠等证的情况。一般临产前均有先兆，古称"临盆"，预示孕妇已近临产。其征兆主要有妊娠足月，胎位下移，时见腰腹阵阵作痛、小腹坠胀、尿频、阴道有少量血性分泌物和黏液，俗称"见红"，一般在分娩前24~48小时出现，是即将临产较可靠的征象。《胎产心法》载有"临产自有先兆，须知凡孕妇临产，或半月数日前，胎胚必下垂，小便多频数"，很符合临床实际。

古人观察到临产的脉象会有变化，临产孕妇中指两侧脉动应指，并延至指尖，称离经脉。《胎产心法》云："至欲临产时，脉先离经，试捏产妇手中指中节或本节跳动，方是临盆时候。"《脉经·平妊娠分别男女将产诸证》云："妇人怀孕脉离经，其脉浮，设腹痛引腰脊，为今欲生也。"《景岳全书·妇人规》云："试捏产母手中指本节跳动，即当产也。"

预产期的计算方法，中医学有明确记载。明·李梴《医学入门·胎前》云："气血充实，则可保十月分娩。"《妇婴新说》云："分娩之期，或早或迟……大约自受胎之日计算，应以二百八十日为准，每与第十次经期暗合也。"历代医家对孕期的计算是比较切合实际的。预产期的推算是以妊娠前末次月经第一天的日期为基数，月数加9（或减3），日数加7（阴历则加14），得出的年月日即为预产期。在预产期前后14天内分娩亦属正常范围。

临产开始的重要标志为有规律且逐渐增强的子宫收缩，间歇5~6分钟，持续时间30秒及以上。伴随着宫缩，有进行性的宫颈管消失、宫口扩张及胎先露部下降。用镇静剂后不能抑制临产。临床上应与假临产出现的宫缩区别，假临产的特点为宫缩持续时间短，强度不增加，间歇时间长且不规律，以夜间多见，清晨消失。不规律宫缩引起的下腹部轻微胀痛，但宫颈管不短缩，亦无宫口扩张，并可被镇静剂缓解。

临产时应注意调护，应使产妇了解分娩的过程，消除恐惧心理和焦虑情绪，保持心情舒畅、情绪稳定，注意饮食，充分休息，保存体力，顺应产程的进展，不宜过早用力，以免气力消耗，影响分娩的顺利进行，待子门开全，适时屏气用力娩出胎儿。《达生篇》曰："渐痛渐紧，一阵紧一阵，是正产，不必惊慌。"又提出"睡、忍痛、慢临盆"六字真言，乃临产之要诀，对指导临床调护有重要意义。睡，既能避免情绪紧张，又能保存体力；忍痛则可防止恐惧躁动；慢临盆则可宽心静待，适时用力，情绪安定，体力充沛，有利于顺产。

（胡晓华）

nòngtāi
弄胎（trial labor）
临产假阵痛而非当产的证候。有些孕妇在临产前可出现一些疑似现象，应注意辨析。《医宗金鉴·妇科心法要诀》云："若月数已足，腹痛或作或止腰不痛者，此名'弄胎'。"《景岳全书·妇人规·产要》云："凡孕妇临月忽然腹痛或作或止，或一、二日或三、五日，胎水少来，但腹痛不密者，名曰弄胎，非当产也；又有一月前或半月前

忽然腹痛如欲产而不产者，名曰试月，亦非产也……但当宽心候时可也。"即在产程正式发动的前一段时间内，可出现间隔与持续时间不恒定、强度不增加、间歇时间长且不规律，宫口不开的"假宫缩"，而非真正的临产，应安心静待，不必慌张。有的产妇感到痛苦不适甚至喊叫，影响休息和饮食，影响产程，临床上应仔细观察，以区分真假宫缩，做出正确的判断和处理。

（胡晓华）

shìtāi
试胎（testing labor）
妊娠八九个月时，或出现腹中痛，可自行缓解的证候。又称试月，即"假阵缩"。在整个妊娠过程中，子宫一直有不规律的宫缩，随着妊娠的进展，这种不规律收缩的频率增多，而且逐渐地可被孕妇感知。这种假阵缩有助于宫颈成熟，并为分娩发动作准备，而非真正的临产先兆，宜安心静待，不必慌张。《大生要旨》曰："受胎六七个月或八九个月，胎忽然乱动，两三日间或痛或止，或有水下，但腰不甚痛，是胎未离经，名曰弄胎，又名试胎。"《医宗金鉴》曰："妊娠八九个月时，或腹中痛，痛定仍然如常者，此名试胎……若月数已足，腹痛或作或止，腰不痛者，此名弄胎。"说明到妊娠末期常可出现子宫收缩，应与真正分娩相区别。这种情况在精神紧张的初产妇比较多见。

（胡晓华）

zhèngchǎn
正产（eutocia）
妊娠足月，发育成熟的胎儿和胎衣依次从母体娩出的过程。又称分娩、顺产。正产开始时会有见红现象，即接近分娩发动或分娩已发动时，阴

道有少量血性分泌物和黏液。见红是分娩即将开始的可靠征象，大多数产妇在24~48小时内产程发动。在见红的同时，伴随有腹部阵发性疼痛，开始时阵痛间隔时间约15分钟，逐渐缩短，间歇5~6分钟，规律宫缩，进入产程，分娩正式发动。《十产论》中有"正产者，盖妇人怀胎十月满足，阴阳气足，忽腰腹作阵疼痛，相以胎气顿陷，至于腰腹痛极甚，乃至腰间重痛，谷道挺进，继之浆破血出，儿遂自生"的论述，即指此阶段的表现。

从伴有宫颈进行性开大的规律宫缩开始，至胎儿及其附属物完全娩出为止称为总产程。正常分娩是生理过程，但分娩又受多种因素影响而可使产妇在产程中发生异常，影响分娩的因素包括产力、产道、胎儿和产妇心理情绪。先天性产道狭窄、胎儿过大、胎位异常等因素，可造成难产。产妇体弱，临产时失于调护，尤其是受精神因素的影响，恐惧忧虑等，可使子宫收缩乏力，或子宫收缩不协调，亦可导致难产。处理不当，产程过长，可影响产妇及胎儿之生命。故临产应采用新法接生，使产妇情绪安定，顺应分娩机转，多能顺利完成自然分娩，否则，当严格掌握指征采用器械和手术助产。

（胡晓华）

zhèntòng
阵痛（labor pain）
从有规律的宫缩开始至产门开全（子宫颈口完全扩张）的腹部阵发性疼痛。宫缩的节律性是临产的标志。开始时阵痛间隔时间约15分钟，逐渐缩短为5~6分钟，持续30~40秒，随后宫缩强度逐渐增加，持续时间逐渐延长，间歇时间缩短。当宫口近开全时，宫缩持续

时间可达 1 分钟或以上，间歇时间仅 1~2 分钟。宫缩如此反复，直至分娩结束。《十产论》曰："正产者，盖妇人怀胎十月满足，阴阳气足，忽腰腹作阵疼痛，相以胎气顿陷，至于腰腹痛极甚，乃至腰间重痛，谷道挺进，继之浆破血出，儿遂自生。"《达生篇》曰："渐痛渐紧，一阵紧一阵，是正产，不必惊慌。"即指此阶段的表现。

(胡晓华)

bāojiāng

胞浆 (amniotic fluid)

羊膜腔内的液体，是养胎之水。即羊水，又称孤浆、胎浆、胞浆水。妊娠不同时期羊水容量有明显改变。妊娠 8 周时 5~10ml，妊娠 10 周时约 30ml，妊娠 20 周时约 400ml，妊娠 36~38 周时达高峰，可达 1000~1500ml，以后逐渐减少，妊娠足月时羊水量约 800ml。若羊水量超过 2000ml，称为羊水过多；妊娠晚期羊水量少于 300ml 者称为羊水过少。羊水的主要功能有以下几方面：①保护胎儿。胎儿在羊水中活动自如，防止胎儿自身以及胚胎与羊膜粘连而发生畸形；羊水温度适宜，有一定的活动空间，防止胎儿受外界的机械损伤；临产时，羊水能使宫缩压力均匀分布避免胎儿受压所致胎儿窘迫。②保护母体。由于羊水的缓冲作用，减轻了由于胎动引起的母体不适感；破膜后羊水对产道起润滑作用，羊水冲洗产道可减少感染机会。

(胡晓华)

bāoyī

胞衣 (afterbirth)

在子宫内包裹胎儿，对胎儿的生长发育起到保护、营养、呼吸、排泄作用的胚胎辅助结构。即胎盘和胎膜的总称，又称胎衣、胎膜、混元母、混元衣、混沌衣、紫河车、水衣、子衣、儿衣。胞衣是维持胎儿在宫内营养、发育的重要器官。药用功能大补精血。

(胡晓华)

chǎnrù

产褥 (puerperium)

分娩后产妇全身各器官（除乳腺外）恢复或接近非孕状态的康复过程。俗称坐月子。需要 6~8 周。产后 1 周称"新产后"；古语有"弥月为期，百日为度"，即将产后一月称"小满月"，产后百日称"大满月"。

由于分娩时产伤和出血，以及产时用力，耗气伤血，产妇气血骤虚，阳气易浮，故可出现畏寒怕风、微热自汗等虚象；分娩后，因子宫缩复，又有腹痛及阴道排出余血浊液等瘀候，故产褥期生理特点是"多虚多瘀"。此时产妇易感邪受病，故产褥期护理保健对母婴健康至关重要。①慎起居：孕妇居处要温度适宜，空气清新，阳光充足，产褥期避免房事。②讲卫生：产后 3~4 周恶露方净，此间血室正开，易感外邪，应保持外阴清洁，同时要勤擦浴及换洗内衣。③勤哺乳：保持乳头清洁，注意乳房护理，按需哺乳。④营养饮食，充足睡眠，调畅情志，适当活动。

(刘雁峰)

bǔrǔ

哺乳 (lactation)

分娩后产妇用自己乳腺分泌的乳汁哺育婴幼儿的生理现象。金·张从正《儒门事亲》云："夫乳者，血从金化而大寒，小儿食之，肌肉充实。"说明母乳是小儿生长必不可少的营养来源。中医学理论认为乳汁为血所化，为气所统。明·张介宾《景岳全书·妇人规》曰："妇人乳汁，乃冲任气血所化。"

清·阎纯玺的《胎产心法》云："产妇冲任血旺，脾胃气壮则乳足。"清·傅山在《傅青主女科·产后气血两虚乳汁不下篇》中有"夫乳乃气血之所化而成也……然二者之中，血之化乳，又不若气之所化为尤速……乳全赖气之力，以行血而化之也"的论述，强调气血在乳汁化生过程中具有同等重要的作用。

产妇一般于产后 30 分钟即可开始哺乳，新生儿吸吮乳头的动作可刺激乳汁分泌。产后 1~2 天的乳汁称为初乳，3~4 天为移行乳，4 天后为成熟乳。成熟乳中富含有乳糖、蛋白质、脂肪、铁、钙等无机盐、多种维生素和抗体，是婴儿最理想的食物。每天泌乳量为 1000~3000ml。母乳喂养可为婴儿提供营养并促进发育，提高婴儿免疫功能，并且可以很好地联系母婴之间的感情；对母亲而言，哺乳可促进子宫复旧，防止产后出血，并可降低患乳腺癌、卵巢癌的风险。哺乳期以 10 个月至 1 年为宜。

哺乳期保健：①保持乳房清洁，哺乳前产妇应擦洗双手和乳房乳头，若乳汁过多，乳房胀痛，哺乳前可热敷并按摩乳房，也可用吸奶器吸空乳汁，以免形成乳痈；若乳头皲裂，应遵医嘱涂抹外用药。②按需哺乳，产妇要保持心情舒畅，保证充足的睡眠和营养的饮食，以确保乳汁的质量。③产妇患病或服药均可能通过乳汁而影响婴儿健康，故必要时要暂停哺乳。

(刘雁峰)

fùkē bìngyīn

妇科病因 (gynecology pathogeny characteristics)

导致妇科疾病的病因。包括淫邪因素、情志因素、生活因素和禀赋因素等。

《黄帝内经·素问·调经论》统称为邪气，指出"夫邪之生也，或生于阴，或生于阳，其生于阳者，得之风雨寒暑；其生于阴者得之饮食居处，阴阳喜怒"，为后世从六淫、七情、生活等因素认识致病原因奠定了基础。妇女在产生月经、带下、胎孕、产育的生命历程中难免会发生疾病，然而妇人经、带、胎、产、杂病的产生与内、外诸科不同，其病因、病位、感邪途径有其独到特点。

由于妇人有经、孕、产、乳等生理特点，往往数伤于血，容易出现"有余于气，不足于血"的状态，病因之中，六淫侵袭以寒、热、湿邪为多发；内伤七情以怒、思、恐为多见；房劳多产、饮食失节、劳逸过度、跌仆闪挫、调摄失宜等生活因素亦是引起妇科疾病的重要原因；在现代社会，放射线、环境污染、有毒药物、医疗器械损伤等亦是常见的致病因素。而体质因素在妇科疾病的发生、发展、转归和预后的整个过程中同样起着决定性的作用。

妇科疾病病位在胞宫、阴道和阴户。风、寒、湿、热、虫、毒等病邪通过接触、性交等方式可直接从前后二阴侵入人体而发病。正如隋·巢元方《诸病源候论·妇人杂病诸候》中记载"妇人阴痒，是虫食所为"；也如唐·孙思邈在《备急千金要方》卷二《妇人方上·求子第一》中强调妇人病因时所论述的，"妇人者，众阴所集，常与湿居……或便利于悬厕之上，风从下入，便成十二痼疾"，强调前后二阴是妇科病邪的特殊侵入途径。这与现代所认识的"性传播疾病"，其病邪从外阴侵入不谋而合。

（丛慧芳）

hán kè chōng-rèn

寒客冲任（pathogenic cold in thoroughfare and conception channels） 寒邪客于冲任，凝滞经脉，导致妇科疾病的病因。妇科寒证的常见因素，包括寒入血室、血寒经迟、宫冷不孕、胎寒等。

寒邪致病，有外寒和内寒之分。外寒指外界寒冷之气而言，常见于冬季，也可见于其他季节。即使在炎热夏季，如恰逢经期、产后也可因气温骤降，冒雨涉水，空调过凉而感之。内寒多由素体阳气亏虚，寒自内生，或过服寒凉之品，阳气被遏，阴寒内盛所致。二者虽内外有别，但又相互联系，阳虚之人易感外寒，而外寒侵入机体，日久伤阳，引发内寒。不论外寒、内寒，皆为阴邪，易伤阳气，具有收引、凝滞的致病特点。因此，寒客冲任可致气血运行不畅，胞宫、胞脉阻滞，易发月经后期、量少、闭经、痛经、妊娠腹痛、癥瘕；寒邪伤阳，胞宫、胞脉失于温煦，而致带下、不孕、妊娠水肿、胎动不安等。

（丛慧芳）

hán rù xuèshì

寒入血室（invasion of pathogenic cold into the uterus） 经期血室正开，寒邪乘虚侵入之证。可导致月经骤停、腹痛难忍、痛引两胁、脊背恶寒、小便清长等。疼痛甚者可见冷汗淋漓，四肢厥冷，面色青白，脉微欲绝。朝鲜·许浚《东医宝鉴·内景篇三》首先提出"寒入血室，月经不通，绕脐寒疝痛。其脉沉紧，此由寒气客于血室，血凝不行，所以作痛，宜桂枝桃仁汤"。近代路清洁在《医药顾问大全·妇人科杂病证·寒入血室类》中指出"妇人经来偶感风寒，旋即阻止，腹痛

不可忍，此系冲虚而寒气陷入也，是谓寒入血室病"。

（丛慧芳）

xuèhán jīngchí

血寒经迟（retarded menstruation cause of blood cold） 因寒而致血脉凝涩、经行后期之证。血寒，有虚寒、实寒之分。虚寒者首见于明·张介宾《景岳全书·妇人规·经脉类·血寒经迟》，"凡阳气不足，血寒经迟者，色多不鲜，或色见沉黑，或涩滞而少。其脉或微，或细，或沉、迟、弦、涩。其脏色形气必恶寒喜暖。凡此者，皆无火之证"。因素体阳虚，寒从内生，以致冲任虚寒，血海不能按时满溢，而经行后期者，其特点是经血量少，色淡质稀，小腹隐痛，喜温喜按，面色㿠白，头晕心慌，腰酸乏力。实寒者，多在经期、产后，摄生不慎，感受寒邪，血为寒凝，亦可致胞宫不能按时满溢而经迟，则见经血量少，色黯有块，小腹冷痛，得热痛减，面色青白，形寒肢冷。实寒、虚寒虽然有别，但又相互联系，阳虚之人易感寒邪，而外感之实寒，日久伤阳可致阳虚，从而虚实夹杂，本虚标实。

（丛慧芳）

tāihán

胎寒（fetal restlessness cause of cold） 孕期感受寒邪而伤胎气之证。又称胎冷。清·叶天士《叶氏女科证治》卷二指出"妊娠不守禁忌，纵恣口腹，过食生冷瓜果，及当风取凉，以致胎冷不安，胸腹胀痛，肠中虚鸣，四肢拘急，泄泻欲绝，名曰胎寒"，宜安胎和气饮。明代《普济方·妊娠诸疾门·胎冷附论》云："夫胎冷腹胀虚痛，两胁虚鸣，脐下痛，欲泄，小便频数，大便虚滑。"指孕妇摄生不慎，感寒饮

冷，而致胸腹胀痛，肠鸣泄泻，四肢拘急等症。而在隋·巢元方《诸病源候论》卷四十七"小儿孕病诸候三·胎寒候"则提出孕期感受寒邪所致胎寒，发为婴幼儿腹胀泻利，"小儿在胎时，其母将养，取冷过度，冷气入胞，伤儿肠胃，故儿出之后，冷气犹在胃肠之间。其状，儿肠胃冷，不能消乳哺，或腹胀，或时欲利，令儿颜色素皖，时啼者，是胎寒故也"。指胎儿期因孕母感寒，损伤阳气，降生后脾胃虚寒，影响消化，出现腹胀泻利。属于母病及子的"胎源性疾病"。

（丛慧芳）

gōnglěng búyùn
宫冷不孕（infertility cause of cold in the uterus）

胞宫寒冷，以致不能摄精成孕之证。多因先天禀赋不足，或房事不节，损伤肾阳，寒自内生，胞宫失于温煦；或经期、产后摄生不慎，涉水感寒，寒客胞中，以致宫冷不孕。明·武之望《济阴纲目·求子门·治宫冷不孕》指出"妇人子宫虚冷，带下白淫，面色萎黄，四肢疼痛，倦怠乏力，饮食减少，经脉不调，面无颜色，肚腹时痛，久无子息"。隋·巢元方《诸病源候论·卷三十九》称之为"子脏冷无子"，清·沈金鳌《妇科玉尺》卷一称之为"胞冷无子"，清·傅山《傅青主女科·上卷·种子·下部冰冷不孕第三十一》提出"胞胎寒冷""乃心肾二火之衰微"以致不孕。

（丛慧芳）

rè fú chōng-rèn
热伏冲任（heat accumulating in thoroughfare and conception channels）

热邪伏于冲任，导致血室不宁、迫血妄行、胎动不安、骨蒸潮热、不孕等病证的病因。

热为阳邪，其性炎上，每易动血、化毒成疮，耗气伤津。外感多由温热邪气的侵袭；内生之热则多肇端于脏腑阴阳气血失调，阳热亢盛。《黄帝内经·素问·调经论》从虚实论之，指出"阴虚生内热，阳盛生外热"。元·刘元素提出"六气皆从火化"，元·朱丹溪倡导"气有余便是火"，进一步丰富了"热邪"病因内涵。

热邪虽有里、外、虚、实之分，但总以虚、实为纲统之。不论虚热、实热，皆可伏于冲任。热入血室，可导致气血营卫失调，出现经行发热、产后发热；还可燔灼肝经，而致产后痉症；热伏冲任，迫血妄行，可出现月经先期、月经过多、崩漏、经行吐衄；热扰胎气，可致胎漏、胎动不安；还可腐肉为脓，而成阴疮、乳痈、盆腔脓肿等。

（丛慧芳）

xié zhòng bāogōng
邪中胞宫（exogenous evil invade the uterus）

妇女在经期或产后，血室正开之时，外邪入侵，直中胞宫，与血搏结，出现寒热往来、下血、胸腹硬满、昼日神清、暮则谵语等症。张仲景《伤寒论》最早记载"热入血室"。寒、湿等外邪亦可在血室正开之时直中胞宫，导致感染性疾病。女性在经期、产后，血室正开，经血、恶露下泄，若摄生不慎，尤其是房事不节，则外邪会乘虚而入，与血搏结而致病。

（丛慧芳）

tāirè bùān
胎热不安（threatened miscarriage cause of blood-heat）

热扰冲任，损伤胎气而致胎动不安之证。出现阴道下血、烦热、口渴等证。首见于清·叶天士《女科证治秘方·安胎上·胎热不

安》，"夫胎热之症必多烦热，或渴或烦或上下不清，或漏血淋赤，或六脉滑数，而胎不安者"。由于孕妇素体阳盛，或嗜食辛辣，或感受热邪，或肝郁化热，热迫血妄行则漏血尿赤，热伤阴津则烦热，或渴，或烦。

（丛慧芳）

rèchǎn
热产（delivery in hot weather）

产妇在夏季分娩，感受暑热之邪而导致新产后或产褥期中暑之热象。轻者高热面赤、头晕胸闷、多汗烦渴，重者突然昏倒不省人事。首见于北宋·杨子建《十产论·第二卷之十七·产难门》，"热产者，盖言盛暑之月，欲产之妇……不可因热恣意取凉，又生产之处……切忌人多……夏暑炎热之盛，而产母气虚，人气一逼，则其血沸溢，而血得热则上蒸，能令产母发热头痛，面赤昏昏如醉，乃至不知人事"。

（丛慧芳）

gǔzhēng yèrè búyùn
骨蒸夜热不孕（infertility cause of Yin deficiency）

肾阴亏损，阴虚火旺，热伏冲任，胞宫失于濡养，不能摄精成孕之证。常有五心烦热、入夜尤甚、颧红唇赤、失眠盗汗、腰膝酸软等症。首见于清·傅山《傅青主女科·卷上·骨蒸夜热不孕第三十六》，"妇人有骨蒸夜热，遍体火焦，口干舌燥，咳嗽吐沫，难于生子"。肝肾阴虚，形体消瘦，五心烦热，月经量少之"身瘦不孕"，亦可参见此条。

（丛慧芳）

shī zǔ chōng-rèn
湿阻冲任（wet invasion of thoroughfare and conception channels）

湿邪阻滞冲任，导致妇科疾病的病因。湿为阴邪，重浊黏

滞，阻滞气机，易伤阳气。湿浊下注，可致阴中湿烂；湿邪与血搏结，蕴结化热，可致血崩。

湿邪为阴邪，属有形之邪，有内湿和外湿之别。外湿，多因气候潮湿，冒雨涉水，久居湿地，湿邪从外而入，侵袭冲任、胞宫；内湿，则多因脾失健运，或肾虚气化失职，或肺气虚失于宣降，水湿停聚而成。《素问·太阴阳明论篇》曰："伤于湿者，下先受之。"湿侵冲任，可致气血运行不畅，血海不能按时满溢，而月经后期、闭经；又致脂膜壅塞于胞中，难以摄精成孕；还致胃气上逆，妊娠呕吐；并致带脉失约而出现带下病。

湿邪每因体质阴阳盛衰影响，或从阳化为湿热，或从寒化为寒湿。若湿从热化，湿热下注，可浸渍任带二脉，导致带下病；可下注阴部，流而不去，而致阴痒、阴肿、阴疮；可侵犯下焦，湿走大肠而致泄泻、痢疾；可下注膀胱而致淋浊、癃闭等。若湿热蕴藉日久，酿成湿毒，或在经期、产后湿毒乘虚内侵，直伤阴户、胞脉致任脉不固，带脉失约，引起湿毒带下，症见带下量多，黄绿如脓或赤白相间，或五色杂下，臭秽难闻，阴部痒痛，可伴发热腹痛、口苦咽干、小便短赤等症，方用止带方。若妇女素体肥盛或饮食劳倦，忧思气结，损伤脾气，运化失司，湿浊停聚，可流注下焦，伤及任带二脉，约固无力，可致痰湿带下，症见带下量多、色白，其味腥臭，伴有纳少便溏、神疲倦怠、四肢不温等症，方用苍附导痰汤或完带汤治之。

（丛慧芳）

yīnzhōng shīlàn

阴中湿烂（pudendal hygroerosion） 湿热下注，侵渍阴户

而致阴痒、阴疮、阴痛等症。多因七情郁火，肝脾受损，湿热蕴结，下注阴中而致。首见于清·施雯《盘珠集胎产证治·产后·阴中湿烂》，"阴中湿烂多由七情郁火，湿热下注，或肿，或痛，或痒"。此由湿热郁遏阴部，不得宣泄，则阴疮；湿热瘀阻阴部，经脉不畅，则阴痛；湿热生虫，虫浊阴中，则阴痒。治宜清热解毒，利湿消肿，方用龙胆泻肝汤。

（丛慧芳）

shī bó xuěbēng

湿搏血崩（the wet stroke metrorrhagia） 湿邪客于冲任、胞宫，血不归经而妄行，致经水非时而下、血崩不止之证。多因脾虚生湿，下血多而色淡、质稀，伴怠惰嗜卧、头重如裹、胸膈满闷、四肢困倦等症。首见于金·李杲《兰室秘藏·卷上·饮食劳倦门》，"因饮食劳倦，……症见女子漏下恶血，月事不调，或暴崩不止，多下水浆之物，怠惰嗜卧，四肢不收，困倦乏力"。

（丛慧芳）

yùnù shāng gān

郁怒伤肝（wrath hurt liver） 郁怒持续不解，使肝失疏泄、气机郁滞、冲任不畅、胞脉阻滞的病因。见月经后期、痛经、闭经、缺乳、癥瘕等。郁乃忧愁，愁闷之意，怒是气愤不已，情绪激越。《素问·阴阳应象大论》云："怒伤肝。"《素问·举痛论》云："怒则气上。"若郁怒伤肝，肝气上逆，血随气逆，可致经行吐衄、经行头痛；若郁怒伤肝，犯胃动膈，则引起妊娠恶阻；若郁怒伤肝，郁而化火，热伏冲任，迫血妄行，可致月经先期、月经过多、崩漏、胎漏、胎动不安、产后恶露不绝等。正如清·单南山《胎产指南·卷首·调经章》云："女

子之性，执拗偏急，忿怒妒忌，以伤肝气。肝为血海，冲任之系。冲任失守，血气妄行也。"可见郁怒伤肝所致临床表现繁杂，每每发生危急重症。清·唐容川在谈到因怒而引起出血性疾病时，有"怒气伤肝，相火暴发而血因奋兴"的论述，并感叹道"吾临血证多矣，每有十剂之功，败于一怒，病家自误，医士徒劳"，强调郁怒伤肝、诱发疾病的重要性。

（丛慧芳）

nù hòu bēnglòu

怒后崩漏（metrorrhagia after anger） 暴怒伤肝，肝不藏血，气机内乱，血行失于常度，以致经血妄行而成崩漏之证。首见于清·叶天士《竹林女科证·调经下·怒后崩漏》，"妇女大怒之后，经血暴下，此暴怒伤肝，肝不藏血，而血妄行者。治宜平肝养血，宜服养血汤"。清·傅山《傅青主女科·上卷·郁结血崩》亦指出"肝主藏血，气结则血亦结，何以反致崩漏？盖肝之性急，气结则其急更甚，更急则血不能藏，故崩不免也"。

（丛慧芳）

dànù xiǎochǎn

大怒小产（abortion by angry） 孕妇暴怒伤肝，肝火大动，热灼伤精，损伤胎元，肝不藏血，而致堕胎、小产之证。首见于清·傅山《傅青主女科·女科下卷·小产》，"妊妇有大怒之后，忽然腹痛，吐血，因而堕胎"，治宜"引气归血汤"。孕后若阴道流血量多，其胎必坠。伴易怒，小腹、胸胁、乳房胀痛者属"妊娠多怒堕胎"，可参见本条。

（丛慧芳）

diàoyīntòng

吊阴痛（pain in vagina） 郁怒伤肝，肝气上逆，从下阴至两侧

少腹，上冲至双乳作痛之证。每因抑郁忿怒而诱发，在经期加重。首见于清·竹林寺僧人《竹林女科证治·调经上·经来吊阴痛》，"经来有两条筋从阴吊至两乳，痛不可忍，身上发热，宜服川楝汤，二剂既安"。

（丛慧芳）

yōusī shāng pí

忧思伤脾（melancholy hurt the spleen）

忧思不解，损伤脾气，以致脾失统摄，经血妄行；或脾失运化，气血生化乏源，血枯经闭；或脾虚失约，水湿下注，带下过多等。《素问·阴阳应象大论》有"思伤脾"之论。忧思过度，"思则气结"影响脾的升降、运化功能。忧思伤脾，轻者表现为终日愁眉苦脸，闷闷不乐，胸闷不舒，食少纳呆，腹胀便溏，独自叹息，精神萎靡，意志沉沦。重者可致脾虚血少，冲任血虚，引起月经后期、月经过少、闭经；脾气不足，冲任不固，可致月经先期、月经过多、崩漏、胎漏、胎动不安、阴挺；思则气结，冲任不畅，引起百合病、脏躁等。

（丛慧芳）

pí bù tǒngxuè

脾不统血（spleen failing to manage blood）

脾气虚，失于统摄，血不循经而溢出脉外，导致月经先期、月经过多、崩漏、产后恶露不绝等症。脾为气血化生之源，脾气健旺则统摄有权，血循常道而不溢出脉外。《难经·四十二难》曰："脾……主裹血，温五脏。"清·沈明宗《金匮要略编注·下血》亦指出"五脏六腑之血，全赖脾气统摄"。若素体脾胃虚弱，或饮食不节，或劳倦思虑伤脾，或久病耗伤脾气，均可导致脾气不足，冲任不固，血失统摄而致出血。脾不统血，常引

起妇科出血性疾病，下血色淡、质稀，可伴有食少腹胀、肢体倦怠、语声低微、大便溏薄、少气懒言、面色萎黄、舌淡苔薄、脉细无力等。

（丛慧芳）

fùrén shīzhì jīngbì

妇人失志经闭（depressed amenorrhea）

妇人由于所愿不遂，情志不畅，气机郁滞，血海不能按时满溢而致经闭之证。失志即不得志。严重的精神创伤，使心脾气结，冲任不畅，乃至闭经。《素问·阴阳别论》指出"二阳之病发心脾，有不得隐曲，女子不月"。清·叶天士《叶氏女科证治·调经下》云："妇女情欲不遂，沉思积郁，心脾气结，致伤冲任之源，而肾气日消，轻则或早或迟，重则渐成枯闭。"

（丛慧芳）

píxū dàixià

脾虚带下（splenasthenic leukorrhagia）

脾失健运，湿浊内停，流注下焦，任脉不固，带脉失约，而致带下过多之证。多因忧思过度，或饮食不节，或劳倦所伤，导致脾气虚损。常见带下色白或淡黄、质稀、无臭、绵绵不断，伴有面色㿠白或萎黄、神疲肢倦、纳少便溏、腰酸腹坠、两足浮肿等。清·傅山《傅青主女科·女科上卷·白带下》提出，治疗此病"佐以舒肝之品，方用完带汤"，使"风木不闭塞于地中，则地气自升腾于天上，脾气健而湿气消，自无白带之患矣"。

（丛慧芳）

jīngkǒng shāng shèn

惊恐伤肾（fear impairing kidney）

突然遭到外界强烈刺激而引发的恐惧、惊骇，导致肾虚封藏失职，冲任不固，或崩漏下血，或胎动不安，甚则堕胎、小产。

《素问·五运行大论》云："恐伤肾。"若大惊卒恐，损伤肾气，封藏失职，冲任不固，可致月经过多、崩漏、胎动不安、堕胎、小产等；惊恐伤肾，肾气下泄，精气不能上充，荣养元神之府，髓海空虚则可见沉默痴呆，或狂言躁扰，甚可导致神昏、癫仆等。

（丛慧芳）

jīngkǒng bēnglòu

惊恐崩漏（alarmed and panicky cause uterine bleeding）

大惊卒恐，损伤肾气，冲任不固，以致经血非时而下。为肾虚崩漏的病因之一。《素问·阴阳应象大论》云："肾在志为恐。"《素问·五运行大论》云："恐伤肾。"《素问·举痛论》云："惊则气乱……恐则气下。"惊恐致病不但伤肾，亦导致气血紊乱。"气乱"则血不归经，"气下"则气不摄血，故崩漏不止。治宜安神定志，固冲止血。

（丛慧芳）

jīngchǎn

惊产（eclampsia puerperalis）

孕妇因紧张、恐惧，受到惊吓，而影响分娩，甚或导致难产。清·叶天士《女科诊治·秘方·产保上·惊产》："惊产者……宜舒郁汤。"《医宗金鉴·妇科心法要诀》则称之为"惊生"，概指产房人多，语声嘈杂，使产妇心情紧张，惊恐不安而难产。

（丛慧芳）

fángláo shāng shèn

房劳伤肾（impairment of the kidney due to indulgence in sexual activities）

房事过度、耗伤肾精气血，导致虚劳、蓄血等。明·张介宾《景岳全书·妇人规·肾虚经乱》曰："妇人因情欲房室，以致经脉不调者，其病皆在肾经。"房劳又称房室伤、色欲

伤、色劳，是虚劳的病因之一，多因早婚多产，或经期、孕期、产后不节房事，或房劳过度，使肾水亏虚，相火亢盛，可见腰膝酸软，头晕耳鸣，精神萎靡失眠多梦，月经不调、崩漏、胎动不安，甚则堕胎、小产等。

（丛慧芳）

nǚláofù

女劳复（relapse of disease due to intemperance in sexual life）伤寒初愈，正气未充，余邪未尽，犯房事之伤，内损真气，余热复燃，导致旧患复发。又称交接劳复。唐·孙思邈《备急千金要方·伤寒劳复》曰："病新瘥，未满百日，气力未平复，而以房室者，略无不死。"宋·陈言《三因极一病证方论·劳复证治》曰："伤寒新差（瘥）后，不能收摄，因忧愁思虑，劳神而复……唯犯房事为女劳复。"隋·巢元方称之为"交接劳复"，清·喻昌称之为"阴阳易"，均强调伤寒初愈，应注重病后调理，防止疾病的复发。

（丛慧芳）

fángláo xùxuè

房劳蓄血（sexual strain due to blood stasis）醉饱之后行房，强力作劳而耗力伤肝所致蓄血症。清·张璐《张氏医通·诸血门》："醉饱入房，竭力伤肝，蓄血在胃上者，韭汁、童便下越鞠丸。不应，合平胃散去苍术加桃仁、丹皮相和服。虚人理中越鞠相和服。在少腹，代抵当丸，加熟附子三分，虚者必加人参钱许，以助药力。"

（丛慧芳）

láo shāng chōng-rèn

劳伤冲任（overstrain injuring thoroughfare and conception channels）劳神、劳力、房劳过度，损伤冲任所导致的病证。《素问·举痛论》曰："劳则气耗。"过分使用谓之劳。若妇女在月经期、妊娠期、产褥期持久劳作，劳倦伤脾，脾气不足，冲任不固，可致月经先期、月经过多、崩漏、胎漏、胎动不安、阴挺等；明·张介宾《景岳全书·论虚损病源》云："色欲过度者，多成劳损。"若妇女房劳过度，早婚多产，房事不节，则劳伤肾气，冲任不足，可致月经后期、月经过少、闭经、胎动不安、堕胎、小产、不孕症等；南宋·陈言《三因极一病证方论·五劳证治》曰："以其尽力谋虑则肝劳，曲运神机则心劳，意外致思则脾劳。"若妇女劳神过度，思虑伤心脾，阴血暗耗，气血亏虚，冲任不足，可致月经后期、闭经等。

（丛慧芳）

láo shāng xuèbēng

劳伤血崩（labor metrorrhagia）劳倦过度或房劳不节，劳伤脾肾，以致封藏失职，或统摄无权，冲任不固，导致妇女经血暴下，量多如崩，或不在行经期间，阴道突然大量出血。为崩漏原因之一。劳伤脾者，下血色淡、质稀，神疲肢倦，气短懒言，不思饮食，治宜固冲汤。劳伤肾者，下血淡黯、清稀如水，面色晦暗，腰酸膝软，小便清长，大便溏薄，方宜大补元煎，酌加补骨脂、艾叶炭。

（丛慧芳）

fùrén xūláo

妇人虚劳（consumptive disease in female）妇人阴阳气血亏虚，多脏劳损所致的慢性疾病。可致月经量少、闭经、不孕、经水早绝、胎萎不长、堕胎、小产、脏躁等。其形成多与先天不足、后天失调、产后失养、情志内伤、饮食不节、纵欲劳伤有关。可伴有形神衰惫，身体羸瘦，面色无华，自汗盗汗，语声低微，心慌气短，五心烦热，或寒热往来，或畏寒肢冷，脉虚无力等症。

东汉·张仲景《金匮要略·血痹虚劳病脉证并治》首次提出"虚劳"病名；隋·巢元方《诸病源候论·虚劳病诸候》则详细论述了虚劳的成因及症状；宋·陈自明《妇人大全良方》则专论妇人虚劳有妇人冷劳、妇人热劳、血风劳……之分；明·武之望《济阴纲目》更强调"妇女虚劳与男子不同。其治疗应以《素问·阴阳应象大论》中的"形不足者，温之以气，精不足者，补之以味"为基本原则。根据具体情况多用益气、养血、滋阴、补阳之法治之。虚中夹实者应补中有泻，兼有外邪者宜扶正祛邪。同时也要注意调理脾肾，正如《医宗·必读·虚劳》所言："夫人之虚，不属于气，即属于血，五脏六腑，莫能外焉，而独举脾肾者，水为万物之元，土为万物之因，二脏安和，一身皆治，百病皆治。"

（丛慧芳）

rènshēn shāngshí

妊娠伤食（pregnant dyspepsia）孕妇脾胃虚弱，饮食不节，食水停滞不化，升降失司而致脘腹胀满、嗳腐吞酸、呕吐泄泻等症。又称胎前停食。见于明·王肯堂《胤产全书》。治宜消食导滞，方用保和丸。恶心呕吐加枳壳、砂仁；伤食腹泻者，宜消食健脾止泻，方用六君子汤；伤于肉食加山楂，伤于面食加麦芽，伤于生冷者加砂仁、木香。

（丛慧芳）

shāngshí bìjīng

伤食闭经（amenorrhea over eat too much food）饮食不节所致的女子经闭。伤食包括饮食过量及过度节食。《素问·痹证》云："饮食自倍，肠胃乃伤。"若贪图馨香美味，暴饮暴食，损伤脾胃，水谷精微不能正常化生成血液，胞宫不能按时满溢，导致经闭，可伴有痞满、胃痛、嗳气、呃逆、呕吐等。而进食量过少，亦使脾胃生化乏源，气血渐亏，冲任不足，出现月经不调、闭经等，可伴有头晕目眩、神疲乏力、抑郁、失眠等症。

(丛慧芳)

diēpū shāngtāi
跌仆伤胎 (abortion cause of falling)

孕妇不慎跌仆闪挫，或劳损，以致损伤胎气，冲任不固，胎失所载，胎动不安，甚或堕胎、小产、早产等。首见于隋·巢元方《诸病源候论·卷四十二》，"惊胎者，见怀妊月将满，或将产，其胎神识已具，外有劳伤损动，而胎在内惊动也"。

(丛慧芳)

diēshǎn xiǎochǎn
跌闪小产 (external injury due to late spontaneous abortion)

妊娠妇女因跌仆闪挫而致小产。若阴道流血量多不止，则有昏晕欲绝之危。清·傅山《傅青主女科·小产·跌闪小产》云："妊妇有跌仆闪挫。遂致小产，血流紫块，昏晕欲绝者，人皆曰瘀血作祟也，谁知是血室损伤乎！必补气以生血，新血生，而瘀血散亦。"

(丛慧芳)

wǔbùnǚ
五不女 (five female congenital defects)

古时是指女子生殖器先天发育畸形或生殖功能不足而致无生育能力的五种情况，包括阴道纵隔、阴道狭窄、处女膜闭锁、两性畸形（阴阳人）、原发性闭经等。首见于明·万全《广嗣纪要·择配篇》，"五种不宜：一曰螺，阴户外纹如螺蛳样、旋入内；二曰文，阴户小如箸头大，只可通，难交合，名曰石女；三曰鼓，花头绷急似无孔；四曰角，花头头削似角；五曰脉，或经脉未及十四而先来，或十五六岁而始至，或不调，或全无。"清·卢若腾《岛居随笔》对五不女进一步描述，其曰："五不女，螺、纹、鼓、角、脉也。螺者，窍内旋，有物如螺也；纹者，窍小即（石女）也；鼓者，无窍如鼓也；角者，有物如角，古名阴挺是也；脉者，一生经水不调及崩带之类是也。"二者均认为前四种女子为先天性生殖器发育畸形，非药物治疗所能奏效；第五种为月经不调，难于孕育，可用药物治疗调经助孕。

(丛慧芳)

shínǚ
石女 (woman with a hypoplastic vagina)

女子阴户先天畸形，不能交合的病证。即处女膜闭锁，或先天性无阴道，或阴道闭锁（完全性横隔）。首见于明·万全《广嗣纪要·择配篇》，"五种不宜：……二曰文，阴户小如箸头大，只可通，难交合，名曰石女"。女性生殖道先天性异常而致青春期后无月经来潮，婚后性生活困难。相当于西医学的处女膜闭锁、阴道完全横隔、先天性无阴道及阴道闭锁。通常分为"真石"（内石）和"假石"（外石）。

"真石"多指先天性无阴道和阴道闭锁。先天性无阴道者，卵巢一般正常，几乎均合并无子宫或仅有始基子宫，无法来月经及妊娠。仅能行阴道成形术解决性生活问题。极个别患者有正常发育的子宫，初潮后经血无法排出，出现周期性下腹疼痛，多经B超检查而确诊，手术矫正后可恢复月经及性生活并能妊娠。阴道闭锁者，其阴道常闭锁于阴道下端，其上端穹隆与宫颈连接正常，无阴道开口，青春期无月经来潮，可出现进行性加剧的周期性下腹疼痛。手术治疗可恢复正常的月经和性生活。

"假石"多指处女膜闭锁及完全阴道横隔。处女膜闭锁者多因青春期无月经来潮，出现周期性下腹疼痛而就诊。手术矫正不影响月经及生育功能。完全阴道横隔者，临床较为少见，其横隔位置低者，症状表现及预后与处女膜闭锁相似。而大多数女子阴道横隔中有小孔，月经血可以排出，并不影响性生活。多因妇科检查被偶然发现。

(丛慧芳)

yīnyángrén
阴阳人 (a transsexual person)

先天性生殖器异常，同时具有男女两性特征的人。又称双性人。相当于两性畸形。首见于明·万全《广嗣纪要·择配篇》，"五种不宜：……四曰角花头，头削似角"。清·卢若腾在《岛居随笔》中有"五不女，螺、纹、鼓、角、脉也……角者，有物如角，古名阴挺是也"的论述。

阴阳人可以分为女性假两性畸形、男性假两性畸形及生殖腺发育异常等三类。①女性假两性畸形者，染色体核型为46, XX，生殖腺为卵巢，内生殖器子宫、卵巢、阴道均存在，而生殖器的外观却是男性。出生后容易被父母当男孩来抚养教育，至青春期乳房不发育，内生殖器发育受抑制，无月经来潮。社会性别被误认为男性。②男性假两性畸形者，染色体核型为46, XY，生殖腺为睾丸，无子宫，阴茎极小，状如女性阴蒂，生殖器外观为女性，出生后容易被父母当作女性来抚养。社会性别被误认为女性。③生殖腺发育异常者，多表现为真两性畸形。患者体内睾丸及卵巢两种生殖腺同时存在，染色体核型多为 46,XX，其次为 46,XX/46,XY 嵌合型，46,XY 较少见，外生殖器同时具有男女两性特征，或以男性为主或以女性为主。多有能勃起的阴茎，常被按男婴抚育，若能及早确诊，可进行性别确认。按女婴抚育为宜，则及早切除睾丸。

（丛慧芳）

yòuzhìxíng zǐgōng

幼稚型子宫 （infantile uterus）

先天性子宫发育不良。子宫颈呈锥形相对较长，但子宫体较正常为小，宫体与宫颈之比为 1∶1 或 2∶3。而子宫结构及形态正常。常伴月经初潮较迟或月经稀少，甚或原发性闭经。婚后难以受孕。首见于明·万全《广嗣纪要·择配篇》，"五种不宜……五曰脉，或经脉未及十四而先来，或十五六岁而始至，或不调，或全无"。

（丛慧芳）

yū zǔ chōng-rèn

瘀阻冲任 （blood stasis in thoroughfare and conception channels）　血液停积体内而形成的病理产物，阻滞于冲任而致病。常因经期、产后，余血未尽，留滞胞宫，或阻滞胞脉、胞中，蓄积为患，导致气血运行不畅，经隧不通，则"不通则痛"；或血不归经，恶露不绝；或聚成癥瘕。瘀阻冲任可引起月经后期、月经过少、闭经不孕、痛经、妊娠腹痛、产后腹痛、妇人腹痛、崩漏、胎漏、产后恶露不绝、癥瘕，常伴有肌肤甲错、舌质黯有瘀斑瘀点、脉涩等全身证候。由于血瘀成因各异，临床症状亦变化多端。

临证应辨证求因，不拘泥于一方一法，或补气化瘀，或温经活血，或凉血散瘀以治之。

（丛慧芳）

zǐxuě bújìn

子血不尽 （postpartum lochiorrhea）　产后恶露持续 3 周以上，仍淋漓不尽之证。即恶露不绝。首见于唐·孙思邈《千金翼方·卷第六·妇人二·恶露第四》，"大黄苦酒治产后子血不尽"。恶露主要成分是血，出于胞中，源于血海。气虚冲任不固，则恶露量多，色淡、质稀、无臭；热伤冲任，迫血妄行，可致恶露色红或紫，质黏稠而臭秽；瘀阻冲任，新血难安，可致恶露色黯有块。

（丛慧芳）

xiàjiāo xùxuě

下焦蓄血 （blood stasis in lower jiao）　外感热邪传入下焦血分，与血搏结所致的瘀血蓄积之证。首见于《伤寒论·辨阳明病脉证并治》，"阳明证，其人喜忘者，必有蓄血"。另有《伤寒论·辨太阳病脉证并治》中认为蓄血证是"太阳随经，瘀热在里"。常因血蓄下焦，经脉不通，导致少腹结急、硬满，甚则疼痛，引起癥瘕、腹痛；瘀热结于肠道、胞宫，灼伤脉络，则可致便血或阴道出血，治宜驱邪祛瘀，方用桃核承气汤。对于下焦蓄血的具体部位，较具代表的有三种学说。①血蓄膀胱说：成无己、吴谦等执《伤寒论·辨太阳病脉证并治》原文"热结膀胱"一语为据，认为太阳篇蓄血病位即在膀胱。②血蓄回肠说：清·钱璜根据蓄血"小便自利"一症，以为与血蓄膀胱不合，同时认为"少腹急结"乃回肠蓄血之外候，故首倡"血蓄回肠"说。③血蓄血室说：血室即是胞宫，居下焦，为血海。

唐容川认为"以热在下焦网膜夹室之内，是为血室……血室，后连大肠，前连膀胱，正当小腹之间，故小腹当硬满，设热结在膀胱，必小便不通，而小便自利者，知不在膀胱，乃在血室中"。大多数学者赞同"血蓄血室"之说。

（丛慧芳）

tán zǔ chōng-rèn

痰阻冲任 （phlegm stasis in thoroughfare and conception channels）　水湿运化失常，停积体内形成痰饮，阻滞于冲任而致病。常因脾虚、肾虚以致水湿代谢异常，或长期饮食甘肥厚腻，缺乏运动，影响脾胃运化，积聚为痰，阻滞冲任以及胞脉、胞中，导致气血运行不畅，影响月经与孕育；或聚成癥瘕。痰阻冲任可引起月经后期、月经过少、闭经、不孕、癥瘕。常伴有形体肥胖，胸闷，带下量多，舌质淡胖、有齿印，舌苔厚腻，脉细滑等。痰阻冲任多以脾虚、肾虚为本，痰饮为标。临证时应标本兼顾，以固本为主，并配合饮食调摄和适度运动，改善生活方式，从本治之。

（丛慧芳　罗颂平）

tánshī jīngbì

痰湿经闭 （phlegm amenorrhea）

妇女因素体肥盛，或脾失健运，导致痰湿壅滞，阻滞冲任，闭塞胞脉而致闭经。见于清·叶桂《叶天士女科诊治秘方·调经下·形肥痰滞经闭》，"肥盛之妇，躯脂迫塞，痰涎壅盛，血滞而经不行"。症见形体肥胖、月经停闭、胸胁满闷、呕恶痰多、带下色白、神疲倦怠等。

（丛慧芳）

tánshī búyùn

痰湿不孕 （sterility due to phlegm-dampness）　妇人痰湿内盛，阻滞冲任胞脉，所致不孕。常见于素

体肥胖，或饮食不节，劳倦过度，损伤脾气，脾不运化，痰湿内生。元·朱丹溪《丹溪心法·子嗣》首倡痰湿不孕之说，指出"肥盛妇人，禀受甚厚，恣于饮食，经水不调，不能成胎，谓之躯脂满溢，闭塞子宫，宜行湿燥痰"。多囊卵巢综合征之代谢紊乱型多属痰湿不孕，临证可见形体肥胖、月经后期，甚或闭经，多年不孕、带下量多、色白如涕、面色㿠白、胸闷泛恶、倦怠乏力、舌淡胖、苔白腻、脉滑等症。治疗宜健脾燥湿、理气调经，方用启宫丸。

（丛慧芳）

tán-yū hùjié

痰瘀互结 (phlegm and blood stasis)

痰浊与瘀血相互搏结而致病证。痰浊、瘀血是中医传统理论中的两类不同的病理产物。津停为痰，血滞为瘀。二者往往相互影响，可因痰致瘀，因瘀生痰，相互转化。若痰湿内生，气机不畅，影响血液运行而致血瘀；反之，血瘀日久，影响津液的输布、运化，水液停蓄，可形成痰饮。

隋·巢元方《诸病源候论·诸痰候》指出"诸痰者，此由血脉壅塞，饮水积聚而不消散，故成痰也"。金元·朱丹溪首先提出了"痰瘀致病"之说，在《丹溪心法》云："自气成积，自积成痰，痰挟瘀血，遂成窠囊。"清·唐宗海《血证论·咳嗽篇》更明确地说："须知痰水之壅，由瘀血使然。"可见痰浊、瘀血虽是不同病理产物，临床往往复合为患，形成新的病理产物。

若痰瘀互结阻于冲任胞宫，可致气血运行不畅而患月经过少、月经后期甚或闭经、不孕等；可致"不通则痛"而患痛经、妊娠腹痛、妇人腹痛、产后痹症等；

可致痰瘀凝聚成块，日以积大而成癥瘕；可致血不归经而患月经量多、崩漏、胎漏、产后恶露不绝等；可致带脉失约而患带下量多或夹脓血等。

痰瘀互结阻于冲任胞宫，疑难久痼之疾皆有涉及，根据病情侧重，病之成因不同，临床不可拘泥一症一方，痰瘀同治之时或兼以行气，或注重温阳，或当扶正，或加入搜剔入络之品，缓缓图之，方获良效。

（丛慧芳）

jīnrèn sǔnshāng

金刃损伤 (golden blade damage)

金属刃器直接损伤肌体而致病证。金刃损伤女性生殖器，包括阴户损伤，疼痛出血；或伤及阴道、胞宫，出血不止，甚则危及生命。急宜包扎、缝合止血、止痛，必要时输血、输液、手术治疗。而妇科手术如人工流产，放置或取出宫内节育器，或利用宫腔镜、腹腔镜、利普刀等行手术导致的宫颈、宫腔粘连，子宫穿孔等，亦属金刃损伤范畴。

（丛慧芳）

tǐzhì yīnsù

体质因素 (physical factor)

机体由于脏腑、经络、气血、阴阳等盛衰偏颇而形成的素质特征因素。人类的体质受先天禀赋、后天营养状态、生活环境及年龄性别等多种因素影响而形成。正如《素问·寿夭刚柔第六》所言："人之生也，有刚有柔，以盛衰有弱有强，有短有长，有阴有阳。"体质不同，表现为脏腑、阴阳、气血、经络等生理功能及抗病能力的强弱。即使在同一致病因素作用下，体质强健者可以不发病，或病浅易治；而体质虚弱者，则易感外邪，病重难愈。正如《灵枢经·百病始生》说："风雨寒

热，不得虚，邪不能独伤人。猝然逢疾风暴雨而不病者，盖无虚，故邪不能独伤人。此必因虚邪之风，与其身形两虚相得，乃客其形。"而不同体质类型影响机体对致病邪气的易感性，正如清·吴德汉在《医理辑要·锦囊觉后篇》所言："易知易风为病者，表气素虚；易寒为病者，阳气素弱；易热为病者，阴气素衰；易伤食者，脾胃必亏；易劳伤者，中气必损。须知发病之日，即正气不足之时。"

若先天禀赋不足，生殖脏器畸形，会影响经、带、胎、产。此外，识别女性体质对预防、诊断、治疗妇科疾病具有重要的临床意义。若阴虚体质之人，阴亏血少，导致冲任不足，易患月经后期、月经过少、闭经、不孕、胎动不安；阴虚化热，热伏冲任，迫血妄行，易患崩漏、胎漏、产后恶露不绝。若阳虚体质之人，胞宫冲任失于温煦，易致不孕、痛经、带下病、妇人腹痛。若痰湿体质之人，素体肥胖，脂膜壅塞于胞宫，易致带下、不孕、癥瘕。若湿热体质之人，湿热下注冲任胞宫，易致阴痒、阴疮、妇人腹痛、带下病。若气虚体质之人，气不摄血，冲任不固，易致月经先期、崩漏、胎动不安、阴挺。若瘀血体质之人，可因瘀阻冲任，胞脉不畅，易致月经后期、闭经、痛经、不孕、妇人腹痛、癥瘕。可见体质因素不但影响着抗病能力的强弱，还决定着疾病的种类、程度、转归和预后。

（丛慧芳）

huánjìng yīnsù

环境因素 (environmental factor)

人类生存的地理、气候、生态、工作环境对健康有影响的要素。安全的生态环境与工作环

境、和谐的社会环境，是人类赖以生存的基本条件，任何一方失调都可以成为环境致病因素，导致疾病的发生。环境污染可影响生育能力，家居装修的苯、甲醛污染，食品中的农药残留，化妆品中的铅、汞污染，白酒、饮料中的增塑剂污染，海洋中的汞污染，化工、冶金工业、垃圾焚烧、造纸等产业中的二噁英污染，金属冶炼、燃料燃烧产生的砷污染，工业废气中的镉污染，工业废水及煤石油燃烧中的铬污染等环境内分泌干扰物，均可干扰人体内性激素平衡，引起内分泌紊乱，影响卵子质量，导致生殖功能异常，出现不孕、胚胎停育、流产、早产，影响人类的繁衍生息。

(丛慧芳)

fùkē bìngjī

妇科病机 (gynecological disease machine)

妇科疾病发生、发展和结局的基本规律。病因与病机之间存在着密切的因果关系，妇科疾病的发生是致病因素妨碍或破坏了女性正常的生理机转及机体阴阳的动态平衡，导致脏腑功能失衡，气血失调，间接或直接的影响冲任、天癸、胞宫的功能，从而发生妇科疾病。

妇科病机与内、外科等的不同之处，在于妇科病机必须是损伤冲任(督带)的。生理上胞宫通过冲任督带四脉和整体经脉联系在一起，病理上脏腑功能失常、气血失调等只有在损伤了冲任督带、胞宫的功能时，才能导致女性发生经、带、胎、产、杂等疾病。历代医家以此立论的为多。隋·巢元方《诸病源候论·三十七至四十四卷》论妇人病，凡月水不调候五论、带下候九论、漏下候七论、崩中候五论，全部以损伤冲任立论；明·薛己《校注

妇人良方·众疾门·博济方论第二》曰："妇人病有三十六种，皆由冲任劳损而致。盖冲任之脉，为十二经之会海。"清代《徐灵胎医书全集·医学源流论·妇科论》曰："凡治妇人，必先明冲任之脉……冲任二脉皆起于胞中，为经络之海，此皆血之所从生，而胎之所由系，明于冲任之故，则本源洞悉，而后所生之病，千条万绪，以可知其所从起。"明·李时珍《本草纲目·奇经八脉考》更明确地说："医不知此，罔控病机。"说明冲任损伤在妇科病机中占据着核心地位。

妇科疾病的病机，可以概括为三个方面：脏腑功能失常影响冲任为病，气血失调影响冲任为病，直接损伤天癸、胞宫为病。

(杨鉴冰)

fùkē zàngfǔ shītiáo bìngjī

妇科脏腑失调病机 (pathogenesis of gynecological organs disorders)

脏腑功能紊乱和脏腑气血阴阳的失调，导致妇科疾病发生的病机。其中，以肾、肝、脾(胃)三脏的功能失调为多见。人体以脏腑、经络为本，气血为用，而脏腑是气血生化之源，气血盛衰与脏腑功能的安和及失调有密切关系。脏腑功能失调、阴阳气血失衡，影响冲任、胞宫，则发生妇产科疾病。

(杨鉴冰)

shèn gōngnéng shītiáo

肾功能失调 (disorders of renal function)

先天肾气不足或房劳多产，或久病大病，导致肾的功能失常，冲任损伤，发生妇科疾病的状态。肾主封藏，藏精，主生殖，胞络系于肾。肾有阴阳二气，为水火之宅。五脏的阴阳皆以肾阴、肾阳为根本，肾阴肾阳又相互制约，以保持相对的动态平衡，

维持机体的正常功能。故明·张景岳《景岳全书》言："五脏之伤，穷必及肾。"由于机体阴阳盛衰的不同以及损伤肾气、肾精、肾阳的不同，临床上分有肾气虚、肾阴虚、肾阳虚及阴阳两虚等不同病机。

肾气虚 肾气为肾精所化之气，概指肾的功能活动。肾气虚，指肾的气化、封藏、摄纳功能减退而发生的病理变化。肾气的盛衰直接关系到天癸的至与竭，冲任二脉的充盛而影响到月经与妊娠的异常。明·张景岳《类经·人之四海》注："血海者，言受纳诸经之灌注，精血于此而蓄藏也。冲脉者，经脉之海也，主渗灌谿谷。"冲任之本在肾，若先天肾气不足或后天损伤肾气，致使肾精不能化为血，冲任血海匮乏，胞脉失养，天癸不至或迟至。故可发生闭经、月经迟至、月经过少、不孕等；肾气虚，封藏失职，冲任不固，可致月经先期、月经量多、崩漏、产后恶露不绝；肾气虚，冲任不调，血海失司，蓄溢失常，可致月经先后无定期；"胞脉系于肾"，肾气不足，冲任不固，妇女孕后胎失所系，可发生胎漏、胎动不安、堕胎、小产、滑胎；肾气虚，摄纳或系胞无力，则致子宫脱垂；肾气虚，精失封藏，胞中精液下滑，可导致滑脱带下病。

肾阴虚 肾所藏的阴精不足而发生的病理变化。由于精血互生，血属阴，阴精即包括阴血在内。常因先天不足，素体阴虚；或值青春期天癸初至，阴精不足；或更年期天癸将竭，阴血匮乏；或房劳多产，伤阴损血；或久病、热病、大病耗伤肾阴。肾阴虚精血亏少，冲任血虚，血海不能按时满溢，可致月经后期、月经量

少、闭经发生；肾阴虚，精血不足，天癸迟至，冲任胞脉失养，可致子宫发育不良而使女性的生理现象经、带、胎、产发生异常；肾的阴精不足，不能生髓充脑，髓海空虚，脑失所养，可致经行眩晕、经行头痛、妊娠眩晕、经断前后诸证；肾精不足，冲任血虚，不能摄精成孕，导致不孕；肾阴虚，冲任、胞宫、胞脉失养，"不荣而痛"，可致痛经、妊娠腹痛；若阴虚生内热，热伏冲任，迫血妄行，可致月经先期、月经量多、经间期出血、经期延长、崩漏、胎漏、胎动不安、产后恶露不绝等。

肾阳虚　肾阳，即命门之火，指全身功能低下，温煦、气化及兴奋施泄作用减弱而发生的病理变化。《难经·三十六难》曰："命门者……女子以系胞。"肾阳不足，命门火衰，冲任胞脉、子宫失于温煦，可导致子宫发育不良而表现月经后期、月经过少甚则闭经及宫寒不孕、性欲下降、妊娠腹痛、胎动不安、胎萎不长、堕胎、小产、痛经、产后腹痛等；阳虚气微，失于封藏，致冲任不固而发生月经过多、崩漏；肾阳虚不能温煦脾阳，运化失职，水湿下注，可发为经行浮肿、经行泄泻、子肿、子满；肾与膀胱相表里，肾阳虚不能温煦膀胱，妊娠期或产后可致州都之官气化失常，发生妊娠小便不通、产后排尿异常；肾阳虚，气化失常，水湿下注任、带，使任脉不固带脉失约，发为带下病；肾阳虚，气化失司，水液代谢异常，湿聚成痰，痰浊积结冲任、胞宫，又可致月经后期、月经量少、闭经、不孕；肾阳虚，兴奋施泄功能减退，可出现性冷淡、闭经、无排卵性不孕；肾阳虚，血失温运而

迟滞成瘀，瘀血阻碍生机，而发生子宫内膜异位症、多囊卵巢综合征、癥瘕等更为错综复杂的妇科病证。

肾阴阳两虚　肾的功能动静失衡，阳不温煦，阴不濡养而出现的病理变化。阴损可以及阳，阳损可以及阴，若病程日久，往往可导致肾阴阳两虚，女性则冲任气血亏损以致发生经断前后诸证、闭经、不孕等症。

（杨鉴冰）

gān gōngnéng shītiáo

肝功能失调 (disorders of liver function)

素性忧郁，或七情内伤，或他脏病变伤及，使肝脏功能失常，表现为肝气郁结、肝郁化火、肝经湿热、肝阴不足、肝阳上亢，从而影响冲任、胞宫，导致妇产科疾病发生的状态。肝藏血，主疏泄，而司血海，具有储藏血液和调节血流、血量的生理功能；性喜条达，恶抑郁。肝体阴而用阳，通调气机，助脾胃消食运化；肝又有易郁、易热、易虚、易亢的特点。肝功能失调包括以下几方面。

肝气郁结　因情志不舒，或恼怒伤肝，或因其他原因影响肝的气机升发和疏泄而发生的病理变化。肝为将军之官，其性刚强，主疏泄，以柔和为顺。若素性抑郁，或忿怒过度，情志不畅，肝气郁结，则血为气滞，冲任失畅，胞脉阻滞，可发生痛经、经行乳房胀痛、闭经、妊娠腹痛、缺乳、不孕症、盆腔疼痛等疾病；肝气郁结，疏泄无度，血海蓄溢失常，可导致月经先后不定期、月经量少；肝气郁结，横逆乘脾，脾的运化失职，则水湿下注，伤及任带二脉，可致带下病、阴痒、经行浮肿、经行泄泻等。

肝郁化火　肝气郁结日久化

热化火而发生的病理性功能亢进的一些症候。肝郁则气盛，气盛则化火，气火上炎，上扰清窍，则发为经行头痛、经行情志异常；肝火旺盛，热伤冲任，扰动血海，迫血妄行，可致月经先期、月经量多、崩漏、胎漏、产后恶露不绝等出血性及出血倾向性疾病；火热肝气上逆，冲脉之气挟肝气上逆可发妊娠恶阻；肝火热扰血络或乳络，则发经行吐衄、乳汁自出。

肝阴虚　又称肝阴不足，指慢性耗损或血不养肝而发生的病理变化。肝藏血，体阴而用阳。肝阴不足，肝血亦亏，血海失充，可致月经过少、月经后期、闭经、不孕、经断前后诸证等；肝主筋，阴血亏乏，血不养筋可发子痫、产后痉症；肝开窍于目，血不养目致经行目暗、经行眩晕；肝血不足，血虚生风化燥，可发经行风疹块、妊娠身痒；肝的经脉绕阴器，若肝阴不足，肝血亦虚，女子阴部肌肤失养，可发外阴白色病损、阴痒疾患。

肝阳上亢　又称肝阳偏旺，指肾水亏损不能滋养肝木，或肝阴不足、阴不潜阳所致的病理变化。若肝血素虚，经前或经期阴血下聚冲任、胞宫，肝阴益虚，阴不敛阳，肝阳上亢，可致经前头痛、经行眩晕、经断前后诸证；孕后血聚养胎，肾水亏乏，不能滋养肝木，肝阴失充，肝阳上亢，可致妊娠心烦、妊娠眩晕。

肝风内动　肝阳上亢的进一步发展，指不因于外感风邪而致眩晕、抽搐、动摇等风动之病证。《素问·宣明五气篇》："五脏所恶：肝恶风。"平素肝肾阴亏，孕后阴血益虚，阴虚则阳亢，阳化风动，肝风内扰，虚火上炎，风火相扇，以致妊期而发子眩、子痫证；若在产后，可致产后痉证。

肝经湿热　湿热之邪，蕴结于肝经，损伤冲、任、带、胞脉、胞宫而发生的病理变化。清·傅山《傅青主女科·女科上卷·带下》云："夫青带乃肝经之湿热。"若木郁不达，则湿气乘之，即肝郁化热，肝强乘脾，脾失健运，湿从内生，湿热蕴结，下注冲任，任脉不固，带脉失约，可发生带下病、阴痒、阴肿、阴痛等病证；若肝经湿热蕴结胞中，或湿热瘀结，阻滞冲任，冲任不畅，久者可发不孕、盆腔炎、妇人腹痛、癥瘕等疾病。

（杨鉴冰）

pí gōngnéng shītiáo

脾功能失调 （disorders of splenic function）

饮食失节、劳倦过度、饮食失宜或过度节食，或忧思不解，以致损伤脾胃，影响冲任、胞宫的功能而发生妇产科疾病的状态。脾主运化，与胃同为气血生化之源，为人体后天之本；脾又主中气，其气主升，对血液有收摄、控制和保护作用，故能统血。脾的病机主要是脾失健运、脾失统摄及脾虚下陷。

脾失健运　脾运化功能失常的病机。脾主运化，司中气，若素体脾虚，或饮食不节，或劳倦、思虑过度，损伤脾气，脾气虚，健运失常，气血化源不足，气虚血少则冲任血虚，血海不能按时充盈，可致月经后期、月经量少、闭经；妊娠之后，脾运不健，气血生化不足可使脾之气血双虚，明·张景岳《景岳全书·妇人规·数堕胎》言："盖气虚则提摄不固，血虚则灌溉不周，所以多致小产。"故脾气虚甚则胎失所载发生胎漏、胎动不安、堕胎、小产、滑胎；血虚甚则胎失所养，可致胎萎不长、胎动不安、堕胎、小产等；清·萧慎斋《女科经纶·月经

门·第十三节》引程若水说："妇人经水与乳，俱由脾胃所生。"产后脾虚血少，冲任血海不盈，不能化血为乳可出现产后缺乳；若过食生冷，膏粱厚味损伤脾阳，中阳不振，运化失职，水湿流溢下焦，可引起带下、经行泄泻；水湿内停，泛溢肌肤可引发经行浮肿、妊娠肿胀；脾失健运，湿邪内生，湿浊挟痰饮上逆，可致经行恶心、妊娠呕吐；湿浊久聚成痰，痰湿壅滞冲任、胞宫，可致月经过少、闭经、不孕、癥瘕等；痰湿留于肌肤，致体形肥胖。

脾失统摄　脾气不足而统摄血液，使之运行经脉之中，不致外溢功能失常的病理表现。脾气主升而统血，中气不足，血失统摄，冲任不固可致月经先期、月经量多、崩漏、产后恶露不绝；清·沈尧封《沈氏女科辑要笺正·卷上》曰："经事延长，淋漓不断，下元无固摄之权，虚象显然。"产后脾胃气虚，摄纳无权，又可使乳汁随化随出而致产后乳汁自出。

脾虚下陷　脾气虚极引致机体脏腑组织功能减弱或消失，出现弛缓不收、脏器脱垂一类病理证候发生。脾居中焦，其气主升，若饮食劳倦伤脾，或久病损脾，脾气虚极，脾阳不升反而下陷，冲任失固，可发生月经过多、崩漏；中气下陷，不能固胞，可致阴挺下脱；脾虚下陷，不能举胎，可致胎漏、胎动不安、堕胎、小产、滑胎。

（杨鉴冰）

fèi gōngnéng shītiáo

肺功能失调 （disorders of pulmonary）

肺气失于宣降，或肺阴不足，影响冲任，导致妇产科疾病的状态。肺主气、主肃降，宜宣发；朝百脉而输送精微，通

调水道。与妇科病关系密切的主要病机是阴虚肺燥与肺失宣降。

阴虚肺燥：指肺阴耗伤，火盛刑金，燥伤肺络的病机。肺属金，肾属水，肺金和肾水是母子关系。若孕期肺阴亏虚，或肾阴亏损，精气不能上滋于肺，则致阴虚肺燥，肺失濡润，可发妊娠咳嗽、妊娠咯血；经期肺阴不足，虚火上炎，损伤肺络，可致经行吐衄发生。

肺失宣降：指肺气失却清肃下降功能的病机。肺主一身之气而通调水道，宜宣降。若孕期肺气虚，肺失宣降，则可引发子嗽；肺气失宣，水道不利，循环受阻，水液停留，可致妊娠肿胀、妊娠小便不通、产后小便异常等。

（杨鉴冰）

duōzāng gōngnéng shītiáo

多脏功能失调 （disorders of viscera function）

五脏之间出现两脏受病，并影响冲任、胞宫而致妇科疾病。人体是一个有机的整体，脏腑是相生相克互相影响的，与妇科病关系最密切的病机除肾、肝、脾之外，常出现肝肾、脾肾、心脾、心肾、肝胃等功能失调之复杂的病机。

肝肾阴虚　又称肝肾亏损，指肝阴和肾阴俱虚的病变。肝肾同居下焦，乙癸同源，阴液相互资生。肝阴充足，则下藏于肾，肾阴旺盛，则涵养肝木。若肝阴不足可伤及肾阴，肾阴不足则水不涵木，肝肾俱虚。肝肾阴虚，精亏血少，可致月经量少、带下过少；若经期肝肾阴亏，不能濡养经脉，可发经前乳胀、经行头晕、经行头痛；阴虚内热，虚火燔灼，损伤阴络，可致经行便血、经行吐衄；虚火上炎，相火妄动，可发经断前后诸证；虚火动血，可致经期延长、经间期出血、崩

漏等。

脾肾两虚 主要指脾肾阳气亏虚的病变。脾主运化，肾为水脏，若肾之命门火衰，不能上暖脾土，脾阳不振，水湿不能温化则内停，下注肠间，发为经行泄泻；流溢肌肤胞中，可发经行浮肿、妊娠肿胀、胎水肿满；湿聚成痰，痰随冲气上逆犯胃，可发经前恶心呕吐；上扰清窍，可发经行眩晕；阳不足则气也虚，脾肾气虚，经血失固，可发月经量多、崩漏。

心脾两虚 心脾两脏气血虚弱的病变。脾为气血生化之源，脾气虚，生血不足，可致心血亏虚；心主血脉，若忧思不解，积念在心，阴血暗耗，心血不足，无以化气，则脾气亦虚。心阴不足，心气不得下达，气亏血少，冲任血海不能按时满溢，可致月经过少、月经后期、闭经；心脾气虚，统摄失职，则可发生月经先期，月经过多、崩漏；心血不足，血不养心则发经前心烦、经期失眠、经断前后诸证、脏躁等；血不上荣，脑海失养，可发经行、经后头晕头痛；心脾气血不足，经脉肌肤失于濡养，则发经行身痛麻木、产后身痛；血虚生风、风胜则痒，可致经行风疹块；心脾气血内耗，营卫失调，可致经行发热、自汗等。

心肾不交 心阳与肾阴失调的病变。心为君火，肾为相火，君相二火需相互济济。若肾精亏虚，肾水不能上济心火，可致经断前后诸证；肾与膀胱相表里，心与小肠相表里，若心火偏亢，移热小肠，传入膀胱，可致妊娠小便淋痛；心阴不足，心火亢盛，不能下交于肾，或肾水匮乏，不能上济于心，水火不济，心肾不交，神失所养，可致闭经、子烦、梦交、脏躁、更年期抑郁症等。

肝胃不和 又称肝气犯胃，指肝气郁结，疏泄失常，导致胃失和降的病变。肝的经脉贯胃入膈，肝气郁滞，则易横逆犯胃。"冲脉丽于阳明"，经前、孕期冲脉气盛，若肝郁气滞，可随冲气挟胃气上逆，胃失和降，则发生经行恶心、经前呕吐、妊娠恶阻等证。

（杨鉴冰）

fùkē qìxuè shītiáo bìngjī

妇科气血失调病机 （disorder of qi and blood pathogenesis of gynecopathy）

气血失调，影响冲任、胞宫，从而导致妇产科疾病的重要病机。妇人以血为本，经、孕、产、乳均以血为用，而气为血帅，血为气母，气血之间又是相互依存、相互资生的。气血必须和调，才能维持经、孕、产、乳的正常生理，反之，则会发生经、带、胎、产诸疾。凡伤与血，可影响及气，伤与气，又可影响及血，在病机上经常会出现气血同病、虚实错杂的情况，如气虚血瘀、气血两虚、气滞血瘀、气随血脱等，临证时既要分清在气在血的不同，又要注意气和血之间的密切关系。此外，月经、妊娠、分娩、哺乳都要用血耗血，故使机体处于血常不足、气常有余的状态。如《灵枢经·五音五味》所说："妇人之生，有余于气，不足于血，以其数脱血也。"这种女性特殊生理上的气血不平衡是导致气血失调的内在根据。在受到各种致病因素的刺激后，极易出现气血失调，影响冲任督带，导致妇科疾病的发生。

（金季玲）

qìfēn bìngjī

气分病机 （the pathogenesis of qifen）

气分虚损或气机郁滞、逆乱，影响冲任、胞宫，从而导致妇产科疾病的病机。气分病机有气虚、气滞、气陷、气逆之分。

气虚 禀赋不足，素体虚弱，久病、重病，饮食失调，劳倦过度，多产房劳，均可导致气虚。气虚冲任不固，血失统摄，可致月经先期、月经过多、经期延长、崩漏、胎漏、产后恶露不绝；气虚冲任不固，胎失所载，可致胎动不安；气虚卫表不固，可致经行发热、产后发热、产后自汗；气虚冲任、胞宫气弱，无力运胎，以致难产，无力运胞衣外出，导致胞衣不下；气虚摄纳无权，导致乳汁自出。

气滞 多因情怀不畅，忧思郁怒，致肝气郁结，气机不畅而气滞。气滞则血行不畅，冲任血海阻滞，可导致月经后期、月经过少、闭经；气滞血瘀，瘀阻冲任、胞宫、胞脉，可致痛经、癥瘕、盆腔炎性疾病后遗症；肝郁气滞，冲任失调，可导致月经先后无定期、不孕症；肝经气滞，可致经行乳房胀痛、产后缺乳；气行不畅，津液失于输布，可致水湿不化，痰湿内生，导致经行浮肿、子肿、闭经、不孕症；气郁日久化火，上扰神明，可出现经行情志异常、经行头痛、产后郁证、脏躁；下扰血海，可致月经先期、月经过多、崩漏、胎漏、产后恶露不绝等。

气陷 多在气虚的基础上发展为中气不足，气陷于下，冲任不固，带脉失约，可导致子宫脱垂；中气下陷，血随气陷，可致崩漏。

气逆 多因情志不畅，或恚怒伤肝，气郁不达，肝气横逆而上，扰及肺、胃而致病。孕期胃失和降，胃气上逆，可致妊娠恶阻；肺失肃降，肺气上逆，出现子嗽。肝郁化火，经前或经期冲气旺盛，冲气挟肝火上逆，血随气升，出现经行吐衄。

（金季玲）

xuèfēn bìngjī

血分病机（the pathogenesis of xuefen） 血分的虚损、瘀滞、寒凝、热灼等影响冲任、胞宫，导致妇产科疾病的病机。血分病机有血虚、血瘀、血热、血寒之分。

血虚 素体虚弱，大病久病耗血伤津，失血过多，可致血虚；脾胃虚弱，化源不足，肾精不足，精亏血少，可使气血来源匮乏而致血虚。血虚，冲任血海亏虚，不能由满而溢，可发生月经过少、月经后期、闭经；冲任、胞宫失于濡养，可致痛经、妊娠腹痛、产后腹痛；四肢百骸失与濡养，导致经行身痛、产后身痛；阴血不足，经行或孕后益甚，血虚生风，出现经行风疹块、妊娠身痒；冲任血亏，胎失所养，可致胎漏、胎动不安、滑胎、胎萎不长；血虚不能化生乳汁，出现产后缺乳；冲任血虚，胞脉失养，血少不能摄精成孕而致不孕；产时、产后失血过多，阴血骤虚，以致阳浮于外，出现产后发热。

血瘀 气滞血行不畅，气虚运血无力，血遇寒则凝，血受热煎炙，均可致血瘀；肾阳虚，血失温煦，运行迟滞致瘀；肾阴虚，内热灼血致瘀；手术、外伤等，使脉络损伤，血外溢而成瘀。血瘀胞中，新血不得归经而妄行，可致月经过多、经期延长、崩漏、产后恶露不绝；瘀血阻滞冲任胞宫，不通则痛，导致痛经、妊娠腹痛、产后腹痛；瘀血阻滞冲任、胞宫、胞脉、胞络，导致子宫内膜异位症、盆腔炎性疾病后遗症；瘀阻冲任，胞脉不通，血海不能按时满溢，而致月经后期、闭经、月经过少；孕期瘀阻胞宫、冲任，

使胎元失养而不固，发生胎漏、胎动不安；冲任不畅，孕卵受阻，未能移行至子宫，可致异位妊娠；产后瘀血停滞，阻碍气机，营卫不通，郁而发热，致产后发热；瘀血与寒、热、湿邪互结，阻滞冲任、胞宫、胞脉，日久形成癥瘕；瘀滞冲任，胞宫、胞脉阻滞不通导致不孕。

血热 素体阳盛，或过食辛热助阳之品，或外感热邪，或肝郁化火，或阴虚内热，均可导致血热。热伏冲任，迫血妄行，可出现月经先期、月经过多、经期延长、崩漏、胎漏、产后恶露不绝；血热气逆，可致经行吐衄；热扰冲任，胎元不固，导致胎动不安；湿热客于冲任、胞宫、胞脉，与血搏结，可致盆腔炎性疾病后遗症。

血寒 感受寒邪，过食生冷，冒雨涉水，久居寒湿之地，或素体阳虚，寒从中生，均可导致血寒。寒性收引凝滞，血为寒凝，冲任失畅，血海不能按时满溢，出现月经后期、月经过少、闭经；胞宫阻滞，不通则痛，可致痛经、妊娠腹痛、产后腹痛；血寒宫冷，胎失温养，可致胎萎不长；冲任胞宫失于温煦，不能摄精成孕，导致宫寒不孕；寒湿阻滞冲任、胞宫、胞脉，导致盆腔炎性疾病后遗症。

（金季玲）

nǚzǐ tiānguǐ yìcháng

女子天癸异常（abnormity of menstruation of female） 天癸泌至或调节异常，导致月经失调、胎孕失常而致不孕、癥瘕等的病机。

早至迟至：女子"二七而天癸至……月事以时下"（《素问·上古天真论》）。月经初潮年龄一般为 11～15 岁。若早至，可发生

性早熟、月经初潮过早；若迟至，可导致月经初潮延后。

早竭迟竭：女子"七七……天癸竭，地道不通，故形坏而无子也"（《素问·上古天真论》）。女性 49 岁左右，天癸衰竭，导致断经。若早竭，可出现卵巢功能早衰、过早绝经、不孕、绝经前后诸证；若迟竭，可出现月经过多、崩漏、乳癖、癥瘕，甚至生殖系统恶性肿瘤。

天癸不足：泌泄不及，可导致月经后期、月经过少、闭经、子宫发育不良、不孕、胎漏、胎动不安、滑胎、带下过少、性冷淡、乳房发育不良等。

（金季玲）

nǚzǐ chōng-rèn-dū-dài sǔnshāng

女子冲任督带损伤（impairment of the thoroughfare, conception, governor and belt vessels of female） 冲、任、督、带脉损伤导致妇科疾病的主要病机。妇科病机与内科、外科等其他各科病机的不同点，就在于妇科疾病的发生，必须是直接或间接损伤冲任督带。冲、任、督、带脉是四条奇经，是联系子宫、调节月经、维持女性生理活动的重要经络。在病理上无论是脏腑功能失常，抑或气血失调，最终必将影响冲、任、督、带，才会导致妇产科疾病的发生。历代医家多以此立论。《黄帝内经》首先指出了任、督为病可致妇科病证。《素问·骨空论》："任脉为病……女子带下瘕聚""督脉为病……此生病……其女子不孕。"隋·巢元方《诸病源候论·妇人杂病诸候》论妇人病为"月水不调候""带下候""漏下候""崩中候"，全部以损伤冲任立论。明·薛己《校注妇人良方·博济方论》称"妇人病有三十六种，

皆由冲任劳损而致。盖冲任之脉，为十二经之会海"。因此，冲任督带损伤，是妇产科疾病重要、独特的发病机制。

冲任空虚　先天精血不足，或后天房劳伤损，或大病久病失血，或产多乳众，精血耗伤，或脾虚化源不足，均可使冲任空虚，从而导致月经初潮推后、月经后期、月经过少、闭经、早绝经、不孕、胎萎不长、生殖器官发育不良等。

冲任寒凝　素体阳虚，或久居寒湿之地，或冒雨涉水，或过食寒凉之品，或感受寒邪，寒客冲任，血为寒凝，导致痛经、月经后期、月经过少、闭经、不孕、癥瘕等。

冲任血热　素体阳盛，或外感热邪，或过食辛热之品，或久居湿热之地，热伏冲任，可致月经先期、月经过多、经期延长、崩漏、经行吐衄、胎漏、胎动不安、产后恶露不绝、产后发热、盆腔炎性疾病后遗症等。

冲任损伤　房劳多产，或妇科手术，或跌仆外伤，损伤冲任，可致痛经、崩漏、胎漏、胎动不安、堕胎、小产、产后恶露不绝等。

冲任不固　冲任虚损不能固经，可致月经先期、月经过多、经期延长、崩漏；冲任虚损不能固胎，可致胎漏、胎动不安、滑胎、堕胎、小产等。

冲任阻滞　多因经期、孕期、产时、产后调理不慎，感受寒、热、湿邪，或房事不洁，或手术外伤等，损伤冲任致冲任瘀阻，导致痛经、子宫内膜异位症、闭经、异位妊娠、妊娠腹痛、产后腹痛、不孕、癥瘕等。

冲任失调　血海蓄溢失常，可出现月经先后不定期、崩漏；

二脉不能相资，可致不孕。

冲气上逆　冲脉起于胞宫隶于阳明，孕后冲气偏盛，循经上逆犯胃，胃失和降，出现妊娠恶阻。

带脉失约　带脉损伤，不能约束诸经，可致带下病、胎动不安、堕胎、小产、滑胎、子宫脱垂等。

督脉虚损　督脉为"阳脉之海"，总督诸阳。任为"阴脉之海"，主一身之阴，二脉皆起于胞中，协同调节人身阴阳脉气的平衡，维持胞宫的生理功能。若各种致病因素损伤督脉，致督脉虚损，阴阳平衡失调，可致闭经、崩漏、绝经前后诸证；督脉虚损，阳气不足，可致宫寒不孕。

（金季玲）

zǐgōng sǔnshāng

子宫损伤　（impairment of the uterus）　子宫因先天禀赋不足、直接或间接损伤可致多种妇产科疾病的病机。

形质异常：指子宫的形态、质地、位置的异常，多由先天发育不良或不全，可见幼稚型子宫、子宫畸形、位置过度屈曲，出现原发性闭经、痛经、滑胎、不孕等。

直接受损：指手术创伤等直接损伤子宫，可致月经过少、闭经、痛经、不孕、急性盆腔炎、盆腔炎性疾病后遗症等。

藏泻失常：子宫既似脏具有"藏"的功能，又似腑具有"泻"的功能，藏泻有序，维持着经、孕、产的正常生理功能。若该藏不藏，或泻多藏少，出现月经先期、月经过多、经期延长、崩漏、经断复来、带下过多、胎漏、胎动不安、堕胎、小产、产后恶露不绝等。若该泻不泻，或泻少藏多，出现月经后期、月经过少、闭经、带下过少、胎死不下、过

期不产、难产、胞衣不下、产后恶露不下等。

（金季玲）

fùkē sìzhěn

妇科四诊　（the four diagnostic methods of gynecological diseases）　以中医诊断学为基础，运用望、闻、问、切四诊方法，分别从不同侧面了解病情和收集临床资料后进行系统归纳，作为诊断与辨证依据的方法。《难经·六十一难》最早论述"四诊"的意义，其曰："经言望而知之谓之神，闻而知之谓之圣，问而知之谓之工，切脉而知之谓之巧。何谓也？""望而知之者，望见其五色，以知其病。闻而知之者，闻其五音，以别其病。问而知之者，问其所欲五味，以知其病所起所在也。切脉而知之者，诊其寸口，视其虚实，以知其病。病在何脏腑也。经言以外知之曰圣，以内知之曰神，此之谓也。"由于病因、病位的不同，四诊重点有所不同；由于人体疾病变化的复杂性，临床应用四诊时又必须四诊合参。妇科四诊遵循中医诊断学四诊的一般规律，同时因女性生理的特殊性，因此妇科四诊又有其不同的特点。

问诊　妇科诊断中重要一环，在四诊中占有重要的地位。月经、带下的情况是妇科问诊中的重要内容，分别见月经诊法、带下诊法。

主诉　即询问患者求诊时最感痛苦的症状、体征及持续时间。在妇科主要围绕与妇女特殊的经、带、胎、产、乳及女性生殖器官所处部位等出现的异常状况进行询问。

问年龄　女性因年龄段的不同，生理上存在差异，病理上也有不同的易感疾病，所以应了解

年龄以分清青春期、育龄期、更年期、老年期等不同的年龄段。

现病史　询问发病原因或诱因，起病缓急，症状发生、变化及诊治经过与效果，目前症状等。一般情况的了解参照中医诊断学。妇科方面应着重了解与经、带、胎、产相关的情况。如腹痛，应问清疼痛的部位，妇科疾病大多位于下腹部；腹痛的性质，是隐痛还是撕裂状痛，是绞痛还是刺痛，是冷痛还是胀痛；疼痛发生的时间，以及是阵发性还持续性，与月经的关系，疼痛是经前抑或经期或经后？有否月经停闭及时间；疼痛是否喜温、喜按或拒按，起病病势的缓急等，根据这些，初步分清是否属妇科急性痛证，若属急性痛证需立即进一步诊断与处理。

婚产史　已婚者应问结婚年龄，配偶健康状况，性生活情况，有否妊娠及妊娠次数与结局，或其他与妊娠或产时相关的特殊情况，计划生育情况。未婚者，必要时了解有无性生活史、人工流产、引产史等。

既往史　主要了解与目前妇科疾病相关的过去病史。

个人史　询问其工作与生活情况、个人嗜好、出生地与居住地等，主要了解影响患者经、带、孕、产、乳及体质等相关的个人环境及行为。

家庭史　了解其直系亲属与其他近亲有无遗传病或传染性疾病，家族有无肿瘤病史等。

望诊　对患者神、色、形态、发育以及分泌物、排泄物进行有目的地观察，以帮助诊断与辨证。由于妇女生理、解剖上的特殊性，所以望诊，除遵循中医诊断学一般规律外，尚应注意观察形体、面目、唇舌、人中、毛发等。望月经、望带下、望恶露、望前阴是妇科望诊的重要内容，分别见月经诊法、带下诊法、产后诊法、妇人前阴诊法。

望神形　对判断妇科疾病的性质、轻重、预后有重要帮助。特别是妇科的血证、热证、痛症、痉证等危、急重症。若患者神识淡漠，甚昏不知人，肢冷汗出，面色苍白，多为妇科血证之重证，多见于产后大出血、异位妊娠；若高热不退，神昏谵语，面赤息粗，多为妇科热证；若神昏口噤，项背强直，角弓反张或四肢抽搐，为肝风内动，属妇科之痉症，多见于妊娠痫证；若神清，痛苦面容，形体蜷曲，多为妇科痛证。

望面色　面乃人体气血上荣之处，同时人体五脏应五色，因此，望面色可以了解妇女气血之盛衰，以及脏腑的偏盛偏衰。若面色㿠白，多属气虚，兼有面目虚浮者，多属痰湿，临床可见于月经过多、月经先期、带下病、不孕症等；面色淡白无华，多属血虚证或失血证，临床可见于月经后期、月经过少、闭经、胎萎不长、不孕等；面色青而紫暗，多属瘀血阻滞，临床常见于痛经、闭经、癥瘕等；面色萎黄，多属脾虚，常见于月经过少、月经后期、经期泄泻、闭经等；面色浮红面颧赤者，多为肺肾阴虚或阴虚血热，多见于月经先期、经行吐衄、闭经、绝经前后诸证等。

望体形　可以了解妇女先天发育之盛衰及后天体质的偏颇。一般认为女子 14 岁左右，形体逐渐发育成熟，胸廓、肩部、臀部丰满，乳房隆起，第二性征发育等，并有月经来潮，这是女子青春期的标志。若年逾 16 周岁，仍见身材矮小、乳房平坦、第二性征未发育、月经不潮者，为肾气未充、发育迟缓表现。若见形体肥胖，多为脾虚痰湿之体，常见不孕、月经后期或闭经等病。

望人中　对诊断妇科病有一定参考价值。《灵枢经·五色》云："面王以下者，膀胱子处也。"古人认为望人中可知膀胱、子宫病变。近代也有人报道，观察人中形态以了解子宫及生殖系统的发育情况。

望毛发　发为血之余，肾之华在发。毛发乌黑润泽乃肾气旺盛、阴血充足。头发稀疏而细软，阴毛稀疏无华，为肾气不足，常见于月经延后、闭经、不孕等；头发、腋毛、阴毛等脱落，为肾气虚惫，精血亏损，见于产后大出血之闭经。若皮肤毛孔粗大、乳房或降下或环唇有毛发者，为女性体内雄激素高，多为痰湿、瘀血阻滞冲任，肝肾功能不协调，常为多囊卵巢综合征。

望舌　包括舌苔和舌质。一般舌色舌质可以反映脏腑气血的盛衰。舌质红为血热，多见崩漏、月经过多、月经先期、产后恶露不绝等；舌质淡红，多属血虚，常见于月经后期、月经过少、闭经等；舌质黯或见瘀点多为血瘀，常见痛经、癥瘕、不孕、产后恶露不绝、月经不调等。一般望舌苔之厚薄可测邪之盛衰，观其颜色可测邪之寒热，察其润燥可知津液之多少。妇科以寒热湿邪为多见，故舌苔也常见白、黄、灰三色，苔白主寒、薄白腻而润者多为寒湿凝滞，苔白厚腻多为痰湿阻滞。苔薄而燥为伤津，苔黑而润为阳虚有寒，苔黑而燥为火炽伤津。

闻诊　包括闻声音及嗅气味。①闻声音：主要是闻语言、气息、听胎心以及了解各种排泄物、分泌物的特殊气味等。若善太息，多为肝气郁结，常见于月经失调、不孕等症；若呻吟不止多为妇科痛症；若语音低微，少言而沉静，多见妇科之虚证、寒证；若声高气粗，甚则神昏谵语，多属妇科实证、热证；妇女孕后嗳气频频，甚则恶心呕吐，多为胃气上逆；若妊娠后期声音嘶哑或声不能出者，多为子瘖；听胎心，妊娠 20 周后，借助器械可闻及胎心音。②嗅气味：主要了解妇人月经、带下、恶露之特殊气味，分别见月经诊法、带下诊法、产后诊法。

切诊 妇科切诊主要包括切脉、按肌肤和扪腹部。①切脉：脉象是脏腑气血变化的反应，故切脉可测人体脏腑气血之变化。妇科切脉一般规律同中医诊断学，但妇人之脉，一般比男子柔弱或细小。同时妇科疾病虚证多而实证偏少，脉象以沉、细、弱为多见；又妇人往往易肝气郁结，故脉象常兼弦象；妇人在月经期、妊娠期、临产时气血发生特殊变化，在脉象上也有反应，特殊脉象分别见月经诊法、妊娠诊法、临产诊法。②按肌肤：通过医者指腹直接触及患者肌肤，了解肌肤局部之冷热、润燥、胀肿等病况，是临床诊断与辨证的重要依据。若四肢厥冷、冷汗淋漓多为产后失血或妇科血证之亡阳；若肌肤寒冷，特别是四肢不温多为阳虚；若手足心热，多属阴虚内热；头面、四肢水肿，按之凹陷不起为水肿；若按之没指，随按随起为气肿。③扪腹部：因妇人内生殖器官位于下腹部，因此扪腹部在妇科诊断与辨证中具有重要意义，见妇人腹诊。

（梁瑞宁）

yuèjīng zhěnfǎ

月经诊法 （diagnostic methods of menstruation diseases） 运用四诊方法，从月经的周期、经期、

经量、经色以及月经的质地和气味，并结合伴随月经周期而出现的症状来进行妇科疾病诊断与辨证的方法。主要是问诊、望诊和切诊。月经是女性正常生理现象，发生妇科疾病时，常表现为月经的异常，包括周期、经期、经量的改变和经色、经质的异常，月经期的脉象也会比平时滑利。在月经病、癥瘕和不孕症等许多妇科疾病都会有月经的异常，因此，月经诊法是妇科的常用诊法。月经的异常往往是脏腑、气血发生内在病症的外在表现。

问月经 主要了解月经初潮或绝经时间，月经的周期、经期时间，经量多少，末次月经时间，以及伴随月经周期而出现的症状。

望月经 主要观察月经的量、颜色及经血质地、有无血块等变化。若年逾 16 周岁月经仍未初潮者，属原发性闭经，与先天肾气不盛、癸水不至，或生殖器官畸形有关。若未满 8 周岁，月经来潮者，则属性早熟；若女性 40 岁前月经停闭，并出现绝经前后诸证者属卵巢功能早衰。月经先期、量多，若色深红、质稠者，多属血热；若经色鲜红、质稠，多为阴虚血热；若色淡红、质清稀者，多属气虚。经行后期、量少，若经色黯滞，伴小腹冷痛者，多属血寒；若色淡、质稀，多属血虚。经行先后不定期，量或多或少者，若色淡质清伴带下清稀多属肾虚；若色正常或黯红，经行不畅，或有血块多属肝郁；若经色紫黯，量多或淋漓不尽，或挟有血块，块去痛减者，多属血瘀。若经前或经期小腹疼痛拒按者多属实证；若经后小腹隐痛、喜按者，多属虚证；经行小腹冷痛、得热痛减，多属寒证；经前小腹胀痛，痛甚于胀者，多属血瘀；经前或经期

胀甚于痛者，多属气滞。

月经脉 分月经常脉与病脉。月经前及经期因血聚冲任，脉多滑利，这是月经常脉。若脉滑数而有力者，多属热优冲任，常见月经先期、月经过多、崩漏；脉细数为虚热伤津，阴亏温少，常见月经先期、闭经；脉缓弱无力多为气虚，常见月经先期、月经过多，崩漏；脉沉迟而细者，多属阳虚内寒、血海不足，可见月经过少或月经后期；尺脉细微涩多属血虚；尺脉滑多属血实；崩中下血，脉宜虚大数为顺，若反见浮洪数，或漏下不止，脉宜小虚缓滑为顺，反见大紧实，均多属重证。

（梁瑞宁）

dàixià zhěnfǎ

带下诊法 （diagnostic methods of leucorrhea diseases） 运用四诊方法，了解带下的量、色、质、味以诊断疾病和辨脏腑盛衰和任带二脉健固或虚损的方法。临床又以问带下、望带下二法常用。

问带下：主要了解患者带下史，询问其带下颜色、量、质地、气味以及伴随症状。对于带下量多时，还要了解其出现的时间处于何特殊生理期。若在月经前、中期，妊娠期出现白带增多而带下颜色、性质正常，无臭味也无不适，此为生理性白带增多。

望带下：主要观察带下的量、色、质地等情况。若带下量明显增多，色白而清稀者，多属虚证、寒证；若色黄或黄赤黏稠者，多属热证、实证；带下量多，若色白、质清稀如水，脉沉细者多为肾阳虚；若带下色淡黄或白、质稀无气味者，多为脾虚；若带下量多，色黄或黄白、质黏腻有臭味，脉滑数者多为湿热；若带下见五色，如脓如血者，多为热毒

或湿毒，若兼有恶臭气者，应注意是否有恶性肿瘤。老年妇女，若带下量少、色黄或赤白带下，质稠多为阴虚；带下量明显减少，甚至无带多为肾精竭、天癸枯、任带虚损。

中医还有以色论带，古医籍中就载有白、黄、赤、青、黑"五色带"名。白带，指妇女阴中流出白色黏稠或释薄液体，如涕如唾，绵绵而下，如带状者，多因脾虚、肾虚、风冷、湿、痰湿等所致。黄带，带下色如黄茶浓汁，质黏腻，且有秽臭气者，多因湿热内蕴，郁而发黄。赤带，妇女在非经期中，阴中流出似血非血的红色黏液，且绵绵不断者，多因湿热、心肝火炽、阴血虚所致。青带，带下如绿豆汁，色青绿而稠黏者，多因湿热、肝肾阴虚所致。黑带，带下色黯如黑豆汁，其气腥秽者，多因胃与命门火旺或脾肾虚寒所致。五色带，妇人带下青、黄、赤、白、黑五色相杂者，多因湿热化毒，或五脏虚损所致。故遇此症，每属危候。临证尤须结合妇科及辅助检查排除恶变。

（梁瑞宁）

rènshēn zhěnfǎ

妊娠诊法（diagnostic methods of pregnancy diseases）

在妇女从妊娠到分娩期间，运用四诊方法对其临床资料进行归纳、分析，从而为妊娠相关疾病作出诊断和辨证的方法。确定是否妊娠的诊断方法，古称"候胎"。育龄妇女月经一贯正常，忽然逾期不行，应考虑是否早期妊娠。然而也有个别妇女妊娠早期仍按月行经者，但量少，不碍胎者，称为"激经"，也称"垢胎"或"盛胎"。孕后早期可出现轻度头晕、厌食择食、恶食呕吐、疲倦嗜睡、嗜

酸等早孕反应，一般三个月后多会自然消失。亦有孕后无任何自觉症状者。妊娠后乳房膨隆，乳晕增大而色泽加深。妊娠后期，挤压乳房可有少量乳汁溢出。若胀大后，稍后其乳房反见缩小，乳晕着色由深转淡者，可能是胎萎不长或胎死腹中之候。孕20周后，运用听诊器可在孕妇腹壁相应部位听到胎心音，正常胎心率为120~160次/分。妊娠以后，可按下腹以了解子宫之大小与孕周是否相符，也及胎位是否正常。一般妊娠3个月后在耻骨上扪及子宫底部；妊娠5个月时子宫底在脐下一横指；妊娠7个月时子宫底部在脐上三横指；9个月时子宫底部在剑突下二横指，如妊娠后腹形明显大于孕月，应注意检查是否多胎妊娠、巨大胎儿或葡萄胎；若腹皮光亮；扪之胀满，或自觉喘促者，可能是胎水肿满；如腹形明显小于孕月，但有胎动者可能是胎萎不长，若胎心音及胎动消失，应进一步明确是否胎死腹中。

喜脉：妇女孕后，由于月经停止，阴血聚下以养胎，冲任气血旺盛，可出现脉滑有力，或滑数按之不绝，特别在孕2~3个月后更为明显，此为妊娠常脉，即为喜脉，亦为妊娠脉。若为体质虚弱之人也可为细滑。若孕后脉细软，或不滑利，均为气血虚弱之象。若脉沉弱细腻涩或尺脉弱为肾气虚，常见于胎动不安、堕胎、胎萎不长、胎列腹中等。孕晚期，若脉见弦滑数或细弦而滑数，为阴虚肝旺、肝风内动，可见子晕、子痫等。

临产离经脉：临产前由于孕妇脏腑、气血可发生一些变化，因此孕妇的脉象可有一些变化，可见离经之脉，明·张景岳《景

岳全书·妇人规·产要》云："试捏产妇手中指本节跳动，即当产也。"即指孕妇双手中指两旁从中节至末节，均可扪及脉之搏动，此为临产脉。

以上为中医妇科常用妊娠诊法，临证时还须结合妇科检查及相关辅助检查方能作出正确诊断。

（梁瑞宁）

línchǎn zhěnfǎ

临产诊法（diagnostic methods in labor）

通过四诊，结合现代检查手段，确定孕妇是否临产的诊断方法。妊娠足月，出现有规则而逐渐加强的宫缩并伴有宫颈口的扩张时，称为临产。临产前多有先兆，如胎位下移、小腹坠胀、腰腹阵阵作痛、尿频、阴道有少量血性分泌物和黏液。

临产时阴道有少量血性物排出，称"见红"。临产前，孕妇脉象也有变化，若见迟脉转急如切绳转珠，或脉见浮数散乱，或沉细而滑，则为临产离经脉。如《脉经·平妊娠分别男女将产诸证》云："妇人怀孕脉离经，其脉浮，设腹痛引腰脊，为今欲生也。"清·张曜孙《产孕集·辨产第六》亦云："辨产之法，脉经云，'妊娠月满，则脉离经'，离经者，难经所谓一呼三至曰离经，一呼一至亦曰离经也；又曰，尺脉转急，如切绳转珠者，欲产也。"

准确判断先兆临产和正式临产，有利于做好接生准备，使分娩顺利，故应结合现代产科的各种检查综合分析和判断。临产开始的重要标志为有规律且逐渐增强的子宫收缩，持续30秒及以上，间歇5~6分钟，同时伴随进行性宫颈管消失、宫口扩张及先露部下降。临产的确诊，需要严密观察宫缩的频率、持续时间及强度。同时要在无菌条件下行阴

道检查，了解宫颈的软硬、长度、位置、扩张情况及先露部的位置。

（胡晓华）

chǎnhòu zhěnfǎ

产后诊法（diagnostic methods of puerperal diseases）

运用四诊，重视三审，并结合妊娠时情况、临产经过、产后卫生、产妇体质等综合分析，对新产后相关疾病作出诊断及辨证的方法。新产后，产妇气血骤虚，因而生理上有其特殊。由于分娩时产伤和出血，以及临产努力等，而致产妇阴血偏虚，阳气易浮，常可伴见恶寒怕风、微热自汗等，如不挟有其他致病因素，短期内可自行恢复。若产后发热恶寒战栗，甚状热，恶寒秽臭，为感染邪毒；若发热不高，恶风自汗，多为阳虚；若产后寒热时作，恶露不下，小腹胀痛拒按，为瘀血停滞，营卫失调；产后乳房吸吮后可有大量乳汁分泌，若未能及时哺乳，可出现乳房胀痛，并有乳汁溢出。若产后乳少、清稀或乳汁自出，乳房不胀而软，纳呆，除脾胃虚弱；若产后乳汁不下，乳房胀硬而患者为气血壅滞，乳络不通；若乳多胀痛而自溢者，多为肝火内盛。

望恶露　新产后，因胞宫逐渐缩复，出现宫缩痛，并有余血浊液从阴道流出，称为"恶露"。开始至中期其色呈黯红或鲜红，后则逐渐变淡，量也随之减少，至迟20天左右即可干净，属产后生理现象。望恶露主要观察恶露的量、色泽、质地等。若恶露量多、色淡红、质稀，多为气虚；色红、质稠为血热；色紫黯、有血块，多为血瘀；色黯若败酱，应注意是否感染邪毒。

产后脉　分娩之际，易失血耗气伤津，多虚是其生理特点之一，故产后之脉呈虚缓平和。若产后脉滑数有力者，多为阴虚未复，虚阳上浮，或外感实邪之证。脉虚数微涩或虚大无力者，多为气血大伤。

产后三审　清·张璐《张氏医通·妇人门·产后》："凡诊新产妇，先审少腹痛与不痛，以征恶露之有无；次审大便通与不通，以征津液之盛衰；再审乳汁行与不行及乎饮食多少，以征胃气之充馁。"临证时，通过三审，还须结合妊娠时、临产时、产后情况综合分析，才能对产后病做出比较正确的诊断。

（梁瑞宁）

fùrén fùzhěn

妇人腹诊（women's abdominal examinations）

主要诊视妇人腹形，并了解腹之软硬、温凉、有无疼痛、胀满及包块等，以帮助疾病诊断与辨证的方法。一般而言，腹肿胀者，多为积聚，积终不移，聚则转移，脏病为积，腑病为聚；皮厚色苍者属气，皮薄色泽者属水。腹痛拒按、腹胀硬者多为实证；腹软喜按者多为虚证；喜温喜按者，多属虚寒；若扪之灼热，或腹中灼痛者，多属内有邪热。癥瘕，多于腹部见有包块，临证时其应注意其大小、部位、质地、活动度及是否压痛等。若包块按之硬实，推之不移者，多属瘀滞之癥病；按之不坚，如囊裹水样，推之可移者，多属气滞或痰聚之瘕证。妇人妊娠后随着其孕月不同而腹部有相应变化，见妊娠诊法。

（梁瑞宁）

fùrén qiányīn zhěnfǎ

妇人前阴诊法（diagnostic methods of women's vulvar diseases）

主要诊视妇人阴户、阴道的形态、肤色等帮助诊断与辨证的方法。发育正常妇女外阴丰满，阴毛柔润，正常分布，阴道通畅，色泽江润。若有阴户肿块，伴红、肿、热、痛、黄水淋漓，多属热毒；无红肿热痛，多属寒凝。阴户皮肤潮红，甚至红肿，多属肝经湿热或虫蚀，阴户肌肤色白或灰白、粗糙增厚或皲裂，多属肾精亏损、肝血不足。

阴中有物下坠，其形如菌，如鸡冠者，称阴挺。隋·巢元方《诸病源候论》称"阴挺下脱"，俗名"落茄病"。其包括西医学之子宫脱垂或阴道前后壁膨出等疾患。

明·万全《广嗣纪要·择偶篇》提出"五不女"，即螺（阴道如螺旋形）、纹（阴道异常狭窄如纹）、鼓（玉门闭锁，处女膜坚厚如鼓皮，不易穿破）、角（阴蒂增大，有如阴茎，又名角花）、脉等，属生殖器官的先天畸形，足以防碍性生活和孕育。

（梁瑞宁）

fùkē biànzhèng

妇科辨证（pattern differentiation of gynecology）

以中医诊断学理论为基础进行八纲、脏腑、气血等辨证的方法。由于妇女经、带、胎、产、杂诸病有其自身的规律和特点，妇科疾病辨证又有其独特之处，必须结合经、带、胎、产等妇科生理、病理特点，再结合全身症状、舌脉，从局部到整体进行全面综合分析，才能辨别脏腑、气血的病变性质，做出正确诊断，为治疗提供可靠的依据。中医辨证方法较多，以八纲辨证为纲，具体运用脏腑辨证、气血辨证、六经辨证、卫气营血辨证、经络辨证和三焦辨证等。妇科常用的辨证方法主要是脏腑辨证和气血辨证，个别采用卫气营血辨证，如产后发热的感染邪毒证。

脏腑辨证 以脏腑的生理、病理为基础进行的辨证分析。脏腑辨证中与妇科最为密切的是肾病、脾病、肝病的辨证。

肾病辨证 肾病在妇科临床上主要表现为虚证，包括肾气虚、肾阴虚、肾阳虚、肾阴阳两虚等证，可导致经、带、胎、产、杂病中大部分疾病，如月经先期、月经后期、月经先后无定期、崩漏、闭经、经断前后诸证、带下病、胎动不安、堕胎、小产、滑胎、妊娠肿胀、产后小便异常、不孕症、子宫脱垂等。在辨证时要掌握肾的生理功能和病理变化。肾藏精，主生殖，腰为肾之府，肾与膀胱相表里；肾开窍于耳，肾主骨、生髓，脑为髓之海。故肾虚证必有"头晕耳鸣、腰酸膝软"，肾气虚常兼小便频数、精神不振，舌淡苔薄、脉沉细；肾阴虚常兼手足心热、颧赤唇红，舌红苔少、脉细数；肾阳虚常兼畏寒肢冷、小便清长、夜尿多，舌淡苔白、脉沉细而迟或沉弱。

肝病辨证 肝病在妇科临床上主要表现为实证，少数为虚证或虚中挟实证，包括肝气郁结、肝郁化热、肝经湿热、肝阳上亢、肝风内动等证，可引起多种妇科疾病，如月经先期、月经先后无定期、痛经、闭经、崩漏、经行乳房胀痛、经行情志异常、经行吐衄、经行头痛、带下病、阴痒、妊娠恶阻、妊娠腹痛、妊娠眩晕、妊娠痫证、缺乳、产后抑郁、不孕症等。在辨证时要掌握肝的生理功能和病理变化。肝藏血，主疏泄，与胆相表里，开窍于目，肝脉布胸胁、过少腹、乳房，挟胃过咽上颠，在体为筋，在志为怒，在气为风。故肝实证多有"胸胁、乳房、少腹胀痛，烦躁易怒"，肝气郁结常兼时欲太息、食欲不振、脉弦；肝郁化火（热）多伴头晕胀痛、目赤肿痛，或头晕目眩、口苦咽干，舌红、苔薄黄、脉弦数；肝经湿热常兼头晕目眩、口苦咽干、便秘溲赤，舌红、苔黄腻、脉弦滑而数。肝阳上亢主要表现为虚中挟实证，多见头目胀痛、眩晕耳鸣、失眠多梦、面赤心烦、四肢麻木，舌红苔少、脉弦或弦细数；肝风内动也为虚中挟实证，系肝阳上亢进一步发展所致，常兼四肢抽搐、角弓反张、突然昏厥、不省人事、颜面潮红、口干咽燥，舌红或绛、无苔或花剥、脉弦细而数。

脾病辨证 脾病在妇科临床上主要表现为虚证或虚中挟实证，包括脾虚血少、脾阳不振、脾虚湿盛、脾失统摄等证，可导致多种妇科疾病，如月经先期、月经后期、月经过多、月经过少、崩漏、闭经、经行浮肿、经行泄泻、带下病、妊娠恶阻、胎动不安、子满、妊娠肿胀、胎萎不长、缺乳、产后乳汁自出、子宫脱垂、不孕症等。在辨证时要掌握脾的生理功能和病理变化。脾主运化，为气血生化之源；脾居中焦，与胃相表里；脾司中气，其气主升，统摄血液；脾主四肢、肌肉，开窍于舌；在色为黄，在气为湿。故脾虚证多见"脘腹胀满、不思饮食、四肢无力"，脾气虚弱常兼口淡乏味、面色淡黄，舌淡、苔薄白、脉缓弱；脾阳不振常兼畏寒肢冷、大便溏泄甚则水肿，舌淡、苔白腻、脉缓滑无力；脾虚湿盛常兼头晕目眩、心悸气短、形体肥胖，苔腻、脉滑。

心病辨证 心病在妇科临床较为少见，主要有心气虚、心阴虚、心火偏亢等证，可导致月经过少、闭经、经断前后诸证、妊娠小便淋痛、脏躁等妇科疾病。辨证时要熟悉心的生理功能和病理变化。心藏神，主血脉，胞脉属心，心与小肠相表里，在气为火。故心病多见"心悸心烦、少寐多梦、神志失常"，根据不同证型而有不同的兼症。

肺病辨证 肺病在妇科临床上也较少见，主要表现为阴虚肺燥、肺失宣降等证，可引起经行吐衄、妊娠咳嗽、妊娠小便不通、产后小便不通等。辨证时要熟悉肺的生理功能和病理变化。肺主气，朝百脉，主宣发肃降，与大肠相表里，开窍于鼻，通调水道，在气为燥。故肺病多有"咳嗽喘满"的证候，依其不同证型而有不同的兼症。

气血辨证 以气、血的生理、病理为基础进行的辨证分析。主要根据临床表现，分析、判断疾病中有无气血亏损呈现的气虚、血虚、气血两虚证，有无气血运行障碍出现的气滞、血瘀、气滞血瘀证，以及气逆、气陷、血热、血寒等病变。由于气和血有损伤先后、主次、轻重之不同，所以在辨证时要分析气病为主和血病为主的不同情况。

气病辨证 气在人体有推动、温煦、防御、固摄、升发、气化等多种生理功能，在病理上有气虚、气陷、气滞、气逆等不同变化。按虚、实分述如下。

气虚证 以全身功能活动低下为主要特征。气虚可导致多种妇科疾病，如月经先期、月经过多、崩漏、胎动不安、产后恶露不绝、产后自汗、产后小便异常、子宫脱垂等。在辨证时，气虚证常见气短懒言、神疲乏力、舌淡苔薄、脉缓弱的证候。气虚进一步发展可导致升举无力而下陷，出现气陷证，临床兼有头晕目眩、小腹空坠等症。需注意气虚证与脾虚证有一定联系，但在证候上有所不同。

气滞证 以全身或局部的气机不畅与阻滞为主要特征。气滞可引起多种妇科疾病，如月经后期、月经过少、痛经、闭经、经行乳房胀痛、妊娠肿胀、难产、缺乳、癥瘕等。在辨证时，气滞证常见胸闷不舒、小腹胀痛、脉弦或弦涩有力的证候。气滞进一步发展可导致全身气机壅塞而升降失常，出现气逆证，常兼见咳逆喘息、恶心呕吐、头晕胀痛等症。需注意气滞证与肝郁证有一定联系，但证候上也有区别。

血病辨证 血在人体有内荣脏腑、外润肌肤、充养精神的生理功能，在病理上有血虚、血瘀、血寒、血热、出血等不同变化。

血虚证 以血液亏少、脏腑经络失养、全身虚弱为主要特征。血虚可导致多种妇科疾病，如月经后期、月经过少、闭经、经行头痛、胎动不安、胎萎不长、产后腹痛、产后身痛、缺乳、不孕症等。在辨证时，血虚证常见头晕目眩、心悸少寐、手足发麻、皮肤不润、面色萎黄或苍白、舌淡苔少、脉细无力的证候。血属于阴，血虚与阴虚有许多共同之处，但又有所区别，血虚多无热象，气血两虚时还可表现为寒象，而阴虚常有燥热之象。另外，需注意血虚可与气虚、阴虚、血瘀等并存而出现气血两虚、阴血亏虚、血虚夹瘀等证。

血瘀证 以血液运行迟缓或阻滞不畅、壅阻脉道为主要特征。血瘀可导致多种妇科疾病，如崩漏、月经后期、闭经、痛经、经行头痛、经行发热、异位妊娠、产后腹痛、产后恶露不绝、胞衣不下、癥瘕等。在辨证时，血瘀证常见刺痛拒按、痛有定处、皮肤干燥甚则甲错，腹内积块，舌紫黯或有瘀斑瘀点，脉沉涩的证候。

出血证 以脉络损伤、血溢于脉外为其特征。在妇科临床上，血上溢者有经行吐衄；血下溢者有月经过多、经期延长、经间期出血、崩漏、胎动不安、胎漏、堕胎、小产、产后血崩、产后恶露不绝等；内出血者如异位妊娠、黄体破裂等。这些以出血为主的疾病，在辨证时，主要见到前述血虚证，大量出血时可见到肢冷汗出、昏仆不知人、脉微细欲绝等气随血脱的危候，甚至可见四肢厥逆、冷汗淋漓等亡阳之候。

血热证 以火热炽盛、耗血动血为主要特征。血热可引起多种妇科疾病，如月经先期、月经过多、经期延长、崩漏、经行发热、胎漏、胎动不安、产后发热、产后恶露不绝等。在辨证时，血热证常见心胸烦闷、渴喜冷饮、小便黄赤、大便秘结、舌红苔黄、脉滑数的证候。血热又有实热、虚热之分，若血色深红或紫红、质稠，脉滑数，多为实热；若血色鲜红、质稠，脉细数，多为虚热。

血寒证 以寒客经脉、血行不畅、冲任胞脉凝滞为主要特征。血寒可导致多种妇科疾病，如月经后期、月经过少、痛经、闭经、妊娠腹痛、不孕症等。在辨证时，血寒证常见小腹绞痛或冷痛、得温痛减，畏寒肢冷，面色青白，舌黯苔白，脉沉紧的证候。血寒也有虚、实之分，如经色黯黑有块、经行腹痛拒按等多为实寒；经色淡黯、质稀，腹痛喜按等多为虚寒。

（杜惠兰）

yuèjīngbìng biànzhèng

月经病辨证 (pattern differentiation of menstrual diseases)

以月经周期、经期、经量、经色、经质的变化以及伴随月经周期出现的症状为主要依据，结合全身证候，运用四诊八纲进行综合分析的辨证方法。

以期而论：一般周期提前，多为血热或气虚；周期延后，多为血虚、肾虚或血寒、气滞、痰湿；周期先后不定，多为肝郁、肾虚或脾虚；经期延长，多为气虚、血热和血瘀。

以量而论：量多者，多见血热、气虚和血瘀；量少者，多见血虚、肾虚、血寒、血瘀；量或多或少者，以肝郁、肾虚为多见。

以色而论：色鲜红或紫红者属热，色黯者属寒属瘀，淡红者为虚，黯淡者为虚寒。

以质地和气味而论：黏稠者多属热属实，清稀者多属寒属虚，有血块者属血瘀。若兼气味臭秽者多属热（毒），气味腥者多属寒，恶臭难闻者多为瘀血败浊成毒为患，病多险恶。

以经期伴随症状而论：在经前或行经之初出现者，多属实证；在经后或行经末期出现者，多属虚证；平时持续存在，经期加重者，多属湿热蕴结或气滞血瘀。

一般来说，月经周期提前、量多、色淡质稀，伴神疲乏力，多为气虚证；月经周期延后、量少、色淡红质稀，伴头晕目眩，多为血虚证；月经量多或日久不止、色深红质稠，多为血热证；月经周期延后、量少色黯，喜温畏寒，多为血寒证；经行不畅，乳房、胸胁、少腹胀满或胀痛，经色黯红，多为气滞证；月经量多或少，色紫黯，质稠有血块，多为血瘀证；月经初潮年龄过迟，周期先后不定、量少色淡，多为肾气未充、冲任不盛之肾虚证，或脾肾亏虚、气血生化不足之脾肾亏损证；月经周期提前或延后、经量或多或少，或有块，伴胸胁、少腹胀满，多为肝郁证。经前或经期小腹疼痛而拒按，多属实证；月经将净或经后小腹隐痛而喜按，多属虚证；掣痛、绞痛、灼痛、刺痛、拒按多属实证；隐痛、坠痛、空痛、喜揉喜按多属虚证。经行小腹或少腹胀痛，胀甚于痛，时痛时止，多为气滞证；痛甚于胀，持续作痛，或小腹刺痛，经色紫黯有块，块下痛减，多为血瘀证；经前或经期小腹冷痛、拒按，得热痛减，多为实寒证；经行或经后下腹冷痛、喜按，形寒畏冷，得热则减，多为虚寒证。经前或经期小腹灼痛，得热痛剧多属热证。

（杜惠兰）

dàixiàbìng biànzhèng

带下病辨证（pattern differenti-ation of leucorrhea diseases）

以带下量、色、质、气味的变化，并结合全身症状、舌脉为依据进行辨证的方法。带下病是指带下的量明显增多或减少，色、质、气味发生异常，或伴全身、局部症状。一般而论，带下量多、色淡、质稀、无臭味为虚证；带下量多、色黄、质稠、秽臭者为实证；带下量多、色白、质清稀如水，多为阳虚证；带下量多或少、色黄或赤白带下、质稠，多为阴虚挟湿证；若带下量多、色淡黄或白、质稀无气味，伴神疲乏力，多为脾虚证；带下量多、色黄或黄白、质黏腻、气味臭秽，或伴阴痒，多为湿热证；带下赤白、质稠，或带如脓样、气味臭秽或腐臭难闻，多为湿毒证；带下量明显减少，甚至无带，或伴阴户干涩，大多为肾精亏虚，天癸早衰，任带虚损。

（杜惠兰）

rènshēnbìng biànzhèng

妊娠病辨证（pattern differenti-ation of gestational diseases）

主要根据妊娠病不同临床主症的特点，孕妇体质与胎元的情况，结合全身兼症和舌脉征象，运用脏腑、气血、八纲辨证进行综合分析和证候归纳的方法。妊娠病系指在妊娠期间发生与妊娠相关的疾病。如妊娠恶阻应根据主症呕吐的特点，即呕吐物的颜色、气味、性状进行分析。呕吐清涎、口淡乏味，多属脾虚证；呕吐物夹有痰涎，伴胃脘痞满、舌苔厚腻，为脾虚夹痰证；呕吐物酸苦，伴口干、舌苔黄腻，多属肝胃郁热证。另如妊娠肿胀的辨证，应根据肿胀发生的部位、范围、程度等特点进行分析。

（杜惠兰）

chǎnhòubìng biànzhèng

产后病辨证（pattern differenti-ation of postpartum diseases）

注重产后三审，根据产后病不同临床主症的特点，主要以恶露的量、色、质、气味和持续时间，乳汁的有无、多少和色、质，以及饮食、二便、腹痛状况等为辨证依据，并结合全身兼证和舌脉，运用脏腑、气血、八纲辨证的方法进行综合分析的方法。产后病系指在产褥期发生与分娩和产褥相关的疾病。如产后恶露过期不止、量多、色淡质稀、无臭气，乳汁漏出不止，神疲乏力，多属气虚证；产后胞衣不下，恶露过期不止、量多或少、色紫黯、有血块，腹痛拒按，多属血瘀证；恶露过期不止、量多、色红、有臭气，多属血热证；产后大便干涩难下，多属津血不足证；产后排尿异常，多为气虚或肾虚证；乳汁甚少、质稀，乳房柔软，四肢搐搦，或肢体麻木、酸痛，多

属气血虚弱证；乳汁少、质稠，乳房胀硬，多为肝郁气滞证；产后发热寒战、恶露臭秽、腹痛拒按，多为感染邪毒证。

（杜惠兰）

fùkē nèizhìfǎ

妇科内治法（gynecological oral herbal treatment）

以内服药物（包括中药汤剂、中成药、膏方等）治疗妇科病证的中医治疗方法。包括调理脏腑、调理气血、化湿祛痰、调控肾-天癸-冲任-胞宫、调整月经周期节律等。内治法在治疗妇科疾病方面应用广泛，历史悠久。在《黄帝内经》就记载了首张妇科药方——四乌鲗骨一藘茹丸。在《金匮要略》妇人病三篇亦记载了张仲景治疗经、带、胎、产、杂病的40首经方，其中，多数为内服汤剂与丸剂。妇科内治法着重于脏腑、气血、冲任的整体调摄，使阴阳平衡、气血和调、经络通畅，脏腑功能恢复正常。临证时须四诊合参，根据妇科经、带、胎、产及杂病的特点，辨病与辨证结合，明确病位所在，分清寒、热、虚、实，气分或血分，新病或久病，并结合中医周期治疗，确定具体治法与方药。

（谈　勇　罗颂平）

tiáolǐ zàngfǔ

调理脏腑（treatment of regula-ting inner organs）

通过调理脏腑功能来治疗妇科疾病的中医治疗方法。主要采用中药汤剂、中成药、膏方等，通过整体治疗，达到调理冲任、治疗妇科疾病的目标。调理脏腑，重点在于调和肾、肝与脾胃。肾藏精，主封藏，为先天之本。肾气虚、肾阴虚和肾阳虚皆可影响生殖。肝藏血，主疏泄，与肾同处下焦，共同调节胞宫之定期藏泻。肝气郁结、

肝血虚亦可影响月经与孕育。脾主运化、统摄，为后天之本，气血生化之源。脾胃气虚、脾阳虚则化源不足，血失统摄，水湿不化而影响经、带、孕育。故调理脏腑重在调理肾、肝、脾，以维持冲任、胞宫的正常功能。

（谈 勇 罗颂平）

zīshèn bǔshèn

滋肾补肾 （nourish and tonify the kidneys）

运用补肾药治疗因肾虚所致妇产科疾病的方法。适用于各种类型的肾虚证，包括肾气虚、肾阳虚、肾阴虚，甚而阴阳两虚，选用补益肾气、温补肾阳、滋肾益阴或阴阳双补等不同治法。临床应用时须辨证明确，若为实证，不可误补。若属虚实夹杂，则先分辨标本缓急，或先攻后补，或先补后攻，或攻补兼施。

补益肾气 选用性味辛温或性平味甘，补益肾气、平补阴阳为主要作用的药物，治疗肾气亏虚的方法，适用于因虚或禀赋不足或肾阳不能蒸腾肾阴化生肾气而致肾气不足，影响天癸成熟、泌至和冲任的充盈、通畅，常表现为生殖功能不足或减退状态，常表现为腰膝酸软、头晕耳鸣、月经愆期、不孕、滑胎、舌淡苔薄白、脉沉无力等，常用药物如人参、黄芪、肉苁蓉、菟丝子等，方剂如肾气丸、寿胎丸、归肾丸、大补元煎、毓麟珠、加减肉苁蓉丸、二仙汤等。补益肾气法常与其他治法配合使用，若肾气虚遗精者宜合用涩精法，气血双虚者宜合用补血法，肾阴阳亏损明显者宜合用壮肾阳、滋肾阴法。

温补肾阳 选用性味甘温或辛热，补肾壮阳为主要作用的药物，治疗肾阳亏虚、命门火衰的方法，适用于肾阳不足，命门火衰，阴寒内盛，常表现为腰酸肢冷、宫冷不孕、痛经、舌淡胖苔薄、脉沉等，常用药物如附子、肉桂、巴戟天、肉苁蓉、淫羊藿、仙茅、补骨脂、菟丝子、鹿角霜、益智仁、蛇床子等，方剂如右归丸、右归饮、内补丸、真武汤、艾附暖宫丸、温胞饮等。肾为人体阳气的根本，肾阳不足常可导致其他脏腑阳气的不足，若引起脾阳虚、心阳虚等，应配合温脾助阳、振奋心阳药物，如干姜、小茴香、薤白、葱白等；若肾阳不足，阳虚水泛，出现水肿者，补肾阳需与利水法配合使用；阳虚感受外邪者，补阳法需与解表法配合使用。

滋肾益阴 选用性味甘凉或咸平，滋阴益肾为主要作用的药物，配合填精益髓药组方，治疗肾阴亏虚、阴虚火旺的方法，适用于肾阴不足，脏腑失于滋润濡养，常表现为形体消瘦、口咽干燥、两目干涩、眩晕耳鸣、绝经前后诸证、月经先期、带下量少；或兼见五心烦热、潮热盗汗、舌质红绛少苔、脉细数等阴虚火旺症状，常用药物如生地黄、熟地黄、麦冬、天冬、玉竹、百合、山茱萸、知母、黄柏等，方剂如左归丸、六味地黄丸、知柏地黄丸、养精种玉汤等。肾阴为人体阴液的根本，对各脏腑组织起着滋养濡润的作用。肾阴不足可导致如肾阴虚，阴不潜阳，阴虚阳亢，可佐以珍珠母、龙骨、牡蛎、龟甲、鳖甲、珍珠母之类重镇潜阳之品；若阴虚生内热，治宜滋阴清热，可佐以地骨皮、麦冬、生地黄、玄参、龟甲、知母养阴清热之品，所谓"壮水之主，以制阳光"。若肾水虚不能上济心火，则心火亢盛，治宜滋阴清热、交通心肾，佐以百合、莲子心、灯心花、麦冬、五味子、夜交藤。

（谈 勇）

jiànpí héwèi

健脾和胃 （invigorate the spleen and stomach）

运用具有理（健）脾和胃作用的药物，治疗脾胃虚弱或升降失常所致妇科疾病的方法。适用于脾虚运化失司，气血虚弱；脾虚失于统摄，月经先期、月经过多、经期延长、崩漏、产后恶露不绝；脾虚水湿下注，带下过多、经行肿胀、妊娠肿胀；脾虚提摄失常，阴挺下脱；胃气虚弱，升降失常，妊娠恶阻等。脾胃为仓廪之官，胃主受纳水谷，主降浊；脾司运化、统摄，主升清。胃虚失降，则胃气上逆；脾虚失升，则不能运化和统摄。脾虚气弱可表现脾失健运或脾失统摄，脾失健运可导致气血生化之源不足或水湿内生；脾虚失摄则可呈现血液流溢散失或气虚下陷，故健脾法又常分为健脾养血、健脾除湿、补气摄血、健脾升阳诸法。胃以通降为顺，故和胃法主要是和胃降逆。

健脾养血 选用性味甘平，以健脾、养血为主要作用的药物，配合补益气血的药物组方，治疗脾虚血少的方法，适用于脾虚运化失司，气血生化之源不足，常表现为食欲不振、面黄唇白、倦怠嗜卧、舌淡脉细等，常用药如党参、白术、茯苓、大枣、炙甘草、黄芪等健脾益气，辅以熟地黄、白芍、当归、白芍、制首乌，共奏气血双补之效。代表方如八珍汤、人参养荣丸等。

健脾除湿 选用性味平淡，健脾利湿或健脾渗湿为主要作用的药物，治疗脾虚湿滞的方法，适用于脾虚气弱，津微不布，水湿内生，溢于肌肤或下注损伤任带,健脾可以增强脾的运化功能,使水湿消除。若脾阳不振,水湿内停,下注损伤任、带或犯溢肌肤或湿渗胞中,可发生带下病、子满、子肿;若湿聚成痰,壅滞冲任,闭塞子宫,可发生月经后期、闭经、不孕等,治宜健脾除湿。常用药如苍术、白术、茯苓、陈皮、白扁豆、法半夏、薏苡仁等。代表方如完带汤、全生白术散、丹溪痰湿方、苍附导痰丸、二陈汤等。

补气摄血 选用性味甘温或甘平,升提脾气、补益气血为主要作用的药物,治疗脾虚血失统摄的方法,适用于脾虚气陷,统摄无权。脾主中气,其气宜升。若脾虚气弱,统摄无权,则气不摄血,冲任不固,发生月经过多、崩漏、胎漏、产后血晕、产后恶露不绝等妇产科血证。补气摄血是最重要的止血法。临床上仍需注意分清阴阳,若脾阴虚,治宜益气养阴止血。常用药如太子参、麦冬、五味子、淮山药、白芍、龟甲、知母、山茱萸等。代表方如生脉散、上下相资汤(《石室秘录》)等。若脾阳虚、下焦虚寒,摄纳无权者,治宜温阳益气摄血。常用药如高丽参、人参、党参、黄芪、白术、炙甘草、补骨脂、炮姜、艾叶、肉桂、熟附子、鹿角霜。代表方如举元煎、六味回阳饮(《景岳全书》)、固本止崩汤、独参汤、参附汤等。

健脾升阳 选用性味辛温或甘温,健脾补气、升阳举陷为主要作用的药物,治疗脾虚下陷的方法,适用于脾虚气弱,气虚下陷,胎失所载或胞脉失系,常表现为胎漏、滑胎、子宫脱垂等,常用药物如人参、黄芪、白术、升麻、柴胡、桔梗等,方剂如补中益气汤、举元煎等。

和胃降逆 选用性味甘平或微苦,调和胃腑、降逆下行为主要作用的药物,治疗胃气上逆的方法,适用于胃气不和,失于顺降,常表现为恶心、呕吐、嗳气、呃逆等症,常用药物有旋覆花、代赭石、半夏、竹茹、柿蒂等,其因虚者可用香砂六君子汤,因寒者可用干姜人参半夏丸,因热者可用橘皮竹茹汤,因肝胃不和者可用芩连橘茹汤。胃气以下降为顺,若受邪气的影响或正气不足,皆可使胃气上逆而不降,可因饮食积滞、痰湿中阻、寒热犯胃、胃气虚弱,或肝气犯胃所致,故降逆和胃常与消食化滞、化痰祛湿、温中散寒、清热、疏肝解郁、补益脾胃等法配合使用。

(谈 勇)

shūgān yǎnggān

疏肝养肝 (smooth and replenish the liver)

治疗肝失疏泄,或肝阴不足,导致冲任不调的各种妇科疾病的方法。肝藏血,主疏泄,司血海,体阴而用阳,喜条达而恶抑郁。且女子感情细腻,易受情志影响,每致肝失条达,肝气郁结,或肝气横逆。女子常有余于气,不足于血。久则肝血虚,肝阴不足。冲任不调,致经、带、胎、产、杂病由生。具体治法有疏肝解郁、疏肝清热、养血柔肝、清肝利湿等。

疏肝解郁 选用性味辛温或酸甘平性,以疏肝行气为主要作用的药物,配合芳香善行的花类药和滋阴养血药组方,治疗肝郁气滞的方法,适用于情志不遂,肝失条达,以致肝气横逆、郁结,常表现为两胁胀痛、胸闷不舒或恶心呕吐、乳房胀痛、痛经、月经不调等,常用药物如柴胡、白芍、香附、郁金、佛手、香橼、绿萼梅、玫瑰花等,代表方剂如柴胡疏肝散、逍遥散等。女性患者常伴有肝血不足,而一般行气药多辛燥,用量不宜过重,以免耗散阴血,且疏散之品久用易伤气阴,故常与生地黄、麦冬、天花粉、玉竹等滋阴养血药合用。

疏肝清热 选用性味辛凉,以清肝泄热为主要作用的药物,治疗肝郁化火的方法,适用于肝郁不解,郁而化火,常见表现如为胁痛目赤、口舌溃疡、月经失调等,常用药物如川楝子、丹皮、栀子、黄芩、桑叶、夏枯草、菊花等,方剂如丹栀逍遥散、宣郁通经汤等。

养血柔肝 是选用甘凉或甘寒,以滋阴养血为主要作用的药物,治疗肝络失和的方法,适用于营血不足,肝血衰少,无以濡养肝络,以致肝络失和、不荣而痛,常见表现如胁肋隐痛、目暗不明等,常用药物如地黄、白芍、桑椹子、女贞子、枸杞子、玉竹、山茱萸、北沙参、制首乌、当归等,方剂如四物汤、调肝汤、一贯煎、杞菊地黄丸等。肝体阴而用阳,若肝阴不足、肝阳上亢者,应于育阴之中,加入潜阳之品,如龟甲、鳖甲、珍珠母、石决明、天麻、牡蛎之类,方如三甲复脉汤等。阳化则风动,急当平肝息风,用羚角钩藤汤等。

清肝利湿 选用辛凉或甘寒,以清泻肝经湿热为主要作用的药物,治疗肝经湿热的方法,适用于肝郁乘脾,运化失司,水湿内生,肝热与脾湿相合,或肝经湿热下注冲任或任带二脉,常表现为带下黄浊、阴痒、阴肿、少腹疼痛等,常用药物如龙胆草、车前子、柴胡、黄芩、黄柏、栀子、泽泻、茵陈等,方剂如龙胆泻肝汤、清肝止淋汤、四妙散等。

(谈 勇)

tiáolǐ qìxuè

调理气血 (treatment of regulating qi and blood)

通过调理气血来治疗妇科疾病的中医治疗方法。包括理气法和调血法。主要采用中药汤剂、中成药、膏方等，通过调理全身气血，达到调理冲任、治疗妇科疾病的目标。女性的经、孕、产、乳皆以血为用。气行则血行，气郁则血滞。气血调和则冲任安和。调理气血，主要是根据气分和血分的病证，分辨寒、热、虚、实，血寒则温经散寒，血热则清热凉血，血虚则补血养血，血瘀则活血祛瘀；气滞则理气行滞，气逆则调气降逆，气虚气陷则补气升提。调理气血还要注意气与血的调和，改善其偏胜或不足。

（谈 勇 罗颂平）

lǐqìfǎ

理气法 (smooth the qi)

治疗气机升降失常，使气机恢复正常的方法。气机运行失常可表现为气滞、气逆、气陷等，故治法当分理气行滞、调气降逆及补气升提。

理气行滞：选用性味辛平或辛温，芳香善行的药物，常配合疏肝解郁药组方，治疗肝郁气滞的方法，适用于肝失条达，气机郁滞，常表现为乳房胀痛、痛经、月经后期等，常用药物如香附、木香、佛手、乌药、橘皮等，方剂如逍遥散、香砂六君子汤、顺经汤等。寒凝、痰湿、湿热、瘀血等亦可引起气机失畅而变生经、孕、产各类妇产科疾病，调治时需要兼顾，如寒凝者首主温经散寒、痰湿者先以化痰除湿等。

调气降逆：选用以和胃降逆为主要作用的药物，治疗气逆的方法，适用于气逆而致的多种妇科疾病，多涉及肝、胃及冲脉，

表现为肝气（阳）上亢、胃失和降、冲气上逆，如头晕头痛、妊娠恶阻、倒经等，常用药物如旋覆花、代赭石、半夏、竹茹、柿蒂等，方剂如半夏厚朴汤、橘皮竹茹汤、苏叶黄连汤等。

补气升提：选用性味辛温或甘温，补气、升阳举陷为主要作用的药物，治疗气虚下陷的方法，适用于脾肾气虚，甚则中气不足气虚下陷，常表现为带下量多、月经量少、色淡、疲乏倦怠、嗜睡喜卧等，常用药物如人参、黄芪、白术、升麻、柴胡、桔梗等，方剂如补中益气汤、举元煎等。

（谈 勇）

diàoxuèfǎ

调血法 (adjust the blood)

针对血分的虚损或阻滞，调理血脉，治疗血分病的方法。根据寒、热、虚、实的不同，又可分为补血养血、活血化瘀等治法。

补血养血：选用性味甘平或甘凉、甘温，以补血为主要作用的药物，治疗血虚的方法，适用于血海空虚，冲任虚损，胞宫、胞脉失养的妇科疾病，常表现为月经量少、月经后期、闭经、产后缺乳、面色苍白或萎黄、唇舌淡白、头晕目眩、心悸失眠、四肢或手足麻木、舌质淡、脉细无力等，以心血虚和肝血虚为多，常用药如当归、地黄、阿胶、鸡血藤、白芍等，方剂如四物汤、当归补血汤、人参养营汤等。

活血化瘀：选用以行血、活血、祛瘀为主要作用的药物，治疗血瘀的方法，适用于寒凝、热灼、气滞、气虚或外伤以致瘀阻胞中或胞脉，血不循经，或冲任瘀阻，子宫闭阻、胞脉胞络失畅，常表现为月经失调、痛经、崩漏、妊娠和产后腹痛、癥瘕等，常用药物如桃仁、红花、益母草、泽

兰、川芎、乳香、没药、五灵脂、三棱、莪术、地鳖虫等，方剂如桃红四物汤、血府逐瘀汤、复元活血汤等。活血化瘀具有通畅血脉、消散瘀滞、调经止痛的作用，常与补气、养血、温经散寒、清热、行气、攻下等治法配合使用。气有推动血行的作用，气虚推动无力，血行瘀阻，需配合补气法，方如补阳还五汤；瘀血兼血虚时，需配合养血法，方如桃红四物汤；寒客血脉，血行凝滞，需配合温经散寒法，方如温经汤；血热互结，血行瘀滞，需配合清热法，方药如四妙勇安汤；血热互结于肠胃，需配合下法，方药如桃仁承气汤；气滞可导致瘀血，瘀血则气行不畅，故活血化瘀法常与行气法配合使用，方药如血府逐瘀汤、膈下逐瘀汤。

（谈 勇）

huàshī qūtán

化湿祛痰 (discharge dampness and eliminate phlegm)

运用祛痰药以排出或消散痰浊，治疗痰湿内盛的方法。适用于脾失运化，湿聚成痰，痰湿下注胞中，影响胞宫、胞脉、脉络，损伤冲任，导致月经不调、闭经、不孕、梅核气等病症。常见肥胖、头眩心悸，四肢困倦等症状，常用药物如胆南星、法半夏、白芥子、苍术、白术、陈皮等，方剂如苍附导痰丸、启宫丸、丹溪治痰湿方等。

根据痰的病因、性质以及不同的临床表现，又常分为燥湿化痰、清热化痰、温化寒痰、润燥化痰、治风化痰等。此外，湿邪亦有内外之异，其生于内者多与机体水液代谢活动相关的脏腑功能失常有关，故化湿法又常与健脾、补肾法同施，组成健脾化湿、温阳化湿之法。

（谈 勇）

tiáokòng shèn -tiānguǐ-chōng-rèn-bāogōng zhóu

调控肾-天癸-冲任-胞宫轴

（control the axis of kidney-tian-gui-thoroughfare and conception channels-uterus） 肾-天癸-冲任-胞宫轴，是中医妇科学有关女性生殖生理的核心理论。在月经、妊娠、带下、分娩生理的全过程均发挥着重要作用。此生殖轴中，肾为主导，肾气、天癸共同主宰，通过冲任二脉的通盛，相资为用，由胞宫具体体现其生殖生理功能。因而，在妇科疾病中，尤其是某些涉及与月经、妊娠有关的重症如崩漏、闭经、早发绝经、不孕等，常通过调控肾-天癸-冲任-胞宫轴，取得治疗效果。

调控女性生殖轴的具体治法是按照月经周期中经后期、经间期、经前期、行经期的阴阳转化、消长节律，采取周期性用药的治疗方法，多遵循滋肾养血-活血化瘀-补肾助阳-活血化瘀的四期序贯方法，即在经后期血海空虚，为阴长期，治宜滋肾益阴养血；经间期为重阴转阳，治宜活血化瘀辅以补肾促排；经前期为阳长期，治宜温肾暖宫辅以滋肾益阴；行经期为重阳转阴，治宜活血调经，使月经周期调畅。

（谈 勇）

tiáozhì chōng-rèn-dū-dài

调治冲任督带

（distinct and treat the thoroughfare, conception, governor, belt channels） 冲、任、督、带是属于奇经，与女性生理密切相关，在妇产科疾病的发病机制中占有重要地位，尤其是冲、任二脉，调治冲任督带是治疗妇科疾病的重要治法，包括调补冲任、温化冲任、清泻冲任、疏通冲任、和胃降冲、扶阳温督和健脾束带等。

调补冲任 治疗冲任虚衰或冲任不固的方法，适用于因冲任虚衰或冲任不固所致的月经过多、崩漏、闭经、胎漏、胎动不安、滑胎、产后恶露不绝、不孕症等，常用药物如菟丝子、肉苁蓉、鹿角胶、枸杞子、杜仲、人参、白术、蛇床子等补益冲脉之品，龟甲、覆盆子、白果、阿胶等以补任脉，方剂如固冲汤、补肾固冲丸、大补元煎等。

温化冲任 治疗冲任虚寒或寒湿客于冲任的方法，适用于因冲任虚寒或寒湿客于冲任所致的月经过少、痛经、带下病、不孕症等，常用药物如吴茱萸、肉桂、艾叶、小茴香、细辛等，方剂如温经汤、艾附暖宫丸等。

清泄冲任 治疗热扰冲任的方法，适用于因热扰冲任、迫血妄行所致的女性经、孕、产各生理时期中的异常子宫出血，如月经过多、崩漏、胎漏、产后恶露不绝，若热邪煎灼，冲任子宫枯涸能引发闭经、不孕等，常用药物如牡丹皮、黄柏、生地黄、地骨皮、马齿苋、重楼等，方剂如清经散、保阴煎、清热固经汤等。

疏通冲任 治疗邪气阻滞冲任的方法，适用于寒、热、痰、湿、瘀、郁等犯及冲任，致冲任阻滞，常表现如月经后期、痛经、闭经、难产、产后恶露不绝、癥瘕等，常用药物如桂枝、吴茱萸、乌药、苍术、法半夏、柴胡、香附、王不留行、莪术、炮穿山甲等，方剂如少腹逐瘀汤、苍附导痰丸、桃红四物汤等。

和胃降冲 治疗冲气上逆的方法，适用于冲气上逆、犯胃致胃失和降，也可与血热相引为乱，常表现为恶心呕吐、经行吐衄等，常用药物如紫石英、法半夏、代赭石、陈皮、竹茹等，方剂如小半夏加茯苓汤、紫苏饮等。

扶阳温督 治疗督脉虚寒、胞脉失煦的方法，适用于因督脉虚寒、胞脉失煦引起的月经后期、闭经、绝经前后诸证、不孕等，常用药物如鹿茸、补骨脂、仙茅、淫羊藿、巴戟天、附子、续断，方剂如二仙汤、右归丸等。

健脾束带 治疗带脉失约方法，适用于因带脉失约或纵弛，不能约束诸经，导致的带下病、子宫脱垂等，带脉属脾，故束摄带脉多通过健脾益气或健脾运湿法治之，常用药物如党参、白术、茯苓、白果、莲须、五倍子、升麻等，方剂如完带汤、健固汤、补中益气汤等。

（谈 勇）

tiáoyǎng bāogōng

调养胞宫

（conditioning the uterus） 治疗胞宫病证的治法。脏腑、血气失调可以影响冲任、胞宫导致妇科疾病。胞宫受病可直接影响女性的生殖生理，其治法又可分为温经暖胞、泻热清胞、补养益胞、逐瘀荡胞、益气固宫。

温肾暖宫：选用性味辛温或甘温，以补肾助阳暖宫为主要作用的药物，治疗胞寒的方法，适用于肾阳不足，失于温煦，胞宫虚寒，常表现为月经后期、闭经、不孕、带下清稀等，常用药物如紫石英、附子、肉桂、艾叶、蛇床子等，方剂如艾附暖宫丸、温胞饮等。

泻热清胞：选用性味寒凉，以清泻胞宫蕴热为主要作用的药物，治疗胞热的方法，适用于血热、湿热、热毒、邪毒、瘀热诸邪直犯胞宫，致胞内蕴热，常变现为经期延长、月经先期、胎漏、胎动不安、产后发热等，常用药物如黄柏、黄芩、牡丹皮、赤芍、红藤、败酱草、马齿苋、重楼、连翘等，方剂如清经散、清热调血汤、清热固经汤、银翘红酱解毒汤等。

补养益胞：多选用血肉有情之品，治疗胞宫发育异常的方法，适用于因先天禀赋不足，子宫发育不良，或因产伤直损，或因肾-天癸-冲任-胞宫生殖轴功能紊乱，子宫受累，过早萎缩，常表现为闭经、不孕、滑胎等，常用药物如紫河车、鹿角胶、龟甲胶、当归、熟地黄等，方剂如加减苁蓉菟丝子丸、五子衍宗丸、四二五合方等。

逐瘀荡胞：选用以活血化瘀为主要作用的药物，治疗瘀阻胞宫的方法，适用于恶物如瘀血浊液类，瘀阻胞宫，使胞宫不能行使正常功能活动，常表现为堕胎、小产、产后恶露不绝、癥瘕等，常用药物如益母草、莪术、桃仁、红花、川牛膝、丹参、大黄、水蛭等，方剂如桂枝茯苓丸、生化汤、桃红四物汤、大黄䗪虫丸等。

益气固宫：选用性味辛温或甘温，以大补元气、升阳举陷为主要作用的药物，治疗气虚下陷的方法，适用于因产伤或产后操劳过度，劳则气耗，发为阴挺，常表现为子宫脱垂、阴道前后壁膨出、疲乏倦怠、嗜睡喜卧等，常用药物如人参、黄芪、白术、升麻、柴胡、桔梗等，方剂如补中益气汤、益气升提汤、升麻汤等。

(谈 勇)

tiáozhěng yuèjīng zhōuqī jiélǜfǎ

调整月经周期节律法 (the treatment of regulating menstrual cycle) 使紊乱的月经周期恢复正常的治法。简称调周法。主要用于月经先期、月经后期、月经先后无定期、崩漏和闭经的治疗。

月经具有周期性、节律性，是女性生殖生理过程中肾阴阳消长、转化，气血盈亏的规律性演变的体现。月经按照阶段的不同，分为行经期、经后期、经间期、经前期四个不同时期的生理节律变化，形成月经周期。正常月经周期节律为（28±7）天。①行经期：正常经期为3~7天。此期子宫泻而不藏，排出经血。既是本次月经的结束，又是新周期开始的标志，呈现"重阳转阴"特征。②经后期：指月经干净后至经间期前。此期血海空虚渐复，子宫藏而不泻，呈现阴长的动态变化。阴长，是指肾水、天癸、阴精、血气等渐复至盛，呈重阴状态。重阴，是指月经周期阴阳消长节律中的阴长高峰时期。③经间期：周期第14~15天，也称氤氲之时，或称"的候""真机"时期（即排卵期）。在正常月经周期中，此期正值两次月经中间，故称为经间期，是重阴转阳、重阴必阳之际，必阳的结果正是排卵的时候。④经前期：由经间期之后至下次月经期之前。此期阳长阴消，重阳必阴。重阳，是指月经周期阴阳消长节律中阳生的高峰时期，此时阴阳俱盛，以备种子育胎。若已受孕，精血下聚以养胎元，月经停闭；若未受孕，则去旧生新，血海由满而溢泻成为一次月经。月经周期中四个不同时期的连续与再现，形成了月经周期的节律。

月经周期的调节机制：《素问·上古天真论》中以从肾气、天癸、冲任、胞宫之间的关系及其调节进行了论述，表明肾-天癸-冲任-胞宫轴对女性生长阶段的生理变化起到关键的促进作用，根据脏腑的功能活动，阴阳气血的变化，通过胞脉、胞络引发冲任督带脉的气血变化，调控月经周期的节律有序变化。

在周期变化过程中，阴阳气血的变化是周期活动的表现形式，五脏共同起到相互协调的作用。

(谈 勇)

tiáojīng zhìběn

调经治本 (the methods of regulating menstruation and treating the internal organs and vessels)

治疗月经病的治则。重点突出一个"调"字，通过调整脏腑功能、调理气血、调治冲任、调养胞宫等，从而达到治本的目的。清·傅山《傅青主女科》曰："经水出诸肾。"月经的产生和调节以肾为主导，故调经以调整肾的功能为主，包括益肾精、补肾气、温肾阳、滋肾阴。肾中精气充足旺盛，肾阴肾阳平衡协调，则经病可除，正如《景岳全书·妇人规》所说："五脏之伤，穷必及肾。此源流之必然，即治疗之要着。"调整脾的功能包括健脾益气或健脾除湿升阳。脾气健运，生化有源，血海充盈，统摄有权，血循其经，则月经的期、量正常。调整肝的功能在于通调气机，以开郁行气为主，佐以养肝柔肝，使肝气得疏，肝体得养，血海蓄溢有常，则经病可愈。调理气血当辨气病、血病，病在气者，当以调气为主，佐以调血；病在血者，当以调血为主，佐以调气。调治冲任和调养胞宫主要针对冲任胞宫亏虚、寒凝冲任胞宫、瘀阻冲任胞宫、热伤冲任胞宫所致的月经失调，分别采用补、温、疏、清的治法。

(王东梅)

zhì bēng sānfǎ

治崩三法 (the three methods for the treatment of flooding and trickling) 针对崩漏不同阶段的三种治疗方法。崩漏是月经周期、经期、经量的严重紊乱，

是妇科常见的月经病之一，表现为月经暴下不止，或淋漓不尽，或逾期不至，至则经乱，多属于排卵障碍性异常子宫出血。治崩三法，即塞流、澄源、复旧。明·方约之《丹溪心法附余·崩漏》谓："治崩次第，初用止血，以塞其流；中用清热凉血，以澄其源；末用补血，以还其旧。"方氏根据崩漏的不同阶段，提出应采用止血、清热凉血和补血的治疗方法，体现了中医学"急则治其标，缓则治其本"的治疗原则。明·万全在《万氏妇人科》崩漏一章中亦提出"初止血，次清热，后补其虚"的治疗三法。清·叶天士《叶氏女科证治秘方》以"崩漏标本证治"为篇题，指出"此证初起，宜先止血，以塞其流，急则治其标也"，"崩漏初止，又宜清热，以清其源……崩漏既止，里热已除，更宜补气血，以端其本"。后世医家多遵循并完善了这一治崩之论，形成治崩三法。

临床应用：①塞流，即是止血，用于暴崩之际，塞流止血以防脱。常采用独参汤或生脉散，补气摄血止崩。若暴崩如注，肢冷汗出，昏厥不省人事，脉微欲绝者，为气随血脱之危急证候，治宜回阳救逆、益气固脱，急投参附汤。若阴道大量流血导致厥脱证，须即根据血型进行配血、输血、补液，以维持生命体征。②澄源，即正本清源，亦是求因治本，是治疗崩漏的重要阶段。一般用于出血减缓后的辨证论治。③复旧，即固本善后，是巩固崩漏治疗的重要阶段，用于血止后恢复健康，调整月经周期。

注意事项：临证时治崩三法不能截然分开，须灵活运用，切记不问缘由，概投寒凉或专事固涩，致犯虚虚实实之戒。塞流须澄源，澄源当固本，复旧要求因，三法相互为用，各有侧重。

（王东梅）

zhìbìng āntāi bìngjǔ

治病安胎并举（take account of fetal condition when treat mother's disease）

妊娠病的治疗原则。妊娠病首当辨别母病、胎病。因母体有病，而影响胎元者，重在治疗母病，但治病不可伤胎，须注意治病与安胎的关系。若因胎元不固，而导致母体不适者，需判断胎元之正或不正、健或不健，若胎元在子宫内存活，则重在安胎，胎安则母病自愈。

《医宗金鉴》云："安胎之道有二法，母病胎病要详分；母病动胎但治母，子病致母审胎因。"审胎因，就是对胎元的动态观察，可安之胎，则治以安胎之法。安胎之法，重在脾肾。补肾为固胎之本，培脾乃益血之源，本固血充，则胎自安。

妊娠期间选方用药须时刻顾护胎元，凡峻下、滑利、祛瘀、破血、耗气、散气及一切有毒药品，都宜慎用或禁用。但如果病情确实需要，亦可酌情选用，所谓"有故无殒，亦无殒也"。有病则病当之，但应慎重，严格掌握药物用量、用法以及疗程，"衰其大半而止"，不得过量，以免伤胎。

（傅 萍）

xiàtāi yìmǔ

下胎益母（abortion for mother's benefit）

针对胎元异常、胎殒难留，或胎死不下者，宜从速下胎以保母体健康的方法。妊娠病治疗原则之一。下胎之法，或于严密观察中辨证用药下胎，常用脱花煎为主化裁；或在严格消毒下行吸宫术或钳刮术，以防大出血。在下胎过程中，注意观察胎元殒堕和排出经过，判断胎块是否完整排出、有无部分稽留。若殒堕过程中，突然发生大量阴道流血，或阴血暴下不凝固，出现气随血脱的厥脱证危象，当妇科厥脱证施以急救处理。

（傅 萍）

fùkē èxìng zhǒngliú fǔzhù zhìliáo

妇科恶性肿瘤辅助治疗（the adjuvant therapy of gynecological malignant tumor）

围绕妇科恶性肿瘤的西医治疗包括手术、放射治疗、化学治疗、靶向治疗等，发挥中医药扶正祛邪、减毒增效的作用，从而提高疗效，改善生存质量的综合治疗方法。妇科恶性肿瘤的发生、发展是一个邪实正虚的过程，在病灶局部表现多为邪实，而患者整体的表现多是正虚。中医药治疗妇科恶性肿瘤有抗癌、增效、扶正、减少毒副反应的功效。

围手术期的辅助治疗 术前多针对恶性肿瘤正虚邪实，重在扶助正气。辨证选用补气养血法、健脾益气法、滋补肝肾法等，可选用四君子汤、八珍汤等，增强患者体质，以适应手术治疗。术后多有脾胃失调，腹胀、食少、便秘，治宜健脾理气，方用六君子汤加减。若气虚自汗，动辄气短汗出，治宜益气固表，方用玉屏风散加减。若阴虚或气阴不足，口干舌燥、食欲不振、大便干结、舌红、苔少，治宜养阴生津，方用生脉散合增液汤加味。

放疗期间的辅助治疗 主要针对放疗的毒副反应和后遗症。若脾胃气虚，乏力、头晕、纳呆、恶心、呕吐等，治宜健脾益气，方用香砂六君汤加减。若肝胃不和，食欲不振、胃脘饱胀、胸胁窜痛，治宜疏肝和胃，方用柴胡疏肝散合金铃子散加减；以呕吐酸水、苦水者为主症者，方用橘皮竹茹汤。若气血两虚或气阴两虚证，红细胞、白细胞、血小板减少，骨髓造血功能抑制，治宜健脾益气、滋阴补血为法，选用八珍汤加减。若发生放射性肠炎，下腹部疼痛、里急后重、腹泻常夹便血等，治宜清热解毒、凉血止痢，方用白头翁汤加木香、赤芍、地榆等。若出现放射性膀胱炎，尿急、尿痛、尿频和血尿，治宜利水通淋，方用五苓散合小蓟饮子加减。

化疗的辅助治疗　主要针对全身反应和消化道反应，以及骨髓抑制进行治疗。若气血两虚，面色萎黄、唇甲苍白、少气懒言、心悸失眠、舌质淡白、舌苔薄白、脉细无力，治宜健脾益气，温补气血，药用党参、太子参、红参、人参（以上诸药每次选用一味即可），当归、熟地黄、鸡血藤、阿胶、三七末、黄精、紫河车、桂圆肉。若肝肾亏损证，下肢痿软无力、腰背酸软、眼干耳鸣、舌红少苔、脉细数，治宜补益肝肾、填精益髓，药用枸杞子、女贞子、制首乌、菟丝子、杜仲、补骨脂、墨旱莲、五味子。

对消化道反应的处理　脾胃虚寒、胃失和降所致的呕吐清涎，治宜健脾益气、和胃降逆，方用陈夏六君汤合丁香柿蒂散加减。若为胃热证之呕吐酸水、苦水，治宜降逆止呕、益气清热，方用橘皮竹茹汤；呕吐伤阴者，加用芦根、知母、花粉、麦冬、竹茹。若肝胃不和，胃脘饱胀、胸胁窜痛，治宜调和肝脾，方用逍遥散加减。若脾胃失调，腹痛腹泻、大便失调，甚至出现黏膜坏死、溃疡、出血，治宜调和肝脾、缓

急止痛，方用芍药甘草汤加白术、茯苓、石榴皮、木香等。

针对骨髓造血功能抑制的治疗　骨髓造血功能抑制多属中医的气血两亏，治宜补气养血，可用八珍汤等，或重用三七、骨碎补等。

针对免疫功能抑制的治疗　可选用提高免疫功能的中药，如多糖类的香菇、猪苓、茯苓、灵芝、木耳等，补气类的人参、黄芪、刺五加、灵芝等，滋阴类的女贞子、山茱萸、沙参、生地黄、鳖甲等，活血化瘀类的莪术、三七、麝香等，清热解毒类的白花蛇舌草、白毛藤、蒲公英、山豆根、黄柏、黄芩、黄连等。

针对炎症反应的治疗　如口腔炎、口腔溃疡、食管或胃肠道黏膜充血、水肿及溃疡等，中医辨证多属热毒证，治宜清热解毒，可选用金银花、连翘、山豆根、射干、板蓝根、蒲公英、黄连等。

对癌性疼痛的辅助治疗　气郁证表现为疼痛部位闷胀、游走不定、时痛时缓，舌质暗红，脉弦，治宜行气止痛，方用柴胡疏肝散。瘀毒证则疼痛部位固定、拒按、入夜更甚，局部皮肤发紫，静脉怒张，舌质紫暗或有瘀斑，脉弦细涩或结代，治宜活血化瘀、散结止痛，方用血府逐瘀汤。痰湿证则疼痛部位沉重，伴全身困重、嗜睡、胸腹满闷、不思饮食，舌质淡胖，苔白腻，脉沉滑，治宜健脾燥湿、化痰止痛，方用陈夏六君汤。热毒证则疼痛剧烈、持续，口渴欲饮，小便短赤，大便干结，局部红、肿、热、痛或酿脓，溃破后流出脓血，或有高热，舌质红绛，苔黄，脉数或洪大，治宜清热解毒、凉血止痛，方用五味消毒饮。

肿瘤晚期出现腹水的治疗

肿瘤晚期出现的腹水属于中医"臌胀"范畴，多属虚证。若为寒湿困脾证，腹大，按之如囊裹水，胸腹胀满，全身水肿，尿少，便溏，苔白腻，脉细缓，治宜温运脾阳、化湿行水，方用实脾饮合胃苓汤。若肝脾血瘀证，腹大坚满、脉络怒张，胁腹攻痛，面色黧黑，有蜘蛛痣、朱砂掌，唇色紫暗，舌质紫暗，脉细涩，治宜活血化瘀利水，方用膈下逐瘀汤。若脾肾阳虚证，腹大胀满、入暮较甚，神倦怯寒，面色苍黄，小便短少，大便稀烂，舌质淡胖有齿印，脉沉细无力，治宜温补脾肾、化气行水，方用附子理中汤合五苓散。若肝肾阴虚证，腹大胀满，形体消瘦，面色晦滞，小便短赤，舌质红绛少津，脉沉细，治宜滋补肝肾、养阴利水，方用麦味地黄汤。

（邓高丕）

cuīshēng

催生（induct labor）　在妊娠足月或过期妊娠，尚未分娩，或在出现先兆临产症状后迟迟未进入临产状态时，用药物或穴位刺激等促进分娩的方法。唐·昝殷《经效产宝》对难产的处理主张"内宜用药，外宜用法，盖多门救疗，以取其安"。《备急千金要方》载有治产难方。明·张介宾《景岳全书·妇人规·产育类》有催生之论，"凡妊娠胎元完足，弥月而产，熟落有期，非可催也。所谓催生者，亦不过助其血气而利导之耳。直待临期，乃可用脱花煎或滑胎煎，随证加减主之。或经日久，产母困倦难生，俱宜服滑胎煎，以助其气血，令儿速生。其有气虚无力，艰于传送者，必用独参汤，随多随少，接济其力，皆为催生要法"。

催生之法，需因时、因人、

因证制宜。首先,把握时机,适时而助产,切不可产期未到而提前催产。其次,因人、因证,根据孕妇的体质、产道和胎儿情况,辨证用药。一般可用《景岳全书》中养血活血的脱花煎和滑胎煎,气虚用《十药神书》中的独参汤,气滞用《济阴纲目》中的催生饮。

针灸或穴位压豆、砭石刺激亦有助于催生。若孕妇精神紧张,产程进展迟滞,亦可通过穴位刺激,如以砭石或压豆刺激印堂、合谷、三阴交等穴位,达到安神定志、促进产程的作用;亦可用耳穴压豆或耳针,取穴子宫、交感、内分泌、神门等。

(胡晓华 罗颂平)

huírǔ

回乳(delactation) 用药物减少产妇乳汁分泌,以帮助其终止哺乳的治法。又称断乳、回奶。临床应用于两种情况,一是产后哺乳时间已满 10 个月或 1 年,不需继续哺乳。一般无需用药,逐渐减少哺乳次数、停止哺乳等方式,多数可以自然回乳。如果乳汁分泌过多、乳房胀痛,则需药物回乳。二是因产妇有疾或婴儿夭折等原因,需终止哺乳。

药物回乳常用方法:①炒麦芽 60～120g,水煎代茶饮,能减少或抑制乳汁分泌。②免怀散(红花、赤芍、当归尾、川牛膝)加炒麦芽,能引血下行,通经回乳。③芒硝 120g,分装 2 个布袋,敷于乳房,潮湿变硬后更换,有助于缓解乳房胀痛。

回乳过程中还应适当控制汤类饮食,忌吸吮或挤乳,以免刺激乳汁分泌。乳房胀硬较甚者,可适当热敷,防止乳汁淤积变生他证。西医多采用雌激素、溴隐亭等药物抑制泌乳。

(常 暖)

fùkē wàizhìfǎ

妇科外治法(gynecological external treatment) 以局部治疗的方法(包括使用中药外敷、热熨、熏蒸、外阴熏洗、阴道冲洗、阴道纳药、肛门导入等)治疗妇科病证的中医治疗方法。外治法通过局部用药,使药物直达病所,亦可与内治法并用。妇科外治法历史悠久。在《金匮要略》妇人杂病篇就记载了以"温阴中坐药""狼牙汤洗之"和"膏发煎导之"等方法治疗妇科疾病,首开妇科外治法之先河。妇科外治法主要应用于前阴病,如阴痒、阴疮、阴肿、阴挺,以及盆腔炎性疾病后遗症、慢性盆腔疼痛等。临证时须四诊合参,辨病与辨证结合,明确病位所在,分清寒、热、虚、实,确定具体治法与方药。

(魏绍斌 罗颂平)

wàifū

外敷(external application) 将药物敷于体表相应穴位,或病变部位,使药物经皮吸收,刺激局部穴位,并经穴位循经传导,达到疏通表里经络、振奋人体相应脏腑功能的作用,或直接敷于病变相应部位,药物直达病所,从而起到活血止痛、消癥散结等作用的外治法。外敷法有着悠久的历史,长沙马王堆汉墓出土的帛书《五十二病方》中已有熨、敷治疗妇科病的记载。《灵枢经·痈疽》中记载:"发于腋下,赤坚者曰米疽……疏砭之,涂以膏。"其被后世誉为膏药之始。《本草纲目》中记载了使用敷贴法治疗难产及产后诸症。《理瀹骈文》为中国第一部外治法专著,列出了妇科各病症常用膏药,丰富了中药外敷在妇科疾病中的应用。

分类与功能 外敷的主要方法包括腧穴贴敷疗法(穴位贴敷)、贴脐法、贴膏法、药粉调敷等,其中腧穴贴敷疗法最为常用。①腧穴贴敷疗法:是以中医理论为指导,在一定的穴位上贴敷药物,通过药物和穴位的作用治疗疾病的方法。其中,有些带刺激性药物贴敷腧穴可引起局部皮肤的发疱或者化脓,故又称发疱疗法。腧穴贴敷疗法根据病证结合的原则选配中药,可用于痛经、绝经前后诸症、妊娠恶阻、胎动不安、产后身痛等多种疾病的防治。②贴脐法:是将药末敷于脐部,外以胶布固定,或贴敷直接贴于神阙穴,从外部作用于脏腑,从而达到治疗疾病的目的。常用于痛经的治疗。③贴膏法:贴膏剂是指药材提取物、药材或与化学药物及适宜的基质和基材制成的供皮肤贴敷,可产生局部或全身治疗作用的一类片状外用制剂,药物透过皮肤吸收进入血液循环达到有效血药浓度,起到防治疾病的作用。贴膏剂现可制备为凝胶膏剂,具有载药量大、对皮肤刺激性小、重复揭贴性好的特点,可用于痛经、乳腺增生、多种皮肤病、骨伤科疾病的治疗。④药粉调敷(中药外敷):可根据辨病辨证选用清热解毒、活血化瘀、消癥散结类中药,研粉调制后外敷于局部,药物直达病灶,从而起到消肿止痛、促进炎症吸收、消散局部包块的作用。主要用于盆腔炎性疾病有明显腹部体征,或盆腔炎性包块、陈旧性宫外孕包块的治疗。

治疗方法 以脏腑经络学说为基础,通过辨体、辨病和辨证,合理选取相关穴位,组成处方进行应用。将中药共研细粉,用鲜姜汁、蒜汁、蜂蜜、鸡子黄或黄酒等调制成敷贴剂,对贴敷部位的皮肤进行常规清洁，敷于病灶局部或相应体表位置，加以包扎固定；或敷贴于相应穴位。每日1贴，或隔日1帖，每贴6小时。终止贴敷后，可揭去药物，对于残留在皮肤的药膏，可用消毒干棉球蘸温水轻轻揩去，不宜用酒精或肥皂等有刺激性物品擦洗。

随着新型高科技医学材料的广泛应用，新型专用穴位贴膜凭借着刺激性小、黏性适中、固定性好、材质柔软等优点已被广泛应用于临床。

适应证 适用于痛经、子宫内膜异位症、子宫腺肌病、盆腔炎性疾病、盆腔炎性疾病后遗症、多囊卵巢综合征、卵巢功能早衰（月经后期、月经过少）、不孕症、围绝经期综合征、经前期综合征、急性乳腺炎、乳腺增生等妇科、外科疾病的防治。

禁忌证 ①贴敷局部皮肤有创伤、溃疡、感染或有较严重的皮肤病者。②糖尿病、血液病、发热、严重心肝肾功能障碍者慎用。③孕妇中药外敷应禁用促进子宫收缩的穴位及孕期禁用的药物。

注意事项 ①根据患者的年龄、体质及病情，确定敷药的剂量及时间。②若使用敷贴后若出现皮肤瘙痒、红肿、丘疹、水疱应停止使用，并对症处理。③过敏体质者慎用。

（魏绍斌）

rèyùn

热熨（heat therapy） 用中药和适当辅料或其他传热的物体，经加热处理后用布包好，放在患处或腧穴，或作来回往返或旋转的移动，利用温热作用将药性通过体表毛窍透入腧穴经络的治疗方法。又称熨烫疗法、封包外敷、药熨。热熨法早在《黄帝内经》已有记载，《素问·血气形态篇》曰："形苦志乐，病生于筋，治之以熨引。"《灵枢经·寿夭刚柔》："刺布衣者以火焠之，刺大人者以药熨之。"

分类与功能 根据选用材料的不同，可分为水熨法、酒熨法、盐熨法、药物熨、麦麸熨、蚯蚓熨、蚕砂熨等，现代中医妇科疾病治疗多采用药物熨。根据操作方式的不同，可分为直接熨（将药熨包直接接触皮肤表面）和间接熨（将药熨包与皮肤之间隔物）两种，药物常选用活血化瘀、行气止痛、消癥散结，兼具辛香走窜、通络开窍等特点的药物，以达到清热除湿、行气活血、温阳散寒、补肾益气、消肿止痛、消癥散结等功效。热熨通过持续的温热作用和药物的渗透作用，可使药力和热力自体表毛窍透入机体，从而改善局部的血液循环和全身的血液循环，改善盆腔淤血情况，以缓解疼痛，消除癥块。

治疗方法 根据辨病辨证选择中药，将药物放入大小适中的布袋，温水浸湿后，隔水蒸30~40分钟，趁热隔物（如毛巾等）敷于下腹部或腰骶部；或将药物加热后，迅速用布包裹，然后置于患者下腹部或腰骶部等相应部位作来回熨烫或反复旋转熨烫，每日1次，每次30分钟，经期停用。其法操作简便，适应证广，副作用小。

随着中医药治疗方法的创新和发展，热熨疗法也在不断更新和改进，国内外学者已研发出诸多中药热熨相关仪器，如中药治疗袋、烫疗器、中药热熨治疗仪、中药烫疗机等。

适应证 适用于盆腔炎性疾病后遗症、代谢生殖异常综合征（如多囊卵巢综合征）、卵巢功能早衰（如月经后期、月经过少）、不孕症、痛经、围绝经期疾病、术后胃肠胀气等。

禁忌证 ①经期，异常子宫出血，内科出血性疾病如白血病、血小板减少性紫癜，月经过多病史者禁用。②局部皮肤有损伤、溃疡、感染者禁用。③孕妇的腹部及腰骶部禁用。④妇科感染发热性疾病禁用或慎用。⑤腹部包块性质未明者禁用。⑥年老体弱、肢体功能障碍、局部皮肤感觉异常或减退者禁用或慎用。

注意事项 ①热熨前嘱患者排空大小便，注意保暖。②热熨过程中，尤其要防止局部烫伤。若开始时温度偏高，应增加隔物厚度，随温度下降逐渐撤除。③治疗过程中应随时了解患者对热度的反应，注意观察皮肤变化，若患者感到治疗部位疼痛或出现水疱时应立即停止治疗。④治疗结束后患者应在室内稍作休息，防止因治疗后腠理疏松、温差变化感受风寒之邪。

（魏绍斌）

xūnzhēng

熏蒸（fumigation） 将药物放入器皿内，加水煮至沸腾，以药物蒸气熏蒸局部患处、穴位或全身，达到防治疾病的方法。又称中药气雾透皮疗法、热雾疗法。具有热疗和药疗的特点。中药熏蒸疗法的应用已有数千年的历史，早在马王堆汉墓中出土的《五十二病方》中就明确提出用中药加热煎煮后产生的热气熏蒸治疗疾病，在唐宋时期，熏蒸法的应用得到了较快发展，已有熏阴部、熏足、熏眼、熏发等记载。至元明清时期，熏蒸疗法得以逐渐完善。

功能 随着中医外治技术的发展和创新，熏蒸疗法在《素问·阴阳应象大论》"其有邪者，渍形以为汗"等理论指导下，针对妇科不同疾病，根据病证结合的原则配制中药熏蒸方剂，通过药物煎煮加热直接熏蒸，或运用各种熏蒸仪器进行熏蒸，以达"开鬼门"、通腠理、带动体内邪气随汗而出、化气而解、内病外治的功效，从而起到行气止痛、活血化瘀、温经散寒、通调血脉、扶正祛邪、调理冲任、杀菌止痒、消肿散结等作用。

治疗方法 用于熏蒸的仪器和方法种类较多，根据临床治疗疾病和部位不同，分为局部熏蒸和全身熏蒸。

局部熏蒸 针对病变局部进行熏蒸，可使用小型容器，将中药熬制完毕后过滤药液倒入容器内，指导患者采用适当的体位，以舒适为度，趁热进行局部病变或会阴部位的熏蒸，熏蒸外阴时待水温降低后，可用药液清洗外阴或坐浴。现多使用中药熏蒸仪器进行局部熏蒸，可选用坐式中药熏蒸仪、坐熏器、点式中药熏蒸治疗机（单喷头或双喷头）、卧式局部型熏蒸治疗仪等，坐式中药熏蒸仪可进行臀部及腰背部熏蒸，坐熏器专用于会阴部熏蒸，点式中药熏蒸治疗机带有可活动的喷头，可灵活应用于身体各部位的熏蒸。

全身熏蒸 可根据患者病情或具体情况选择卧式中药熏蒸床或熏蒸舱、坐式中药熏蒸舱等不同类型治疗仪。现代中药熏蒸仪器研究发展较快，特别是全身熏蒸治疗仪器常兼有多种功能，如自动加水、自动控温、自动计时、音响提示、异常报警、臭氧消毒、多体位舱体调节等。全身熏蒸常用于皮肤科疾病、骨科疾病和养生保健。

适应证 适用于盆腔炎性疾病后遗症、不孕症、经前期综合征、围绝经期疾病、产后身痛、外阴炎、阴道炎等疾病，以及缓解疲劳的保健理疗。

禁忌证 ①皮肤过敏、感染、破溃者禁用。②经期、异常子宫出血患者、孕妇禁用。③心脑血管疾病患者慎用。④急性感染性疾病禁用。⑤年老体弱、肢体功能障碍、局部皮肤感觉减退者禁用或慎用。⑥皮肤有损伤、溃疡、感染、出血倾向者禁用。⑦药物过敏者禁用。

注意事项 ①治疗期间若患者感到不适应立即停止治疗，对症处理。②注意熏蒸温度控制在50℃内为宜，避免烫伤。③治疗结束后患者应在室内稍作休息，防止因熏蒸后腠理疏松，温差变化感受风寒之邪。

（魏绍斌）

gāngmén dǎorù

肛门导入（rectal administration） 将中药浓煎或制成浓缩液后保留灌肠（从肛门灌入并使其停留在肠腔内），或制成栓剂纳入肛门内，以治疗妇科疾病的方法。中药灌肠疗法应用历史悠久，汉代张仲景在《伤寒论》中首载"导"法治疗阳明病。历代医家加以应用与发挥，形成肛门导入疗法。中医理论认为肺与大肠相表里，手阳明大肠经与手太阴肺经相互络属，肠道吸收药物后，循经脉上行于肺而至全身，可达到治疗全身疾病之目的。

分类与功能 包括中药保留灌肠和肛门纳药。①中药保留灌肠：药物直达盆腔，局部药物浓度高，生物利用度比口服增加约一倍，同时避免了药物对胃肠的刺激，也使50%～75%的药物避免了肝脏的首过效应。②肛门纳药：是指将栓剂、胶囊或药膏等经肛门送入肛内或直肠，通过肠黏膜吸收，达到治疗疾病的疗法，临床上以栓剂肛门纳药较为常用。肛门纳药已有近千年历史，早在汉·张仲景就首创世界上最早的肛门栓剂和灌肠术，用蜂蜜炼制"蜜煎导"栓和猪胆汁、土瓜根导入肛门治疗便秘。栓剂肛门纳药不仅使用方便，而且药物可经直肠齿状线吸收，相当于静脉给药，明显增强了药物的治疗作用。

治疗方法 ①中药保留灌肠：常选择具有活血化瘀、行气止痛、消癥散结类药物，如大血藤、败酱草、丹参、赤芍、延胡索、三棱、莪术等，随病、随证加减使用。将药物浓煎备用，每次取药液50～100ml，温度39～41℃保留灌肠。也可选择中药灌肠液灌肠。灌肠前嘱患者排空大便，取左侧卧位，将肛管插入15～20cm，灌药后最好保留4个小时以上，每晚1次，经期停用。②栓剂肛门纳药：嘱患者排空大便，自行将直肠栓剂纳入肛内，1次1粒，每日1～2次，经期停用。

药物选择 ①直肠给药不宜用刺激性较强的药物或含有大量蒽醌类衍生物而具有强烈泻下作用的药物。②若使用含蛋白质和多糖类的药物灌肠，给药前应先行水解，促进蛋白质在直肠内吸收，避免有效成分的损失。③尽量选择分子型、脂溶性大、肠道易吸收的药物。④灌肠剂配伍时避免拮抗作用，应加强协同作用，灌肠剂应为等渗液体，应当用净水或生理盐水调和。

中药灌肠使用器械 临床中使用的灌肠器多为其他器械改良而来或自制灌肠器，如一次性输液吊袋、一次性无菌输液管、一次性吸痰管、胃管、尿管及一次性注射器等改良而来。自制的灌肠器有双腔气囊硅胶管、压力灌肠器等。或使用已有专利的灌肠器械，包括一次性灌肠器肛管、充气式肛管、灌肠器、保温灌肠筒等，操作便捷，患者可自主灌肠。

适应证　盆腔炎性疾病、盆腔炎性疾病后遗症、子宫内膜异位症、子宫腺肌病、陈旧性宫外孕、不孕症、盆腔瘀血综合征等。

禁忌证　①人工肛门的患者。②排便失禁、严重内外痔、肛管黏膜炎症、水肿及有活动性出血的患者。③肛门、结肠、直肠手术后患者。④腹膜炎、急性肠炎患者。⑤月经期、异常子宫出血患者。⑥孕妇、高血压、心力衰竭患者。

注意事项　①灌肠时间最好选择临睡前，灌肠前患者应排空大小便。②选择左侧卧位，臀部抬高 10cm 以上，插入肛管（可使用一次性尿管、吸痰管）时手法应轻柔，以免擦伤直肠黏膜，插入深度以 15~20cm 为宜。③灌肠液量最多不超过 200ml，药液温度控制在 39~41℃，速度不可过快，利用静水压作用的传统灌肠方式应控制在每 100ml 药液 15 分钟匀速滴完，使用输液器点滴灌肠可控制速度在每分钟 30~80 滴，注意压力灌注（液面距肛门不超过 30cm）。④灌肠后患者若觉下腹部胀痛、肠鸣、腹泻，或保留时间短者，应注意调整灌注药物的药量，灌肠插管的深度、速度和温度，以减轻便意感，延长灌肠液的保留时间，利于药物的吸收。⑤栓剂应塞入距肛缘 2~3cm，以达到全身给药目的。

（魏绍斌）

wàiyīn xūnxǐ

外阴熏洗（vulval steaming and douche）　使用中药煎取的药液或制备的中药溶液对外阴、阴道处进行熏蒸、洗涤或坐浴的治疗方法。又称外阴熏蒸、坐浴。中医古籍中称为"熏法""浴法"。借助药物蒸气、热度和药液直接作用，以达到消肿、止痛、止痒等效果。

治疗方法：根据病情，辨证选用中药，将药物装入煎药袋，冷水浸泡 30 分钟，煎煮 20~30 分钟后，将药液趁热置盆内，以药物蒸气熏蒸患部，待温度适宜再进行淋洗和浸浴。每日 1 剂，煎 2 次，分早、晚熏洗，每次 20~30 分钟。临证需依据局部症状和体征，结合全身症状和舌脉辨证。①带下过多、外阴潮湿瘙痒，辨证为湿热下注者，可选用蛇床子、白鲜皮、苦参、黄柏、土茯苓、川花椒等祛风燥湿、杀虫止痒。②外阴红肿疼痛，带下黄绿如脓、臭秽难闻，辨证为热毒蕴结者，可选用金银花、野菊花、蒲公英、紫花地丁、苦参、白头翁、百部、蛇床子、黄柏等清热解毒、除湿止痒。③外阴瘙痒剧烈难忍，皮肤黏膜色素减退变白，或皮肤黏膜萎缩、变薄变脆，或皲裂增厚，辨证为肝肾阴虚、血燥生风者，可选用苦参、蛇床子、地肤子、补骨脂、防风、白蒺藜、牡丹皮、赤芍、丹参、何首乌等滋补肝肾、养血祛风。④子宫脱垂者，可选用蛇床子、苦参、花椒、乌梅、升麻、柴胡、黄芪、枳壳等益气升提固脱。

适应证：适用于阴疮、阴痒、阴痛、带下过多、外阴白色病变、子宫脱垂等妇科疾病。

注意事项：①外阴部皮肤黏膜溃疡、阴部感染性病灶并已化脓破溃时禁用。②经期或异常阴道出血者禁用或慎用。③妊娠期、产后会阴切口未愈合者禁用或慎用。④年老体弱、肢体功能障碍、局部皮肤感觉减退者禁用或慎用。⑤子宫脱垂者需注意坐盆的温度和舒适高度。

（魏绍斌）

yīndào chōngxǐ

阴道冲洗（vaginal douche）　利用特制的冲洗装置，通过水位差的压力将配制好的冲洗药液反复冲洗外阴、阴道以达到治疗目的的方法。又称阴道灌洗。中医古籍中称为"沥阴中"。

治疗方法：将中药包煎，煮沸 20~30 分钟，煎取药液 500ml，待药水温度适宜（40~41℃）后置阴道冲洗器内进行冲洗。每日 1~2 次，可连续冲洗至症状消失。可根据病情选用忍冬藤、苦参、白鲜皮、蛇床子、蒲公英、黄柏、荆芥、薄荷、防风、白芷等清热解毒、利湿杀虫、祛风止痒类药物。

适应证：阴道炎（滴虫性阴道炎、外阴阴道假丝酵母菌病、细菌性阴道病、非特异性阴道炎）等阴道异常分泌物量多堆积者，盆腔或阴道手术前的准备。

注意事项：①月经期、产褥期、经阴道或经宫腔的手术操作术后 1 个月内禁用，妊娠期慎用。②异常阴道出血及阴道黏膜充血、破溃者禁用。③中病即止，不可长期使用，也不可作为常规清洁阴道的方法，以防阴道菌群失调，影响阴道微生态。④治疗期间应避免性生活。

（魏绍斌）

yīndào nàyào

阴道纳药（encolpism）　将药物纳入阴道内，直接接触阴道、子门（子宫颈外口）等部位，使药物直达病所的治疗方法。又称阴道上药、阴道给药，古代称为"坐药""纳药阴中"。局部药物浓度高，作用时间长，以达到清热解毒、杀虫止痒、除湿止带、祛腐生肌等作用。

治疗方法：将中药栓剂、片剂、泡腾剂、胶囊剂等，纳入阴道，使之置于阴道后穹隆或宫颈外口等部位。可嘱患者每晚睡前清洁外阴后自行纳入。粉剂及药液可以蘸在带线棉球上，由医护人员按常规操作置入阴道，棉线露出阴道口外2～3cm，24小时后患者自行取出。可根据病症和证型选择不同的剂型和药物。

适应证：阴痒、带下病（滴虫性阴道炎、外阴阴道假丝酵母菌病、细菌性阴道病、萎缩性阴道炎）、慢性宫颈炎等。

注意事项：①经期或异常子宫出血者禁用。②阴道纳药期间避免性生活。③阴道异常分泌物量多堆积者，先行阴道冲洗或擦洗后再纳药。④纳药期间要保持外阴清洁，穿棉质透气的内裤，并每日更换。⑤阴道纳药后若出现局部痒痛或原有瘙痒加重，红肿疼痛，或恶寒发热等症状应停药，立即用温水冲洗，清除阴道药物，并对症治疗。

（魏绍斌）

fùkē jízhìfǎ

妇科急治法 （gynecological emergency treatment）

专门针对妇科急证的中医治疗方法。古人对妇科急证的认识和治疗积累了较为丰富的经验，尤其是在妇科血证的急治方面。如元·朱震亨《丹溪心法》指出"经久闭，忽大崩，复大绝，后又大行不调者，刺丰隆六分，止血；石门五分，断经"。明·王肯堂《证治准绳》云："有一宫女血如山崩。其时暑月，药箧中只有大顺散两贴，以冷水调服，旋即奏效。"明·薛己《薛氏医案》曰："一亲戚妇人产后胞衣不下，血胀迷闷，不

省人事。告之曰：死矣！余曰，此血胀也；可用花蕊石散救之。因以一钱童便调，灌下即苏；其胞衣与恶水，旋即下而无恙。"

治疗范围 妇科常见的急证有血证、痛证、热证、厥脱证等，可由多种妇科疾病导致。其起病突然，进展迅速，病情严重，常可危及生命。上述急证既可单一出现，抑或两证以上同时兼见，其中以血证、痛证最为常见，又以血证、厥脱证最急、最重。

血证 妇科血证中以血崩为最急、最重。血崩有内崩、外崩之分，内崩，如异位妊娠破裂出血、黄体破裂出血、妇科肿瘤破裂出血等；外崩，则是异常子宫出血或阴道流血。某些妇科疾病可导致异常子宫出血，常见于：①月经病，如崩中、月经过多等，即无排卵性异常子宫出血、排卵性月经失调。②妊娠病，如流产、异位妊娠破裂、妊娠滋养细胞疾病。③产后病，产后出血或晚期产后出血，包括产后胎盘胎膜部分残留、胎盘息肉等所导致的出血。④生殖道器质性疾病，如子宫肌瘤，子宫腺肌病、外阴癌、阴道癌、宫颈癌、子宫内膜癌、子宫肉瘤、绒毛膜癌等引致的出血。⑤外伤，如外阴阴道的外力挫裂伤，性交损伤等引起的阴道大出血。⑥其他，如内生殖器官破裂，雌激素或孕激素使用不当以及内科血液病引致的月经期大出血等。妇科血证，辨证多为阳虚证、阴虚证、虚热证、实热证、血瘀证、脾虚证等。

痛证 妇科痛证以下腹盆腔疼痛为主，多为器质性病变，部分为功能性疾病，是常见的妇科急腹症。疼痛只是各种疾病的一个症状，故治疗时应有明确的诊断，而不能仅仅以止痛为目的。

常见于：①腹腔内出血，如异位妊娠破裂或流产、黄体破裂、妇科恶性肿瘤穿破等，内出血刺激盆腔腹膜所致的剧烈疼痛。②盆腔肿物破裂，如卵巢囊肿、黄体囊肿破裂等。③盆腔肿物扭转，如卵巢囊肿蒂扭转、子宫浆膜下肌瘤蒂扭转、附件扭转等。④子宫强烈收缩，如流产、经血潴留、痛经等。⑤急性盆腔感染，如急性子宫内膜炎及子宫肌炎、急性输卵管炎及输卵管积脓、输卵管卵巢脓肿、急性盆腔腹膜炎、急性盆腔结缔组织炎、盆腔脓肿等。⑥其他，如子宫内膜异位症、子宫腺肌病等。妇科痛证，辨证可分为湿热壅滞证、寒湿凝滞证、气滞血瘀证等。

热证 发热是临床上最为常见的症状之一，妇科热证按病因可归纳为外感发热和内伤发热两大类。常见于：①月经期外感风寒或风热。②产褥期外感风寒、风热、暑热或暑湿。③生殖器官感染，如急性子宫内膜炎及子宫肌炎、急性输卵管炎及输卵管积脓、输卵管卵巢脓肿、急性盆腔腹膜炎、急性盆腔结缔组织炎、盆腔脓肿等引起的发热。临床上妇科热证可辨证分为热入心包证、湿热壅盛证、瘀毒内结证、外感证四种证型。

厥脱证 妇科厥证与脱证常相伴出现，故常合称为厥脱证。厥脱是以突然昏倒、不省人事、面色苍白、四肢厥冷、大汗淋漓、或表情淡漠或烦躁、脉微欲绝、血压下降为主要临床表现的一种危急重证。常见于：①失血性厥脱，如不全流产、异位妊娠破裂、前置胎盘、胎盘滞留、产道损伤、子宫破裂、产后子宫收缩乏力等大出血引起的厥脱。②感染性厥脱，如生殖器官的严重感染导致

的脓毒血症或败血症等引起的厥脱。③中暑厥脱，如妊娠期、产褥期中暑。④子痫厥脱，如妊娠子痫、产时子痫、产后子痫等引起的厥脱。厥脱可以是一种独立的病证，但多为继发于其他症状，如血证、热证、痛证。妇产科疾病的休克属厥脱证的范畴。妇科厥脱证可辨证分为血崩厥脱证、热入心包厥脱证、痰火上扰厥脱证、热毒内陷厥脱证、肝风内动厥脱证等。

诊治要点　妇科急证的急治处理需取决于医师快捷而正确的诊断，中医治疗本着"急则治其标，缓则治其本"的原则，多先施与紧急的对症处理和辨病、辨证抢救措施，如血证者首先要"塞流"，痛证者多先考虑止痛（但对疑诊者，勿妄用镇痛药），热证者先予以退热，厥脱者则以救厥固脱为要。然而妇科急证的抢救，尤多需要中西医结合治疗，在对症急救治疗的同时，必须辨证求因，结合病史、症状、体征和有关的实验室检查，尽快明确诊断导致血证、痛证、热证、厥脱证的疾病或原因，同时或随后施与辨证论治，治病求本。

(邓高丕)

fùkē xuèzhèng jízhì

妇科血证急治（the emergency treatment of gynecological blood syndromes）

针对妇科血证中急性出血的中医治疗方法。血证是泛指出血性的病证，凡离经之血，上溢于口鼻，下出于二阴，内溢于脏腑，或渗于肌肤，均统称为血证。妇科血证中以血崩为最急、最重。血崩有内崩、外崩之分，内崩系指盆腔内出血；外崩则是异常子宫出血或阴道大出血。

适应证　①月经病：崩中，即无排卵性异常子宫出血；月经过多，即排卵性月经失调。②妊娠病：如流产、异位妊娠破裂、妊娠滋养细胞疾病。③产后病：产后出血或晚期产后出血，如产后胎盘部分残留、胎盘息肉等所导致的出血。④生殖道器质性疾病：如子宫肌瘤、子宫腺肌病、外阴癌、阴道癌、宫颈癌、子宫内膜癌、子宫肉瘤、绒毛膜癌等引致的出血。⑤外伤：外阴阴道的外力挫裂伤，性交损伤等导致的阴道流血。⑥其他：如内生殖器官破裂，雌激素或孕激素使用不当以及内科血液病引致的月经期大出血等。

治疗方法　急救处理应以止血为首要，正如明·方约之主张的"初用止血以塞其流"。并发失血性休克者，在止血的同时，积极抗休克治疗。对病情危重，服药一时不能取效者，应结合其他治疗措施止血，如压迫、缝合、刮宫、剖腹手术等。

一般急救措施　①密切注意患者神志、面色、呼吸、脉搏、血压的变化。②针灸：针刺三阴交、血海、中极，中等强度刺激。灸法，直接灸大敦或隐白 3～5 壮。③单方、验方：a. 棕榈炭 15g，冲服。b. 血余炭 12g，冲服，每日 3 次。c. 乌七止崩散（乌梅炭、地榆炭各 60g，三七、侧柏炭各 30g 研成细末）10～20g，30 分钟～2 小时冲服 1 次。

辨证急救措施　①阳虚证：可选用丽参注射液 4ml 加入 50% 葡萄糖 40ml 中静脉注射，或参附注射液 20ml 加入 5% 葡萄糖 40ml 中静脉注射，或参附注射液 40～100ml 加入 10% 葡萄糖 500ml 中静脉滴注。温灸神阙、隐白、三阴交。②阴虚证：可选用参麦注射液 20ml 加入 10% 葡萄糖 20ml 中静脉注射，或参麦注射液 40ml 加入 5% 葡萄糖 250ml 中静脉滴注。③虚热证：可选用生脉注射液 20ml 加入 5% 葡萄糖 20ml 中静脉注射，或生脉注射液 40ml 加入 5% 葡萄糖 250ml 中静脉滴注。④实热证：可选用紫地宁血散 1～2 支冲服，每日 3 次；或云南白药 1g 冲服，每 4 小时 1 次。针刺断红穴（握拳第二与第三掌指关节之间凹陷处）。⑤脾虚证：可选用丽参注射液 4ml 加入 50% 葡萄糖 40ml 中静脉注射，或生脉注射液 60ml 加入 5% 葡萄糖 500ml 中静脉滴注，或北芪注射液 20ml 加入 5% 葡萄糖 500ml 中静脉滴注。温灸足三里，三阴交。⑥血瘀证：可选用三七末 3g 冲服，每 4 小时 1 次；或云南白药 1g 冲服，每 4 小时 1 次。针刺断红穴。

(邓高丕)

fùkē tòngzhèng jízhì

妇科痛证急治（the emergency treatment of gynecological pain syndromes）

针对妇科痛证中急性疼痛的中医治疗方法。妇科痛证以下腹盆腔疼痛为主，是常见的妇科急腹症。而疼痛只是各种疾病的一个症状，故治疗时应有明确的诊断，而不仅仅是以止痛为目的，对诊断未明确的病例切勿妄用镇痛药，否则可能会因镇痛而影响了对疾病的判断，从而导致漏诊或误诊。

适应证　①腹腔内出血性疼痛：如异位妊娠破裂或流产、黄体破裂等。②盆腔肿物破裂疼痛：如卵巢囊肿、黄体囊肿破裂、盆腔恶性肿瘤穿破等。③盆腔肿物扭转疼痛：如卵巢囊肿蒂扭转、子宫浆膜下肌瘤蒂扭转、附件扭转等。④子宫强烈收缩疼痛：如流产、经血潴留、痛经等。⑤急性盆腔感染：如急性子宫内膜炎及子宫肌炎、急性输卵管炎及输卵管积脓、输卵管卵巢脓肿、急性盆腔腹膜炎、急性盆腔结缔组织炎、盆腔脓肿等。⑥其他：如子宫内膜异位症、子宫腺肌病等。

治疗方法 在未明确疾病的诊断前，对于妇科痛证通常不主张采用镇痛药。如果因病情必须使用镇痛药，一定要密切观察患者呼吸、脉搏、血压等生命体征的变化。

一般急救措施 ①详细了解发生疼痛的病史、部位、发作时间、性质、特点，及其与月经、妊娠、生产的关系，结合相关检查，尽快确诊。②急腹痛常伴有休克、内出血、中毒等症状，尤应注意神志、面色、血压、脉搏、呼吸等生命体征的变化。③针灸：体针，深刺足三里或刺三阴交，重刺激手法，连续 10～30 分钟，再留针 1 小时。耳针，在压痛点扎针，捻转。

辨证急救措施 ①气滞血瘀证：可选用丹参注射液 20ml 加入 5% 葡萄糖 500ml 中静脉滴注，或川芎嗪注射液 40～80mg 加入 5% 葡萄糖 500ml 中静脉滴注。三七末 3g 冲服，每日 2 次；或云南白药 0.5～1g 冲服，每日 2 次。针刺气海、太冲、涌泉、三阴交，泻法。②寒湿凝滞证：可选用当归注射液 4ml 肌内注射，每日 2 次，或参附注射液 40ml 加入 10% 葡萄糖 500ml 中静脉滴注。当归注射液 4ml 足三里、三阴交穴位注射。针刺中极、水道、地机、三阴交，平补平泻法。③湿热壅滞证：可选用清开灵注射液 40ml 加入 5% 葡萄糖 500ml 中静脉滴注，或延胡索注射液 2ml 肌内注射，每日 2 次。延胡索注射液 2ml 三阴交、足三里穴位注射。针刺，

中极、次髎、阴陵泉、血海，泻法；或内关、三阴交，强刺激，留针 30 分钟。

（邓高丕）

fùkē rèzhèng jízhì

妇科热证急治（the emergency treatment of gynecological heat syndromes） 针对妇科热证中急性发热的中医治疗方法。发热是临床上最为常见的症状之一，一般来说，体温升高达 39℃ 以上，称为"高热"。妇科热证按病因可分为外感发热和内伤发热两大类。中医妇科古籍中记载的发热有经行发热、产后发热、热入血室等。

适应证 ①月经期的发热。②产褥期的发热。③生殖器官感染发热：如急性子宫内膜炎及子宫肌炎、急性输卵管炎及输卵管积脓、输卵管卵巢脓肿、急性盆腔腹膜炎、急性盆腔结缔组织炎、盆腔脓肿等引起的发热。

治疗方法 妇科热证的治疗以退热为原则，并针对导致发热的不同原因进行辨证治疗。某些热证虽经药物治疗仍高热持续不退者，须考虑改用手术方法治疗，如盆腔脓肿，应及时切开引流；感染性流产者，可根据出血量及感染控制的情况，择时手术清除残留组织。高热持续，体温达 40℃ 左右，宜中西药结合治疗。可用氯丙嗪 25～50mg 溶于 5% 葡萄糖注射液或生理盐水中静脉滴注；或地西泮 10～20mg，静滴；可同时予以地塞米松 5～10mg，加入 50% 葡萄糖注射液 20ml，静脉注射后，继以 10～20mg 加入 5% 葡萄糖注射液 500ml 中，静脉滴注。

一般急救措施 ①卧床休息，多口服温开水或淡盐水，或静脉补充液体。②物理降温，如外用

冷湿毛巾或冷袋敷盖额头，可配合使用 25%～50% 酒精擦浴，或 28～30℃ 温水擦浴，并预防热盛动风所导致的抽搐等。③针刺大椎、合谷、风池、曲池，或十宣放血。

辨证急救措施 ①外感证：可选用柴胡注射液 4ml 肌内注射，每日 2 次，或清开灵注射液 40ml 加入 5% 葡萄糖 500ml 中静脉滴注，或鱼腥草注射液 20～60ml 加入 5% 葡萄糖 500ml 中静脉滴注。新雪丹 1.5g 口服，每日 2 次。②湿热壅盛证：可选用双黄连粉针 3g 加入 5% 葡萄糖 500ml 中静脉滴注，或清开灵注射液 40ml 加入 5% 葡萄糖 500ml 静脉滴注，或穿琥宁注射液 10ml 加入 5% 葡萄糖 250ml 静脉滴注，每日 2 次。③瘀毒内结证：可选用双黄连粉针 3g 加入 5% 葡萄糖 500ml 中静脉滴注，或复方丹参注射液 8ml 加入 5% 葡萄糖 500ml 中静脉滴注。④热入心包证：可选用安宫牛黄丸 1 丸经胃管鼻饲，或西洋参口服液 20ml 口服或经胃管鼻饲，醒脑净注射液 20ml 加入 5% 葡萄糖 500ml 中静脉滴注，或生脉注射液 60ml 加入 5% 葡萄糖 500ml 中静脉滴注。

（邓高丕）

fùkē juétuōzhèng jízhì

妇科厥脱证急治（the emergency treatment of gynecological shock） 针对妇科厥脱证的中医治疗方法。妇科急证中，厥证与脱证常相伴出现，故常合称为厥脱证。厥脱证是以突然昏倒、不省人事、面色苍白、四肢厥冷、大汗淋漓，或表情淡漠或烦躁、脉微欲绝、血压下降为主要临床表现的一种危急重证。厥脱证既可单独发生，亦常继发于其他急证，如血证、痛证、热证等。妇

产科中的休克属厥脱证的范畴。

适应证 ①失血性厥脱：如不全流产、异位妊娠、前置胎盘、胎盘滞留、产道损伤、子宫破裂、产后子宫收缩乏力等致大出血而引起的厥脱。②感染性厥脱：如生殖器官的严重感染导致脓毒血症或败血症等引起的厥脱。③中暑厥脱：如妊娠期、产褥期中暑引起的厥脱。④子痫厥脱：如妊娠子痫、产时子痫、产后子痫等引起的厥脱。

治疗方法 对厥脱休克者要积极快速地补液扩容，增加有效的通气量，改善心肾功能，纠正酸中毒，合理选用血管活性药。失血性厥脱者必须在救逆的同时进行有效的止血，包括手术方法，否则会加重出血倾向；感染性厥脱者必须有效地抗感染，若有脓肿要及时切开引流，控制脓毒血症或败血症。

一般急救措施 ①患者去枕平卧，失血性厥脱者注意保温，中暑厥脱者注意通风降温，子痫厥脱抽搐者注意防止自伤舌头。②密切观察面色、神志，注意血压、脉搏、呼吸、尿量等生命体征的变化。③针灸：a. 体针，人中、中冲，进针后每隔5分钟捻针一次。经3次仍不改善者，加刺内关、足三里。中暑者针刺内关、人中，强刺激。b. 耳针，左耳肾上腺配内关，电针。c. 灸法，直接灸或悬灸气海、关元、足三里、膻中，每穴5壮。或直接灸大敦5壮或隐白3壮。

辨证急救措施 ①血崩厥脱证：可选用丽参注射液10ml加入50%葡萄糖40ml中静脉注射，或参附注射液40ml加入10%葡萄糖500ml中静脉滴注，或生脉注射液20ml加入10%葡萄糖20ml中静脉注射。②肝风内动厥脱证：

可选用至宝丹1丸经胃管鼻饲；或安脑丸2丸口服，每日2次；醒脑净注射液20ml加入5%葡萄糖500ml中静脉滴注。③痰火上扰厥脱证：可选用安宫牛黄丸1丸经胃管鼻饲；或安脑丸2丸口服或经胃管鼻饲，每日2次；醒脑净注射液20ml加入5%葡萄糖500ml中静脉滴注。④热毒内陷厥脱证：新雪丹1.5g口服，每日2次。可选用参附注射液20ml加入5%葡萄糖500ml中静脉滴注，或丽参注射液20ml加入5%葡萄糖500ml中静脉滴注，或清开灵注射液40ml加入5%葡萄糖500ml中静脉滴注，或醒脑净注射液20ml加入5%葡萄糖500ml中静脉滴注。⑤热入心包厥脱证：安宫牛黄丸1丸经胃管鼻饲。可选用生脉注射液60ml加入5%葡萄糖500ml中静脉滴注，或清开灵注射液40ml加入5%葡萄糖500ml中静脉滴注，或醒脑净注射液20ml加入5%葡萄糖500ml中静脉滴注。

(邓高丕)

fùkē yòngyào jìnjì

妇科用药禁忌 （herbal medicine prohibit in obstetrics and gynecological diseases）

治疗妇科疾病，尤其是妊娠病、产后病，应禁用、忌用或须慎重使用的药物。禁用和忌用的药物通常是有堕胎作用，或影响胎元，或药性峻猛，损伤正气，如有毒性的药物、虫类药物等。《中华人民共和国药典》明确指出孕产妇禁用、忌用或慎用的中药和中成药。妊娠期禁忌使用的药物，通常在备孕期亦应避免使用。

(罗颂平)

rènshēn yàojìn

妊娠药禁 （drug prohibit of pregnant woman）

妇女妊娠期除中断妊娠、引产外，禁忌使用或须慎重使用的药物。古代医家很早就对妊娠禁忌药有所认识，最早明确记载药物有使人无子的文献当属春秋战国时代的《山海经》，反映了当时人们对妊娠禁忌有了初步的认识。妊娠禁忌药最早见于《神农本草经》。陶弘景《本草经集注·序例·诸病通用药》专设堕胎药一项，共收载堕胎药41种。自此历代医家对妊娠禁忌药物均有扩展，宋代及其以后的妊娠禁忌药数量愈加庞杂，明·李时珍《本草纲目》记载最多，共分为妊娠禁忌、堕生胎、活血流气、产难、滑胎、下死胎六大类，共收载妊娠禁忌药84种。为了方便记忆和应用，妊娠禁忌歌诀逐渐出现并成为一个公认的传承形式。

现代中医在药理的基础上，对妊娠禁忌药的研究更加深入，分为妊娠禁用、忌用、慎用药物。禁用和忌用药是对胚胎有毒性或可能影响妊娠的维持、妊娠期不能使用的药物，如水银、砒霜、雄黄、轻粉、斑蝥、马钱子、蟾酥、川乌、草乌、黎芦、胆矾、瓜蒂、巴豆、甘遂、大戟、芫花、牵牛子、商陆、麝香、干漆、水蛭、虻虫等；慎用药是药性峻猛，但可以根据病情和孕妇的体质酌情使用，如牛膝、红花、桃仁、姜黄、牡丹皮、枳实、枳壳、大黄、番泻叶、芒硝、附子、肉桂等。

中药药物种类繁多，妊娠期用药应总体把握的原则为选方用药须时刻顾护胎元，凡峻下、滑利、祛瘀、破血、耗气、散气以及一切有毒药品，都应慎用或禁用。具体药物应参照《中华人民共和国药典》和《中药学》规划教材。

妊娠期用药宜慎重。在病情需要的情况下，使用妊娠慎用药亦须严格掌握剂量和疗程，并在经过恰当炮制和配伍的基础上，尽量减轻药物对妊娠的危害。所谓"有故无殒，亦无殒也"。并注意当"衰其大半而止"，以免动胎、伤胎。

（许丽绵）

chǎnhòu sānjìn

产后三禁 (postpartum three prohibits)

产褥期尤其是新产后，不宜使用汗法、下法和利法的三种治法。由于产妇在分娩过程中耗气伤津，产后气血骤虚，需顾护气血阴阳，避免耗损。禁大汗以防亡阳，禁峻下以防亡阴，禁通利小便以防亡津液。

产后病的主要病机：一是亡血伤津，阳气浮散，元气亏损。由于产时产后出血（或过多）、分娩用力、汗出伤津，以致阴血骤虚，或因产前阴血不足，产后调摄失常，以致亡血伤津，阳气浮散。二是瘀血内阻，败血妄行。产后元气亏虚，运血无力，气虚血滞，且产后百脉空虚，易感外邪，寒邪乘虚入胞，血为寒凝，留而成瘀。三是外感、饮食或外邪所伤。产后气血俱伤，元气受损，腠理疏松，所谓"产后百节空虚"，稍有感触或生活不慎，便可发病。

根据产后的生理与病理特点，《景岳全书·妇人规》提出"产后三禁"，即"谓不可汗，不可下，不可利小便。发其汗则同伤寒下早之证；利大便则脉数而伤脾；利小便则内亡津液，胃中结燥"。产后病的治疗还应本着"勿拘于产后，亦勿忘于产后"的原则，临证时应注意补虚与祛邪，行气勿过耗散，消导需兼扶脾，治寒慎用温燥，清热谨防冰伏。

虽有虚损宜补，但不可过于温燥和滋腻。

（许丽绵）

fùkē qíngzhì liáofǎ

妇科情志疗法 (gynecologic emotion therapy)

运用中医情志学说或心理行为学说的理论和方法治疗妇女心理疾病和心身疾病，以促使其心身状况向健康方向发展的治疗方法。情志疗法作为中国传统医学疗法之一，有深邃的医学哲理和科学基础，且简便易行、安全有效，为患者解除身心疾苦。

《吕氏春秋·至忠》记载了战国时期名医文挚采取"以怒胜思"的疗法，使齐王重病得愈的典故，是中医情志疗法治愈疾病的首例记载。《素问·阴阳应象大论》和《素问·五运行大论》中皆提到"怒伤肝，悲胜怒""喜伤心，恐胜喜""思伤脾，怒胜思""忧伤肺，喜胜忧""恐伤肾，思胜恐"的五志相胜疗法，并提出"善医者，必先医其心，而后医其身"，主张身心同治。随着医疗实践的不断发展，中医情志疗法的手段和内涵日益丰富，在古代医籍中有大量的相关内容。例如，金元时期医学名家张从正在《儒门事亲》中记载了一妇人"伤思虑过甚，二年不寐，无药可疗"，则"以怒激之……其人大怒汗出，是夜困眠"的案例。

适应证 妇科心身疾病，如月经前后诸证、绝经前后诸证、产后郁证等。一方面辨证使用中药治疗，另一方面运用中医情志疗法进行心身同治。中药和情志疗法两种措施分别从不同的侧面发挥治疗作用，中药偏于缓解躯体症状，情志疗法偏于缓解精神神经症状。

治疗方法 妇科心身疾病具

有不同的精神神经症状，根据妇科疾病病因病机及症状特点，采用言语开导、暗示、行为治疗等，发挥情志疗法的综合优势，提高疗效。

言语开导疗法 针对患者的病情及其心理状态、情感障碍等，采取语言交流方式进行疏导以消除其致病心因，纠正其不良情绪和情感活动等的心理治疗方法。在医疗过程中，临床医生都在运用此法，其应用范围极广，是中医治疗心身疾病的重要方法之一。《素问·移精变气论》曰："古之治病，惟其移精变气，可祝由而已。"《灵枢经·贼风》云："其祝而已者，其故何也？岐伯曰：先巫者，因知百病之胜，先知其病之所以生者，可祝而已也。"祝由者，祝其病所由来也，即分析并告之病所由来。《灵枢经·师传》曰："告之以其败，语之以其善，导之以其所便，开之以其所苦，虽有无道之人，恶有不听者乎。"中国古代的祝由疗法，即祝说发病的原由，以转移患者的精神情绪，达到调整、改变患者的不良心理状态，实际上也是以言语开导为主的心理疗法。

暗示疗法 医生采用语言、行为等方式诱导患者接受其某种"暗示"，改变其情志和行为，以达到预期疗效的心理治疗方法。暗示疗法包括运用语言、情境渲染及药物、针灸治疗等方法的他暗示法，也包括气功锻炼中意念导引、存想默念等自我暗示方法。

宁神静志疗法 通过静坐、静卧或静立以及自我控制调解等，达到"内无思想之患，外不劳形于事"，抛却一切恩怨慕恋，神志保持安宁，就能少生疾病；即使患病，亦易治疗。《黄帝内经》认为"静则深藏，躁则消亡"，这是神收藏于内的缘故。反之，躁动不安就易患病，并且得病也不易治愈。故《素问·上古天真论》说："无恚嗔之心……外不劳形于事，内无思想之患，以恬愉为务，以自得为功，形体不敝，精神不散，亦可以百数。"就是说，精神内守，宁神静志的心理疗法在养生延年、防治疾病中的能动作用。

五志相胜疗法 五志化生于五脏，五脏的功能是五志的生理基础。五志安居，则心身健康；五志过度，则心身异常。中医学根据五行相克理论，依照五志之间的制约关系，提出五志相胜疗法，以此来维持五志之间的协调平衡，从而保持身心健康。临床主要用来治疗异常情绪、不良心理和行为病证。历代文献中有不少利用五志相胜疗法治愈疾病的记载。

注意事项 情志疗法虽有确切的疗效，但并不能包治百病，也不可能以一种疗法来治疗所有的疾病，因此，临床应用情志疗法时要注意：①辨病与辨证结合。不同的病证，其病情的轻重缓急、病因病机、临床表现等均不相同，因而其治法亦不同，应根据病证的特点，采用相适宜的情志疗法，进行针对性的调治，才能有的放矢。②因人制宜。由于每个人的先天禀赋、性别、年龄、生活状况、家庭环境、文化程度、人生阅历等不同，因而其身心状况亦有明显的个性特点，临床施以情志疗法时，即使是同一种疾病，也应从每个患者的实际情况出发，选择不同的治疗方法。③身心兼顾。中医强调"形与神俱"，形神统一是生命存在的重要保证。形乃神之宅，神乃形之主，无神则形不可活，无形则神无以附，二者相辅相成，不可分离。躯体疾

患往往可以影响精神心理活动，心理异常亦可导致躯体病变，所以身心同治是情志疗法的又一重要原则。④预防为主。"治未病"是中医的重要预防思想，也是情志疗法的应用原则。情志疗法由于其本身的特点，尤重以预防为主，做到察于未萌，防患于未然，防止病证的加深加重。

（王小云）

qíngzhì xiāngshèng liáofǎ

情志相胜疗法（therapy of interrestricing emotions） 根据五行学说，以五脏配五志，按照五行相克的顺序，"以情胜情"，纠正情志偏胜而导致的情志病的治法。即通过一种正常情志活动来调节另一种不正常情志活动。情志是各脏腑功能活动的一种体现，由五脏之气所化，而五脏之精化五脏之气。因五脏之精所化五脏之气各不相同，五脏情志也随之不同。因此，情志归五行，也应遵从五行的相克理论。《素问·阴阳应象大论》指出"人有五脏化五气，以生喜怒悲忧恐"。金·张从正在《儒门事亲·九气感疾更相为治衍》第二十六篇中对情志相胜心理疗法的理论和方法进行了详细的论述，"悲可以治怒，以恻怆苦楚之言感之；喜可以治悲，以欢乐戏谑之言娱之；恐可以治喜，以祸起仓促之言怖之；思可以治恐，以虑彼忘此之言夺之；怒可以治思，以污辱斯罔之言触之。此五者，必诡诈谲怪无所不至，然后可以动人耳目，易人视听"。明·张介宾在《类经》中就结合《黄帝内经》对情志相胜心理疗法理论进行系统的论述，包括五脏、五志、五行之间的相胜制约关系，如"喜为心火之志，能胜肺金之忧……怒为肝木之志，能胜脾土之思……忧为肺金之志，

能胜肝木之怒……思为脾土之志，能胜肾水之恐……恐为肾水之志，能胜心火之喜"。有关情志相胜理论治疗情志病的案例最早记载在《吕氏春秋》中，案例是以"怒胜思"治愈齐王的思病。

适应证 情志相胜疗法适用于情志刺激引起脏腑功能失调的各种疾病。因情志刺激引起气机紊乱，主要表现为功能障碍，如果是器质性病变，则仅作为辅助治疗。情志病可分为喜病、怒病、忧病、思病、悲病、惊病、恐病。情志病较常见于女性，导致各种与妇科疾病相关的情志病。

治疗方法 情志相胜疗法分为怒疗、悲疗、喜疗、恐疗等。

思病怒疗 《素问·阴阳应象大论》明确指出"怒胜思"。张从正用情志相胜治疗一例不寐，《儒门事亲》："一富家妇人，伤思虑过甚，一年不寐，无药可疗。其夫求戴人治之……乃与其夫，以怒而激之……其人大怒汗出，是夜困眠，如此者，八九日不痊，自是而食进，脉得其平。"文中就是用怒来治疗，以怒来胜脾之郁结，因该患者之不寐是日久思虑伤脾，阴血不和，按五行学说木克脾土之理，故意激怒患者，使汗随怒出，不用针药而治愈了多年的不寐。又如，《续名医类案》中记载朱丹溪曾疗一女子疾，该女婚后不久其夫外出，久无音信，终日思念，不思饮食，日久以至卧床不起，其家人请丹溪诊疗，征得家人应允后，朱丹溪遂以"怒胜思"，在女子脸上打了三巴掌，并大声斥责，女子大怒，哭闹之后竟感心情舒畅，病情大减。

怒病悲疗 悲胜怒。《景岳全书》中记载，燕姬因怒而厥，张介宾诊后，声言其危，假称要用灸法才能治好。燕姬知道灸法不

仅会引起疼痛，而且会损毁面容或身体其他部位的皮肤。于是，继而转悲，悲则气消，将胸中的郁怒之气排解。这是一例用悲的心理治疗怒的病态心理状态。怒为肝之志，属木，怒则气上，悲为肺之志，属金，悲则气消，按照相克原理，金克木，悲胜怒，通过二者气机的平衡达到人体气机运动的平衡，是以"恻怆苦楚之言"诱使患者产生悲伤的情绪，有效地抑制过怒的病态心理。

悲病喜疗　喜胜悲。《儒门事亲·因忧结块一百》中记载"息城司侯，闻父死于贼，乃大悲哭之，罢，便觉心痛，日增不已，月余成块，状若覆杯，大痛不住，药皆无功……戴人至，适巫者在其旁，乃学巫者，杂以狂言以谑病者，至是大笑，不忍回。面向壁，一、二日，心下结块皆散"。悲忧同为肺之志，悲则气消，肺气耗散，见咳喘气短之象，甚则累积心脾，而见痴呆、疼痛、脘痞之状；累及脾则脘痞，累及心则心痛。火克金，则喜胜悲，喜则气缓，百脉舒和，是以"欢乐戏谑之言娱之"诱使患者产生欢快的情绪，有效的抑制悲忧的病理状态。

喜病恐疗　恐胜喜。清代《冷庐医话》记载"鹿邑李大谏，世为农家，获售于乡，父以喜故，失声大笑，及举进士，其笑弥甚，历十年，擢谏垣，遂成痼疾，宵旦不休，太医院某，令家人给其父曰：大谏已殁。其父恸绝几殒，如是者十日，病渐瘳"。喜为心之志，属火，喜则气缓，荡澹不收；恐为肾之志，属水，恐则气下。水克火，则恐胜喜，通过恐的心理迫使涣散的心气收敛，从而使得机体气机内收而不涣散，是以"祸起仓促之言怖之"诱使患者产

生恐的情绪，有效地抑制过喜的病态心理。

情志相胜疗法可应用于疾病的不同阶段。在情志病的初期，可以单用情志刺激，纠正病态的心理；若在疾病中期，累及脏腑功能则应以针药治疗为首选，情志疗法为辅助；在疾病后期，则宜情志疗法与针药治疗并用。

注意事项　设计情志疗法要严谨，个体化设计，不能有漏洞，医者要善于思辨，不同的患者用不同的方法，灵活操作。有些治疗方法可能给患者及其家人带来疑惑和困扰，务必谨慎使用，如不得不使用，在使用前须与患者亲属充分沟通，签署知情同意书。

（王小云）

shùnqíng cóngyù liáofǎ
顺情从欲疗法（compliance therapy）

顺势利导患者，顺从其被压抑了的情绪、意志，满足其心身需要，使其心情舒畅的情志疗法。"从欲"，来自《黄帝内经》。《素问·阴阳应象大论》曰："从欲快志于虚无之守。""顺情"，即顺志。《灵枢经·师传》曰："顺者，非独阴阳脉之逆顺也，百姓人民皆欲顺其志。"即顺从自己的身心。阴阳脉，是人体的生理病理；"志"是人的意愿、欲求。明·张介宾指出"依情病者，非情不解，其在女子，必得愿遂而后可释""若思虑不解而致病者，非得情舒愿遂，多难取效"。清·赵濂《医门补要·人忽反常》说："凡七情之喜惧爱憎，追乎居室衣服，饮食玩好，皆与平昔迥乎相反者，殆非祸兆，即是病机，他人只可迎其意而婉然劝解，勿可再拂其性而使更剧也。"这是中医心理学治疗的理念，即在客观条件及伦理道德许可的前提下，尊重、同情、体谅、

迁就患者，适当满足其愿望，有助于疾病的治疗。治病不仅要顺从人的生理规律，也要顾及患者意愿欲求，顺应心理规律。这是符合现代的生物-医学-社会-心理模式的。

适应证　妇科疾病伴有情志意愿不遂所引起的心身疾病。

治疗方法　根据患者的心理需求，适当予以满足：①患者有所偏好的东西，且这种东西是引起疾病的重要原因。②患者急切需要的东西，应当尽力满足，则病可愈。③疾病是由缺失所爱之物引起的，给予所爱之物，疾病可愈，即人们平常所说的"心病当须心药医"。总之，就是顺从患者的意志、情绪，满足患者的身心需要，使患者怡悦开怀，心情舒畅。因此，实施顺情从欲疗法，要透彻了解病情，包括诱发因素、平时的偏好、所愿的东西、人际关系等。其中，最主要的是把握其所欲之物。所欲，分为显欲和潜欲。显欲是表现在外的，患者强烈的欲望需求。但需辨别显欲之真伪。假的显欲，必有其心理障碍。治疗时要撇开假的欲望，找出真的欲望，才能药到病除。潜欲是不被意识的欲望，存在于潜意识之中，经常被人忽略。从其潜欲须先解读当事人潜欲的多层含义，确定本质的那种潜欲，医者的任务就是让患者对潜欲有所意识，然后在显欲的意识层面进行心理操作及调节。一般从其所欲是手段，顺势利导是目的。当心理阻抗严重时，适当地给予心理反佐——某些方面顺应当事人意愿，给予适度心理满足，以辅助主导心理治疗的方法。与中药治疗的反佐类似。当本质显露是即刻抓住时机使用"主药"——调节正常的身心健康欲

求，改变非理性欲求。

明·李渔《闲情偶寄·疗病》曰："其一，凡人之一生，必有偏嗜好一物，癖之所在，性命与通，剧病得此，皆称良药。其二，人无贵贱穷通，皆有激切所需之物，如穷人所需者财等，其人急需之物，可以当药。其三，人心私爱，必有所钟。其人钟爱之人，可以当药。如凡有少年子女，情窦已开，未经婚嫁而至疾，疾而不能遂愈者，惟此一物可以药之。其四，欲得未得之物，是人皆有。如文士之于异书，武人之于宝剑等，皆可当药。其五，凡人有生平向往，未经谋面者，如其惠然肯来，以此当药，其为效也更捷。故平时契慕之人，可以当药。其六，平素常乐为之事，可以当药。其七，人有偏好，即有偏恶。偏好者致之，既可无疾。所以生平痛恶之物与切齿之人，悉皆去之，亦可当药。"

顺情从欲疗法要"合于道"，即人心之道，心理活动规律。心理治疗合于"道"，可获事半功倍之效，如《孙膑兵法·奇正》曰："行水得其理，漂石折舟；用民得其性，则令行如流。"

注意事项 ①顺情从欲疗法只能在一定的范围满足患者所需，即要求合情合理，为人身之正常需要。不能突破道德尺度，越过法律底线。②欲求是否现实可行，只有在当前社会条件或家庭条件下能够实现的才可执行，必须是客观条件所满足的。只有在这个前提下才可尽力满足其所求或所恶，如创造条件以改变使其致病的环境，或对其想法表示同情、理解和支持、保证等。③欲求是否适度适量。若是合理的欲望，客观条件又能允许时，应当皆属顺情从欲的内容。在一定的社会

条件下，欲望总是不可能全部得到满足的，尤其对于那些胡思乱想、淫欲邪念、不切实际的欲望，不能纵容和迁就，而应当善意地、诚恳地采用说服、教育等方法，令其摒弃。

(王小云)

xuānxiè liáofǎ

宣泄疗法 （release therapy）

引导患者将内心的苦闷通过呼喊、倾诉、哭泣等各种方式宣泄出来，从而调节情志的方法。又称发泄疗法。让求诊者将心中积郁的苦闷或思想矛盾倾诉出来，以减轻或消除其心理压力，避免引起精神崩溃，并能较好地适应社会环境。对于神经症、心因性精神障碍、情绪反应等精神疾病有较好的疗效，对心身疾病与正常人的心理问题也有较大的帮助。疗效取决于患者的心理状态与患者对医务人员的信赖程度。心身疾病患者多数不愿暴露自己患病的真正原因，或感觉难以启齿。医务人员要有耐心，同情、尊重患者，保护其隐私，二者的配合与默契，才会让患者打开心扉，谈出患病的心理问题，解开心结，心情舒畅，病情就会逐步改善。

适应证 遇到精神创伤、挫折或打击后发生的妇科疾病。由于焦虑、恐惧、抑郁、愤怒等情绪因素而导致神经衰弱、焦虑症、抑郁症等精神疾病。

治疗方法 主要方法有倾诉法、转移法、呼吸调节法、表情调节法、哭泣宣泄法、借物宣泄法、运动宣泄法等。①倾诉法：向周围最亲密的人或最信得过的人倾诉，把心中的不快、郁闷、愤怒、困惑等消极情绪，和盘托出，如果难以启齿就写下来。从而卸下心理负担。将心中的委屈、压抑、担心、焦虑等排解出去。

医者要成为愿意倾听，并且真心实意帮助患者的人。②转移法：当情绪低落的时候，转移注意力到别的东西上去。情绪悲愤时想想快乐的事情。例如，产后的妇女，因护理不当，或缺乏与家人沟通，会出现产后抑郁或其他情志病，此时设法让其转移注意力，共同分享快乐的事情。但如果已确诊产后抑郁症，应请专科医生进行指导治疗。③呼吸调节法：指导患者进行深呼吸，当觉得很不开心的时候，闭上眼睛，深吸气，然后把气慢慢放出来；再深吸气……如此持续几个循环，会使呼吸变得平稳，情绪也逐渐平静下来。④表情调节法：让患者在不开心的时候，照着镜子对自己扮鬼脸。自己把自己逗乐，从而消除不开心的情绪。⑤哭泣宣泄法：在特别痛苦悲伤时，痛痛快快地大哭一场，释放积聚的悲伤情绪，调节心理平衡。痛哭是消极情绪积累到一定程度的大暴发，如盛夏的暴雨，越是倾盆而下，天晴得越快。⑥借物宣泄法：受了委屈或欺侮后，可以回家关起门来，用力捶打被子、枕头，直到疲乏时，通过物件宣泄情绪，从而使情志调畅，气机调和。借物宣泄安全性比较大，效果也比较好。⑦运动宣泄法：剧烈的运动或柔和的运动都可以改变情绪状态。人在情绪低落时，往往不爱运动，越不活动，情绪越低落，形成恶性循环。跑步、暴走、打球等活动，可以把体内积聚的负面情绪得到发泄，从而情绪状态。

注意事项 ①医生要有共情，以同情、关怀与耐心的态度，并保证保护其隐私，从朋友的角度去聆听，让患者畅所欲言而无所顾虑，待其充分宣泄后，再给予温和的正确指导。切忌采用说教

式的"大道理"，或过严批评的方式，应设身处地地对比方法，让对方理解其思想与情绪反映的问题所在。②守住道德与法律底线，不贬损他人、不损害公共财物和私人财物。每个人都有自己的人格尊严，不应当将自己的不良情绪宣泄在别人身上，对他人造成伤害。大声喊叫必须在空旷的地方，不能影响别人的正常生活。不损害公物，不扰乱社会秩序。

（王小云）

yíqíng yìxìng liáofǎ

移情易性疗法（empathic the-rapy）

在中医"形神一体观"的指导下，通过"治神以动其行"来治疗心身疾病的方法。又称精神转移法，古称移精变气法。明·张介宾首创这种治法。他阐发《黄帝内经》心理治疗理论并有新的拓展，在《类经》有"移精变气"的论述及"以诈治诈"的治疗方法。

精为神之物质基础，五脏之精化五脏之气，五脏之气化五脏之志，即情志。神能御气控精，因此可通过调神来调节气机。移情易性疗法即转移患者注意力或改变其性情的心理治疗方法，为中医心理疗法之一。"移情"即转移情思，分散患者对疾病的注意力，使注意中心从病所转移于他处；或改变其周围环境，使患者脱离与不良刺激因素的接触；或改变患者内心焦虑状态，使其从某种情感纠葛中解脱出来，转移于另外的人或事物上。"易性"即改变患者的某些不良的性情状态，如急躁、冲动、消极、动摇、悲观、忧郁及某些不良生活习惯等。"移情易性"可以消除可能是病因的不良心理状态，也可以纠正可能是病症的不良心理状态。心理状态的改善，不仅对于心身性疾患，而且对于一般疾患都有积极的疗愈作用。

适应证 主要应用于妇科疾病伴有精神神经症状的疾病。

治疗方法 移情易性的具体治法很多，应根据患者的不同病情、不同心理状态和不同环境条件等，采取不同措施。具体的方法是通过各种方法将患者的注意力转移到其他事物，或分散患者的注意力，使思想焦点从病所转移于他处；或改变周围环境使患者脱离不良刺激因素；或改变患者内心虑恋的指向性，使其从某种情感转移于另外的人或物上，这样就可以平息原来紊乱的气机。主要包括精神转移法和情志导引法。

精神转移法 将注意力投入其他事情方面，通过忘我的努力创造一个令自己愉快、舒适的环境以及心理世界，以成功的喜悦来抚平、医治心灵的创伤；也可借助于音乐歌吟、琴棋书画、游览观光等方式来移情易性，以产生舒畅情志、疏理气机等方面的治疗效应。方法主要包括音乐移情、歌吟移情、读书明理。清·吴尚先《理瀹骈文》云："七情之病者，看书消闷，听曲消愁，有胜于服药者矣。"其中音乐移情法是最古老的一种方法，它通过不同的音乐韵律、节奏来调节人体的情志，恢复人体气机的和谐。《管子·内业》称："凡人之生也，必以平正，所以失之，必以喜怒忧患。是故止怒莫若诗，去忧莫若乐。"《黄帝内经》则将角、徵、宫、商、羽五音分别与肝、心、脾、肺、肾五脏，怒、喜、思、忧、恐五志，木、火、土、金、水五行联系在一起，构成了颇具中医特色的音乐怡情疗法。歌吟移情法是通过唱歌来调节人体气机的方法，要求患者吟唱时记住歌曲的韵律、节奏。在这一过程中，患者通过膈肌的运动按摩内脏，调整整体的气机，从而达到治疗疾病的目的。读书明理法是古代儒家修身养性的方法，通过调神治形而产生积极的辅助治疗作用，具有很强的潜移默化作用。此外，还有常用的几种转移法，如旅游是最好的转移法之一。通过旅游改换环境，可以帮患者忘却痛苦，改变性情，尤其最适于有悲伤病根的人。例如，亲人丧失、失恋者，都可以通过旅游转移悲痛。旅游还不能解决问题的，可尝试搬迁法，就是换环境，换个新地点居住，以新的环境逐渐消除原有的不良刺激，这样就可逐渐淡化不良情绪。聚会，是把亲人或朋友请来和患者一起居住，对患者增加新的刺激，从而起到冲淡患者原有的不良刺激的作用。或多参加社会活动，多和他人接近，多跟别人交谈。

情志导引法 通过呼吸吐纳锻炼，或配合以一些动作来引导和控制其精神心理活动，达到移精变气治疗目的的方法。由于此法一般不借助于外界事物来转移患者的注意力，多以"导引"的方法移情易性，故称为"情志导引"。此法主要的方式是呼吸吐纳，在南北朝·陶弘景的《养性延命录》（转引《服气经》）记载，"委曲治病：吹以去热，呼以去风，嘻以去烦，呵以下气，嘘以散滞，呬以解极"。实践证明，默念"吹、呼、呵、嘘、呬"字吐纳行气，确能排遣紧张、焦虑、忧郁、愤恨等不良情绪，使胸闷胁胀等脏腑滞气得以消散，产生精神舒畅松弛等感觉。此法具有心理生理调摄的双重效应，不仅能缓解各种境遇性因素引起的应激情绪，还可以防治抑郁症、神经症、癔症及某些功能性、器质性疾病。

注意事项 ①根据患者的形神气质类型、病情的轻重及其个人的爱好给出对应的治疗方式，要注意思辨，不能全部照搬，也不能泥于古法。②患者要正视自己的心理缺陷及心理疾病，有坚强的毅力去克服、战胜不良的心理状态，才能取得疗效。因为移情易性是一种通过后天的努力和长期锻炼的过程来矫正个性心理缺陷，并逐渐趋向于形神和谐统一的调摄方法，取得效果需要一定的时间。③情志导引要在医生指导下进行。选择适合的功法，不可一知半解，以免产生不良反应。

（王小云）

fùkē bǎojiàn

妇科保健 (women's health care)

女性在各个生理阶段的保健方法。妇女保健以预防为主，将妇女疾病的发生控制在临床前阶段为目标。由于女性一生中经历着不同年龄阶段的身体变化，还经历经、孕、产、乳等特殊生理变化，因此，重视妇女月经期、妊娠期、产褥期、哺乳期以及绝经期的保健，是预防妇科疾病的前提。

（张婷婷）

yuèjīngqī tiáohù

月经期调护 (maintenance in menstrual period)

女性在月经期以及月经前后的调护方法。月经期间，冲任气血下注，血室正开，外邪容易入侵，若失于调摄，每易受病。《妇人大全良方》云："妇人以血为基本，苟能谨于调护，则血气宣行，其神自清，月水如期……若遇经脉行时，最宜谨于将理。将理失宜，似产后一

般受病，轻为宿疾，重可死矣。"

应注意：①保持清洁。经期血室正开，脉络皆张，邪易入侵而客于胞中，必须保持外阴、内裤及卫生垫的清洁，同时要禁止房事、盆浴、游泳，以防外邪乘虚而入，滋生疾病。②劳逸结合。正常月经期可从事一般工作和学习，但要避免过度疲劳及剧烈运动，因劳力过度则耗气动血，可致经水过多，甚或酿成崩漏之疾。③调节寒温。月经期气随血泄，气虚则卫外功能不固，易受风、寒、热等淫邪侵袭，故不宜贪风受凉、淋雨涉水和坐卧湿地，因此时血脉易为寒湿凝滞，可致月经不调、痛经等。④饮食有节。经期宜食清淡而有营养之品。经水为血所化，血得热则行，得寒则凝。若过服辛辣香燥，易致血分蕴热，迫血妄行；过食苦寒生冷，可致经脉凝滞，血行受阻。也不宜过量饮酒，以免刺激胞宫，血气受扰，影响月经的正常蓄溢。⑤调和情志。月经期间，阴血下注冲任，肝气易于偏旺，若此时伤于七情，易使气血紊乱，冲任不能相资，则月事因而不调。因此，应保持心情舒畅，消除紧张、烦躁或忧郁、恐惧心理。

（张婷婷）

rènshēnqī tiáohù

妊娠期调护 (maintenance in pregnancy)

孕妇在妊娠期间的保健与养胎方法。受孕之后，生理上发生改变，此期注意摄生保养，有利于孕妇及胎儿的健康。《妇人大全良方·孕元立本章》云："唯能顺时数，谨人事，勿动而伤，则生育之道得矣。"又有《格致余论》云："儿之在胎与母同体，得热则俱热，得寒则俱寒，病则俱病，安则俱安，母之饮食起居，尤当慎密。"都强调了妊娠

期摄生的重要性。

应重视：①慎戒房事。《产孕集》云："怀孕之后，首忌交合。"妊娠期房事不节易耗伤肾气，扰动胎元，尤其是妊娠三月内及七个月之后，以免发生胎漏、胎动不安，甚至小产、早产。②劳逸有度。正常妊娠一般可以从事学习和工作，适当活动。《女科证治》云："于未产之前，亦须常为运动，庶使气血流畅，胎易转动，则产亦易矣。"但不宜过度劳累或负重、攀高涉险，慎防跌仆，以免伤胎。③饮食适宜。孕期饮食宜清淡而富于营养，饥饱适度，顾护脾胃；食味亦不宜过咸，尤其妊娠晚期，预防子肿、子满。避免服用伤胎之品，以防引致流产。④情志调适。孕期受生理变化的影响，孕妇会出现早孕反应，妊娠中期以后，随着子宫增大，体形发生改变，孕妇需要适应这些变化。应维护心身健康，保持情绪稳定，可听舒缓音乐，这也是胎教的重要内容。

（张婷婷）

tāijiào

胎教 (fetus education)

在孕期对胎元的综合调护，使胎儿健康成长。胎教一说，最早见于公元 100 年左右之《大戴礼记》及稍后的《列女传》，并由后世医家逐步丰富其内容。胎教的哲理是"慎始"，胎儿是人生之始，母体的言行，足以影响胎儿。《叶氏女科证治》指出"胎前静养乃第一妙法。不较是非，则气不动矣。不争得失，则神不劳矣。心无嫉妒，则血自充矣。情无淫荡，则精自足矣。安闲宁静，即是胎教"。所以孕妇的言行必须谨守礼仪，心情保持恬静舒畅，有助于胎儿的正常发育。

（张婷婷）

zhúyuè yǎngtāi

逐月养胎（nourishing the fetus month by month）　按孕月调护养胎的方法。养胎之说肇始于《黄帝内经》，北齐徐之才为最早作专篇立论阐述，著有《逐月养胎方》，被《备急千金要方》《外台秘要》等书转载，是按脏腑、经络理论对胎元生长发育的认识而设立的养胎方法。其曰："一月始胚，二月始膏，三月始胎，四月成血脉，五月四肢成、胎动，六月成其筋，七月皮毛成，八月九窍成，九月六腑百节毕备，十月五脏俱备，六腑齐通，俟时而生。"另外提到"十二经脉各养胎一月：一肝二胆三心经，四月三焦五脾经，六胃七肺八大肠，九月肾经十膀胱"。分别对妊娠各月常易发生的疾病，确立了逐月调养、安胎的治疗方法，以及针灸禁忌等，属古人经验，实际运用尚需进一步研究。

定期产前检查是孕期保健的重要措施，可以及时发现和治疗妊娠合并症以及胎儿发育异常，定期接受产前保健指导。在确定妊娠后即应进行第一次检查，此后每月检查一次，从七个月起应每半个月诊查一次，妊娠 36 周以后，每周一次，直至临产。

（张婷婷）

chǎnrùqī tiáohù

产褥期调护（maintenance in puerperium）　新产后和产褥期产妇调护的方法。分娩时损气耗血，营卫不固；恶露排出，血室已开，胞脉空虚，若护理不当，将息失宜，每易致病，且致疾容易，去疾较难。因此，产褥期的保养主要是促进产妇身体尽快恢复。

应注意：①调摄生活。产后营卫较虚，易感外邪，要注意避风保暖，不可当风坐卧，冷水洗浴，以免关节为寒邪凝聚，出现关节疼痛；衣着薄厚适宜，亦不可过于温暖，汗出过多。产后宜多休息，保证充足的睡眠，并适当运动，促进身体复原；但不宜过早及过度操劳，以免导致恶露不绝或子宫下垂。产后饮食宜选蛋白质丰富、易消化者的食品，忌生冷辛辣、肥甘滋腻之品，以免损伤脾胃。②保持清洁。产后子宫未闭，恶露未尽，淫邪易入胞中而致病，故应注意保持外阴清洁，易用温开水擦洗外阴，内裤及月经带（垫）经常换洗并日光曝晒消毒。产后汗多者，要经常擦浴及换洗内衣。③定期检查。产后 42 天应作详细的产后健康检查，了解子宫、阴户等复原情况，及早防治有关乳房、阴户、子宫及产科手术伤口的异常情况。④计划生育。产褥期内禁性生活。产后 6 周起应采取避孕措施，哺乳者以工具避孕为宜。

（张婷婷）

bǔrǔqī tiáohù

哺乳期调护（maintenance in lactation）　产妇在哺乳期的调护方法。母乳是婴儿的最佳营养品，不仅含有易于消化的各种营养素，还含有抵御病邪的免疫物质，应当尽量坚持母乳喂养。

科学哺乳应注意：①乳房清洁。每次哺乳之前，乳母要洗手，再用温开水清洗乳头，以免婴儿吮入不洁之物，同时可预防乳房疾病的发生。若乳汁过多，致乳房胀痛，可热敷或用吸奶器将乳汁吸空，以免壅积成痈。若乳头出现皲裂，哺乳后将少许乳汁或 10% 鱼肝油铋剂局部涂擦，疼痛剧烈者，可暂停哺乳 24 小时，将乳汁挤出喂养。②正确哺乳。产后半小时可开始哺乳，哺乳前按摩乳房以刺激排乳反射，提倡按需哺乳，每次哺乳时间 15~20 分钟，最好完全吸空。哺乳 6~12 个月便可断乳，时间过长，对母婴均不适宜。③生活调摄。乳母要心情舒畅，睡眠充足，劳逸适度，饮食营养丰富，慎用药物，以保证乳汁正常分泌。落实避孕措施，哺乳期以工具避孕为宜。

（张婷婷）

juéjīngqī tiáohù

绝经期调护（maintenance in menopause）　女性在绝经前后的保健调护方法。绝经期指妇女从绝经期出现与绝经相关迹象，至绝经后 1 年，西医学称为更年期、围绝经期。此时肾气渐衰，天癸将绝，冲任二脉虚损，生殖功能降低而至消失，机体阴阳失调，出现一系列不适的自觉症状，如红热汗出、烦躁易怒、头晕目眩、耳鸣心悸等。

此时期妇女应注意调护，使之健康地进入老年期。①健康教育：广泛宣传绝经期卫生知识，使绝经期妇女消除不必要的思想顾虑，进行正常的工作和生活。②生活调理：起居、生活有规律，坚持适当的劳动和活动，以防外邪侵袭，但要避免过重的体力劳动，防治子宫脱垂。保持心情舒畅，饮食有节，忌食辛辣、油腻之品。③定期体检：绝经前后是心脑疾病和肿瘤的好发年龄，应定期进行体检，作防癌普查。对于绝经期妇女反复腹痛、异常阴道流血、异常增多的带下等情况及时检查，以便早诊断、早治疗。

（张婷婷）

lǎoniánqī tiáohù

老年期调护（maintenance in senility）　老年女性的保健调护方法。中国女性的期待寿命在 2019 年已达到 80 岁，为安享晚年，应注重养生保健，提升健康预期寿命。在 60 岁步入老年期后，女性脏腑功能逐渐衰退，阴阳皆虚，身体功能下降，容易出现体重超标或肌肉减少、骨质疏松、心脑血管疾病、情绪抑郁、恶性肿瘤等；在生殖器官方面，肾气进一步衰退，天癸已竭，绝经多年后，子宫、阴道萎缩老化，亦容易发生萎缩性阴道炎。

此期的关键是使阴阳平衡，气血和调，脾胃健旺，提高生活质量，并预防疾病，安度晚年。元·邹铉在《寿亲养老新书》提出老年人的"七养诀"，即"一者少言语养真气，二者戒色欲养精气，三者薄滋味养血气，四者咽津液养脏气，五者莫嗔怒养肝气，六者美饮食养胃气，七者少思虑养心气"，对老年期女性的养生具有重要的指导意义。

调畅情志　良好的情绪、平和的心态是养生的基础，是防病治病的保障。老年期需学会放下和舍得，慎怒、戒怒，省思少虑。既不要随便发火，也不要胡思乱想。《备急千金要方》曰："但能不思衣食，不思声色，不思胜负，不思曲直，不思得失，不思荣辱。心无烦，形无极……亦可长年。"《黄帝内经·素问·上古天真论》曰："恬淡虚无，真气从之，精神内守，病安从来？"这都说明良好的心态和稳定的情绪是养生防病的基石。

起居有节　保持良好的作息规律和适度的劳动运动，有利于老年人体重的管理和身体的健康。老年期由于脏腑功能的衰退，体力及动作的协调性明显减退，所以，要充分注意生活及活动的环境，避免跌倒，无论是劳动还是运动，不可以年轻时的习惯和强度为标准，当量力而行。

饮食有度　老年期脾胃功能逐渐老化，饮食搭配尤须合理。《素问·脏气法时论》有"五谷为养，五果为助，五畜为益，五菜为充，气味合而服之，以补益精气"的论述，说明饮食宜荤素搭配，营养均衡。《医学心悟》主张"莫嗜膏粱，淡食为最"。《吕氏春秋》指出"凡食无强厚味，无以烈味重酒"。多食蔬菜、瓜果、清淡素食类，少食肥肉、辛辣、烈酒、油腻之品。

定期检查　老年期易出现骨质疏松、心脑血管疾病、恶性肿瘤等疾病，应定期进行体检，防微杜渐。身体不适，及早就医。若出现阴道流血、异常带下、腹痛等情况，须及时诊治。

（朱　玲）

yuèjīngbìng
月经病（menstrual diseases）

月经的周期、经期、经量等发生异常，以及伴随月经周期或于经断前后出现明显不适症状的疾病。妇科临床的常见病、多发病。常见的月经病有月经先期、月经后期、月经先后无定期、月经过多、月经过少、经期延长、经间期出血、崩漏、痛经、闭经、经行发热、经行头痛、经行眩晕、经行身痛、经行吐衄、经行泄泻、经行浮肿、经行乳房胀痛、经行情志异常、经行口糜、经水早断、经断前后诸证、经断复来等。

病因病机　病因主要是淫邪侵袭、情志因素、房劳多产、饮食不节、劳倦过度和体质因素。病机主要是脏腑功能失常，气血失调，间接或直接损伤冲任督带和胞宫、胞脉、胞络。痛经、经行前后诸证等疾病的发生，除致病因素外，又与经期及其前后特殊生理状态有关。经断前后，肾气渐虚，天癸将竭，冲任二脉虚衰，肾阴阳失调，致病因素乘时而作导致发病。

诊断　多以临床主症而命名。应注意结合相关检查与有关疾病进行鉴别，如月经过多、经期延长、崩漏等与妊娠病、产后病、杂病等引起的阴道流血相鉴别；并要注意与发生在月经期间的内、外科病证相鉴别。

辨证　着重月经的期、量、色、质的异常及伴随月经周期或经断前后出现明显不适的症状，同时结合全身证候，运用四诊、八纲进行综合分析。临证时还要根据月经周期不同阶段的阴阳转化和气血盈亏的变化规律进行综合分析。见月经病辨证。

治疗　原则重在治本以调经。治本大法有补肾、扶脾、疏肝、调理气血等。①"经水出诸肾"，补肾为第一大法，补肾目的在于益先天之真阴，用药以填精养血为主，佐以助阳益气之品，使阳生阴长，精血俱旺，则月经自调。②扶脾目的在于益气血之源、统血或除湿，用药以健脾益气或健脾升阳除湿为主。脾气健运，生化有源，统摄有权，血海充盈，月经的期、量可恢复正常。用药不宜过用辛温或滋腻之品，以免耗伤脾阴或困阻脾阳。③疏肝目的在于通调气机，用药以开郁行气为主，佐以养血柔肝之品，使肝气得疏，肝血得养，血海蓄溢有常，则经病可愈。用药不宜过用辛香燥烈之品，以免劫津伤阴，耗损肝血。④调理气血当辨气病、血病，病在气者，治气为主，佐以理血；病在血者，治血为主，佐以理气。气血来源于脏腑，补肾、扶脾、疏肝也寓调理气血之法。上述诸法，常以补肾扶脾为要。《景岳全书·妇人规》云："故调经之要，贵在补脾胃以资血之源，养肾气以安血之室，知斯二者，则尽善矣。"

月经病在论治过程中，应首辨经病、他病的不同，如因他病致经不调者，当先治他病，病去则经自调；若因经不调而生他病者，当予调经，经调则他病自愈。次辨标本缓急的不同，急则治其标，缓则治其本。若痛经剧烈，应以止痛为主；若经血暴下，当以止血为先。症状缓解后，则审证求因治其本，使经病得以彻底治愈。再辨月经周期各阶段之不同，以指导用药。经期血室正开，大寒大热之剂用时宜慎；经前血海充盛，勿滥补，宜予以疏导；经后血海空虚，勿强攻，宜予以调补，但总以证之虚实酌用攻补。此外，还应考虑不同年龄的妇女生理特点不同，治疗的侧重点也有别。

(杜惠兰)

yuèjīng xiānqī

月经先期（advanced menstruation）

以月经提前 1~2 周，连续出现 2 个周期以上为常见症状的月经病。又称经早、经行先期、经期超前、经水先期等。西医学排卵障碍性异常子宫出血和盆腔炎性疾病所致的周期提前可参考此病辨证治疗。

此病首见于《金匮要略方论·妇人杂病脉证并治》，"带下，经水不利，少腹满痛，经一月再见者，土瓜根散主之"。明代以前此病非独立疾病，而是与月经过多、经期延长、月经后期、月经过少、月经先后无定期等合称为"月经不调"。至明·万全《万氏女科》中始分为"不及期而经先行""经过期后行""一月而经再行""数月而经一行"等，"月经先期"方作为独立疾病论治，清·方昌翰《竹林女科证治》称此病为"月经先期"。

病因病机 此病的常见病因

有气虚和血热，主要病机是冲任不固，经血失于制约，月经提前而至。①脾气虚弱：素体脾虚，或饮食不节，或劳倦过度，或思虑太过，损伤脾气，中气不足，统摄无权，冲任不固，不能约制经血，遂致月经提前而至。②肾气不固：先天禀赋不足，肾气虚弱，或房劳多产，或久病及肾，耗损肾气，致肾气不固，失于封藏，冲任不固，经血失约，导致月经先期。③阴虚血热：素体阴虚，或失血伤阴，或久病失养，或房劳多产，耗损阴精，以致阴液亏损，虚热内生，热扰冲任，经血失于制约，则月经提前溢下。④阳盛血热：素体阳盛，或过食辛燥，或感受热邪，以致热搏血分，扰动血海，冲任不固，胞宫不及期而先泻，引起月经先期。⑤肝郁血热：素性抑郁，或情志内伤，肝气郁滞，郁久化热，热扰冲任血海，冲任不固，致使月经不及期先来。

诊断与鉴别 依据症状、体征、检查进行诊断。①症状：月经周期提前 7~14 天，连续 2 个月经周期而经期基本正常。②体征：妇科检查盆腔多无明显器质性病变。③检查：卵巢功能检查显示基础体温（basal body temperature，BBT）呈双相型，但黄体期少于 12 天，或 BBT 上升缓慢；经前或月经来潮 6 小时内子宫内膜活组织检查呈分泌反应不良。若盆腔炎性疾病引起的月经先期，妇科检查有盆腔炎症体征。

此病应与经间期出血进行鉴别。后者常发生在月经周期第 12~16 天，出血量较少，持续数小时，有的甚至持续 2~3 天，或表现为透明白带中夹有血丝，月经周期、经期、经量均正常。BBT 测定可助鉴别。

辨证论治 根据月经的量、色、质及全身证候辨其属于气虚或血热。气虚多为脾气虚和肾气虚，血热包括阴虚血热、阳盛血热和肝郁血热。治疗以安冲为治疗大法，重在调整月经周期。此病治疗除内服药外，尚可配合针灸疗法。

脾气虚弱证 经期提前，或兼量多，经色淡红，质清稀，神疲乏力，面色萎黄，气短懒言，倦怠嗜卧，小腹空坠，纳少便溏，脘闷腹胀，舌质淡，苔薄白，脉缓弱。治宜补脾益气、固冲调经，方选补中益气汤（《内外伤辨惑论》），常用药物有人参、黄芪、甘草、当归、陈皮、升麻、柴胡、白术。若月经提前，心悸怔忡、失眠多梦、四肢倦怠、舌淡苔薄、脉细弱，证属心脾两虚，治宜养心健脾、固冲调经，方用归脾汤（《校注妇人良方》），常用药物有白术、茯神、黄芪、龙眼肉、酸枣仁、人参、木香、当归、远志、甘草、生姜、大枣。

肾气不固证 经期提前，经量或多或少，色淡黯，质清稀，腰膝酸软，头晕耳鸣，面色晦黯或有黯斑，精神不振，夜尿频多，小便清长，舌淡黯，苔薄白，脉沉细。治宜补肾益气、固冲调经，方选固阴煎（《景岳全书》），常用药物有人参、熟地黄、山药、山茱萸、菟丝子、远志、五味子、炙甘草。

阴虚血热证 经期提前，量少，色鲜红，质稠，手足心热，咽干口燥，颧赤唇红，或潮热盗汗，心烦不寐，舌质红，少苔，脉细数。治宜养阴清热、凉血调经，方选两地汤（《傅青主女科》），常用药物有生地黄、地骨皮、玄参、麦冬、阿胶、白芍。

阳盛血热证 经期提前，量

多，色深红，质稠，渴喜冷饮，面赤心烦，溲黄便结，舌质红，苔黄，脉滑数。治宜清热凉血、固冲调经，方选清经散（《傅青主女科》），常用药物有牡丹皮、地骨皮、白芍、熟地黄、青蒿、黄柏、茯苓。

肝郁血热证 经期提前，量多或少，经色深红或紫红，质稠有块，烦躁易怒，经前乳房、胸胁、少腹胀痛，口苦咽干，舌质红，苔薄黄，脉弦数。治宜疏肝清热、凉血调经，方选丹栀逍遥散（《内科摘要》），常用药物有牡丹皮、栀子、当归、白芍、柴胡、白术、茯苓、炙甘草、煨姜、薄荷。

中成药治疗 ①补中益气丸：由炙黄芪、党参、炒白术、当归、升麻、柴胡、陈皮、炙甘草组成，用于脾气虚弱证。②固经丸：由黄柏、黄芩、椿皮、香附、白芍、龟甲组成，用于阴虚血热证。③加味逍遥口服液：由柴胡、当归、白芍、白术、茯苓、甘草、牡丹皮、栀子、薄荷组成，用于肝郁血热证。

转归预后 此病治疗得当，多可痊愈。若伴有月经过多、经期延长者可发展为崩漏。

预防调护 ①适寒温：避免感受热邪为患。②节饮食：不宜过食肥甘滋腻、生冷寒凉、辛辣香燥之品，以免损伤脾胃，或生热灼血。③调情志：保持心情舒畅，避免忧思郁怒，损伤肝脾，或七情过极，五志化火。④适劳逸：经期不宜过度劳累和剧烈运动，以免损伤脾气。⑤节育和节欲：避免生育（含人工流产）过多、过频及经期、产褥期交合。

(杜惠兰)

yuèjīng hòuqī

月经后期（delayed menstruation）以月经延后1周以上，甚

至3~5个月一行，经期正常，连续2个月经周期以上为常见症状的月经病。又称经迟、经行后期、经水后期、经期错后等。西医学的月经稀发可参考此病辨证治疗。

此病始见于《金匮要略方论·卷下》，"温经汤方……主妇人少腹寒久不受胎，兼取崩中去血，或月水来过多及至期不来"。《备急千金要方·妇人方》中有"隔月不来""两月三月一来"的记载。《景岳全书·妇人规》："凡血寒者，经必后期而至。然血何以寒？亦惟阳气不足，则寒从内生，而生化失期，是即所谓寒也。"

病因病机 此病的发病机制有虚实之别。虚者多因肾虚、血虚、虚寒导致精血不足，冲任不充，血海不能按时满溢而经迟；实者多因血寒、气滞、痰湿导致血行不畅，冲任受阻，血海不能如期满盈，致使月经后期。①肾虚：先天禀赋不足，肾气亏虚，或房事不节，或早婚多产，损伤肾气，冲任不足，血海不能按时满溢，遂致经行错后。②血虚：数伤于血，或产多乳众，病后体虚，饮食减少，化源不足，营血衰少，冲任不足，血海不能按时满溢，遂致经行错后。③虚寒：素体阳虚，或久病伤阳，阳虚内寒，脏腑失于温养，生化失期，气虚血少，冲任不足，血海不能按时满溢为患。④实寒：经产之时，感受寒邪，或过服寒凉，寒客冲任，血为寒凝，胞脉不畅，血行涩滞，血海不能按时满溢，遂致经行错后。⑤气滞：素性抑郁，情志不遂，气不宣达，血为气滞，冲任不畅，气血运行迟滞，血海不能按时满溢，遂致经行错后。⑥痰湿：素体肥胖，痰湿内盛；或劳逸过度，饮食不节，损

伤脾气，脾失健运，痰湿内生。痰湿下注冲任，壅滞胞脉，气血运行缓慢，致使血海不能按时满溢。

诊断与鉴别 依据症状、体征、检查进行诊断。①症状：月经周期延后7天以上，甚至延后3~5个月一行，连续出现2个周期以上。②体征：妇科检查子宫大小正常或略小。③检查：卵巢功能检查有助于诊断。

此病与早孕均有月经过期未至，但此病要连续发生2个周期以上。早孕有早孕反应，妊娠试验和B型超声检查可资鉴别。

辨证论治 主要根据月经的量、色、质及全身证候辨病证之虚实。虚证治以温经养血，实证治以活血行滞。治疗除内服药外，尚可配合针灸疗法。

肾虚证 周期错后，量少，色淡黯，质清稀，腰酸膝软，头晕耳鸣，带下量多质稀，面色晦黯，或面部黯斑，舌淡黯，苔薄白，脉沉细。治宜补肾益气、养血调经，方选大补元煎（《景岳全书》），常用药物有人参、山药、熟地黄、杜仲、当归、山茱萸、枸杞子、炙甘草。

血虚证 周期错后，量少，色淡质稀，小腹空痛，头晕目眩，心悸失眠，皮肤不润，面色苍白或萎黄，舌淡，苔薄，脉细无力。治宜补血养营、益气调经，方选人参养荣汤（《太平惠民和剂局方》），常用药物有人参、白术、茯苓、炙甘草、当归、白芍、熟地黄、肉桂、黄芪、五味子、远志、陈皮、生姜、大枣。

虚寒证 周期错后，量少，色淡质稀，小腹隐痛，喜温喜按，腰酸无力，小便清长，面色㿠白，舌淡，苔白，脉沉迟无力。治宜温经扶阳、养血调经，方选大营

煎（《景岳全书》），常用药物有当归、熟地黄、枸杞子、炙甘草、杜仲、牛膝、肉桂。

实寒证 周期错后，量少，经色紫黯有块，小腹冷痛拒按，得热痛减，畏寒肢冷，舌黯，苔白，脉沉紧或沉迟。治宜温经散寒、活血调经，方选温经汤（《妇人大全良方》），常用药物有人参、当归、川芎、白芍、肉桂、莪术、牡丹皮、甘草、牛膝。

气滞证 周期错后，量少，经色黯红，或有血块，小腹胀痛，精神抑郁，胸闷不舒，舌苔正常，脉弦。治宜理气行滞、活血调经，方选乌药汤（《兰室秘藏》），常用药物有乌药、香附、木香、当归、甘草。

痰湿证 周期错后，量少，色淡，质黏，头晕体胖，心悸气短，脘闷恶心，带下量多，舌淡胖，苔白腻，脉滑。治宜燥湿化痰、活血调经，方选芎归二陈汤（《丹溪心法》），常用药物有陈皮、半夏、茯苓、甘草、生姜、川芎、当归。

中成药治疗 ①定坤丹：由红参、鹿茸、西红花、三七、白芍、熟地黄、当归、白术、枸杞子、黄芩、香附、茺蔚子、川芎、鹿角霜、阿胶、延胡索、鸡血藤膏、红花、益母草、五灵脂、茯苓、柴胡、乌药、砂仁、杜仲、干姜、细辛、川牛膝、肉桂、炙甘草组成，用于血虚兼郁证。②艾附暖宫丸：由艾叶、香附、吴茱萸、肉桂、当归、川芎、白芍、地黄、黄芪、续断组成，用于虚寒证。③少腹逐瘀胶囊：由当归、蒲黄、五灵脂、赤芍、小茴香、延胡索、没药、川芎、肉桂、炮姜组成，用于实寒证。④七制香附丸：由香附、鲜牛乳、地黄、茯苓、当归、熟地黄、川

芎、白术、白芍、益母草、艾叶、黄芩、山茱萸、天冬、阿胶、酸枣仁、小茴香、人参、甘草、食盐组成，用于气滞证。

转归预后 此病治疗得当，多可痊愈。若伴有月经过少者可发展为闭经，应及早治疗。生育年龄若月经后期、量少，常可导致不孕。

预防调护 经前及经期注意调摄寒温，避免受寒、冒雨、涉水；经期不宜过食寒凉冰冷之物；经期要情绪稳定，心情舒畅，避免情志抑郁；避免产育或行人工流产次数过多。

（杜惠兰）

yuèjīng xiānhòu wú dìngqī

月经先后无定期（irregular menstrual cycle）

以月经或提前或延后1~2周，经期正常，连续出现3个周期以上为常见症状的月经病。又称经乱、月经愆期、经水先后无定期等。西医学排卵障碍性异常子宫出血出现月经周期不规则者可参考此病辨证治疗。

此病始见于《备急千金要方·卷之二》，"妇人月经一月再来或隔月不来""当归圆治女人脐下症结刺痛……月水或在月前，或在月后"。《景岳全书·妇人规》："血虚经乱，凡女人血虚者，或迟或早，经多不调，此当察脏气，审阴阳，详参形证脉色，辨而治之，庶无误也……肾虚经乱，妇人因情欲房事，以致经脉不调者，其病皆在肾经。"《医宗金鉴·妇科心法要诀》称此病为"愆期"。

病因病机 此病常见病因有肾虚、脾虚和肝郁，主要病机是冲任气血不调，血海蓄溢失常。①肾虚：素体肾气不足，或房劳多产，或少年肾气未充，绝经前期肾气渐衰，或久病大病，肾精

亏耗，肾气不守，封藏失司，冲任失调，血海蓄溢失常，遂致经行先后无定期。②脾虚：素体脾虚，或饮食失节，或思虑过度，损伤脾气，脾虚生化不足，统摄无权，冲任失调，血海蓄溢失常，以致经行先后无定期。③肝郁：素性抑郁，或忿怒过度，肝气逆乱，气乱则血乱，冲任失司，血海蓄溢失常为患。

诊断与鉴别 依据症状、体征可进行诊断。①症状：月经周期或提前或错后7天以上、2周以内，经期正常，并连续出现3个周期以上。②体征：妇科检查多无明显器质性病变。

此病月经周期紊乱与崩漏相同，但经期、经量均正常。而崩漏的月经周期、经期、经量均严重紊乱。

辨证论治 主要辨病证之虚实。以调理冲任气血为治疗原则，或疏肝解郁，或调补脾肾，随证治之。治疗除内服药外，尚可配合针灸疗法。

肾虚证 经行或先或后，量少，色淡，质稀，头晕耳鸣，腰膝酸软，小便频数，舌淡，苔薄，脉沉细，方选固阴煎（《景岳全书》），常用药物有人参、熟地黄、山药、山茱萸、菟丝子、远志、五味子、炙甘草。若肝郁肾虚，症见月经先后不定、经量或多或少、腰膝酸软、经前乳房胀痛、心烦易怒、舌黯红、苔白、脉弦细，治宜补肾舒肝，方选定经汤（《傅青主女科》），常用药物有当归、白芍、熟地黄、柴胡、山药、茯苓、菟丝子、炒荆芥。

脾虚证 经行或先或后，量多，色淡，质稀，神倦乏力，脘腹胀满，纳呆食少，舌淡，苔薄，脉缓。方选归脾汤（《校注妇人良方》），常用药物有白术、茯神、

黄芪、龙眼肉、酸枣仁、人参、木香、当归、远志、甘草、生姜、大枣。

肝郁证 经行或先或后，经量或多或少，色黯红，有血块，或经行不畅，胸胁、乳房、少腹胀痛，精神郁闷，时欲太息，嗳气食少，舌质正常，苔薄，脉弦。方选逍遥散（《太平惠民和剂局方》），常用药物有柴胡、当归、白芍、白术、茯苓、甘草、薄荷、煨姜。

中成药治疗 ①鹿胎胶囊：由鹿胎、鹿茸、肉桂、当归、熟地黄、阿胶、醋龟甲、续断、地骨皮、红参、茯苓、炒白术、益母草、丹参、赤芍、蒲黄、川芎、牛膝、醋香附、醋延胡索、木香、炒莱菔子、小茴香、甘草组成，用于肾虚证。②逍遥丸：由柴胡、当归、白芍、白术（炒）、茯苓、炙甘草、薄荷、生姜组成，用于肝郁证。

转归预后 此病治疗及时、得当，多可痊愈。若伴月经过少，可发展为闭经；若伴月经过多、经期延长，则易发展为崩漏。

预防调护 ①调情志：避免强烈的精神刺激，保持心情舒畅，以利气血畅达和肝之疏泄功能正常。②节生育和节房事：实行计划生育，避免房劳多产伤肾。

（杜惠兰）

yuèjīng guòduō

月经过多 （hypermenorrhea）

以月经周期、经期正常，经量明显多于既往为常见症状的月经病。又称经水过多、经血过多等。西医学排卵障碍性异常子宫出血、子宫肌瘤、盆腔炎性疾病、子宫内膜异位症等疾病及宫内节育器引起的月经过多，可参考此病辨证治疗。

早在《金匮要略·妇人杂病脉证并治》温经汤方下即有"月水来过多"的记载。《圣济总录·妇人血气门一百五十一卷》："治妇人经候不调，或所下过多，腹痛腰重，黄连汤方。"《素问病机气宜保命集·卷下》首先提出"经水过多"的病名，指出"治妇人经水过多，别无余证，四物内加黄芩、白术各一两"。

病因病机 此病常见病因有气虚、血热和血瘀，主要病机是冲任不固，经血失于制约。①气虚：素体虚弱，或饮食失节，劳倦过度，大病久病，损伤脾气，中气不足，血失统摄，冲任不固，以致经行量多。②血热：素体阳盛，或恣食辛燥，或感受热邪，或七情过极，郁而化热，热扰冲任，迫血妄行，以致经行量多。③血瘀：素性抑郁，或忿怒伤肝，气滞而致血瘀；或经期产后余血未尽，感受外邪或不禁房事，瘀血内停。瘀阻冲任，血不归经，以致经行量多。

诊断与鉴别 依据症状、体征与检查可进行诊断。①症状：月经周期、经期正常，经量明显多于以往。②体征：妇科检查盆腔多无明显器质性病变。若子宫肌瘤引起的月经过多，常有子宫体增大，质较硬，形态不规则，或可触及肿物结节；盆腔炎性疾病患者多有宫体压痛，附件增粗、压痛或有炎性包块存在；盆腔子宫内膜异位症患者盆腔多有不同程度的粘连，子宫骶骨韧带、主韧带等处可触到痛性结节，或卵巢囊肿。③检查：卵巢功能检查基础体温呈双相型。若血液分析显示白细胞计数增高，多为盆腔炎性疾病；有贫血者，红细胞及血红蛋白下降。B型超声检查有助于诊断子宫肌瘤、子宫内膜异位症和盆腔炎症包块；子宫内膜

病理检查有助于诊断排卵障碍性异常子宫出血和子宫内膜炎；宫腔镜检查有助于诊断子宫内膜息肉、黏膜下子宫肌瘤。

此病与崩漏均表现为月经量增多，但崩漏的出血无周期性，同时伴有出血时间长，淋漓日久不能自止。此外，还需与血液病、心血管疾患、肝功能损害等内科疾病引起的月经过多进行鉴别。

辨证论治 此病主要辨其属虚、热、瘀。治疗要注意经期和平时的不同，经期以固冲止血为治疗原则，需标本同治；平时治本以调经。治疗除内服药外，尚可配合针灸疗法。

气虚证 行经量多，色淡红，质清稀，神疲体倦，气短懒言，小腹空坠，面色㿠白，舌淡，苔薄，脉缓弱。治宜补气升提、固冲止血，方选安冲汤（《医学衷中参西录》），常用药物有白术、黄芪、生龙骨、生牡蛎、生地黄、白芍、海螵蛸、茜草根、续断。

血热证 经行量多，色鲜红或深红，质黏稠，口渴饮冷，心烦多梦，尿黄便结，舌红，苔黄，脉滑数。治宜清热凉血、固冲止血，方选保阴煎（《景岳全书》），常用药物有生地黄、熟地黄、黄芩、黄柏、白芍、山药、续断、甘草。

血瘀证 经行量多，色紫黯，质稠有血块，经行腹痛，或平时小腹胀痛，舌紫黯或有瘀点，脉涩有力。治宜活血化瘀、固冲止血，方选桃红四物汤（《医宗金鉴》），常用药物有当归、熟地黄、白芍、川芎、桃仁、红花。

中成药治疗 ①人参归脾丸：由人参、白术、茯苓、甘草、黄芪、当归、木香、远志、龙眼肉、酸枣仁组成，用于气虚证。②葆宫止血颗粒：由煅牡蛎、白芍、

侧柏炭、地黄、金樱子、柴胡、三七、仙鹤草、椿皮、大青叶组成,用于血热证。③妇血安片:由当归、益母草、女贞子、墨旱莲、三七、丹参、仙鹤草、香附炭、蒲黄炭、侧柏炭、党参、白术组成,用于血瘀证。

转归预后 此病常因失血过多引起气血俱虚,影响身体健康,故应针对病因,及时治疗。如治疗得当,多可痊愈。若伴有经期延长者可发展为崩漏。

预防调护 经期注意休息,避免过度劳累;注意饮食调理,少食辛辣温燥之品,饮食要富含营养,易于消化;调畅情志,避免精神刺激。

(杜惠兰)

yuèjīng guòshǎo

月经过少 (hypomenorrhea)

以月经周期正常,经量明显少于既往,或行经时间不足 2 天,甚或点滴即净为常见症状的月经病。又称经水涩少、经量过少等。西医学的子宫发育不良、子宫内膜结核、宫腔粘连等出现的月经过少,可参考此病辨证治疗。

此病始见于《女科百问·卷上》,"阴气胜阳,月假少者,七物汤"。其后各医家对此病的病因病机证治多有论述。《素问病机气宜保命集·卷下》:"治妇人经水涩少,四物内加葵花煎。"《证治准绳·女科》:"经水涩少,为虚为涩,虚则补之,涩则濡之"。

病因病机 此病常见病因有肾虚、血虚、血寒和血瘀,主要病机是冲任气血不足,或冲任气血不畅,血海溢下不多。①肾虚:先天禀赋不足,或房事不节,或产多乳众,损伤肾气,肾精亏损,冲任不盈,血海溢下不多,遂致月经量少。②血虚:数伤于血,或大病久病,营血亏虚,或饮食

劳倦,思虑过度,损伤脾气,化源不足,冲任血虚,血海溢下不多,致经行量少。③血寒:经期产后,感受寒邪,或过食生冷,血为寒凝,冲任阻滞,运行不畅,血海溢下不多为患。④血瘀:经期产后,余血未净之际,七情内伤,气滞血瘀,或感受邪气,邪与血结,瘀滞冲任,气血运行不畅,血海溢下不多,致经行量少。

诊断与鉴别 依据症状、体征与检查可进行诊断。①症状:月经周期、经期正常,经量明显少于以往,或经量减少的同时经期缩短至不足 2 天。②体征:妇科检查子宫大小正常或略小。③检查:卵巢功能检查或显示雌二醇、孕酮水平低下。

育龄期患者应与激经进行鉴别。后者指受孕初期仍按月行经,无其他症状,又无损于胎儿,待胎儿渐长,其经自停,妊娠试验阳性。

辨证论治 主要辨病证之虚实。治疗须分辨虚实,虚证重在补肾益精,或补血益气以滋经血之源;实证重在温经行滞,或祛瘀行血以通调冲任。治疗除内服药外,尚可配合针灸疗法。

肾虚证 经来量少,不日即净,或点滴即止,血色淡黯,质稀,腰膝酸软,头晕耳鸣,小便频数,舌淡,苔薄,脉沉细。治宜补肾益精、养血调经,方选当归地黄饮(《景岳全书》),常用药物有当归、熟地黄、山茱萸、杜仲、山药、牛膝、甘草。

血虚证 经来量少,不日即净,或点滴即止,经色淡红,质稀,头晕目眩,心悸失眠,皮肤不润,面色萎黄,舌淡,苔薄,脉细无力。治宜补血益气调经,方选滋血汤(《证治准绳·女科》),常用药物有人参、山药、

黄芪、白茯苓、川芎、当归、白芍、熟地黄。

血寒证 经行量少,色黯红,小腹冷痛,得热痛减,畏寒肢冷,面色青白,舌黯,苔白,脉沉紧。治宜温经散寒、活血调经,方选温经汤(《妇人大全良方》),常用药物有人参、当归、川芎、白芍、肉桂、莪术、牡丹皮、甘草、牛膝。

血瘀证 经行涩少,色紫黑有块,小腹刺痛拒按,血块下后痛减,舌紫黯,或有瘀斑紫点,脉涩有力。治宜活血化瘀、理气调经,方选通瘀煎(《景岳全书》),常用药物有当归尾、山楂、香附、红花、乌药、青皮、木香、泽泻。

中成药治疗 ①安坤赞育丸:由鹿茸、鹿尾、鹿角胶、阿胶、紫河车、龟甲、醋鳖甲、酒萸肉、菟丝子、酒苁蓉、锁阳、牛膝、枸杞子、续断、盐杜仲、桑寄生、盐补骨脂、熟地黄、当归、白芍、川芎、人参、炒白术、茯苓、甘草、黄芪、泽泻、酸枣仁、龙眼肉、制远志、琥珀、红花、西红花、鸡血藤、丹参、川牛膝、醋乳香、醋没药、醋香附、醋延胡索、柴胡、木香、沉香、陈皮、乌药、藁本、紫苏叶、煨肉豆蔻、砂仁、橘红、地黄、北沙参、天冬、黄芩、黄柏、青蒿、白薇、秦艽、鸡冠花、煅赤石脂、丝棉炭、血余炭、醋艾炭组成,用于肾虚证。②八珍益母丸:由益母草、熟地黄、当归、酒白芍、川芎、党参、炒白术、茯苓、甘草组成,用于血虚证。③调经活血胶囊:由当归、醋香附、川芎、赤芍、泽兰、红花、丹参、乌药、木香、制吴茱萸、醋延胡索、鸡血藤、熟地黄、菟丝子、白术组成,用于血瘀证。

转归预后 此病治疗得当，多可痊愈。若伴有月经后期者可发展为闭经。

预防调护 经期应注意保暖，不宜贪凉饮冷或冒雨涉水；保持心情舒畅，避免情志刺激；节制房事，节制生育，避免宫腔手术损伤；及早治疗原发病，如子宫发育不良、子宫内膜结核、卵巢功能早衰等。

(杜惠兰)

jīngqī yáncháng

经期延长（prolonged menstruation） 以月经周期正常，经期超过 7 天以上，甚至 2 周方净为常见症状的月经病。又称月水不断、经事延长等。西医学排卵障碍性异常子宫出血和盆腔炎性疾病所致的经期延长可参考此病辨证治疗。

此病始见于《诸病源候论·卷三十七》，其曰"妇人月水不断者……劳伤经脉，冲任之气虚损，故不能制其经血，故令月水不断也"。《校注妇人良方·卷一》曰："妇人月水不断，淋漓腹痛，或因劳损气血而伤冲任，或因经行而合阴阳，以致外邪客于胞内，滞于血海故也。但调养元气而病邪自愈，若攻其邪则元气反伤矣。"《沈氏女科辑要笺正·淋漓不断》提出此病的转归"须知淋漓之延久即崩漏之先机"。

病因病机 此病常见的病因有气虚、虚热和血瘀，主要病机是冲任不固，经血失于制约。①气虚：素体虚弱，或劳倦过度，或忧思不解，损伤脾气，中气不足，统摄无权，冲任不固，不能约制经血，以致经期延长。②虚热：素体阴虚，或久病伤阴，或房事不节，产多乳众，或忧思积念，阴血亏耗，阴虚内热，热扰冲任，迫血妄行，不能约制经血

为患。③血瘀：素性抑郁，或忿怒过度，肝气郁结，气滞血瘀；或经期产后，余血未尽之际，感受外邪，或交合阴阳，邪与余血相搏成瘀，瘀阻冲任，血不循经，遂致经期延长。

诊断与鉴别 依据症状、体征与检查可进行诊断。①症状：月经周期正常，经期超过 7 天以上，甚至淋漓 2 周方净。②体征：妇科检查多无明显器质性病变。盆腔炎性疾病患者妇科检查时宫体有压痛，附件增厚压痛。③检查：子宫内膜活组织检查有助于诊断慢性子宫内膜炎引起的经期延长。

此病与崩漏均表现为经期延长，但崩漏还同时伴有月经周期及经量的紊乱。

辨证论治 根据月经之量、色、质及全身证候辨其属于虚、热、瘀。治疗以固冲调经为大法，气虚者重在补气升提；阴虚血热者重在养阴清热；瘀血阻滞者以通为止，不可概投固涩之剂。治疗除内服药外，尚可配合针灸疗法。

气虚证 经行时间延长，量多，经色淡红，质稀，肢倦神疲，气短懒言，面色㿠白，舌质淡，苔薄，脉缓弱。治宜补气升提、固冲调经，方选举元煎（《景岳全书》），常用药物有人参、黄芪、白术、炙甘草、升麻。

虚热证 经行时间延长，量少，经色鲜红，质稠，咽干口燥，潮热颧红，手足心热，大便燥结，舌红，苔少，脉细数。治宜养阴清热、凉血调经，方选清血养阴汤（《妇科临床手册》），常用药物有生地黄、牡丹皮、白芍、玄参、黄柏、女贞子、墨旱莲。

血瘀证 经行时间延长，量或多或少，经色紫黯有块，经行

小腹疼痛拒按，舌紫黯或有小瘀点，脉涩有力。治宜活血祛瘀、固冲调经，方选棕蒲散（《陈素庵妇科补解》），常用药物有棕榈炭、蒲黄炭、当归身、炒白芍、川芎、生地黄、牡丹皮、秦艽、泽兰、杜仲。

中成药治疗 ①补中益气丸：由炙黄芪、党参、炒白术、当归、升麻、柴胡、陈皮、炙甘草组成，用于气虚证。②葆宫止血颗粒：由煅牡蛎、白芍、侧柏炭、地黄、金樱子、柴胡、三七、仙鹤草、椿皮、大青叶组成，用于虚热证。③妇血安片：由当归、益母草、女贞子、墨旱莲、三七、丹参、仙鹤草、香附炭、蒲黄炭、侧柏炭、党参、白术组成，用于血瘀证。

转归预后 此病治疗得当，多可痊愈。若合并月经过多，或持续半月不净者，有转为崩漏之势，应予重视。

预防调护 经期避免重体力劳动和剧烈运动；经期、产褥期注意外阴卫生，禁止房事；调畅情志，避免七情过极。

(杜惠兰)

jīngjiānqī chūxuè

经间期出血（inter-menstrual bleeding） 女子在两次月经中间，出现周期性少量阴道流血的月经病。常夹杂于锦丝状带下之中，一般 1~2 天即可自止。古代医籍中并无记载。1984 年，夏桂成编撰《中医妇科学》五版统编教材时，提出"经间期出血"的病名与临证特点，经主编罗元恺教授和全体编委讨论，首次写入教材。

经间期，又称缊缊之时、真机、的候。明·王肯堂在《证治准绳·女科·胎前门》中引袁了凡云："天地生物，必有缊缊之时；

万物化生，必有乐育之时……此天然之节候，生化之真机也……丹溪云，一月止有一日，一日止有一时。凡妇人一月经行一度，必有一日细缊之候，于一时辰间气蒸而热，昏而闷，有欲交接不可忍之状，此的候也……顺而施之则成胎矣。"经间期是月经周期中阴阳转化的重要阶段，由阴转阳的细缊之时，女子受孕之"的候"，相当于"排卵期"。

在月经周期中，阴阳气血有周期性消长变化。月经期血室正开，经血下泄；经后期血室已闭，阴血渐长；经间期阴血充盛，重阴必阳，发生阴阳转化；若转化顺利，则阴阳平衡，进入经前期，若阴血不足，或湿热内蕴，瘀阻胞络，阴阳转化不利，则阳气内动，损伤阴络，冲任、胞宫失于固摄，血溢脉外而下血。因此，异常子宫出血之排卵期出血可以参照此病治疗。

病因病机 此病发生的主要病机是月经周期中的经间期阴阳转化不利，关键在于阴长不足，到期不能顺利转化，故以阴虚为内在因素。素有湿热、血瘀，更影响阴阳转化。阴损及阳，冲任失于固藏，亦可致经间期出血。当阴阳转化得以完成，细缊之候已过，阴阳恢复平衡，则血海藏而不泻，出血停止。因此，经间期出血往往可以自止，而每个周期反复发生。

素体阴虚，禀赋不足，会导致阴长不足；情志郁结，瘀血内阻，或脾虚湿蕴，均导致阴阳转化不利。此病以阴阳转化不利为本，出血为标。

诊断与鉴别 经间期出血发生在两次月经中间，量少，可夹有锦丝样带下。通常是周期性地反复发生数次。若配合基础体温

测定，经间期出血是发生在双相体温的低温相向高温相上升，或体温波动较大的阶段，当体温上升到高温相并趋于平稳，则出血自止。

此病需与月经先期、月经过少、赤带等鉴别，并需通过妇科检查、B超或宫腔镜排除炎症、肿瘤所致的异常子宫出血，如宫颈息肉、子宫内膜息肉、黏膜下子宫肌瘤等。

辨证论治 通过经间期出血的量、色、质，伴随症状和舌脉变化来分辨虚实。治疗以促进阴阳转化为主。阴平阳秘，则出血自止。

肾阴虚证 经间期出血，量少，色鲜红，质黏，带下量少，头晕心烦，夜寐不宁，腰膝酸软，大便干结，舌质红，苔少或微黄，脉细弦或略数。治宜滋肾养阴、固冲止血，方用两地汤（《傅青主女科》）合二至丸（《医方集解》），常用药物有生地黄、地骨皮、阿胶、芍药、玄参、麦冬、女贞子、墨旱莲。

脾虚湿热证 经间期出血，量多或少，色深红，质黏腻，或有小腹隐痛，头重头晕，胸闷多痰，口苦纳差，神疲乏力，腰骶酸楚，大便黏腻，舌质红，苔厚腻微黄，脉细濡或细滑。治宜健脾化痰、清利湿热，方用清肝止淋汤（《傅青主女科》）加减，常用药物有当归、白芍、地黄、黄柏、牡丹皮、牛膝、香附、黑豆、白术、茯苓。

血瘀证 经间期出血，量时多时少，色紫暗，有血块，或有少腹疼痛，头晕胸闷，烦躁易怒，腰酸，舌质暗，苔白，脉细弦。治宜化瘀止血，方用逐瘀止血汤（《傅青主女科》），常用药物有生地黄、大黄、赤芍、牡丹皮、当

归尾、龟甲、桃仁、枳壳。

肾阳虚证 经间期出血，量少，色淡红，质稀，带下量少，头晕，畏寒，腰痛，大便溏，舌质淡黯，苔白，脉沉细。治宜补肾健脾、滋阴助阳，方用健固汤（《傅青主女科》）合二至丸（《医方集解》），常用药物有人参、白术、茯苓、巴戟天、薏苡仁、女贞子、墨旱莲。

预防调护 作息规律，避免熬夜伤阴；调畅情志，使气血运行正常；饮食勿过温燥，以免动血。尤其在经后期需适当养阴，以助阴长，达到重阴状态，方可实现阴阳转化。

（罗颂平）

bēnglòu

崩漏（metrorrhagia and metrostaxis） 以妇女经血非时暴下不止或淋漓不尽为常见症状的月经病。崩与漏有出血量多少及病势急缓的不同。出血量多而势急者，在中医古籍中又称崩、崩中、血崩、经崩等；出血量少而势缓者，称为漏、漏下、血漏、经漏等。临床上崩与漏可单独出现，亦常交替出现，而且二者病因病机相同，故临床统称崩漏。此病病因多端，病机复杂，既是妇科临床常见病、多发病，也是疑难急重病症。

崩漏属月经病，其他如带下病、妊娠病、产后病、杂病等导致的如崩似漏者，其病因病机不同于崩漏，故不属此病范畴。西医学与崩漏相对应的疾病为排卵障碍性异常子宫出血，2011年国际妇产科联盟发表的"育龄期非妊娠妇女异常子宫出血（abnormal uterine bleeding，AUB）病因新分类 PALM-COEIN 系统"，废用"功能失调性子宫出血"一词，所以崩漏应属病因新分类系统中排

卵障碍相关的 AUB 中的无排卵类。中国现行的国家级规划教材《妇产科学》已将以往教材中的"功能失调性子宫出血"一节改为"排卵障碍性异常子宫出血"。

历史沿革 崩，首见于《素问·阴阳别论》，"阴虚阳搏谓之崩"。隋·杨上善《黄帝内经太素·阴阳杂说》注："崩，下血也。"漏下，首见于东汉·张仲景《金匮要略》，"妇人妊娠病脉证并治"及"妇人杂病脉证并治"篇。隋·巢元方《诸病源候论》首列"漏下候""崩中候""崩中漏下候"。

有关崩漏的病因，历代文献涉及了瘀血、生活失度（房劳多产、劳逸失常、饮食失节）、内伤情志、外感邪气、痰饮和体质因素等。例如，《诸病源候论·崩中漏下候》指出"崩而内有瘀血，故时崩时止，淋漓不断"；唐·孙思邈《备急千金要方》观察到"经脉未断，为房事则血漏"；南宋·窦材《扁鹊心书·血崩》有"若房事太过，或生育太多……致任脉崩损，故血大下，卒不可止，如山崩之骤也"和"暴怒内损真气"可导致崩漏发生的论述；《备急千金要方》及宋·王怀隐《太平圣惠方》载有治疗劳损崩中的方剂；宋·杨仁斋《仁斋直指方论·论崩中带下》认为"酒家嗜好炙煿"可导致崩漏；金元四大家的李东垣《兰室秘藏·经漏不止有三论》谓"女子漏下恶血，月事不调，或暴崩不止……皆由饮食不节"；明·陈文昭《陈素庵妇科补解》补按云："血崩症……有老、少、强、弱、肥人、瘦人之迥别"；清·何松庵《女科正宗·崩中漏下》指出"其人平素多火，血不能安，故为漏泄也"。

有关崩漏的病机，古代文献的论述始于《黄帝内经》，至明代而基本完善，主要为阴阳失调、冲任虚损、脏腑功能紊乱、气血失常、内生邪气几个方面。脏腑功能紊乱涉及肾、肝、脾、心，而气血失常和内伤邪气主要是血热、血瘀、寒凝和湿热。例如，《素问·阴阳别论》提出"崩"的机制为"阴虚阳搏"，后世医家对此进行了解释。王冰注《黄帝内经素问》认为"阴虚阳搏"是指"阴脉不足，阳脉盛搏"；明·马莳《素问注证发微·阴阳别论》注："阴虚阳搏者，亦指尺寸而言也，尺脉既虚，阴血已损，寸脉搏击，虚火愈炽，谓之曰崩，盖火逼而血妄行也。"《诸病源候论》认为"崩中""漏下"乃是由于脏腑损伤，致冲任二脉虚损，不能约制经血。巢氏之论对后世乃至当今临床都产生了重大影响，在以后的文献中，有关崩漏的病机多遵巢氏之说。脏腑功能紊乱是宋代以后文献对崩漏病理机制阐述的重点，涉及肝、脾、肾。宋·严用和《严氏济生方·崩漏论治》提出了肝不藏血致崩的机制；李东垣《兰室秘藏·经漏不止有三论》论崩漏多从脾胃虚损出发，同时指出"妇人血崩，是肾水阴虚，不能镇守胞络相火，故血走而崩也"。李东垣还认为崩漏亦有脾胃虚弱，脾病及肾，湿热下迫而致者。有关血热致崩的机制，金·成无己《伤寒明理论·热入血室》谓："冲之得热，血必妄行。"清·傅山《傅青主女科·血崩》曰："冲脉太热而血即沸，血崩之为病，正冲脉之太热也。"从宋金元时期至清代，又细分为实热、阴虚血热、肝火、心火之不同。严用和还指出，崩漏并非均由血热所致，亦有因"冲任极虚，血海极寒"而发者。明

清时期对崩漏病因病机的论述趋于全面，并论及了血瘀崩漏的机制。现代文献多宗《诸病源候论》之说，认为冲任不固（损伤），不能制约经血是崩漏的主要发病机制。无论是脏腑功能紊乱，还是气血失调，最终都要导致冲任不固，不能制约经血，发为崩漏。现代医家还认为多因素引起肾-天癸-冲任-子宫生殖轴功能失调是崩漏的主要病理机制。

有关崩漏所属疾病范畴，明·张介宾的《景岳全书·妇人规》谓："崩漏不止，经乱之甚者也。"说明崩漏是严重的月经失调。他还认识到月经过期不来，有发生崩漏的可能，周期越长，其症越重，指出"见此过期阻隔，便有崩决之兆。若隔之浅者，其崩尚轻；隔之久者，其崩必甚，此因隔而崩者也"。

有关崩漏的辨证，唐代以前虽有崩漏的论述，但未形成辨证论治体系。至唐代，崩漏初见辨证端倪，宋代有了明确的寒、热、虚、实辨证，此后逐渐完善，形成了较完整的辨证体系。例如，《妇人大全良方》明确提出了"凡血崩之疾，亦有阴阳冷热之不同，不可一概用药"的辨证论治思想；清·萧慎斋《女科经纶》将前人有关崩漏辨证进行了系统总结和归纳，形成了较全面的认识，认为"凡病先明虚实寒热，如崩漏证，有虚有实，有寒有热。虚者主于血虚气虚，阴虚阳虚。实者主于污瘀恶血，痰涎郁滞。虚则为寒为冷，实则为火为热。此证之不可不先辨者也"。现代文献崩漏的辨证分型较多，主要是按脏腑（肾、肝、脾为主）、气血、阴阳、寒热、虚实来分型。有的是单一证型，有的是兼夹证型。

有关崩漏的治则治法，历代

文献涉及了调整阴阳、扶正祛邪、调整脏腑功能、急则治其标、缓则治其本、调理冲任气血关系、因时、因地、因人制宜、分期论治、分新病久病而治、崩与漏分治、未病先防等方面。例如，元·朱震亨、明·万全均提出了急则治其标的治则；李东垣强调用大补气血之药举养脾胃；明·方约之在《丹溪心法附余·崩漏》中提出的"治崩次第，初用止血，以塞其流；中用清热凉血，以澄其源；末用补血，以还其旧"的论述，为后世所推崇。方氏根据疾病过程的不同阶段，采取不同的治疗方法，有重要的理论意义和临床价值。后世医家多遵循并完善了这一治崩之论，形成治崩三法，即"塞流""澄源""复旧"。《傅青主女科》还提出"止崩之药不可独用，必须于补阴之中行止崩之法"的论点。

有关崩漏的方药，张仲景《金匮要略》"妇人杂病脉证并治"篇首次出现了治疗漏下的方剂，"妇人陷经漏下，黑不解，胶姜汤主之"。原书中仅有方名，无药物组成，后世有医家认为此方应是该书"妇人妊娠病脉证并治"篇中的胶艾汤。自《备急千金要方》开始，治疗崩漏的方剂逐渐丰富起来，包括单味药方及复方。李东垣注重升阳、升举气血与补脾胃，用"升阳除湿汤"益气升阳除湿，治"女子漏下恶血，月事不调，或暴崩不止，多下水浆之物"；以"黄芪当归人参汤""当归芍药汤"治疗崩漏脾胃虚弱证；主张"血脱益气"，用"益胃升阳汤"补胃气以助升发之气，使阳生阴长；用"升阳举经汤"治疗气血俱脱、大寒之证。方中善用黄芪、升麻、柴胡，取其升举之性。明清医家治疗崩漏的方

剂精练，针对性强，少有繁杂的大方，补气、补血及气血双补方剂的应用较多，将前人经典方剂如四君子汤、六君子汤、补中益气汤、四物汤、当归补血汤、归脾汤、八珍汤、十全大补汤等用于崩漏的治疗。其中，明·薛己以"独参汤"用于崩漏大出血时的急救，开创了崩漏内服药物急救的先河；张介宾的保阴煎、举元煎，傅山的固本止崩汤、逐瘀止血汤，以及近代医家张锡纯《医学衷中参西录》中的固冲汤、安冲汤等在当今临床用之甚广，治疗崩漏有良好的效果。

病因病机 崩漏的发病原因，不外外感邪气、内伤七情、生活失度、病理产物（瘀血）、体质因素和环境因素。此外，崩漏的发病与年龄密切相关，多发生在天癸初至，月经初潮后（青春期），以及天癸将竭，月经将断（绝经期前）之时，是为年龄因素。崩漏的发病机制主要是各种致病因素导致肾-天癸-冲任轴不稳定，而以肾的功能不稳定为主，冲任不固，不能制约经血，子宫蓄溢失常。①素体脾虚，或劳倦思虑，饮食不节伤脾，脾虚气弱，导致肾-天癸-冲任轴功能紊乱，子宫蓄溢失常，发为该病。②天癸初至，肾气未盛，或年届七七，肾气渐虚，或中年房劳胎产数伤肾气；素体肾阴亏虚，或多产房劳耗伤真阴；素体阳虚，或久崩久漏，阴损及阳。肾气、肾阴、肾阳亏虚，导致肾-天癸-冲任轴功能紊乱，子宫蓄溢失常而为病。③素体阴虚，或久病、失血伤阴，阴虚水亏；或素体阳盛，实热内蕴，导致肾-天癸-冲任轴功能紊乱，子宫蓄溢失常而为病。④七情内伤，气滞血瘀；或热灼、寒凝、气虚致瘀；或经期产后余血

未尽，摄生不慎致瘀。瘀血内阻，导致肾-天癸-冲任轴功能紊乱，子宫蓄溢失常而为病。

诊断与鉴别 此病的特点是月经周期紊乱，经期长短不一，经量多少不定。有时停经数月，然后暴下不止或淋漓不尽；出血或量多，或淋漓不止；或先骤然暴下继而淋漓不断，或先淋漓不断又忽然大下；或出血数月不休。出血量多或时间长时，常继发贫血，大量出血可导致休克。妇科检查、B型超声检查及宫腔镜检查无器质性病变。诊断性刮宫有助于排除生殖器器质性病变引起的阴道不规则流血。

崩漏应当与以下疾病导致的阴道出血鉴别。①月经先期表现为周期缩短，经量及行经时间一般正常；月经过多表现为经量过多如崩，周期及行经时间一般正常；经期延长表现为行经时间长似漏，周期及经量一般正常。这些疾病与崩漏的周期、经期、经量均严重失调、无规律可循有一定区别，可作鉴别。②月经先后无定期主要是周期提前或延后，但在1~2周内波动，经期、经量基本正常。③崩漏与经间期出血都是非时而下，但经间期出血发生在两次月经中间，有规律性，且出血量较少，出血时间较短，与崩漏周期、经期、经量均严重失调不同。④胎产出血如胎漏、胎动不安、堕胎、小产及异位妊娠者，尿或血的β-HCG检测呈阳性或增高、超声检查宫内或宫外见到妊娠囊，妇科检查亦可作鉴别。产后病出血以产后恶露不绝为多见，发生时间在产后，可作鉴别。⑤生殖道感染、生殖道肿瘤、性激素类药物使用不当以及全身性疾病导致的阴道出血可通过询问病史、妇科检查、B型超

声检查、诊断性刮宫及相关血液学检查等鉴别。

辨证分型　崩漏一病辨证，有寒、热、虚、实之异。虚者多因脾虚、肾虚，实者多因血热、血瘀。临证时应抓住虚、热、瘀的特点，同时还要根据出血期与非出血期进行辨证。一般而言，此病虚证多而实证少，热证多而寒证少；出血期多见标证或虚实夹杂证，血止后常显本证或虚证。常见的辨证分型如下。

脾虚证　经血非时暴下不止，或淋漓日久不尽，血色淡，质稀薄；面色㿠白，神疲气短，或面浮肢肿，小腹空坠，纳呆便溏；舌质淡胖，边有齿印，苔白，脉沉弱。

肾气虚证　经乱无期，出血量多势急，或淋漓日久不净，或由崩而漏，由漏而崩反复发作，色淡红或淡黯，质稀薄；面色晦黯，眼眶黯，腰脊酸软，小便清长；舌淡黯，苔白润，脉沉弱。

肾阴虚证　经乱无期，出血量少淋漓累月不止，或停闭数月后突然暴崩下血，经色鲜红，质稍稠；头晕耳鸣，腰膝酸软，五心烦热，夜寐不宁；舌红少苔，脉细数。

肾阳虚证　经乱无期，出血量多或淋漓不尽，或停经数月后又暴下不止，血色淡红或淡黯，质稀；肢冷畏寒，腰膝酸软，肢肿便溏；舌淡黯，苔白润，脉沉细无力。

虚热证　经来无期，量少淋漓不尽或量多势急，血色鲜红；面颊潮红，五心烦热，夜寐不宁，口干咽燥，便结；舌红少苔，脉细数。

实热证　经来无期，经血或暴下如注，或淋漓日久难止，血色深红，质稠；口渴烦热，尿黄便结；舌红，苔黄，脉滑数。

血瘀证　经血非时而下，量时多时少，时出时止，或淋漓不断，或停闭数月又突然崩中，经色暗有血块；小腹疼痛；舌质紫暗或尖边有瘀点，脉弦细或涩。

治疗　崩漏的治疗，应本着"急则治其标，缓则治其本"的原则，根据发病的缓急和出血的久暂，以及出血期还是非出血期，灵活掌握和运用"塞流、澄源、复旧"的治崩三法。对因出血导致的严重贫血需输血。

内治法　在出血期，治疗以止血为主。①脾虚证：治宜补气摄血，固冲止崩，可选用固本止崩汤加减，常用药物有熟地黄、白术、黄芪、当归、黑姜、人参。若气虚兼有瘀滞者，酌加三七、蒲黄、益母草，以化瘀止血。②肾气虚证：治宜补益肾气、固冲止血，可选用固阴煎加减，常用药物有人参、熟地黄、炒山药、山茱萸、远志、炙甘草、五味子、菟丝子。③肾阴虚证：治宜滋肾益阴、固冲止血，可选用左归丸加减，常用药物有熟地黄、炒山药、枸杞子、山茱萸、川牛膝、菟丝子、鹿角胶、龟甲胶、女贞子、墨旱莲。④肾阳虚证：治宜温肾益气、固冲止血，可选用右归丸加减，常用药物有熟地黄、炒山药、山茱萸、枸杞子、鹿角胶、菟丝子、炒杜仲、当归、肉桂、制附子。⑤虚热证：治宜养阴清热、固冲止血，可选用保阴煎加减，常用药物有生地黄、熟地黄、芍药、山药、续断、黄芩、黄柏、甘草。⑥实热证：治宜清热凉血、固冲止血，可选用清热固经汤加减，常用药物有黄芩、焦栀子、生地黄、地骨皮、地榆、生藕节、阿胶、陈棕炭、龟甲、牡蛎、生甘草。若兼见心烦易怒、胸胁胀痛、口干而苦、头痛目赤、脉弦，为肝郁化热之证，治宜清肝泻热止血，可选用丹栀逍遥散加减，常用药物有当归、芍药、茯苓、炒白术、柴胡、牡丹皮、炒栀子、炙甘草。⑦血瘀证：治宜活血化瘀、固冲止血，可选用逐瘀止血汤，常用药物有生地黄、大黄、赤芍、牡丹皮、当归、枳壳、龟甲、桃仁。

止血不是治疗崩漏的最终目的，血止后，还须进一步治疗，以复旧固本，调整月经周期为主，可采用补虚、清热、化瘀、治肾、治脾、治肝以及中药人工周期疗法等。不同的年龄阶段治疗亦有所不同。青春期的患者以补肾为主，促使肾-天癸-冲任轴达到稳定状态；生育期的患者调补肝肾为主，治疗以调补肝肾为主，以恢复肾-天癸-冲任轴的稳定状态；绝经过渡期的患者以滋肾泻火为主，促使肾-天癸-冲任轴进入静止状态。

手术治疗　育龄期和绝经过渡期患者、药物治疗无效或有子宫内膜癌高危因素的患者，应行诊断性刮宫术，可以达到止血的效果，同时通过病理检查排除恶性病变。虽经治疗，但日久不愈者，可行子宫内膜切除术或子宫切除术。

针灸疗法　①体针：实证取穴关元、三阴交、公孙、隐白；虚证取穴气海、足三里、地机、三阴交。调整周期取穴关元、中极、子宫、三阴交、血海、大赫。②耳针：取穴生殖器、皮质下、内分泌、肾、肝、脾。③艾灸：取穴百会、大敦、隐白。

转归预后　此病虽属疑难病，但如治疗得当，可获痊愈。若失治误治，则缠绵难愈，有转变为子宫内膜癌的危险。

预防调护 及早治疗月经过多、经期延长、月经先期等出血性月经病，以防发展为崩漏。月经过期不来者，亦应及时就诊，以防经来过多不止。出血期忌食辛辣，避免劳累，注意个人卫生，禁房事。出现贫血者饮食要富有营养，注意休息，适寒温。

（王东梅）

bìjīng

闭经（amenorrhea） 以女子年逾二八，月经尚未初潮；或已形成规律性月经，非妊娠又连续中断3月以上为常见症状的月经病。又称经闭、不月、月事不来、经水断绝、月水不通、经水不通等。

历代关于论述闭经的文献很丰富，最早可见于《黄帝内经》。《素问·评热病论》："月事不来者，胞脉闭也。"《素问·阴阳别论》："二阳之病发心脾，有不得隐曲，女子不月。"《诸病源候论》指出"风冷邪气客于胞脉内，伤损冲任"而致闭经。另《脉经》有云："少阳脉革，少阴脉细……妇人则经水不通"。"不月"一词见于《素问·阴阳别论》，"二阳之病发心脾，有不得隐曲，女子不月"。月经不得以时而下，谓之"不月"。

病因病机 闭经的病因复杂，或为先天所致，或为后天所致，冲任气血失调为其主要病机。月经是有赖于肾、天癸、冲任、胞宫。肾为先天之本，天癸之源；脾胃为后天之本，气血生化之源，脾统血，肝藏血；任为胞胎，冲为血海，精血同源而互生；气为血帅，气行则血行；诸虚不足或瘀滞均可发为闭经。闭经可分虚实而论，实者多责之于气、血、寒、痰之瘀滞，胞脉不通，经血无路可行；虚者多责之于肾、肝、脾的虚损，精、气、血之不足，血海空虚，经血无源以泄。临床上虚证多有肾虚、气血亏损、阴虚火旺，实证多有气滞血瘀、痰湿阻滞。

诊断与鉴别 依据症状、临床表现与检查可进行诊断。①病史：了解患者饮食、起居、劳作情况，有无情志改变。若为已形成规律性月经、非妊娠又连续中断3月以上者，应了解月经初潮、经期、周期、经量、经色等情况。②临床表现：此病主要特征为月经停闭。女子年逾二八且月经尚未初潮者，多伴有生长发育不良，第二性征或内生殖器发育不良，或腰膝酸软、头晕耳鸣、夜尿频多等先天禀赋不足，冲任未充之肾精亏虚的表现。已形成规律性月经，非妊娠又连续中断3月以上，多伴有第二性征或内生殖器萎缩，或贫血，或体型肥胖，毛发浓密，或乳房胀痛等气血不足、气滞或痰湿阻滞，或寒凝血瘀之表现。③检查：中医学主要按照望、闻、问、切进行检查，如仔细观察患者的发育、营养状况，全身毛发分布情况，了解病证进展情况以及舌脉等，但现多用基础体温测定、阴道脱落细胞检查、宫颈黏液结晶检查、妇科B超、碘油造影、诊断性刮宫、垂体功能检查、染色体检查等。

该病需与以下疾病鉴别。①少女停经：少女月经来潮后，由于正常月经周期尚未建立，可出现一段时间的月经停闭，属于正常的生理现象，但大多应在1年内规律。而闭经是已形成规律性月经，非妊娠又连续中断3月以上。②妊娠期停经：育龄期妇女平素月经规律，突然出现月经停闭，或伴有厌食、择食、倦怠嗜睡、恶心、呕吐等表现，多属于正常妊娠现象，且妊娠试验阳性。而闭经多无上述现象，妊娠试验阴性。③隐经：指胞宫发育正常，但阴道闭锁，经血不能外流，多伴有规律性下腹疼痛的现象。而闭经是女子年逾二八，月经尚未初潮；或已形成规律性月经，非妊娠又连续中断3月以上，故二者不难鉴别。

辨证论治 闭经的治疗，首先应明确是经病还是他病所致，若为他病所致者当治疗他病，若为经病而致当治疗经病，经病以调经为主。虚证多由先天禀赋不足或后天损伤气血精液所致，实证多由七情内伤或有形之邪阻塞所致，故治疗总则为通补兼施，虚者先补后通，待患者有腰腹酸胀、乳房胀痛等症状时，可适时加入活血通经药物，促经血来潮；实者先通后补待有形之邪消散后，可适时加入补益之品，寓补于通。临床上虚证多有肾虚、气血亏损、阴虚火旺，实证多有气滞血瘀、痰湿阻滞。

肾虚证 女子年逾二八，月经尚未初潮，或已形成规律性月经，但逐渐出现月经稀发，经色淡质稀薄，甚或停闭；或面色苍黄，灰暗无华，腰膝酸软，倦怠乏力，畏寒肢冷，夜尿频数，舌淡苔薄白或白滑，脉沉细；或五心烦热，头晕，耳鸣，腰酸，舌红苔白，脉细数。治宜填精补肾、养血调经，方选归肾丸（《景岳全书》）加减，由熟地黄、山药、山茱萸、茯苓、当归、枸杞、杜仲、菟丝子组成。若患者出现面色苍黄、灰暗无华、腰膝酸软、倦怠乏力、畏寒肢冷、夜尿频数、舌淡苔薄白或白滑、脉沉细等表现，则为肾阳虚，多加用肉苁蓉、淫羊藿、菟丝子等温阳益气补肾之品；若患者出现心烦热、头晕、耳鸣、腰酸、舌红苔白、脉细数等表现，则为肾阴虚，多加用枸杞子、熟地黄等滋阴养血之品。

气血亏损证 女子已形成规律性月经，各种原因造成大失血后，月经突然停止或但逐渐出现月经稀发，经色淡质稀薄；平素体弱，面色苍白无华，心悸气短，语声低微，头晕目眩，毛发不荣，失眠多梦，舌淡苔薄白，脉细无力。治宜益气健脾、养血补肾调经，方选人参养荣汤（《太平惠民和剂局方》）加减，由白芍、当归、陈皮、黄芪、肉桂、人参、白术、甘草、熟地黄、五味子、茯苓、远志组成。若大失血后有毛发脱落、阴道干涩、表情淡漠，可加鹿茸、紫河车、鹿角霜等补肾之品，待症状改善后，可适时加入鸡血藤、丹参、益母草等活血补血之品。

阴虚火旺证 原本已建立规律性月经周期后，出现经来困难、经量少，甚或逐渐闭止，常伴骨蒸潮热、五心烦热、盗汗、口燥咽干、形体消瘦、气短，甚则咳嗽咯血、肌肤甲错、下腹胀满、阴道干涩，舌红苔少，脉细数。治宜益气养阴、清热调经，方选一阴煎（《景岳全书》）加减，由生地黄、熟地黄、白芍、知母、麦冬、地骨皮、黄精、丹参、枳壳、甘草组成。骨蒸潮热者可加青蒿、鳖甲等养阴清热；咳嗽剧烈者可加川贝、百合、五味子敛肺止咳；咯血者可加阿胶、白及；有月经征兆者可加牡丹皮、赤芍助行经。

气滞血瘀证 经前疼痛，月经先后不定期，甚至逐渐停闭或突然停闭，常伴七情不畅、易怒烦躁、胸胁胀满、乳房胀痛、善太息、小腹刺痛，或小腹冷痛，形寒肢冷，舌质紫黯，或有瘀点瘀斑，脉沉涩或沉弦。治宜疏肝理气、温经活血、调经止痛，方选逍遥散（《太平惠民和剂局方》）加减，由柴胡、当归、白芍、白术、茯苓、甘草、薄荷、煨姜、薄荷组成。若胸胁胀满、乳房胀痛、善太息、小腹胀痛等气滞表现者，可加青皮、木香、香附，行气以活血；或小腹冷痛、形寒肢冷、舌质紫黯或有瘀点瘀斑血瘀表现者，可加桃仁、红花活血逐瘀，也可改用血府逐瘀汤（《医林改错》）；小腹冷痛、形寒肢冷等寒凝表现显著者，可加桂枝、小茴香以温阳行气活血。

痰湿阻滞证 原本已建立规律性月经周期，后又出现月经后期，月经量少，经质稀薄，甚或停闭，常伴形体肥胖、痰多、倦怠乏力、颜面或四肢水肿、胸脘满闷不适、头身重痛、带下量多清稀；舌淡苔白滑，脉弦滑。治宜涤痰除湿、行气活血通经，方选苍附导痰丸（《叶天士女科诊治秘方》）加减，由枳壳、陈皮、茯苓、南星、苍术、香附、神曲、甘草、姜汁组成。若兼倦怠乏力、便溏或完谷不化等脾虚者，可加白术、党参、扁豆。根据"实者先通后补，寓补于通"，则痰湿之邪祛除后，可适时加入巴戟天、菟丝子、补骨脂、淫羊藿等补肾之品，以填补先天之精。若有腰酸、小腹坠胀等月经先兆表现时，可加入川牛膝、鸡血藤、益母草等助行经。

预防 ①平素注意营养，不可盲目减肥。②经期前后、产后慎饮食、慎起居、避风寒，勿过度劳作，勿久居湿地，勿过度劳作，勿受精神刺激。③尽量避免或减少人流手术和手术损伤。④生产后确保哺乳期不超过1年。⑤积极治疗其他脏腑病症。

（陆 华）

痛经（dysmenorrhea） 女性正值经期或经行前后，出现周期性小腹疼痛，或痛引腰骶，甚则剧痛昏厥为常见表现的月经病。又称经行腹痛。若经前或经期仅有小腹或腰部轻微的胀痛不适，不影响日常工作和生活者，则属经期常见生理现象，不作病论。

历史沿革 对痛经的记载最早见于东汉·张仲景《金匮要略·妇人杂病脉证并治第二十二》，"带下，经水不利，少腹满痛，经一月再见"。隋·巢元方《诸病源候论》首立"月水来腹痛候"，认为"妇人月水来腹痛者，由劳伤血气，以致体虚，受风冷之气，客于胞络，损冲、任之脉，手太阳、少阴之经"，为研究痛经的病因病机奠定了理论基础。后世医家对痛经的病因病机及辨证论治做了进一步论述，如宋·陈自明《妇人大全良方·月水行或不行心腹刺痛方论》说："月水将行之际，血气动于风冷，风冷与血气相击，故令痛也。若经道不通，绕脐寒疝痛彻，其脉沉紧。此由寒气客于血室，血凝不行，结积血为气所冲，新血与故血相搏，所以发痛。譬如天寒地冻，水凝成冰。宜温经汤及桂枝桃仁汤、万病圆"。明·张介宾《景岳全书·妇人规·经期腹痛》云："经行腹痛，证有虚实。实者或因寒滞，或因血滞，或因气滞，或因热滞；虚者有因血虚，有因气虚。然实痛者，多痛于未行之前，经通而痛自减；虚痛者，于既行之后，血去而痛未止，或血去而痛益甚。大都可按、可揉者为虚；拒按、拒揉者为实。"这些认识，对后世临证颇多启迪，至今仍具有临床指导意义。此后，清·傅山《傅青主女科》又进一步补充了肝郁、寒湿、肾虚为患的病因病机及宣郁通经汤、温脐化湿汤、调肝汤等治疗方药。

现代诊断痛经，通常分为原发性和继发性。原发性痛经为生殖器官无明显器质病变的月经疼痛，又称功能性痛经，常发生在月经初潮或初潮后不久，多见于未婚及未育女性，部分患者的痛经可在婚育后缓解或消失。但先天性生殖道异常的女性也表现为原发性痛经，如子宫畸形、阴道畸形所导致的经行不畅，且有逐渐加重的倾向。继发性痛经指盆腔器质性病变导致的痛经，如盆腔炎性疾病后遗症、子宫内膜异位症、子宫腺肌病、子宫内膜息肉、黏膜下子宫肌瘤、宫腔粘连、宫颈狭窄、宫内异物等引起的月经期疼痛，常发生在初潮2年以后，多发生于育龄期妇女。

痛经是妇科最常见的病证，由于每个人疼痛阈值不同，临床上又缺乏客观的测量疼痛程度的方法，因此报道的发生率差别很大。据1978~1982年中国妇女月经生理常数协作组对29个省、市、自治区7万多名妇女月经的调查，痛经发生率为33.19%，其中轻度（对工作、生活无影响）占45.73%，中度（仅能料理生活，不能坚持工作）占38.81%，重度（影响生活和工作，需要治疗）占13.55%。原发性者占36.06%，继发性痛经占31.73%。

病因病机 痛经发病有生活所伤、情志不和/或六淫为害等不同病因，并与素体及经期、经期前后等特殊的生理变化有关。其发病机制主要是在此期间受到致病因素的影响，导致冲任、胞宫气血阻滞，"不通则痛"；或冲任胞宫失于濡养，"不荣而痛"。其病位在冲任、胞宫，变化在气血，表现为痛证。其所以随月经周期而发作，是与经期冲任气血变化有关。非行经期间，冲任气血平和，致病因素尚未能引起冲任、胞宫气血阻滞或失养，故不发生疼痛，而在经期或经期前后，由于血海由满盈而溢泻，气血盛实而骤虚，冲任、胞宫气血变化急骤，致病因素乘时而作，导致痛经。常见病因病机：①气滞血瘀。素性抑郁，或恚怒伤肝，肝郁气滞，气滞血瘀，瘀阻胞宫、冲任。经期气血下注冲任，胞宫气血更加壅滞，"不通则痛"；或复伤于情志，肝气更为郁结，气血壅滞更甚，经血运行不畅，发为痛经。②寒湿凝滞。多因经期冒雨、涉水、游泳，或经水临行贪食生冷，内伤于寒，或过于贪凉，或久居阴湿之地，风冷寒湿客于冲任、胞宫，以致胞宫、冲任气血凝滞。经前、经期气血下注冲任，胞宫气血更加壅滞不畅，"不通则痛"，导致痛经。③湿热瘀阻。宿有湿热内蕴，或于经期、产后（包括堕胎、小产后）摄生不慎感受湿热之邪，湿热与血相搏结，流注冲任，蕴结于胞宫，阻滞气血，经前、经期气血下注冲任，胞宫气血壅滞更甚，发为痛经。④阳虚内寒。素禀阳虚，阴寒内盛，冲任、胞宫失于温煦，经期气血下注冲任，寒凝血脉，使经血运行迟滞，发为痛经。⑤气血虚弱。脾胃虚弱，化源不足，或大病久病或大失血后，气血俱虚，冲任气血虚少，经期、经后血海气血更加空虚，冲任、胞宫失于濡养；兼之气虚血滞，无力流通，因而发生痛经。⑥肝肾亏损。禀赋素弱，肝肾本虚，或因多产房劳，损及肝肾，精亏血少，冲任不足，胞宫失养，经期、经后血海更虚，冲任、胞宫失于濡养，而致痛经。

诊断与鉴别 依据症状、体征与检查可进行诊断。①病史：经行小腹疼痛，伴随月经周期规律性发作，或有不孕、盆腔炎、宫腔手术病史。②体征：腹痛多发生于行经第1~2天或经期前1~2天，可呈阵发性痉挛或胀痛下坠感，疼痛可引及全腹或腰骶部，或外阴、肛门坠痛，可伴发恶心、呕吐、腹泻、头晕、乏力等症状，严重者可出现面色苍白、出冷汗、手足发凉等晕厥现象。疼痛程度虽有轻有重，但一般无腹肌紧张或反跳痛。偶有经行腹痛延续至经净或于经净后1~2天始发病的。③检查：妇科检查无阳性体征者属功能性痛经，其痛经的月经周期几乎都是有排卵的，部分患者可见子宫体极度屈曲或宫颈口狭窄，以及子宫内膜呈管型脱落的膜样痛经；如盆腔内有粘连、包块、结节、附件区增厚或子宫体均匀增大者，可能是盆腔炎性疾病后遗症、子宫内膜异位症、子宫腺肌病等病所致。B超、腹腔镜、宫腔镜检查，子宫输卵管造影有助于明确痛经的原因。

此病应与发生在经期的内、外、妇科有腹痛症状的疾病如急性阑尾炎、结肠炎、膀胱炎、卵巢囊肿蒂扭转等鉴别，还需与妊娠早期小腹疼痛伴有阴道流血的病证如异位妊娠、胎动不安相鉴别。同时应注意原发性与继发性痛经间的鉴别。①异位妊娠：多有停经史或不孕。阴道不规则流血，突然一侧少腹撕裂样疼痛，甚者晕厥或休克。腹部检查下腹一侧或全腹压痛、反跳痛，肌紧张不明显，可有移动性浊音；妇科检查，后穹隆饱满，宫颈摇举痛，子宫稍大而软，宫旁可扪及痛性包块，后穹隆穿刺可抽出不凝血；HCG 阳性，B 超示宫内无妊娠囊，宫外有混合性包块。痛经虽可出现剧烈的小腹疼痛，但无上述妊娠征象。②胎动不安：多有停经史，阴道少量流血，腰酸腹痛或下腹坠胀，但不严重；妇科检查子宫增大与孕周相符；HCG 阳性，B 超示宫内见妊娠囊，有胎芽、胎心。痛经则无上述妊娠征象。③卵巢肿瘤蒂扭转：突发一侧下腹急性剧痛，常伴有恶心呕吐等症状，妇科检查可查到肿物，肿物与子宫相联部即蒂处有压痛。B 超检查有助于诊断。④原发性痛经与继发性痛经的鉴别：子宫内膜异位症常发生在育龄期，痛经的特点是进行性加重，病情较重者平时也有盆腔痛、性交痛；妇科检查可扪及子宫骶韧带处痛性结节，或可在一侧或双侧附件处扪及囊性包块，有轻压痛，与周围组织粘连；超声及腹腔镜检查可提高诊断的准确性。子宫腺肌病痛经特征与子宫内膜异位症相仿，但小腹疼痛为主，可伴有月经过多，妇科检查子宫可增大，超声检查显示子宫肌层不规则有诊断价值。原发性痛经多发生在年轻未产女性，无上述阳性体征。盆腔炎性疾病后遗症可在月经期出现腹痛，但非经期也有盆腔疼痛，月经期明显加重；妇科检查子宫常后倾后屈，压痛，活动受限，宫体一侧或两侧附件增厚或触及囊性肿块，压痛；宫骶韧带增粗、变硬、触痛。原发性痛经无上述阳性体征。B 超检查有助于协助诊断。

辨证论治 痛经是以疼痛为主症，故辨证首当识别痛证的属性。根据疼痛发生的时间、性质、部位以及痛的程度，结合月经期、量、色、质及兼证、舌脉，并根据素体情况，参考发病相关因素等辨其寒热虚实。一般痛在经前、经期之初、中多属实；痛在月经将净或经后多属虚。疼痛剧烈、拒按、绞痛、掣痛、刺痛、灼痛多属实；隐隐作痛、坠痛、喜揉喜按多属虚。痛甚于胀，血块排出疼痛则减轻或刺痛、持续作痛者多为血瘀；胀甚于痛，时痛时止者多为气滞。绞痛、冷痛、得热痛减多属寒；灼痛，得热痛增多属热。痛在两侧少腹多为气滞，病多属肝；痛在小腹正中多属血滞；痛在腰际病多属肾。

痛经的治疗原则，以调理冲任、胞宫气血为主，又须根据不同的证候，或行气，或活血，或散寒，或清热，或补虚，或泻实。治法分两步，月经期调血止痛以治标；平时辨证求因以治本，同时应因时制宜，选择最佳治疗时机。一般来说，实证者应着重在经前 5~10 天治疗，用药以疏通气血为主，重在消除气机之郁滞和血脉之瘀阻，使气血流畅，通则不痛；虚证者则着重在行经末期和经后 3~7 天治疗，以养血益精为主，补精血之不足，使胞宫得以濡养，荣则不痛。至于子宫发育不良、畸形或位置过度倾曲等所致的痛经，又当根据不同情况选择治疗方法。

气滞血瘀证 经前或经期小腹胀痛拒按，经血量少，行而不畅，血色紫黯有块，块下痛暂减，乳房胀痛，胸闷不舒，舌质紫黯或有瘀点，脉弦。治宜理气行滞、化瘀止痛，方选膈下逐瘀汤（《医林改错》）。

寒湿凝滞证 经行小腹冷痛，得热则舒，经量少，色紫暗有块，伴形寒肢冷，小便清长，苔白，脉细或沉紧。治宜温经散寒除湿、化瘀止痛，方选少腹逐瘀汤（《医林改错》）加苍术、茯苓。

湿热瘀阻证 经前或经期小腹灼热胀痛，拒按，经色黯红，质稠有块，平素带下量多色黄，或平时小腹痛，经来疼痛加剧，或伴低热起伏，小便黄赤，舌紫红，苔黄而腻，脉滑数或涩。治宜清热除湿、化瘀止痛。方选清热调血汤（《古今医鉴》）加红藤、败酱草、薏苡仁。

阳虚内寒证 经期或经后小腹冷痛，喜按，得热则舒，经量少，经色黯淡，腰腿酸软，小便清长，舌淡胖、苔白润。治宜温经扶阳、暖宫止痛，方选温经汤（《金匮要略》）加附子、艾叶、小茴香。

气血虚弱证 经期或经后小腹隐隐作痛，喜按或小腹及阴部空坠不适，月经量少，色淡，质清稀，面色无华，头晕心悸，神疲乏力，舌淡，脉细无力。治宜益气养血、调经止痛，方选圣愈汤（《兰室秘藏》）去生地黄，加白芍、香附、延胡索。

肝肾亏损证 经期或经后小腹绵绵作痛，经行量少，色黯淡，质稀薄，腰膝酸软，头晕耳鸣，舌淡红，苔薄，脉沉细。治宜益肾养肝、缓急止痛，方选调肝汤（《傅青主女科》）。

痛经实证多而虚证少，也有实中有虚，虚中有实，虚实夹杂的复杂证候，临证应仔细分析，知常达变。实证痛经，经行之际，因疼痛剧烈，影响工作、生活，亟需止痛为要，可以针灸迅速止痛。中药则需本着"急则治其标"，或"标本同治"的原则，常配伍相应止痛药以协助止痛，并应在经前 2~3 天开始服用。如寒者，选用艾叶、制附片、小茴香、炮姜、肉桂、台乌药、吴茱萸等温经止痛药；气郁者，选用香附、川楝子、延胡索、姜黄、木香、枳壳、槟榔等行气止痛药；瘀者，选用川芎、乳香、没药、三七、血竭、延胡索、蒲黄、五灵脂等活血止痛药；热者，选用川楝子、丹皮、赤芍等清热止痛药。

中成药治疗 ①田七痛经胶囊：由三七、延胡索、小茴香、五灵脂、川芎、冰片、蒲黄、木香组成，通调气血、止痛调经。用于经期腹痛及因寒所致的月经失调。口服，经期或经前5天服用，经后可继续服用。②痛经宝颗粒：由红花、当归、肉桂、三棱、莪术、丹参、五灵脂、木香、延胡索（醋制）组成，温经化瘀、理气止痛。用于寒凝气滞血瘀痛经。温开水冲服于月经前一周开始，持续至月经来3天后停服，连续服用3个月经周期。③痛经丸：由当归、白芍、川芎、熟地黄、香附（醋制）、延胡索、炮姜、肉桂、丹参、茺蔚子、红花、益母草等组成，温经活血、调经止痛。用于下焦寒凝血瘀所致的痛经。口服，临经时服用。④艾附暖宫丸：由艾叶（炭）、香附（醋制）、吴茱萸（制）、肉桂、当归、川芎、白芍（酒炒）、地黄、黄芪（蜜炙）、续断组成，理气补血、暖宫调经。用于子宫虚寒，月经不调，经来腹痛，腰酸带下。口服。⑤妇科十味片：由香附（醋炙）、川芎、当归、元胡（醋炙）、白术、甘草、红枣、白芍、赤芍、熟地黄、碳酸钙组成，舒肝理气、养血调经。用于肝郁血虚所致月经不调、行经腹痛、闭经等证。口服。

其他疗法 针灸、外治等方法均可减轻疼痛，与内服中药配合运用，效果更佳。

针灸疗法 痛经发作时，严重者可致晕厥。针灸可以迅速止痛，是常用的急救方法。非经期亦可单独使用针灸或配合中药治疗。①体针：实证用泻法，留针15~20分钟。虚证用补法，寒证用温针和灸法。寒湿凝滞证，取中极、水道、地机穴；气滞血瘀证，取气海、太冲、三阴交、内关穴；湿热瘀阻证，取次髎、阴陵泉穴；气血虚弱证，取命门、肾俞、关元、足三里、照海穴。②耳针：取子宫、卵巢、内分泌、交感、肾、脾、肝等穴，每次选2~4穴，用中、强刺激，留针15~20分钟；也可用耳穴埋豆或电刺激。适于各型痛经。

外治法 可选用外敷法、敷脐法、热熨法等。①外敷：痛经贴（多由温经散寒、行气活血、通络止痛之中药加入皮肤渗透剂及发热材料等制成），经前1~2天及经期贴敷于神阙、气海、关元等穴或下腹部痛点，适用于寒凝血瘀、气滞血瘀型痛经。②敷脐：肉桂、细辛、吴茱萸、延胡索、乳香各等分，共研细末备用。月经前3天，取药粉2~3g，用醋调成糊状，纳入脐中，外用胶布固定，2日换药1次，连用3次。适用于寒凝血瘀型痛经。③热熨：青盐150g。将盐炒热，用布包好温熨小腹，待不烫皮肤时，包扎于小腹上。经期使用，适用于寒证痛经。暖宝宝贴（利用铁粉氧化产生热量的科学原理），经期贴于小腹部，适用于寒证痛经。

转归预后 原发性痛经，经及时、积极、准确辨证治疗，常能痊愈。继发性痛经，病情复杂，病程缠绵，难获速效，久之可导致不孕，但经辨证施治，并坚持治疗，也可取得较好减轻疼痛的作用，或有治愈之机。

预防调护 心理、社会、遗传、生活习惯等因素与原发性痛经有着密切联系，抑郁和焦虑等精神因素会降低疼痛阈值，痛经患者抑郁和焦虑的发生率及严重程度也远大于非痛经者。因此对原发性痛经者，尤其是青春期少女，解说月经的生理变化、痛经的发病机制，消除对月经的紧张、恐惧心理，树立健康快乐的人生观，减轻焦虑和抑郁，并针对患者的心理状况给以适当的安慰，对缓解痛经有一定的效果。注重经期摄生保健，经前经期忌食生冷，慎起居，勿游泳、涉水，避免受寒，调情志，避免精神过度紧张，不参加剧烈运动。注意生活规律，劳逸结合，适当营养及保证充足睡眠，多参加适宜的体育运动，增强体质。

（金季玲）

jīngxíng tǔ nǜ

经行吐衄（hematemesis and/or epistaxis during menstruation）每逢经行前后，或正值经期，出现以周期性的吐血或衄血为常见症状的月经病。又称倒经或逆经。常见吐衄发生之后伴月经量减少，甚则月经闭止不来。此病类似于西医学的"代偿性月经"。

病因病机 此病之因，由血热而冲气上逆，经血妄行所致。《素问·至真要大论》曰："诸逆冲上，皆属于火。"血的升降运行，皆从乎气，气热则血热妄行，气逆则血上溢。每伴随月经周期发作吐衄者，乃因经前血海满盈，冲气较盛，若素禀阴虚内热，或素有郁热等，火性炎上，其热必并冲气上逆而为，出于口者为吐，出于鼻者谓衄。临床以鼻衄为多，常见病因病机：①肝经郁火。肝司血海，为刚脏，宜顺而不宜逆，顺则气安，逆则气动，且肝藏血，冲脉隶于阳明而附于肝，若素性抑郁，或恚怒伤肝，肝失条达，气机郁滞，日久化火，经行时冲气旺盛，冲气挟肝火上逆，血热气逆，灼伤血络，迫血上溢，而致吐血、衄血。清·林珮琴《类证治裁·卷之八·经闭论治》调经脉案中言："按月倒经，血出口鼻，此由肝火上迫，不循常道。"②肺肾阴虚。素体阴虚，经行时阴血下溢，阴血亏虚，虚火上炎，灼肺伤络，络损血溢，以致吐衄。③胃火炽盛。嗜食辛辣温燥之品，胃经炽热，冲脉隶于阳明，值经前冲脉旺盛之时，胃热移于血海，血热气逆，发为经行吐血。

诊断与鉴别 依据症状与检查可进行诊断。①症状：吐血或衄血仅发生在经期或经行前后，经后自然停止，并随月经周期反复发生。②检查：若存在盆腔外子宫内膜异位症病灶，可在经前或经期于鼻咽部或气管、肺部发现病灶，活组织检查有助于诊断。

经行咯血需与支气管扩张、肺结核等呼吸道疾病鉴别，经行衄血需与鼻咽部器质性病变鉴别。

辨证论治 经行吐衄以伴随月经周期出现衄血或吐血为主症，衄血者多见。此病因血热气逆而发，与经前、经期冲气偏盛有关。而热有实热、虚热之别，故辨吐衄发生的时间、血色、血质、血量及伴随症状等，是辨别虚实的关键。实热多为肝经郁火和胃热炽盛，虚热多为肺肾阴虚证。治疗应本着"热者清之""逆者平之"的原则，以清热降逆平冲、引血下行为主，或滋阴降火，或清泄肝胃之火，不可过用苦寒攻伐之剂，以免耗伤气血。

肝经郁火证 经前或经期吐血、衄血，量较多，色深红，月经可提前，经量少甚或不行；伴心烦易怒，或两胁胀痛，口苦咽干，头晕耳鸣，尿黄便结，舌红苔黄，脉弦数。治宜清肝泻火、引血下行，方选清肝引经汤（《中医妇科学》四版教材），常用药物有当归、白芍、生地黄、牡丹皮、栀子、黄芩、川楝子、茜草、川牛膝、白茅根、甘草。

胃热炽盛证 经前或经期吐血、齿衄，量多色紫红；胸中烦热，唇红口渴思饮，牙龈肿痛，口气秽臭，小便短赤，大便秘结，舌红，苔黄燥，脉洪大或滑数。治宜凉血泻火、清胃止衄，方选凉膈散（《太平惠民和剂局方》），常用药物有大黄、芒硝、黄芩、栀子、连翘、竹叶、薄荷、甘草。

肺肾阴虚证 经期或经净时吐血、咯血或衄血，量少，色鲜红，月经量少或提前。平素可有头晕耳鸣，手足心热，两颧潮红，潮热咳嗽，干咳少痰，咽干口渴，舌红或绛，苔花剥或无苔，脉细数。治宜滋肾润肺、引血下行，方选顺经汤（《傅青主女科》）加减，常用药物有当归、熟地黄、沙参、白芍、牡丹皮、茯苓、黑荆芥、牛膝。

中成药治疗 此病根据不同的辨证分型平时可服用中成药。①肝经郁火者，可服丹栀逍遥丸或胶囊，由牡丹皮、栀子、柴胡、当归、白芍、白术、茯苓、炙甘草、煨姜、薄荷组成，可舒肝解郁、清热调经，用于肝郁化火所致的胸胁胀痛、烦闷急躁、颊赤口干、食欲不振或有潮热，以及妇女月经先期、经行不畅、乳房与少腹胀痛。②肺肾阴虚者，可服麦味地黄丸，由五味子、麦冬、熟地黄、山茱萸、山药、泽泻、茯苓、牡丹皮组成，可滋肾养肺，用于肺肾阴亏所致的潮热盗汗、咽干、眩晕耳鸣、腰膝酸软。③胃热炽盛者，可服黄连上清丸，由黄连、栀子（姜制）、连翘、蔓荆子、防风、荆芥穗、白芷、黄芩、菊花、薄荷、酒大黄、桔梗、黄柏、川芎、石膏、旋覆花、甘草组成，用于风热上攻、肺胃热盛所致的头晕目眩、牙龈肿痛、口舌生疮、咽喉红肿、耳痛耳鸣、暴发火眼、大便干燥、小便黄赤。吐衄时可用一些简易方，如鲜芦根30g、鲜茅根15g，水煎服，用于阴虚伤津吐衄者；或鲜藕、鲜甘蔗各500g，鲜生地黄100g，榨汁服用。

其他疗法 此病还可采用外治法、针灸疗法。

外治法 根据不同情况可选用滴鼻法、塞鼻法、冷敷法、贴敷法等。①滴鼻：可选麻黄素之类能使血管收缩的药水，将之滴在棉花上，再塞入鼻腔；或取芦荟2g，药研细末，每取1g，加温开水10ml搅匀，仰面滴鼻2滴，每日3~5次。②塞鼻：可选用药棉浸京墨塞于鼻孔。③冷敷：鼻衄量多时令患者仰卧，头低位，鼻或额部用冷毛巾敷。④贴敷：用大蒜30g，捣烂成泥，敷两脚心涌泉穴；或用黄柏、牡丹皮、栀子、郁金各9g，大蒜适量，共捣作饼，敷脐部（神阙穴）及脚心涌泉穴；或取吴茱萸适量烘干研面，于经前7天开始将吴茱萸粉用醋拌成糊状分别贴于太冲、涌泉穴上，每日更换一次，双侧穴位交替使用，至月经过后即止。

针灸疗法 根据不同情况可选用体针、按压或灸法等。①肝经郁火证，可选曲池、合谷透后溪、阳陵泉、太冲透涌泉、解溪，毫针泻法。②肺肾阴虚证，可选尺泽、阴谷，行针刺补法；然谷，行针刺泻法；足三里，艾灸3壮。每日一次，每次留针20分钟。③胃热炽盛证，可针刺太冲、内庭穴。衄血者，可用手指分别按压鼻翼旁开一分凹陷处的迎香穴（双侧），收到止血的功效。

预后 经行吐衄发病以青春期女性多见，因常伴有月经周期、经量的异常，故加强此期月经的调护，预后良好，一般不影响生育功能。

预防调护 保持心情舒畅，情志不可过激；注意摄生，饮食有节，勿偏嗜辛辣炙煿之品，有利于减少或避免经行吐衄发生。

(杨鉴冰)

yuèjīng qiánhòu zhūzhèng

月经前后诸证（various symptoms throughout menstrual period）

妇人每逢经期或行经前后，周期性出现明显不适的全身或局部症状者，以经前2~7天和经期多见，经净后消失为主要特征的月经病。古代医籍根据不同的主证，分别称为经行乳房胀痛、经行头痛、经行眩晕、经行泄泻、经行发热、经行身痛、经行浮肿、经行口糜等。

病因病机 此病发生与妇女月经期前后冲任气血的盈亏及患者的体质有密切关系。妇女以血为用，一生中由于经、孕、产、乳等数伤于血，使妇女处于阴血不足、气偏盛的状态，这是引发此病的内在条件。未行经期间，由于冲任气血较平和，致病因素尚不足以引起病变发生。临近经期及行经之时，血海由藏而泻，由满而溢，由盛而虚的剧烈变化，使阴血更显不足，如果禀赋不足或气血阴阳偏盛偏衰或疾病、情志刺激，使脏腑、气血生理动态平衡失调，故出现肝郁气滞、脾肾阳虚、肝肾阴虚、气血亏虚等变化，或经期、产后感寒饮冷，血为寒凝致气滞血瘀等。经净之后，冲任二脉互相滋助，阴血逐渐恢复，气血渐趋调顺，脏腑功能也暂时恢复平衡，诸证随之减轻消失。临床常见以肝的功能失调为主，累及肾、脾、心等脏而表现气血、阴阳、虚实的盛衰亏滞。

辨证要点 辨病证之虚实。实证多为肝郁气滞，虚证多为脾肾亏虚或血虚肝旺。①实证：月经紊乱，先后不一，量或多或少，色紫红有小血块，经前胸闷胁胀，乳房胀痛，烦躁易怒，小腹胀痛，舌苔正常，脉细弦，为肝郁气滞。②虚证：月经大多后期，经量偏少，色淡红，无血块，经前水肿，纳谷不馨，脘腹胀满，大便溏泄，身困神倦，腰膝酸软，神疲乏力，胸闷心烦，或有乳胀，苔白腻，脉细，为脾肾亏虚；月经先期，经量偏多，色红有小血块，经前头晕头痛，烦躁失眠，乳头作痛，腰背酸楚，舌质偏红，脉细弦，为血虚肝旺。

治疗 虚证以补肾扶脾养血为治疗原则；实证以疏肝理气活血为治疗原则。

预防调护 调畅情志，注意身心健康，饮食以清淡易消化者为主，忌温燥动阳动血之药及酒浆等辛辣之品。

(赵瑞华 马堃)

jīngxíng rǔfáng zhàngtòng

经行乳房胀痛（menstrual distending pain of breasts）

每于行经前后，或正值经期，出现乳房作胀，或乳头胀痒疼痛，甚至不能触衣为常见症状的月经病。

病因病机 因肝经循胁肋，乳房为足阳明胃经经络循行之所，足少阴肾经入乳内。根据发病部位、发病时间等可知经行乳房胀痛与肝、胃、肾有着密切的关系。肝藏血，主疏泄，此病的发生多在经前期或经期，正值气血下注冲任血海，易使肝血不足，气偏有余。七情内伤，肝气郁结，气血运行不畅，脉络欠通，不通则痛；或肝肾亏虚，乳络失于濡养而痛。①肝气郁结：恚怒忧思，郁结伤肝，肝失条达，冲脉隶于阳明而附于肝，经前、经行时下注冲任，冲气偏盛，循肝脉上逆，肝经气血壅滞，乳络不畅，遂致经行乳房胀痛。②肝肾亏虚：患者素体肝肾不足，或久病失血伤阴，经行则阴血愈虚，肝肾愈见不足，乳络失于濡养，因而经行则乳房胀痛。

辨证论治 经行乳房胀痛，有虚实之殊，辨证时应注意辨别其发病时间、性质、程度，并结合相关伴随症状和舌脉进行综合分析。一般实证多痛于经前，乳房按之胀满，触之则痛，经后胀痛明显消退；虚者多作胀于经期、经后，乳房按之柔软。

肝气郁结证 平素情志不畅，经前冲气偏盛，循肝脉上逆，肝经气血郁滞，故经前或经行乳房胀满，或乳头痒痛；肝郁气滞，冲任阻滞，故经行不畅，血色黯红，气血运行不畅，故经行小腹胀痛；肝气不舒，则胸闷胁胀；肝失条达，则精神抑郁，时太息；苔薄白，脉弦。治宜疏肝解郁，方用柴胡疏肝散（《景岳全书》）。

肝肾亏虚证 患者素体肝肾不足，阴血亏虚，而乳头属肝，肾经入于乳内，经行时阴血下注冲任、血海，肝肾愈虚，乳络失于滋养，故经行或经后两乳作胀作痛，乳房按之柔软无块，阴血虚，冲任血少，月经量少，色淡；肝开窍于目，肝血不足，不能上荣于目及咽喉，故有两目干涩，口燥咽干；舌淡或舌红少苔，脉细数。治宜滋养肝肾，方用一贯煎（《柳州医话》）加减。

针灸治疗 此病的治疗以调肝为要，以疏肝理气、滋肾养肝、和胃通络为治疗原则。①穴位埋线：主穴为膻中、乳根、天池、膺中；每月1次，连续治疗3个月。无菌操作，常规皮肤消毒，采用一次性7号医用埋线针，将4-0号医用羊肠线剪成2cm备用。用镊子夹取一段沿针管前端装入腰穿针内，从针尾插入针芯。左手拇指、示指绷紧进针部位皮肤，右手持针，将针管用腕力刺入皮下，并将针推至穴位适宜深度，然后边推针芯边退针管，使羊肠线埋入穴位。②火罐、刮痧：乳腺穴、中脘、肺俞、心俞、肠俞、大肠俞为拔罐部位，每次留罐16分钟，每日1次，连续1周；刮痧部位为乳房疼痛部位、背部两侧膀胱经及督脉，沿着督脉及背部膀胱经走向，刮出痧为止，以患者最大耐度为宜，每日1次。如此两种方法交替运用，3个月经周期为1个疗程，月经期暂停。③耳穴贴压：取耳区乳腺、肝、胃、内分泌、卵巢、皮质下、神门、交感穴。月经来潮前10天开始，用75%的酒精棉球消毒耳郭，用探棒在所选穴位区域找敏感点，将磁珠贴于敏感点上，早、中、晚3次自行揉按压，每次每个穴位按30次；每次用单侧耳的穴位，3天后换另一侧耳的穴位；贴压至月经来潮时取下。

预防调护 平日饮食以清淡、富于营养为主，禁辛辣助阳之品及烟酒；属肝气郁结者宜于经前、乳房胀痛前予以治疗，而肝肾亏虚者宜于平日里注意调养。如若久治不愈，并可触及肿块者，或乳头有溢液或溢血者，须排除乳癖、乳岩等器质性病变，应定期检查，并及早防治。

(马 堃)

jīngxíng tóutòng

经行头痛 （menstrual headache）

妇人每逢经期或行经前后出现头痛，经净后逐渐消失为常见症状的月经病。

病因病机 此病属内伤性头痛范畴，其发作与月经密切相关，主要由气血为病。常见的病因有情志内伤，肝郁化火，上扰清窍；或肝肾阴虚，肝阳上亢，风阳上扰清窍；或瘀血内阻，络脉不通，阻塞清窍；或素体血虚，经行时阴血益感不足，清窍失养；或痰湿中阻，清阳不升，清窍被蒙。

辨证论治 实证多为肝火或瘀血阻滞或痰湿中阻，虚证多为气血虚弱或阴虚阳亢。亦可根据疼痛部位辨其所属脏腑经络，后头属太阳，前额属阳明，两侧属少阳，颠顶连目属厥阴。实证常为经前或经期头痛，多发于两侧，或颠顶，疼痛多呈胀痛、跳痛或掣痛；虚证则在经期或经后，头部绵绵作痛，常伴有头晕。

肝经郁火证 经前或经期一侧或双侧头痛，头晕目眩，月经量稍多，色鲜红，烦躁易怒，口苦咽干，胸胁苦满，大便干结，舌质红，苔薄黄，脉弦数有力。治宜平肝潜阳，方用龙胆泻肝汤（《医宗金鉴》）加夏枯草、钩藤。

瘀血阻滞证 经前或经期头痛剧烈，痛如锥刺，痛有定处，经色紫黯有块，伴小腹疼痛拒按，胸闷不舒，舌黯或边尖有瘀点，脉细涩或弦涩。治宜活血化瘀、通窍止痛，方用通窍活血汤（《医林改错》）。

痰湿中阻证 经前或经期头痛，头重如裹，月经量少或后错，色淡或夹有黏液，面色㿠白，形体肥胖，胸脘满闷，呕恶痰多，口淡纳呆，平日带多黏稠，舌淡胖，边有齿痕，苔白腻，脉滑。

治宜燥湿化痰、通络止痛，方用半夏白术天麻汤（《医学心悟》）加丹参、葛根。

气血虚弱证 经期或经后，头晕，头部绵绵作痛，月经量少，色淡质稀，心悸少寐，神疲乏力，舌淡苔薄，脉虚细。治宜益气养血，方用八珍汤（《正体类要》）加蔓荆子、鸡血藤。

阴虚阳亢证 经期或经后头痛，颠顶痛，头晕目眩，月经量少，色鲜红，烦躁易怒，口苦咽干，腰酸腿软，手足心热，舌红，苔少，脉细数。治宜滋阴潜阳，方用杞菊地黄丸（《医级》）加石决明。

针灸治疗 以调理气血、通经活络为主。实证以清肝活血、化痰通络为治疗原则；虚证以养血益气、滋阴潜阳为治疗原则。①针刺：主穴可选头维、百会、风池、太阳、合谷、足三里、三阴交。随经配穴，前额痛取印堂、合谷、内庭；头顶痛取百会、太冲、内关；侧头痛取太阳、足临泣、外关；后头痛取天枢、后溪、申脉。辨证配穴，肝肾两亏加肾俞、太溪、太冲、通天；气血两虚加关元、气海、脾俞、肝俞、太冲。采取提插捻转，补泻结合，留针20分钟，每周2次，8次为1个疗程，2个疗程间休息15~20天。②耳针：取穴额枕、枕小神经、脑点、子宫、卵巢、肾、内分泌、皮质下。毫针刺，用中强度刺激，每日针1次，每次选上穴3~5个。③皮肤针：可反复叩刺风池、风府、太阳、百会等穴，肝火旺盛及血瘀者可在太阳、印堂及头痛处重叩出血。④耳穴埋藏：取颞部（对耳屏外侧面的中部）用磁石埋藏。⑤耳穴压丸法：取穴肝、肾、心、脾、内分泌、内生殖器（子宫、卵巢）、交感、皮质下。配穴取枕、额、胸椎。常规消毒，王不留行籽自按6次，每穴每次压20下，隔3天左右交替贴压。月经周期第20天开始至月经来潮为1个疗程。

预防调护　①保持心情舒畅，避免恼怒及紧张等不良情绪刺激。②保持睡眠充足，劳逸结合。③避风寒，积极治疗其他疾病。④属血虚者宜吃营养丰富的食物，如牛奶、鸡、猪、牛、羊肉、蛋类等，肝火头痛者宜多食青菜、水果，忌烟酒，忌温燥助阳动血之药及辛辣刺激性食物。

（赵瑞华）

jīngxíng xuànyùn

经行眩晕 （menstrual vertigo）

妇人每逢经期或行经前后出现头晕目眩、视物昏花，重者如坐舟车，甚或伴有恶心呕吐，经净后消失为常见症状的月经病。

病因病机　此病有虚实之别。虚者多为血虚或阴精亏虚，不能上荣于脑，致清窍失养；实者为脾虚痰湿内阻，清阳不能上升，蒙闭清窍所致。经行阴血下注于胞，若素属血虚或阴虚之体，遇经行则其血更虚，阴精益显不足；或素体脾虚，痰湿内生，值经行则脾气随血下归而益虚，痰湿益甚，阻碍清阳上升，遂致眩晕。

辨证论治　虚证多为气血两虚或阴虚阳亢，实证多为痰浊上扰。

气血两虚证　经期或经后，头晕目眩，月经量少，色淡质稀，少腹绵绵作痛，神疲肢倦，心悸失眠，舌淡，苔薄，脉细无力。治宜养血益气，方用归脾汤（《正体类要》）。

阴虚阳亢证　经前或经期，头晕目眩，月经量少，色鲜红，心烦易怒，腰酸腿软，口燥咽干，颧红唇赤，大便干结，舌红，少苔，脉弦细数。治宜滋阴潜阳，方用天麻钩藤饮（《杂病证治新义》）。

痰浊上扰证　经前或经期，头重眩晕，月经量少，色淡；形体肥胖，胸闷泛恶，纳呆腹胀，大便不爽，平日带下量多，色白质黏，舌淡胖，边有齿痕，苔厚腻，脉濡滑。治宜燥湿化痰，方用半夏白术天麻汤（《医学心悟》）。

针灸治疗　虚证以益气养血、滋阴潜阳为治疗原则；实证以燥湿化痰为治疗原则。针刺主穴可取百会、足三里、脾俞、肾俞。阴虚阳亢者配风池、太冲，痰浊上扰者配内关、丰隆。

预防调护　经前避免紧张，劳逸适度，控制水盐摄入。临床忌温燥助阳动血之药及酒浆等辛辣之品。

（赵瑞华）

jīngxíng xièxiè

经行泄泻 （diarrhea during menstruation）

妇人每逢经期或行经前后出现大便溏薄，甚或水泻，日解数次，经净渐止为主要表现的月经病。又称经行而泻、经来泄泻。俗称经行腹泻。

病因病机　此病发生主要责之脾肾虚弱。脾主运化，肾主温煦，为胃之关，主司二便。若二脏功能失于协调，脾气虚弱或肾阳不足，则运化失司，水谷精微不化，水湿内停。经行之际，气血下注冲任，脾肾益虚，不能运化水湿，湿聚而下走肠间，遂致经行泄泻。

辨证论治　此病多属于虚证，证候有脾虚、肾虚和肝旺脾弱。

脾虚证　月经前后，或正值经期，大便溏泄，经行量多，色淡质稀，脘腹胀满，神疲肢倦，平日带下量多，色白质黏，无臭气，或面浮肢肿，舌淡胖，边有齿痕，苔白腻，脉濡缓。治宜健脾祛湿止泻，方用参苓白术散（《太平惠民和剂局方》）。

肾阳虚证　经行或经后，大便泄泻，多于五更泻，经行量少，色淡质稀，腰膝酸软，头晕耳鸣，畏寒肢冷，平日带下量多质稀，面色晦暗，舌淡，苔白，脉沉迟无力。治宜温肾健脾止泻，方用健固汤（《傅青主女科》）合四神丸（《证治准绳》）。

肝郁脾虚证　经前或经行之际，腹痛即泻，泻后痛止，经量或多或少，色淡质稀，倦怠乏力，胸胁、少腹胀痛，烦躁易怒，嗳气不舒，舌淡，苔薄白，脉细弦。治宜柔肝扶脾、理气止泻，方用痛泻要方（《丹溪心法》）。

针灸治疗　以健脾温肾为主，调经为辅。①针刺取穴脾俞、章门、中脘、天枢、足三里。辨证配穴，肾虚泄泻可灸命门、关元。针用补法，可灸。②耳针取穴子宫、卵巢、盆腔、肾、内分泌、皮质下、脾、胃、三焦、大肠。每次选上穴3~5个，毫针刺，用补法，中等刺激，每日1次，也可在上述穴位上埋针。

预防调护　①注意保持心情舒畅，适当运动，增强体质。②忌劳倦过度。③饮食宜清淡，少食油腻。经期慎食生冷瓜果之类，以防感寒湿滞，重伤脾阳。④慎用滑肠、润肠之药，如桃仁、胡桃肉、芝麻、杏仁、柏子仁等。经后可服补脾益肾中药调理，增强脾肾功能，调整冲任气血平衡，能防止复发。

（赵瑞华）

jīngxíng fúzhǒng

经行浮肿 （edema during menstruation）

妇人每逢经期或行经前后出现头面四肢浮肿，经净后自然消退为常见症状的月经病。

又称经来遍身浮肿、经来浮肿。

病因病机 经行浮肿与脾肾两脏相关，气血水同病。脾主运化，脾虚则运化功能失职，水湿为患，泛溢肌肤则为肿。肾主水，为水脏，肾虚则气化失职，不能化气行水，水液溢于肌肤而为肿。经前、经行时气血下注胞宫，若素体脾肾虚损，值经行则脾肾更虚，气化运行失司，水湿泛溢肌肤而为肿；或因肝郁气滞，血行不畅，经行之时，气血更加壅滞，水不循常道而泛溢肌肤作肿。

辨证论治 重在辨证之虚实。虚证多为脾肾阳虚，实证多为气滞血瘀。

脾肾阳虚证 经行面浮肢肿，按之凹陷，月经推迟，经行量多，色淡质稀，腹胀食少，倦怠乏力，腰膝酸软，舌淡胖，苔白腻，脉沉缓。治宜温肾化气、健脾利水，方用苓桂术甘汤（《伤寒论》）。

气滞血瘀证 经行肢体肿胀，按之随手而起，月经量少、色黯有块，脘闷胁胀，喜太息，舌紫黯，有瘀斑，苔薄白，脉弦涩。治宜理气行滞、化湿消肿，方用八物汤（《医垒元戎》）。

针灸治疗 虚证以温肾化水、健脾利水为治疗原则，实证以理气行滞、养血调经为治疗原则。①针刺：主穴可取地机、合谷、三阴交、血海、水分。实证用泻法；虚证加脾俞、肾俞、阴陵泉，虚证用补法。②耳针：膀胱、肾上腺、神门、子宫、卵巢、盆腔、肾、内分泌、皮质下。每日选穴3～5个，中度刺激，留针30分钟，每日1次。③耳穴压豆法：取穴同上。每次取3～4穴，用王不留行籽在上述穴位贴压，每日2～3次，每次按3～5分钟。④脾肾阳虚灸法：取穴肾俞、气海、中极、三阴交。每次取3穴，每

穴用艾条灸或熏5～7分钟，每日1次，7次为1个疗程。

预防调护 ①适当参加体育活动，增强体质，调和气血。②注意保持心情舒畅，避免精神过度紧张及过度劳累。③经前期适当控制水盐摄入量。④经期慎食生冷瓜果之物，以防感寒湿滞，重伤脾阳。平素饮食宜清淡，少食腌制品或过分油腻的食物。

（赵瑞华）

jīngxíng fārè

经行发热（menstrual fever）妇人每逢经期或行经前后出现发热，经净后自然消退为常见症状的月经病。又称经病发热、经来发热、经行身热。

病因病机 此病属内伤发热范畴，主要责之于气血营卫失调。其病因有外感、内伤之分，其证有虚实之异。因于虚者，或因肝肾阴亏而生内热，或因气血不足，营卫失调。因于实者，或血热内盛，或瘀热内阻，或肝郁化火，积而化热，扰乱气血，营卫失和。

辨证论治 辨证要点为分辨虚实。实证多为瘀热壅阻，或肝郁化热，或血热内盛，虚证多为肝肾阴虚或气血虚弱。

瘀热壅阻证 经前或经期发热，乍寒乍热，经色紫黯，挟有血块，胸闷烦躁，小腹疼痛拒按；舌黯，或尖边有瘀点，脉沉弦数。治宜化瘀清热，方用血府逐瘀汤（《医林改错》）。

肝郁化热证 经前或经期发热，头晕目眩，经量或多或少，经色深红，口苦咽干，烦躁易怒，乳房、胸胁、少腹胀痛，舌红，苔薄黄，脉弦数。治宜疏肝清热，方用丹栀逍遥散（《内科摘要》）加青蒿、川楝子。

血热证 经前或经行身热面赤，月经先期或量多，色鲜红，

口干喜饮，心烦易怒，溲赤便秘，舌质红，苔薄黄，脉弦数。治宜清热凉血，方用清经散（《傅青主女科》）。

肝肾阴虚证 经期或经后，潮热，经量少色红，五心烦热，烦躁少寐，舌红赤而干，少苔，脉细数。治宜养阴清热，方用加味地骨皮饮（《医宗金鉴》）。

气血虚弱证 经行或经后低热，动则自汗出，经量多，色淡质稀，神疲肢软，少气懒言，舌淡，苔白润，脉虚缓。治宜益气除热，方用补中益气汤（《内外伤辨惑论》）。

针灸治疗 以调气血、和营卫为主。实证以化瘀清热为治疗原则，虚证以补益气血、养阴清热为治疗原则。①针灸：主穴可取大椎、内关、曲池、足三里、阳陵泉。实证以泻法为主，虚证平补平泻。②耳针：取穴肾上腺、皮质下、内分泌、子宫、卵巢。取上穴3～5个，毫针刺激或埋皮内针，每日针刺1次，上穴轮流应用。③气血虚弱者艾灸：取穴膏肓、脾俞、关元、足三里、三阴交。

预防调护 ①积极锻炼身体，增强体质，保持心情舒畅。②经期避免感受外邪，发热期保证充足休息。③积极治疗各种妇科疾病。④宜食高蛋白、高能量和高维生素食物，以半流质或流质为宜，并适当补充一定的水分。经行前后禁食生冷、辛辣之品。

（赵瑞华）

jīngxíng shēntòng

经行身痛（menstrual pain of body） 每遇经行前后或正值经期，出现以身体疼痛为主要表现的月经病。又称经来遍身疼痛、经行遍体作痛。

病因病机 经行身痛是因素

体正气不足，营卫失调、筋脉失养，或因宿有寒湿留滞，经行时则乘虚而入。①气血虚弱：素体血虚，或大病久病后，以致气血两虚，经行时阴血下注胞中，气随血泄，肢体百骸缺乏营养灌溉充养，筋脉失养，不荣而身痛。②寒凝血瘀：素有寒湿稽留经络、关节，血为寒湿凝滞，经行时气血下注冲任，因寒凝血瘀，经脉阻滞，以致气血不通而身痛。

辨证论治 一般痛在经前，多为实证。寒邪阻滞胞络，气血运行不畅，遇寒则血脉凝涩而痛甚；而痛在经后，多为虚证。血虚不能濡养筋脉，经后尤甚，则肢体疼痛麻木。

寒凝血瘀证 经前、经期腰膝、肢体、关节疼痛，月经推迟，经行量少，色黯有块；舌紫黯，或有瘀斑，苔薄白，脉沉紧。治宜温经散寒、化瘀止痛，方用身痛逐瘀汤（《医林改错》）。

气血虚弱证 经期、经后肢体疼痛麻木，肢软乏力，月经量少，色淡，质稀薄；面色无华，舌质淡红，苔白，脉细弱。治宜养血益气、柔筋止痛，方用黄芪桂枝五物汤（《金匮要略》）。

针灸治疗 经行身痛虽然有虚实之分，但以体虚为本，治疗上以补气血、和营卫、通经络为原则。①穴位蛋白埋线：主穴为足三里、三阴交、关元；气血亏虚加阳陵泉、肾俞；寒湿凝滞加血海、太白。选上述诸穴，用络合碘常规严格消毒，取出蛋白线放入针头内，不用局麻，直接快速直刺或斜刺入穴位（背俞穴斜刺0.5寸，其余为1寸，行提插手法得气后，边推针芯边退针，使蛋白线埋入穴位、出针，消毒针孔，用创可贴贴24小时，每20天治疗1次，3次为1个疗程。以

上疗法的治疗时间均选在经前10天左右。②关元穴艾灸：温灸盒置于患者关元穴进行灸治，温度以患者能耐受为度，时间30分钟。关元穴具有理气调经、强壮保健的作用，属于任脉，而任脉统任一身阴经，能调理人体诸血脉，通过灸治可使各经气通畅，祛寒除滞。③穴位注射：取五脏俞和膈俞穴进行穴位注射，每次取穴4个，交替取穴。五脏俞调节五脏气机，提高机体功能，而膈俞是八会穴中的血会，有活血养血之功，与五脏俞合用可以气血兼调。

预防调护 ①经期适当休息，避免过度劳累与紧张，避免着凉、淋雨、涉水等。②血虚者饮食宜丰富。③平素要加强体育锻炼，增加抗病能力。④调畅情志，良好心情有利于病情的缓解和治愈。

（马 堃）

jīngxíng kǒumí

经行口糜（oral erosion during menstruation）

每值经前或经行时出现以口舌糜烂，如期反复发作，经后渐愈为常见症状的月经病。又称经前口疳。

病因病机 舌为心之苗，口为胃之门户，故其病机多由心、胃之火上炎所致，其热有阴虚火旺，热乘于心者；有胃热炽盛而致者，如遇经行阴血下注，其热益盛，随冲气上逆而发。阴虚火旺者素体阴虚，或欲念致虚火内动，或热病后耗津伤阴，值经行则营阴愈虚，虚火内炽，热乘于心，心火上炎，遂致口糜。

辨证论治 经行口糜，多属热证，须辨虚实。阴虚者，往往经量偏少，经色鲜红，口干不欲饮；实热者，胃热炽盛，往往是经量较多，经色深红、口渴、口臭。

阴虚火旺证 经期口舌糜烂，

口燥咽干，月经量少，色鲜红；五心烦热，尿少色黄；舌红苔少，脉细数。治宜滋阴降火，方用知柏地黄汤（《医宗金鉴》）。

胃热熏蒸证 经前、经期口舌生疮、口臭、口干喜饮，月经量多，色深红；尿黄便结；舌红，苔黄厚，脉滑数。治宜清胃泄热，方用凉膈散（《太平惠民和剂局方》）。

针灸治疗 经行口糜，总由热证所致。平时滋养肝肾，调理治本。发作时，可以清热之剂酌加活血化瘀之品，水煎置凉后，频频含服，效果尤佳；也可用双料喉风散和西瓜霜等外用药局部喷洒涂抹。经期艾灸，可以取温养之力，引体内郁热外泄。主穴为涌泉、三阴交、足三里。患者取坐位，将艾条点燃，对准穴位，直至皮肤红晕，注意距离，切勿烫伤。选取涌泉为主穴，一则取其是肾经穴位，肾经循行"挟舌本"，艾灸涌泉穴发挥经络的远端作用，引火归元，治疗口舌生疮；二则取其为肾经井穴，是肾气的源头，艾灸涌泉可以鼓舞肾气，以先天之本资助冲任，防止冲气偏盛。配合艾灸三阴交、足三里醒脾养胃益精血，更助涌泉滋养冲任之力，达到治疗的目的。

预防调护 ①平日要注意调节饮食，忌食辛辣、肥甘及粗硬食物；多食用新鲜蔬菜与水果等，保持大便通畅。②注意口腔卫生，每日早晚刷牙，餐后要及时漱口，亦可选用淡盐水或药物漱口水漱口。及时清除创面污物。③尿黄便结者，经期宜半流质或流质。

（马 堃）

jīngxíng fēngzhěnkuài

经行风疹块（urticaria during menstruation）

每值临经时或行经期间以周身皮肤突起红疹或起

风团，瘙痒异常，经净渐退为常见症状的月经病。又称经行瘾疹、经行风疹。

病因病机 此病多因风邪为患，素体本虚，适值经行，气血更虚，风邪乘虚而入，郁于皮肤肌腠之间而诱发。此病有内风、外风之别，内风者由血虚生风所致，外风者由风邪乘经期、产后、体虚之时，袭于肌腠所致。①血虚：因素体血虚，或多产、久病失养，营阴暗损，经行时阴血外泄，阴血不足而致血虚生风，风胜则痒。②风热：素体阳盛，或过食辛辣之品，血分蕴热，经行时气血变化急骤，阴血相对不足，风热之邪乘虚而入，搏于肌肤腠理，热胜生风，遂发风疹。

辨证论治 经行风疹块有虚证与实证。根据证候特点，结合月经情况进行辨证。

血虚证 经行时风疹频发，瘙痒难忍，入夜更甚，月经多推迟，经量少，色淡；或面色不华，肌肤枯燥；舌淡红，苔薄，脉虚数。治宜养血祛风，方用当归饮子（《外科正宗》）。

风热证 经期起红色风团块，感风遇热，其痒尤甚，月经多提前，经量多，色深红，口干喜饮，尿黄便结，舌红苔黄，脉浮数。治宜疏风清热，方用消风散（《外科正宗》）。

针灸治疗 此病的治疗，应根据"治风先治血，血行风自灭"的原则，以养血祛风为主，虚证宜养血祛风，实证宜疏风清热。慎用辛温香燥之品，以免劫伤阴血。①针刺：主穴可选膈俞、曲池、合谷。风邪侵袭加外关、风池；肠胃积热加内庭、天枢；湿邪较重加阴陵泉、三阴交。主穴用毫针泻法，配穴按虚补实泻法操作。②耳针法：选取神门、肾

上腺、内分泌、肺、耳尖、耳背静脉。毫针刺，中强度刺激，耳尖、耳背静脉可点刺出血。③拔罐法：可在神阙穴拔火罐，留罐5分钟，取下再拔罐留5分钟，如此3次为1次治疗，每日治疗1次。

预防调护 ①平素加强锻炼，增强体质，经期尤当慎避风冷，以防止复感外邪。②饮食宜清淡、易消化，慎食辛辣之品，经前宜忌鱼虾等海腥之类，以免诱发此病。③疹发后注意不要过度搔抓，以免损破皮肤，诱发感染。④要注意保持月经调畅和大便通调。⑤避免日光直接暴晒。

（马　堃）

jīngxíng qíngzhì yìcháng
经行情志异常（menstrual abnormal emotion）
每值行经前后，或正值经期，出现以烦躁易怒、悲伤啼哭，或情志抑郁、喃喃自语，或彻夜不眠，甚或狂躁不安，经后复如常人为主要表现的月经病。

病因病机 此病多由于情志内伤，肝气郁结；思虑过度，暗耗心血，心血不足，心神不守；或脾虚痰盛，痰火扰心而致。①肝气郁结：情怀不畅，肝气不舒，郁而化火，肝胆火炽，冲脉隶于阳明附于肝，经前冲气旺盛，肝火夹气逆上，扰乱心神，遂致情志异常。②痰火上扰：素体痰盛，或肝郁犯脾，脾失健运而痰湿内生，郁而化火，火性炎上，炼液成痰，痰为壅积于胸，经期冲气旺盛，冲气挟痰火上扰清窍，神明逆乱，以致情志异常。③心血不足：思虑劳倦过度，经期阴血下聚胞宫，脾虚化源不足，或暗耗心血，心血不足，心失所养，神不守舍，遂致经行情志异常。

辨证论治 此病以经前或经

期有规律地出现情志异常为辨证要点，多为肝气郁结或痰火上扰或心血不足。需结合病史、临床症状，辨虚实和轻证、重证。

肝气郁结证 经前抑郁不乐，情绪不宁，烦躁易怒，彻夜不眠，胸闷胁胀，不思饮食，经后逐渐减轻或复如常人；月经量多，经色红，或月经先期；舌苔薄腻，脉弦细。治宜疏肝解郁、养血安神，方用逍遥散（《太平惠民和剂局方》）。

痰火上扰证 经行狂躁不安，头痛失眠，面红目赤，心胸烦闷，平时带下量多，色黄质稠；舌红，苔黄厚或腻，脉弦滑而数。治宜清热化痰、宁心安神，方用生铁落饮（《医学心悟》）。

心血不足证 经前或经期，精神恍惚，心神不宁，无故悲伤，心悸失眠，月经量少，色淡，舌淡，苔薄白，脉细。治宜补血宁心、安神定志，方用甘麦大枣汤（《金匮要略》）合养心汤（《证治准绳》）。

针灸治疗 此病多由情志所伤引起，治疗需结合病史、临床症状，辨虚实和轻证重证。因肝郁者，当养血疏肝；因痰火者，宜清热涤痰。在症状发作时可以配合针灸治疗，选用三阴交、合谷、内关等穴位。除此外可以选用耳压，取穴为神门、子宫、内分泌、皮质下、肝、心、肾。其中，神门、心，养心安神、除烦定志；肝、肾，疏肝解郁、滋水涵木；皮质下、内分泌、子宫则是根据西医学理论，调整内分泌，促进内分泌平衡。操作步骤：穴位常规消毒，用耳穴探测仪在该穴区选取最敏感点，用橡皮膏将王不留行粘贴在所选耳穴上，嘱患者回家后自行按压耳穴，每天6~8次，每穴按揉1分钟，2天后

换对侧耳朵贴。患者月经前 1 个星期开始接受治疗，连续治疗 7 天为 1 个疗程，1 个月经周期治疗 1 个疗程，坚持治疗 3 个月经周期。

预防调护　由于此病多因情志所伤，除药物治疗外，必须进行心理疏导，针对患者的思想、情绪，进行解释和安慰，同时将此病的生理、病理特点解释清楚，让患者自己主动配合治疗。在发病期间应适当休息，避免情绪紧张，还要注意饮食均衡，才能获得满意的疗效。

（马 堃）

juéjīng qiánhòu zhūzhèng

绝经前后诸证 （ perimenopausal disorders）

妇女在绝经前后，出现以烘热面赤，进而汗出，精神倦怠，烦躁易怒，头晕目眩，耳鸣心悸，失眠健忘，腰酸背痛，手足心热，或伴有月经紊乱等为主要表现的月经病。又称经断前后诸证、绝经前后诸症。相当于西医学围绝经期综合征。双侧卵巢切除或放射治疗后卵巢功能衰竭出现围绝经期综合征表现者，可参照此病治疗。

历史沿革　既往历代医籍有关此病未见专题论述，也无这一病名，对妇女在绝经前后出现的诸类症状，依其临床表现的侧重不同，将其归属于"脏躁""百合病""年老血崩""骨痿"及内科的"心悸""失眠"等范畴进行命名和辨证施治。在《黄帝内经》中虽无"绝经前后诸证"这个病名，但是其中出现了绝经前后诸证有关的病名，病名包括骨痿、不夜瞑、目不瞑、不寐、卧不得安、不卧、不得卧、卧不安、少卧、不得安卧、不得眠等，并且认识到骨痿的发生与肾虚关系密切；患者失眠的病机是气血衰少，五脏之气搏结不舒，营卫流行失常所致。汉代《金匮要略·妇人杂病脉证并治第二十二》中记载"妇人脏躁，喜悲伤欲哭，象如神灵所作，数欠伸，甘麦大枣汤主之"。这段记载体现出绝经前后诸证妇女部分的发病特征，如无故悲伤、欲哭，情绪容易波动。隋·巢元方等编著的《诸病源候论》中记载了两段与绝经前后诸证证候相关的文字，"风瘙痒者，是体虚受风，风入腠理，与血气相搏，而俱往来在于皮肤之间。邪气微，不能冲击为痛，故但瘙痒也"。清代的《医宗金鉴》《傅青主女科》《妇科玉尺》《女科切要》等妇科专著均有有关七七之年月经紊乱的记载，其中傅青主提出了年老血崩的病名，在《傅青主女科歌括·女科上卷·血崩》中记载"妇人有年老血崩者，其症亦与前血崩昏暗者同，人以为老妇之虚耳，谁知是不慎房帏之故乎！方用加减当归补血汤"。"骨痿"和"心悸"等病名在此期进一步得到认识。明《证治准绳·女科》："肾水绝则木气不荣，而四肢干痿，故多怒，鬓发焦，筋骨痿。"《景岳全书》："牛膝丸，治肾肝虚损，骨痿不能起床。"亦有"无择养荣汤治五疸虚弱，脚软心悸，口淡耳鸣，微发寒热，气急，小便白浊，当做虚劳治之"的记载，这便是经断前后"心悸"之征。1964 年，学者们修订全国高等医药院校教材时才将绝经前后各类症状在《中医妇科学》中列为"经断前后诸证"这一病名，1980 年更名为"绝经前后诸证"。

病因病机　此病病因多为肾虚，部分妇女由于体质、产育、疾病、营养、劳逸、社会环境、心理和精神因素等方面的原因，不能协调此生理变化，使得阴阳平衡失调而导致此病。"肾为先天之本"，又"五脏相移，穷必及肾"，故肾阴阳失调，每易波及其他脏腑，而其他脏腑病变，久则必然累及肾，故此病之本在肾，常累及心、肝、脾等多脏、多经，致使此病证候复杂。①经断前后，天癸渐竭，若素体阴虚，精血衰少，复加忧思失眠，营阴暗损，或多产房劳，精血耗伤，或失血大病，阴血耗伤，肾阴更虚，脏腑失养，遂致经断前后诸证发生。②经断前后，肾气渐衰，若素体虚弱，肾阳虚衰，或过用寒凉及过度贪凉取冷，可致肾阳虚惫，脏腑失煦，遂致经断前后诸证发生。若命门火衰而不能温煦脾阳，出现脾肾阳虚。③肾为水火之宅，内藏元阴元阳，阴阳互根，阴损及阳，或阳损及阴，真阴真阳不足，不能濡养、温煦脏腑或激发、推动机体的正常生理活动而致经断前后诸证发生。

诊断与鉴别　发病年龄多在 45～55 岁，若在 40 岁以前发病者，应考虑为卵巢功能早衰。要注意发病前有无工作、生活的特殊改变；精神创伤史及双侧卵巢切除或放射治疗史。根据相关症状和检查可诊断。

临证应注意鉴别某些内科疾病如眩晕、心悸、水肿与此病一些症状相似。经断前后亦为癥瘕（包括子宫肌瘤，恶性肿瘤如宫颈癌、子宫内膜癌、卵巢癌等）好发之期，如出现月经过多或经断复来，或有下腹疼痛、水肿，或五色带下、气味臭秽，或身体骤然明显消瘦等证者，应详加诊察，必要时结合西医学的检查方法，明确诊断，以免贻误病情。

临床需要与以下疾病鉴别。①高血压：舒张压及收缩压持续升高（>140/90mmHg），常合并有心、脑、肾等器官病变。经断前后诸证的患者血压不稳定，成波动状态。②冠心病：心电图异常，胸前区疼痛，服用硝酸甘油症状可缓解。而经断前后诸证的患者胸闷、胸痛，服用硝酸甘油无效。③甲状腺功能亢进症：患者血清促甲状腺素减低、游离甲状腺素升高。而经断前后诸证的患者甲状腺功能正常。④围绝经期精神病：患者以精神神经症状为最主要临床表现，往往较经断前后诸证患者的精神神经症状严重。

辨证论治 以肾虚为本，在治疗上应注意调理肾阴肾阳，使之恢复平衡。若涉及他脏者，则兼而治之。

肝肾阴虚 月经紊乱，月经提前，量或多或少，经色鲜红；烘热汗出，眩晕耳鸣，目涩，五心烦热，口燥咽干，失眠多梦，健忘，腰膝酸痛，阴部干涩，或皮肤干燥、瘙痒、感觉异常，尿黄便秘；舌红，少苔，脉细数。治宜滋养肝肾、育阴潜阳，方选杞菊地黄丸（《医级》）去泽泻。

肾虚肝郁 绝经前后，月经紊乱，烘热汗出，精神抑郁；胸闷太息，烦躁易怒，睡眠不安，大便时干时溏；舌红，苔薄白或薄黄，脉沉弦或细弦。治宜滋肾养阴、疏肝解郁，方选一贯煎。

心肾不交 绝经前后，月经紊乱，烘热汗出；心悸怔忡，心烦不宁，失眠健忘，多梦易惊，腰膝痠软，精神涣散，思维迟缓；舌红，少苔，脉细或细数。治宜滋阴降火、补肾宁心，方选天王补心丹（《摄生秘剖》）去人参、朱砂，加太子参、桑葚。

肾阴阳两虚 绝经前后，月经紊乱，经色暗或淡红，时而烘热时而畏寒；自汗，盗汗，头晕耳鸣，失眠健忘，腰背冷痛，足跟痛，水肿便溏，小便频数；舌淡，苔白，脉沉细弱。治宜补肾、调补冲任。方选二仙汤（《中医方剂临床手册》）合二至丸（《医方集解》）。

中药成药治疗 ①六味地黄丸：适用于肝肾阴虚证，可改善患者因自主神经紊乱而出现的潮热、失眠、焦躁、情绪不稳、性欲减退、头痛、头晕、乏力、耳鸣等症状。②杞菊地黄丸：适用于肝肾阴虚证，治疗肝肾阴亏出现的眩晕耳鸣、羞明畏光、迎风流泪、视物昏花等症状。③更年安片：适用于肝肾阴虚证，治疗潮热汗出、眩晕、耳鸣、失眠、烦躁不安、血压不稳等症。④坤宝丸：连服用2个月或遵医嘱。适用于肝肾阴虚证，可治疗月经紊乱、潮热多汗、失眠健忘、心烦易怒、头晕耳鸣、咽干口渴、手足心热、四肢酸软、关节疼痛及血压波动等症状。⑤坤泰胶囊：适用于心肾不交证，可以滋阴清热、安神除烦、益气养阴、疏肝解郁，可改善自主神经功能失调症状，使绝大部分围绝经期不适症状得到缓解。⑥女珍颗粒：适用于肝肾阴虚、心肝火旺证，开水冲服，可滋肾、宁心，可改善烘热汗出、五心烦热、心悸、失眠等症状。

其他疗法 有以下几种疗法。

体针 选取太溪、太冲、关元、神门、三阴交、心俞、肾俞、肝俞。平补平泻。留针20~30分钟，中间用小幅度捻转手法行针2次，每天针刺1次，连续6天，中间休息1天，连针4周为1个疗程。腰痛甚者配委中以止腰背疼痛；烦躁易怒、失眠不寐配内关、神门以镇静安神；外阴干涩、瘙痒配会阴以养阴止痒；体倦乏力、食少纳呆、食后腹胀配脾俞、关元以补脾益气。

腹针 中脘、下脘、气海、关元、中极、气穴（双）。患者平卧位，带上眼套，暴露腹部，先在腹部从上至下触诊确无阳性体征，取穴并做好标记，对穴位的皮肤进行常规消毒，采用"薄氏腹针专用针"一次性管针，规格为直径0.22mm、长30~40mm，避开毛孔及血管把管针弹入穴位，针尖抵达预计的深度后，留针20分钟，无须行针。用塑料篮子盖在患者腹部后再盖上被子。开始每天治疗1次，连续3天，以后隔3天治疗1次，共治疗4周。

灸法 月经过多者灸断红穴，每次3~5壮，每天1次。选用葫芦壳、茯苓皮、泽泻、牵牛子、首乌、三棱、莪术、槟榔、茵陈、山楂、决明子、莱菔子、生大黄，按等量配比，碾极细末，以黄酒调和成直径20mm、厚6mm的药饼。穴位选取神阙、大赫、足三里。患者仰卧，药饼置于穴位上，药饼上置1.5cm艾条，从底部点燃。若患者感觉温度过高，医者将药饼来回轻移至艾条燃尽。每穴2壮，每日1次，每周治疗5次，20次为1个疗程。

耳穴贴压 肾、肝、内生殖器官、内分泌、皮质下。情绪激动加神门、心、交感；心悸加心、交感；血压高加耳尖、降压沟；潮热加交感、肺；耳鸣加内耳。每次每穴按压10次，每日2~3次，两耳交替，隔3日更换，连续10天为1个疗程。

穴位贴敷 选好以下5组穴位：①关元、肾俞。②肝俞、太冲。③心俞、气海。④中极、太溪。⑤三阴交、足三里。用普通胶布剪成2cm大小，穴位局部皮肤用75%酒精消毒，待皮肤干燥后，将白芥子泥丸置于穴位上，外用胶布贴上固定，敷贴后2~4小时局部出现灼热、瘙痒感时即除去药丸及胶布，此时局部充血但无溃破，每次选1组穴，依次轮换选用，隔日1次，10次为1个疗程。

转归预后 妇女绝经前后最明显变化是卵巢功能衰退，随后便出现下丘脑-垂体功能退化。此期是妇女必经的生理阶段，约有1/3的妇女能通过神经内分泌的自我调节达到新的平衡而无自觉症状；而2/3妇女则可表现为该病的相关症状，持续时间一般5~6年。对轻症患者，一般保健措施已足够达到治疗效果，如饮食有节、合理调配、适当锻炼、避免过胖等。症状明显者通过积极治疗，控制症状，延缓身体各器官的退行性改变，同时通过心理疏导、生活调摄可提高患者的生存质量，预后尚好。

若长期失治或误治，可引起高血压、冠心病、骨质疏松、肥胖、免疫力降低、情志异常、老年痴呆等疾病，不仅严重影响妇女老年期的生活质量，而且多数疾病预后不良。①高血压、冠心病由于雌激素减退及垂体分泌促性腺激素增多，且若不注意饮食结构，到老年期后就可导致冠状动脉粥样硬化及心肌梗死、高血压的发病率增高，是老年妇女死亡的主要原因之一。②骨质疏松是指单位体积内骨量减少，致使皮质骨变薄，骨小梁变稀疏，空隙增大，造成严重的骨质疏松，从而产生腰背酸痛，脊柱变形。骨脆性增加，骨折危险性增加，可持续到70岁，其以腕骨、脊椎体、股骨颈骨折等较常见。③围绝经期患者容易情绪低落、兴趣

丧失、忧郁、焦虑不安、恐惧紧张等情绪，若不及进行心理疏导容易导致抑郁症，对患者身体及精神带来比较大的痛苦。④围绝经期脂肪积聚重新分布，可引起肥胖症，以臀部为常见。⑤人体衰老后抵抗力变弱，易致感染，如肺炎、肾盂肾炎、萎缩性阴道炎、细菌性阴道炎等，且围绝经期后妇女患盆腔脓肿亦较多。

预防调护 应进行卫生宣教，使妇女了解围绝经期正常的生理过程，消除其顾虑和精神负担，保持心情舒畅，必要时可给予心理疏导。积极参加适当的体育锻炼，增强体质，增强抵抗力，防止早衰。饮食应适当限制高脂、高糖类物质的摄入，注意补充新鲜水果蔬菜及钙钾等矿物质。定期进行体格检查，尤其要进行妇科检查，包括防癌检查，必要时可进行内分泌检查。帮助患者了解绝经是正常生理过程，以乐观积极的态度对待疾病，无须恐惧、忧虑，同时使其家属协助配合，给予同情、安慰和鼓励，医务人员应耐心解答患者提出的问题，给予指导解决。例如，心理疏导，包括情志相胜法、移情疗法、情志导引法、个性行为矫正法，如善于可客观的评价自我、工作学习要有规律等。家庭调节，如通过夫妻、子女、婆媳三种较复杂关系，提高心理耐受阈值、丈夫负担一些家务、陪妻子慢跑、长距离散步等。

（王小云）

jīng duàn fùlái

经断复来 （postmenopausal menstruation）

绝经期妇女停经1年或1年以上，再次出现子宫出血症状的月经病。又称年老经水复行，或称妇人经断复来。西医的绝经后出血而无其他器质性病

变者，可参照此病进行治疗。有时绝经后出血过多多怀疑为恶性肿瘤，要给予关注。

历史沿革 历代古籍对此病的记载不多，宋·齐仲甫《女科百问·第十一问》："妇人卦数已尽，经水当止，而复行者，何也？"此乃"七七则卦数已终……或劳伤过度，喜怒不时，经脉虚衰之余，又为邪气攻冲，所以当止而不止也"，认为是过劳和情志所致。《傅青主女科》云："妇人有年五十外或六、七十岁忽然行经者，或下紫血块，或如红血淋，人或谓老妇行经。"究其发病机制，认为是"妇人至七七之外，天癸已竭，又不服济阴补阳之药，如何能精满化经，一如少妇。然经不宜行而行者，乃肝不藏脾不统之故也，非精过泄而动命门之火，即气郁甚而发龙雷之炎，二火交发，而血乃奔矣，有似行经而实非经也"。他认为经断复来的本质是老年崩漏之症。清·吴谦《医宗金鉴·妇科心法要诀》中有"妇人七七天癸竭，不断无疾血有余，已断复来审其故，邪病相干随证医"的记载。《竹林女科证治·调经下》："妇人七七四十九岁，天癸已断，若五旬以后而月经复行，或漏下不止，腰腹疼痛者，但当察其有热无热。有热者宜子芩丸，无热者而血虚者益阴煎。冲任损伤而为漏为崩，腹痛寒热者，宜茱萸汤。肝脾损伤，血不归经者，宜归脾汤，兼服逍遥散。"

病因病机 妇女年届七七，正常的生理是肾气虚，天癸竭，太冲脉衰少，地道不通，经水断绝。当妇女进入老年期后，肾水阴虚逐渐影响他脏，或脾虚肝郁冲任失固或湿热下注、湿毒瘀结损伤冲任以致经断复来。①脾虚

肝郁：正常情况下脾统血，肝藏血。年老后因脾气不足，又有思虑劳倦，或忧郁过度，脾气愈伤，中气不足，脾失所统，肝失所藏，冲任失固，不能固摄精血，而致经断复来。②肾阴虚：老年妇人肾阴本虚，肝失濡润，相火旺盛，扰动血海，而致经断复行。③湿热下注：女子七七天癸竭，太冲脉衰少，脾虚失运主运化，湿邪内生，郁久化热，或恣食膏粱厚味，或感受湿邪，湿浊下注，损伤带脉，破血妄行，故致经断复来。《傅青主女科》："脾土不能运化，致湿热之气蕴于带脉之间，而肝不藏血，亦泄于带脉之内，皆由脾气受损，运化无力，湿热之气随气下陷，同血具下。"④湿毒瘀结：素体虚弱，或经期、产后不洁，湿毒秽浊之邪乘虚侵入冲让、子宫，日久瘀结，血不得归经，溢于下故致经断复来。

诊断及鉴别 经断复来为异常的子宫出血，但量少，出血时间不长，其色、质、味均异于正常的月经来潮。经断复来应先查明病因，再鉴别。

经断复来与萎缩性阴道炎、宫颈癌、宫颈炎、宫颈结核、子宫内膜癌或子宫肉瘤均有不规则的阴道出血，要经过实验室检查或病理检查来区别。若为萎缩性阴道炎，仅在严重时可见阴道血性脓样带下，平常大都可见阴道分泌物增多、色淡黄、质稀，可通过妇检及白带常规与经断复来相鉴别，临床医生应注意把握。宫颈癌则为接触性出血，血性白带，量时多时少，也可大量出血；严重时也可见下腹胀痛、腰痛、一侧或两侧下腹痉挛性疼痛；妇检时可见宫颈重度糜烂或有菜花样的病理产物，需行宫颈刮片，或TCT检查、阴道镜检查。宫颈炎症或息肉、宫颈结核者可见阴道不规则出血，伴白带增多，局部可见多个溃疡，甚至菜花样改变，阴道镜活检有助诊断。子宫肉瘤或子宫内膜癌妇检时子宫虽增大但无压痛，需进一步做宫腔镜来鉴别。

辨证论治 此病以"任脉虚，太冲脉衰少，天癸竭"为病理基础，故其出血量不多。在辨证时出血量的色质及伴随证候是辨此病虚实的关键。经断复来，实质是老年性子宫出血，现代研究发现多为体虚慢性炎症所致，以及少数妇女体内的激素未完全衰竭，虽与湿热、血瘀有关，临床上更应看重阴虚火旺与肝热脾虚两因，阴虚火旺可用二至地黄丸加减，必要时加清肝宁心之品。老年期的肝热脾虚在经断复来中占有重要的地位，治疗上既要清肝热解肝郁，又要健脾宁心。

脾虚肝郁 出血色淡、质稀，同时伴有脾虚肝郁的症状，如神疲乏力、气短懒言、食少腹胀、胁肋胀痛、脉弦而无力。治宜健脾调肝、安冲止血，方用安老汤（《傅青主女科》）加减，若心悸、失眠者可加桂圆肉、炒酸枣仁以养心安神，心烦易怒、胁肋胀甚者则加牡丹皮、生白芍养血柔肝。

肾阴虚 肾阴虚，则水不制火，藏于雷泽之相火妄动，扰动血室，故见出血色鲜红、质稠，同时伴有阴虚的症状，如潮热盗汗、头晕耳鸣、腰膝酸软、脉细数等。治宜滋阴清热、安冲止血，方选知柏地黄丸（《医宗金鉴》）加阿胶、龟甲，心烦易怒加郁金、栀子疏肝清热。

湿热下注 以质稠为主要特点，血色红或紫红，量多，平素带下色黄有异味、大便黏腻不爽、便不尽感、苔黄腻等湿热之象。治宜清热利湿、止血凉血，方选易黄汤（《傅青主女科》）加黄芩、茯苓、泽泻、侧柏叶、大小蓟，心烦急躁者可加栀子。

湿毒瘀结 不同于湿热下注的出血量多，此型的出血量少，夹有杂色带下，腥臭异常，小腹痛，低热起伏，形体消瘦，舌质暗，或瘀斑，脉细弱。治宜利湿解毒、化瘀散结，方选草薢渗湿汤《疡科心得》和桂枝茯苓丸（《金匮要略》），去滑石加黄芪、三七。此方也可治阴部瘙痒、带下恶臭明显者，加败酱草、白花蛇舌草以清热解毒；下腹包块者可加大活血消癥之功，可加三棱、莪术等。

中成药如气血两虚型的予以复方阿胶浆，肝郁脾虚型的予丹栀逍遥丸，心脾气血两虚的予归脾丸。经断复来，是以虚为主，因"七七天癸竭，太冲脉衰少，地道不通"，因此阴虚脾弱是治疗的着眼点。同时该时期要注意在老年经断复来的患者中出现恶性疾病，可以用现代的各种手段去排除，做到早发现、早治疗，或做好心理准备。

转归预后 绝经后再度出血，要做好各项相关检查，对一些恶性疾病进行排除，如行诊断性刮宫、宫腔镜、阴道镜检查，以及宫颈活组织和子宫内膜病理检查，或作卵巢垂体等内分泌检查，从而明确是真的经断复来，归于激素问题，还是发生其他恶性肿瘤等。如果检查后未发现异常，则应进行定期动态追踪观察，防止变生凶险之症。

预防调护 注意绝经期的卫生保健，在专科医师的指导下遵从用药，必要时可行激素替代疗法。加强卫生宣教，普及卫生知识，使妇女了解绝经期正常的生理过程，提高妇女对此病的认识。从精神上给予安慰，使其消除顾虑，调整心态，保持心情舒畅，必要时可给予心理疏导，利于疾病的治愈和预后。同时鼓励适度参加文娱活动，丰富情感世界，移情易性，建立健康的身心。积极参加适当的体育锻炼，增强体质，增强抵抗力，防止早衰。慎起居，忌房事过度，不强力劳作，同时节饮食，适当限制高脂、高糖类物质的摄入，注意补充新鲜水果蔬菜及钙钾等矿物质。定期进行体格检查，尤其要进行妇科检查，包括防癌检查，必要时做内分泌检查。如果发现带下量多及腹部包块者，阴道出血者，应及时就诊，早发现、早治疗。绝经后及时取出宫内节育器。

（王小云）

jīngshuǐ zǎoduàn

经水早断（premature menopause）

天癸早竭，引起肾-天癸-冲任-子宫轴功能衰竭而致女性 40 岁之前出现月经停闭的病证。西医学与之相对应的疾病是卵巢早衰（premature ovarian failure，POF），指女性 40 岁以前出现卵巢功能减退，主要表现为闭经≥4 个月、促性腺激素水平升高如卵泡刺激素（follicle-stimulating hormone，FSH）>40U/L、雌激素水平波动性下降。2016 年，欧洲人类生殖与胚胎学学会发布了《早发性卵巢功能不全的管理指南》，以早发性卵巢功能不全（premature ovarian insufficiency，POI）的概念取代 POF，将 FSH 的诊断阈值定义为>25U/L，目的是早期诊断和早期治疗该疾病。POI 包括 POF，POF 是 POI 的终末阶段。该病病因多变，病机复杂，治疗棘手，生育预后不佳，是临床难治性疾病。

历史沿革 "早衰"一词最早见于《素问·阴阳应象大论》，"帝曰：调此二者奈何？岐伯曰：能知七损八益，则二者可调，不知用此，则早衰之节也。年四十而阴气自半也，起居衰矣"。结合月经症状及年龄论述，该病的最早专著是《陈素庵妇科补解·调经门·经水不当绝而绝》，"天癸七七数尽则绝。《经》云：冲脉衰，天癸绝，地道不通，故形坏而无子也。若四十左右先期断绝，非血虚即血滞"。《本草衍义》称为月水先闭，"世有童男室女，积想在心，思虑过当，多致劳损，男则神色先散，女则月水先闭"。《景岳全书·妇人规》称为血枯经闭，"凡妇女病损，至旬月半载之后，则未有不闭经者。正因阴竭，所以血枯，枯之为义，无血而然。故或以羸弱，或以困倦，或以咳嗽，或以夜热，或以食饮减少，或以亡血失血，及一切无胀、无痛、无阻、无隔，而经有久不至者，即无非血枯经闭之候。"《傅青主女科》称为经水先断，"有年未至七七而经水先断者"。

有关经水早断的病因，多归在闭经的论述中，专论经水早断的较少。历代文献论述多与外邪浸淫、房劳多产、情志所伤、瘀血损伤等有关。外邪所伤的论述，如《诸病源候论·月水不通无子候》中的"月水不通而无子者，由风寒邪气客于经血。夫血得温则宣流，得寒则凝结，故月水不通。冷热血结，搏子脏而成病，致阴阳之气不调和，月水不通而无子也"；《黄帝素问宣明论方·妇人门》中的"以妇人月水，一月一来如期，谓之月信。其不来，则风热伤于经血，故血在内不通。或内受邪热，脾胃虚损，不能饮食"。房劳多产的论述，如《黄帝

内经素问·腹中论》中的"病名血枯。此得之年少时，有所大脱血，若醉入房，中气竭，肝伤，故月事衰少不来也"；《医宗金鉴·妇科心法要诀》中的"脱血过淫产乳众，血枯渐少不行经，骨蒸面白两颧赤，懒食消瘦咳嗽频"。情志所伤的论述，如《本草衍义》中的"世有童男室女，积想在心，思虑过当，多致劳损，男则神色先散，女则月水先闭。何以致燃？盖愁忧思虑则伤心，心伤则血逆竭，血逆竭，故神色先散，而月水先闭也"；《傅青主女科》中的"有年未至七七而经水先断者，人以为血枯经闭也，谁知是心肝脾之气郁乎"。瘀血损伤的论述，如《诸病源候论·月水不通无子候》中的"月水久不通，非止令无子，血结聚不消，则变为血瘕；经久盘结成块，亦作血症。血水相并，津液壅涩，脾胃衰弱者"。

有关经水早断的病机，在《黄帝内经》已有论述，至宋代较为完善。主要涉及阴血亏虚、先天精血不足、心肝脾气滞、瘀血损伤冲任有关，如《素问·阴阳应象大论》中的"早衰之节……年四十而阴气自半也"；《妇人大全良方·室女经闭成劳方论第九》中的"经候渐少，渐渐不通，日渐羸瘦，渐生潮热，其脉微数，此由阴虚血弱，阳往乘之，少水不能灭盛火，火逼水涸，亡津液"；《竹林女科证治·室女虚热经闭》中的"室女月水不行，日渐羸瘦，时作潮热，此阴虚血弱，火盛水亏"，均主要论及经水早断与阴血亏虚，冲任失养有关。《陈素庵妇科补解·调经门·室女年过二十天癸闭方论》中的"室女年过二十而经闭……先天父母精血不足……先天不足，则血气耗

竭，津液枯竭"，主要论及经水早断与肾精不足有关。《傅青主女科》中的"有年未至七七而经水先断者……心肝脾之气郁乎"，主要论及经水早断与心肝脾气滞有关。《陈素庵妇科补解·调经门·经水不当绝而绝》中的"若四十左右先期断绝，非血虚即血滞"，论及经水早断除与阴血亏虚有关，与瘀血阻滞，损伤冲任也有关。现代文献认为其病位在肾，与肝、脾、心功能失调有关，是肾-天癸-冲任-子宫轴功能过早衰竭，肾精早虚、天癸早竭、冲任早衰，还与气血虚弱、肝郁血瘀、心肾不交有关。

有关经水早断的辨证，主要分虚、实两端，宋代已有明确的论述，《陈素庵妇科补解·调经门·经水不当绝而绝》中的"若四十左右先期断绝，非血虚即血滞"，论及了虚实之分。现代文献经水早断的辨证分型较多，主要是按脏腑（肾、肝、脾为主）、气血、阴阳、虚实来分型，以虚为主，也有虚实兼夹者。有的是单一证型，有的是兼夹证型。

有关经水早断的治则治法，以补为主，或补泻兼施。《景岳全书·妇人规》中的"欲其不枯，无如养营；欲以通之，无如克之。但使雪消，则春水自来，血盈则经脉自至，源泉混混，又孰有能阻之者"，提出以补为通。《竹林女科证治·室女虚热经闭》中的"室女月水不行……治当养阴益血"，提出以补养阴血为法。《傅青主女科》中的"治法必须散心肝脾之郁，而大补其肾水，仍大补其心肝脾之气，则精溢而经水自通矣"，提出以补肾兼疏心肝脾之气为法。

有关经水早断的方药，《素问·腹中论》最早出现治疗"月事衰少不来"之方剂"四乌鲗骨一蔍茹丸"，并记载了服用方法，后世医家多有引用。《妇人大全良方·室女经闭成劳方论第九》提出用柏子仁丸、泽兰汤"养血益阴"，治疗"经候渐少，渐渐不通，日渐羸瘦，渐生潮热，其脉微数"。《陈素庵妇科补解·调经门》用鳖甲导经丸清心和肝、补脾开胃，血虚者用大调经丸，血滞者用延胡索散，血枯者用回天大补膏，肾虚津竭者用补肾地黄汤。《傅青主女科》的益经汤，心、肝、脾、肾四经同治，补以通之，散以开之，至今临床仍用之广泛。

病因病机 经水早断的病因主要是先天不足、感染邪毒和情志不遂。①先天肾精不足，天癸失源，冲任失养，子宫失荣，肾-天癸-冲任-子宫轴的功能过早衰退，发为此病。②感染邪毒，损伤冲任，子宫失荣，发为此病。③情志不遂，气郁化火，暗耗气血，致肾精早虚，天癸早竭，冲任早虚，发为此病。

诊断与鉴别 此病的特点是提早停经，可伴早醒、眠差、烦躁、烘热汗出等症状。闭经前可能出现短期的月经周期缩短、经期缩短、经量减少，或月经周期延长、经期延长、经量减少。妇科检查无器质性病变，辅助检查提示血清 FSH、黄体生成素（luteinizing hormone，LH）水平增高，雌二醇（estradiol，E_2）、抗米勒管激素（anti-Müllerian hormone，AMH）水平低下，B 超提示卵巢内窦卵泡数稀少。部分患者可检测到抗甲状腺自身抗体如抗甲状腺过氧化物酶抗体、抗甲状腺球蛋白抗体阳性。

此病当与其他导致闭经的疾病如高催乳素血症、多囊卵巢综合征等鉴别。①高催乳素血症：除闭经、E_2 水平低下外，可伴非哺乳期乳汁自溢，血清学检查提示催乳素（prolactin，PRL）增高，PRL ≥ 25μg/L，但 FSH、LH 水平正常或偏低。B 超提示卵巢内窦卵泡数正常。部分患者垂体 MRI 可提示垂体腺瘤。②多囊卵巢综合征：除闭经外，可伴肥胖、多毛、痤疮及黑棘皮症。血清学检查提示雄激素水平高，FSH 正常或偏低，LH 水平可升高，LH/FSH 比值 2 ~ 3，AMH 水平偏高，胰岛素抵抗。B 超提示卵巢呈多囊卵巢形态。

辨证论治 此病以虚为主，即便有实，也是本虚标实，虚实夹杂。虚多为肾虚、脾虚，虚实夹杂多为肾虚肝郁、肾虚血瘀。治疗以补肾填精、资天癸、养冲任为原则，《素问·阴阳应象大论》曰："形不足者温之以气，精不足者补之以味。"

肾精不足证 月经推迟、稀发、量少，甚或月经停闭不行；平时带下少，甚至全无，阴道干涩，性交疼痛；皮肤松弛，头晕耳鸣，失眠多梦，烘热汗出，五心烦热，腰膝酸软，舌淡红少苔，脉细。治宜补肾填精，可选归肾丸（《景岳全书》）或大补元煎（《景岳全书》）加减，常用药物有熟地黄、山药、山茱萸、当归、枸杞子、杜仲、菟丝子、茯苓、人参、炙甘草。

肾虚肝郁证 月经或前或后、量或多或少，甚或月经停闭不行；经前或经后乳房胀痛，烦躁，早醒眠差，腰膝酸软，舌淡红苔白，脉细关弦。治宜补肾填精、疏肝解郁，可选益经汤《傅青主女科》加减，常用药物有熟地黄、炒白术、山药、当归、杜仲、人参、白芍、生枣仁、牡丹皮、沙参、柴胡。

　　脾肾两虚证　月经推迟、稀发、量少，甚或月经停闭不行；腰膝酸软，皮肤松弛，面目肢体（尤以下肢为甚）水肿，形寒肢冷，便溏，尿频失禁，舌淡苔薄，脉沉细无力。治宜温补脾肾、填精养血，可选补中益气汤（《脾胃论》）合归肾丸（《景岳全书》）加减，常用药物有黄芪、党参、白术、炙甘草、当归、陈皮、升麻、柴胡、生姜、大枣、熟地黄、山药、山茱萸、枸杞子、杜仲、菟丝子、茯苓。

　　精枯血瘀证　月经推迟、稀发、量少，甚或月经停闭不行，阴道干涩；潮热汗出，形体羸瘦，两目黯黑，饮食减少，舌暗苔白，脉细。治宜补肾填精、养血活血，可选左归丸（《景岳全书》）加减，常用药物有熟地黄、山药、枸杞子、山茱萸、川牛膝、菟丝子、鹿胶、龟胶。

　　针灸疗法　①体针：取穴关元、归来、三阴交，肾精不足证可配气海、血海、肾俞等穴位。肾虚肝郁证可配合谷、太冲、外关、内关、膻中等穴位。脾肾两虚证可选配气海、肾俞等穴位，可配伍灸法。精枯血瘀证可配腰阳关、命门、血海等穴位，可配伍灸法。②穴位埋线：五脏背俞穴。

　　转归预后　此病为妇科疑难病，恢复卵巢功能尚无有效措施。生育预期值低。

　　预防调护　月经出现异常，应及时诊治，早发现，早诊断，早治疗，以减缓卵巢功能过早衰竭。注意情志调摄，避免抑郁、焦虑等不良情绪的长期刺激。注意起居有节，避免长期熬夜。注意饮食均衡，避免过度节食。

（朱　玲）

dàixiàbìng

带下病（morbid vaginal discharge）　以带下的量明显异常，色、质、气味发生异常，或伴全身、局部症状为主要表现的疾病。古又有白沃、赤沃、白沥、赤沥、下白物、流秽物等称谓。西医学的阴道炎、子宫颈炎、盆腔炎、妇科肿瘤等疾病引起的带下异常者属中医带下病范畴。此为妇女常见病、多发病，故俗有"十女九带"之说。临床以白带、黄带为常见。若有赤白带或五色杂下的带下病，应警惕，以防恶变。

　　历史沿革　汉·张仲景《金匮要略·妇人杂病脉证并治》最早记载了带下病，"妇人经水不利……下白物，矾石丸主之"。隋·巢元方《诸病源候论·妇人杂病诸候·带五色俱下候》最早明确提出了"带下病"之名，"带下病者，由劳伤血气，损动冲脉、任脉，致令其血与秽液兼带而下也。冲任之脉，为经脉之海。经血之行，内荣五脏。五脏之色，随脏不同。伤损经血，或冷或热，而五脏俱虚损者，故其色随秽液而下，为带五色俱下"。并分设有青、黄、白、赤、黑及带五色俱下候。金元时期，刘完素在《素问病机气宜保命集·附带下》中云："故下部任脉湿热甚者，津液滴溢而为带下。"《丹溪心法》认为带下过多与湿痰有关，主张燥湿为先，佐以升提。明《万氏妇人科·白浊、白淫、白带辨证》指出了带下过多与白浊、白淫的鉴别。《女科撮要》提出带下过多乃由脾胃亏损、阳气下陷所致，主张健脾升阳止带。《景岳全书·妇人规·带浊梦遗类》则强调"心旌之摇""多欲之滑""房室之逆""虚寒不固"等伤肾而致带下过多，治法除药物外，尚宜

节欲。清《傅青主女科·带下》将带下病列为该书卷首，分别以白、黄、赤、青、黑五色带下论述其病机、证象、治法，提出"带下俱是湿证"的论断，所创完带汤、易黄汤至今仍为临床所推崇。《沈氏女科辑要笺正·带下》归纳带下病因为"总不外湿火、相火、阴虚不守三途而已"。罗元恺认为，带下病多因内生殖器有炎症、肿瘤等，致病因素有外来感染或内在病变之分。外来因素如细菌、滴虫、真菌感染等；内在因素如身体虚弱、肿瘤等。中医病因多因湿热、湿毒、脾虚、肾虚等所致。历代医家所论虽各有侧重，但多认识到带下过多当责之脾肾之虚，不能温化运化水湿，或湿热内侵阴器、胞宫，累及任带，使任脉失固、带脉失约所致。

　　病因病机　此病主要机制是任脉不固、带脉失约。因任脉总司一身之阴液，带下为阴精所化，由任脉所主，而带脉约束诸经，故当任带二脉受损，则可致带下病。而湿邪是导致此病的主要原因，可涉及脾肾肝三脏。湿邪又有内湿、外湿之分，脾肾之虚是产生内湿之因，脾虚失运，聚而生湿，流注任带二脉；肾阳虚不能温化水湿，肾气虚闭藏失司；肝郁侮脾，化火挟脾湿下注。外湿多因久居湿地，或冒雨涉水或不洁性交等，感受湿邪，损伤任带。湿邪可随体质的差异和病程的发展而产生不同的转化。故有湿热、寒湿、湿毒、痰湿等，但以热化为主。临床常见病因有脾虚湿困、肾阳虚、阴虚夹湿、湿热下注、热毒蕴结等。

　　现代医家对带下过多的病因、病机、治法进行了探讨，不断丰富了带下过多的内容。此病的发

生与气候、环境、地域等因素有关。女性生殖系统炎症是导致带下异常的重要原因，白带较轻，以白细胞为主；黄带较重，以脓球为主。

诊断与鉴别 主要是通过四诊，了解带下量之多寡，色之变化，质之稀稠，气味之腥臭、腐秽，结合全身证候，辨脏腑寒、热、虚、实，审因论治。一般色白者，多属虚属寒，应责之于脾肾。色黄者，属湿热蕴结，乃肝郁脾湿下注。若带下色黄绿如脓，此湿热之尤甚者。色赤乃心火炽盛所致，但亦有因肝火内炽者。若系心火炽盛，必兼有心烦易怒、口苦咽干等证可资鉴别。带下色黑者，临床少见，偶或有之，亦属虚损者不足之象，尤宜审慎。此外，也有赤白相兼者，多属湿热或虚热为患。间或也有因虚寒而赤白相兼的。若带下五色并见，多为内脏虚损，秽液下注所致。辨臭气，正常带下，无色无臭。若带下腥臭者，多为寒证；若酸秽臭气者，则为热甚；若带下恶臭难闻，是为热毒内盛之象。

以上仅从带下辨证，但有些妇科疾病，如生殖道炎症及肿瘤等，均可伴见带下量多，必要时须进行妇科检查，明确诊断，排除恶性病变。带下尚需与白浊相鉴别。白浊是从尿道中流出的秽浊如脓的液体，与白带不易区别。但白浊往往在发病之初，小便淋沥涩痛，随之流出白色混浊之物，可以此辨别。

带下脉象，带下多属脾虚，故脉多见濡、滑，濡脉主虚主湿，滑脉主痰。若见脉濡数者，则为脾虚湿热下注。若脉象滑数，或弦数者，其证属热属实，系痰湿为患或肝经湿热下注。脉沉迟者，其证属虚属寒，多为下元不固。

若脉虚细而数，则为虚热之证。

辨证论治 带下病的治疗，主要是根据带下量、色、质的变化，结合全身症状，辨其寒、热、虚、实，选用温、清、补、涩等法，灵活运用。带下病主要是湿邪作祟，水湿由脾起，治带之法虽多，但多以健脾升阳除湿为主，辅以疏肝固肾。同时湿浊可以从阳化热而成湿热，也可以从阴化寒而成寒湿，所以当佐以清热除湿、清热解毒、散寒除湿等法。若因感虫而致带下异常者治以杀虫。一般治脾宜升、宜燥，治肾宜补、宜涩，治肝宜疏、宜达，湿热和湿毒宜清、宜利。脾虚带下病，宜健脾益气、升阳除湿，方选完带汤（《傅青主女科》）；湿蕴化热者，清热利湿，方选易黄汤（《傅青主女科》）；肾阳虚者，温肾培元、固涩止带，方选内补丸（《女科切要》）；肾阴虚者，益肾滋阴、清热止带，方选知柏地黄丸（《症因脉治》）；湿热之带下病，治宜清热利湿，方选止带方（《世补斋·不谢方》）；热毒而致，治宜清热解毒，方选五味消毒饮（《医宗金鉴》）；肝经湿热者，治宜泻肝清热除湿，方用龙胆泻肝汤（《医宗金鉴》）。

治疗虽以除湿为主，但注意用药不宜过于温燥，以免"助邪火消灼阴血，以致火升水降，凝结浊物"。体虚者不可过用苦寒，以免克伐脾阳。湿热或湿浊者，不可过用收敛固涩，以免留邪。若为虚实夹杂者，除邪勿伤正。

其他疗法 内外并治是治疗湿热或热毒带下的有效方法，因阴道炎，或宫颈炎引起带下增多者须配合外治法。此外，带下黄色或黄白相兼，而外阴瘙痒不堪者，可适当选用清热解毒之品，煎水熏洗阴部或研末阴中坐药外

用，使药力直达病所。中药锥切对慢性宫颈炎引起的带下增多有治疗作用。有些中成药，使用方便，疗效确切，亦可选用。另外还可针灸治疗，尤其是虚证带下病。

带下病的症状主要表现为阴道分泌物的变化及局部的红、肿、热、痛、痒，故治疗上应着重局部而不离整体。局部用药可直接对阴道内的病原微生物及寄生虫达到清洗、抑制、杀灭的作用，同时药物通过阴道黏膜的渗透吸收，对阴道黏膜充血水肿及溃疡等炎症起到抑制作用。西医学认为，药物通过溶化、弥散和浓度差，造成分子扩散运动，移向阴道壁而被阴道黏膜吸收，经血液、淋巴体液循环全身，从而达到治疗的目的。对于伴有全身症状者或免疫功能低下者，应注意全身的整体治疗，通过提高自身的免疫力和抗病能力加上局部的治疗，才能取得良好的治疗。

（王惠珍）

báidài

白带（leucorrhea） 妇女阴道中流出白色黏稠或稀薄液体，如涕如唾，绵绵而下，如带状为主要表现的疾病。古又称白沃、白沥、下白物。

病因病机 产生此病之病因病机，历代医家颇多论述，如《诸病源候论》："肺脏之色白，带下白者肺脏虚损，故带下而挟白色。"《傅青主女科》云："夫白带乃湿盛而火衰，肝郁而气弱，则脾土受伤，湿土之气下陷，是以脾精不守，不能化荣血以为经水，反变成白滑之物，由阴门直下欲自禁而不可得也。"此病发于脾、肝、肾、肺脏及外受六淫的侵袭，应根据脏腑虚实与不同的

病因，辨证施治。因于脾者，脾气虚弱，运化失司，湿浊下扰任带；因于肝者，肝郁生热，湿热下注带脉；因于肾者，肾阳不足，命门火衰，肾虚不能温煦胞宫；或脾肾阳虚气陷，带脉失约，任脉不固；感受风冷者，风冷袭入胞络，扰及任带二脉；感受寒湿者，多因涉水、游泳，寒湿之邪入侵，带脉拘急失约；为湿热所侵者，多因脾虚湿盛，反侮肝木，肝郁生热，湿热下注或湿热之邪直伤带脉所致。

诊断与鉴别 ①脾虚白带：症见带下量多，色白或淡黄，质黏稠，无臭气，纳呆便溏，面目虚浮，神疲倦怠，口淡乏味，舌质淡，苔白腻，脉濡缓，舌质淡，苔白滑，脉虚细。②肾虚白带：症见白带量多，质稀薄，淋漓不断，腰部酸软无力，小腹或阴部有冷感。若肾阴虚损，相火亢盛，滑泄不固者，症见带下淋漓，腰膝酸软，五心烦热，舌红苔少，脉细数。③风冷白带：症见带下量多，质清稀如水，脐腹痛而喜按，面色苍白，形寒肢冷，关节酸痛，苔薄白，脉浮滑。④寒湿白带：症见带下白滑如涕，阴中作冷，少腹绵绵作痛，得温则舒，苔白腻，脉沉细或沉弦。⑤湿热白带：症见带下色白，或豆渣样，有腥臭，如米泔水，阴中作痒，头晕倦怠，胸闷腹胀，苔白厚，脉弦滑数。⑥痰湿白带：症见带下量多，质黏稠如痰，有秽气，胸闷泛恶，纳谷不香，嗜卧倦怠，身体困重，舌淡苔腻，脉濡滑。

白带应与白浊鉴别，白浊出自尿窍，混浊如米泔。白带出自阴道。

治疗原则 脾虚者治宜健脾益气、升阳止带；肾阳虚者治宜补肾温阳、固涩止带，肾阴虚者，治宜滋阴降火；风冷者，治宜疏风和营、温胞止带；寒湿者治宜温化寒湿、固涩止带；湿热者，治宜清化湿热；痰湿者，治宜化痰除湿、健脾束带。

（王惠珍）

huángdài

黄带（yellow vaginal discharge）

带下色黄如黄茶浓汁，或如脓，质黏腻，且有秽臭气为主要表现的疾病。黄带由湿热内蕴，郁而为黄。《诸病源候论》："脾脏之色黄。带下黄者，是脾脏虚损，故带下而挟色黄。" 《傅青主女科》云："黄带为任脉中湿热不得化，煎熬成汁，变而为黄。"亦有经行、产后，胞脉骤虚，湿毒之邪，乘虚而入者。湿热黄带，多由脾失健运，湿浊蕴遏，久而化热，湿与热合，遂致湿热下注；湿毒秽浊之邪，乘经行、产后之虚，直伤胞脉，以致带脉失约。

诊断与鉴别：①湿热黄带，症见带下黄黏，气臭秽，胸闷纳少，腹胀便溏，小便涩痛，舌苔黄厚或腻，脉弦滑或濡数。②湿毒黄带，症见带下量多、色黄，甚或黄绿如脓，有腐臭气，外阴瘙痒，甚或痒痛难忍，坐卧不安，口苦咽干，尿短赤，舌质红，苔黄腻，脉滑数。若黄带久下不止，淋漓质清稀，兼见气短神疲，面色㿠白，舌淡苔白润，脉虚弦。黄带应与阴疮鉴别，阴疮阴户红肿热痛，或有结块，破溃时排出脓性液体；而黄带出自阴道。

治疗原则：总以清化湿热为主，湿去热除，则黄带自愈。湿热黄带治当祛湿清热；湿毒黄带治宜清热解毒、化湿止带。若黄带久下不止，兼见气短神疲者，治宜益气升阳、除湿止带；若带下日久，中气虚者，又当健脾益气。

（王惠珍）

qīngdài

青带（green vaginal discharge）

带下如绿豆汁，色青绿而稠黏为主要表现的疾病。《诸病源候论·带下青候》："肝脏之色青，带下青者，是肝脏虚损，故带下而挟青色。"《傅青主女科》："妇人有带下而色青者，甚则绿如绿豆汁，稠黏不断，其气腥臭，所谓青带也。"《医宗金鉴·妇科心法要诀》："带下劳伤冲与任，邪入胞中五色分，青肝黄脾白主肺，虾血黑肾赤属心。"此病多由肝经湿热与肝肾虚损所致。肝色主青，木郁不达，则湿气乘之，湿与热合，流注于带，遂成青带。湿热青带，肝经湿热郁遏，流注于下，损及任带二脉；肝肾阴虚青带，多由忧思忿怒，房事不节，或带下久延不止，损及肝肾，伤及任带。

诊断与鉴别：①湿热青带，症见带下色青质稠，腥臭，头胀目眩，胸闷胁痛，苔黄腻，脉弦滑。②肝肾阴虚青带，症见带下色青，头晕耳鸣，心烦善怒，腰膝酸软，舌干或有裂纹。

治疗原则：湿热青带，治宜平肝、利湿、清热；肝肾阴虚青带，治宜滋补肝肾。

（王惠珍）

chìdài

赤带（red vaginal discharge）

妇女在非经期中，阴道流出似血非血的红色黏液，且绵绵不断，或带下红白相杂，甚至有臭秽气为主要表现的疾病。又称赤白带。

病因病机 此病的产生如《诸病源候论》所论，"心脏之色赤。带下赤者，是心脏虚损，故带下而挟赤色"。《傅青主女科》："今不见黄带而见赤者，火热故也。火色赤，故带下亦赤耳……肝经之郁火内炽，下克脾土，脾土不能运化，致湿热之气蕴于带脉之间……湿热之气，随气下陷，同血俱下，所以似血非血之形象，现于其色也。"可见此病成因，有虚有实。实者多为湿热下注或因心肝之火内炽者，虚则阴虚内热与下元虚冷。①湿热赤带：多因忧思郁结，损伤肝脾，肝郁脾虚，肝失所藏，脾失所统，湿热之邪随血下陷，遂致赤色带下。②心肝火炽赤带：素性急躁，心肝火旺，心主血，肝藏血，二火交炽阴血益虚，中气渐损，任脉不固，遂成赤带。③虚热赤带：多因房劳太过，肾精亏损，阴虚生热，迫液而下。④虚寒赤带：素禀肾元不足，下焦虚寒，带脉失约，任脉不固，精血滑泄，遂成带下赤白。

诊断与鉴别 湿热赤带，症见带下色赤，似血非血，气腥秽，抑郁不乐，烦躁易怒，胸脘满闷，舌红苔薄黄，脉弦数或濡数。偏于心火亢盛者，症见赤带淋漓，质稠腥秽，心烦口干，或口舌溃痛，卧难入寐，舌尖红，苔少，脉细数。偏于肝火内炽者，症见带下色红，似血非血，质黏稠，善怒口苦，少腹热痛，尿黄便结，舌红苔黄，脉弦数。虚寒赤白带，症见赤白带下不止，脐腹冷痛，形寒肢冷，多伴不孕，舌淡苔薄，脉沉迟。

赤带应与漏下、经间期出血鉴别。漏下是指经血非时而下，淋漓不止；经间期出血是2次月经间期出现少量周期性出血，一般3~7天能自行停止，均出自胞宫。而赤带、赤白带非经血，出自阴道、子门，为赤白色黏液，似血非血。故临床上应排除子宫颈病变，尤其是有接触性出血者应排除宫颈恶性病变。

治疗原则 湿热赤带，治宜舒肝、利湿、清热；偏于心火亢盛者，治宜清心泻火；偏于肝火内炽者，治宜清肝泻热；虚热赤白带，治宜滋肾清热；虚寒赤带，治宜温肾固涩。亦有因行经之时，风冷入胞，寒凝浊瘀，损伤胞络，致成赤白带下，治宜温散寒湿。

(王惠珍)

hēidài

黑带 (black vaginal discharge)

带下色黯如黑豆汁，其气腥秽为主要表现的疾病。若见阴中黑带下，当排除陈旧性经血，以及宫颈、宫体的出血性疾病。黑带首见《诸病源候论·带下黑候》，"劳伤血气，损动冲脉任脉……若经脉伤损，冲任气虚。不能制约经血，则血与秽液相兼，而成带下。然五脏皆禀血气，其色则随脏不同。肾脏之色黑，带下黑者，是肾脏虚损。故带下而挟黑"。《傅青主女科》："妇人有带下而色黑者，甚则如黑豆汁，其气亦腥，所谓黑带也。"病机主要为胃与命门火旺及脾肾虚寒两端。火旺属实，寒盛属虚。实者多因热盛煎熬阴津而成，《傅青主女科》："此胃火太旺，与命门膀胱三焦之火合而熬煎。"虚者多因阳虚内寒，寒湿不化所致，《医宗金鉴·妇科心法要诀》："色黑而清稀者，虚寒也。"热郁黑带多由胃火熏蒸，与命门、三焦相火相合，煎熬日久，带脉之血渐化为黑所致。虚寒黑带，病发于脾肾。黑为肾色，肾脏虚损，阳气不运，则带下色黑。

诊断与鉴别：胃热盛者，症见带下色黑，黏稠腥秽，心烦口渴，喜冷饮，尿黄便结，舌红苔黄，脉数。若偏肾阳虚者，症见带下色黑，量多质稀，淋漓不止，甚则月事紊乱或停闭，面色晦暗，腰酸腹冷，舌淡苔薄，脉沉细无

力；若偏脾阳虚者，症见带下色黑如豆汁，面色萎黄无华，气短神疲，纳少便溏，舌淡苔白腻，脉细缓。

治疗原则：治宜辨明虚实。实者宜清热泻火，虚者宜温肾扶阳。热郁黑带，治宜清热泻火、利湿止带。虚寒黑带，若偏肾阳虚者，治宜温肾固涩；若偏脾阳虚者，治宜健脾升阳、温化寒湿。

(王惠珍)

wǔsèdài

五色带 (parti-colored vaginal discharge)

妇人带下青、黄、赤、白、黑五色相杂为主要表现的疾病。《诸病源候论》有"带下五色俱下候"。此病多由带下日久演变而来，故遇此证，每属危重之候。临证当细辨，以防误诊，贻误病情。

病因病机 五色带下之成因，有因于湿热者，有因于五脏虚损而致者。《医宗金鉴·妇科心法要诀》云："五色带下也，皆湿热所化。"《诸病源候论》："带下病者，由劳伤血气，损动冲脉任脉，致令血与秽液兼带而下也……五脏之色，随脏不同，伤损经血，或冷或热，而五脏俱虚损者，故其色随秽液而下，为带下五色俱下。"湿热下注五色带，由于湿热内蕴，伤损胞宫、胞络，积久溃腐，或败血所化；五脏虚损五色带，病由五脏俱虚；或初因三脏之虚，而见三色带，以后病情发展而成五色带。

诊断与鉴别 《医宗金鉴·妇科心法要诀》："更审其带久淋漓之物，或臭或腥秽，乃败血所化，是胞中病也；若似疮脓，则非瘀血所化，是内痈脓也。"其证颇与女性生殖器恶性肿瘤晚期症状相近。临诊尤须结合妇科检查、宫颈细胞学检查等以排除恶变。

①湿热下注五色带：症见所下之物，杂以五色，色随秽液而下，臭秽异常，脐腹疼痛，阴户肿痛，胸闷纳呆，腰腿酸痛，四肢羸乏，小溲混黄或短赤，大便干燥，舌苔黄腻，脉弦滑，或细数。②五脏虚损五色带：有湿寒或虚寒之分。属湿寒者，症见带下绵绵不断，精神不振，面色不华，胸腹满痛，大便溏薄，舌质胖，舌边有齿印，苔薄滑，脉象濡迟或沉细；属虚寒者，带下杂色久下不止。

治疗原则 因于湿热者，当清热利湿；因于五脏之虚者，则宜补虚固涩。湿热下注五色带，治宜养血活血、清热解毒。五脏虚损五色带，属湿寒者，治宜温补化湿、和胃止带；属虚寒者，带下杂色久下不止，治宜补中益气、固涩止带。若为宫颈恶性疾病，则预后较差，可采用药物锥切或手术治疗。

（王惠珍）

dàixià guòduō
带下过多（profuse vaginal discharge）
带下量明显增多，色、质、气味异常或伴有局部及全身症状为主要表现的疾病。带下病中临床以带下过多为多见。带下过多以带下增多为主要症状，临床必须辨证与辨病相结合进行诊治。西医学中妇科炎症性疾病如阴道炎、宫颈炎、盆腔炎，妇科肿瘤性疾病如子宫肌瘤、子宫颈癌，内分泌失调如糖尿病等，均可出现阴道分泌物增多，并可伴有带下色、质的异常，均属带下病、带下过多范畴。应明确诊断后，按带下病辨证施治。有性生活的育龄期及绝经后女性应定期做妇科检查及宫颈细胞检查，以排除宫颈鳞状上皮内病变，避免贻误病情。

带下病以湿邪为患，故其病缠绵，反复发作，不易速愈，而且常并发月经不调、闭经、不孕、癥瘕等疾病，是妇科领域中仅次于月经病的常见病，应予重视。

病因病机 主要病因是湿邪，如《傅青主女科》说："夫带下俱是湿症。"湿有内外之别。外湿指外感之湿邪，如经期涉水淋雨，感受寒湿，或产后胞脉空虚，摄生不洁，湿毒邪气乘虚内侵胞宫，以致任脉损伤，带脉失约，引起带下病。内湿的产生与脏腑气血功能失调有密切的关系。脾虚运化失职，水湿内停，下注任带；肾阳不足，气化失常，水湿内停，又关门不固，精液下滑；素体阴虚，感受湿热之邪，伤及任带。总之，带下病系湿邪为患，而脾肾功能失常又是发病的内在条件；病位主要在前阴、胞宫；任脉损伤，带脉失约是带下病的核心机制。《妇人大全良方》中指出"人有带脉，横于腰间，如束带之状，病生于此，故名为带"。临床常见分型有脾阳虚、肾阳虚、阴虚挟湿、湿热下注、湿毒蕴结。

诊断与鉴别 此病以带下过多，色、质、气味异常，阴痒为主要症状，病史上多有经期、产后余血未净，摄生不洁，或不禁房事，或妇科手术后感染邪毒病史；妇科检查可见外阴、阴道潮红或有破溃、阴道分泌物黄或如脓，或如豆渣样，或夹血丝，或气味臭秽。

此病临证应与经间期出血、经漏、阴疮、白浊等鉴别。带下呈赤色时应与经间期出血、经漏鉴别。带下呈赤白带或黄带淋漓时，需与阴疮、子宫黏膜下肌瘤鉴别。白浊是指尿道流出混浊如米泔样物的一种疾患，多随小便排出，可伴小便淋沥涩痛，而带

下过多，出自阴道。五色杂下应排除恶症，需警惕子宫颈癌、子宫或输卵管恶性肿瘤。

辨证论治 主要根据带下量、色、质、气味，其次根据伴随症状及舌脉辨其寒热虚实。临证时尚需结合全身症状及病史等综合分析，方能做出正确的辨证。辨证全身用药的同时，还可配合局部治疗。带下过多的治疗原则以健脾、升阳、除湿为主，辅以舒肝固肾；但是湿浊可以从阳化热而成湿热，也可以从阴化寒而成寒湿，所以要佐以清热除湿、清热解毒、散寒除湿等法。

脾阳虚证 带下量多色白或淡黄，质清稀。治宜健脾益气、升阳除湿，方选完带汤（《傅青主女科》）。

肾阳虚证 色白质清稀如水，有冷感。治宜温肾助阳、涩精止带，方选内补丸（《女科切要》）。

阴虚挟湿证 色黄或赤白相兼，质稠或有臭气。治宜滋阴益肾、清热祛湿，方选知柏地黄丸（《症因脉治》）。

湿热下注证 带下量多色黄，质黏稠，有臭气，或如泡沫状，或色白如豆渣状。治宜清热利湿止带，方选止带方（《世补斋不谢方》）。

湿毒蕴结证 带下量多，色黄绿如脓，或浑浊如米泔，质稠，恶臭难闻。治宜清热解毒除湿，方选五味消毒饮（《医宗金鉴》）。

其他疗法 包括外治法、针灸疗法等。

外治法 可根据不同病情选用熏洗坐浴、阴道冲洗、阴道纳药、热熨、外搽等。①熏洗坐浴：可用中药，如塌痒汤（《疡医大全》）、鹤虱、苦参、威灵仙、归尾、蛇床子、狼毒等煎汤熏洗。②阴道冲洗：可用蛇床子散（《中

医妇科学》1979 年版）、苦参汤等煎汤外洗。③阴道纳药：可选用中成药制剂，或选用西药，具体参照滴虫性阴道炎、外阴阴道假丝酵母菌病的外用药。④在排除子宫颈癌后，严重宫颈糜烂可用热熨，包括火熨、电灼、激光等。⑤外搽或外敷，如用珍珠散（《中医妇科学》1979 年版）等研细末外搽用。

针灸疗法　根据不同情况可选用体针、耳穴贴压或灸法等。①体针：常取穴位为带脉、关元、气海、三阴交，平补平泻。②艾灸：可选隐白、大敦。③耳针或耳穴压豆：可选子宫、卵巢、内分泌、膀胱、肾等穴，均中强刺激。

转归预后　带下过多经治多可治愈，预后良好。若失治或误治可引起癥瘕、不孕症。若五色杂下，或触之易出血，当细审，若为癥瘕恶疾，预后不良。此病虽多为湿症，治以祛湿为主，但由于湿性重浊、黏腻，病程缠绵，而久病入里、伤脏、耗阴，故当固护脾肾，调达肝气及任带二脉，以助运化水湿。

预防调护　此病重在预防与保健，避免久居湿地，保持阴部清洁，尤其是在经期、产后、手术后应禁房事，同时注意饮食调护，忌食辛辣炙热之品，增强体质。避免盆浴、游泳，防止交叉感染。

（王惠珍）

dàixià guòshǎo

带下过少（oligo-vaginal discharge）

带下量明显减少，导致阴中干涩痒痛，甚至阴部萎缩的疾病。带下过少者，常与月经量少、闭经的某些病症相一致。西医学中卵巢功能早衰、绝经后卵巢功能下降、手术切除卵巢后、盆腔放疗后、严重卵巢炎及希恩综合征、长期服用某些药物抑制卵巢功能等导致雌激素水平低落而引起的阴道分泌物减少者属此病范畴。带下过少在古代文献中缺乏专论，多散见于绝经前后诸症、闭经、不孕症、阴痒、阴冷、阴萎、阴痛等病证中。

病因病机　根据《沈氏女科辑要》引王孟英说："带下，女子生而即有，津津常润，本非病也。"张景岳《景岳全书·妇人规》中提出"白带出于子宫，精之余也"的论述，推而可见带下乃属精、津所化，带下过少主要是阴津不足，不能渗润阴窍。临床多见因先天禀赋不足，或多产房劳，肝肾不足，血少精亏，任带失养，阴道失濡，发为带下过少；或因失血过多，或脾胃虚弱，化源不足，或大病久病，营阴内耗，精津干涸，任带失养，不得渗润阴道，发为带下过少。

诊断　此病诊断根据临床表现，带下过少，甚至全无，阴道干涩、痒痛，甚至阴部萎缩。或伴性欲低下，性交疼痛，月经量少、后期而至，甚至闭经，不孕等。或有子宫、卵巢切除史，分娩时大出血史，盆腔放射史，或年近七七。

辨证论治　带下过少的辨证，在辨带下的色、质、气味外，还得根据全身症状。辨证有肝肾不足证与血枯瘀阻证，发病根本为阴血不足，故治重在滋补肝肾之阴精，佐于补血、化瘀。

肝肾不足证　带下过少，阴道干涩，伴头晕耳鸣，腰膝酸软，烘热汗出，夜寐不安，舌红少苔，脉细数或沉细。治宜滋补肝肾、养精益血，方选左归丸《景岳全书》。

血枯瘀阻证　带下过少或全无，阴中干涩，阴道萎缩，伴面色无华，毛发稀疏，心悸失眠，经行腹痛，经色紫黯，或闭经，舌淡黯，边瘀斑，苔薄白，脉细涩。治宜补血益精、活血化瘀，方选小营煎《景岳全书·新方八阵》。

预后转归　带下过少非器质性病变者，若及时、正确治疗一般症状可改善；若未及时诊治或正确治疗，病情将加重，出现月经由量少、后期至闭经和不孕症，若因手术切除卵巢或盆腔放射治疗或产后大出血未及时治疗，所致带下过少，则预后较差。

预防调护　带下过少应及早诊断与治疗，绝经前后，肾气虚，天癸竭是必然的规律，虽绝经是一种生理，但可通过调整阴阳气血精液的相对平衡，延缓衰退，维持适量带下，润泽阴道，改善阴道干涩。另外，应避免不当的阴道冲洗及塞药，破坏阴道的酸碱平衡，引起带下过少阴道干涩。

（王惠珍）

rènshēnbìng

妊娠病（pregnancy disease）

妊娠期间由于生理上的特殊变化而发生与妊娠有关的疾病。俗称胎前病。妊娠病不但影响母体的健康，还会影响到胎儿的发育，甚至会导致堕胎、小产。常见的妊娠病有恶阻、妊娠腹痛、异位妊娠、胎漏、胎动不安、滑胎、堕胎、小产、子嗽、子淋、子肿、子满、子晕、子痫、妊娠贫血等。

发病机制　孕后血聚养胎，往往导致孕妇阴血不足，阳气偏旺的生理状态。胎儿逐步长大、胎体上升，影响气机升降，而导致气滞、气逆、痰郁等病变。若先天肾气不足或房劳伤肾，肾虚胎失所系，而致胎元不固。若脾胃虚弱，生化之源不足，气血亏虚，血虚胎失所养，气虚不能戴胎，再若孕后复感邪气，均可伤及脏腑、气血、冲任而发生妊娠病。

诊断　根据停经史，早孕反应、脉滑等临床表现，结合血或尿 HCG 检查（妊娠试验）、B 超、基础体温测定、妇科检查以确定妊娠。同时，注意与闭经、癥瘕、激经等相鉴别。自始至终要注意胎元已殒或未殒的鉴别。

治疗原则　治病与安胎并举。安胎在整个妊娠过程中至关重要，胎漏、胎动不安要安胎，滑胎者则一受孕就要安胎。妊娠期患其他病，则治病同时亦要安胎。可以说安胎要贯穿整个妊娠过程中。安胎之法，首先是补肾健脾，补肾是安胎之本。肾者系胎，冲任由肝肾所主，冲为血海，任主胞胎。健脾益血之源，胎孕靠精血滋养，脾为气血生化之源，能养胎安胎。因此，补肾健脾为安胎之首。其次是清热养血，孕后血聚养胎，母体阴血偏虚，易生内热，热迫血行，热扰胎元，致胎动不安。安胎重在一个静字，清热养血使之静而勿动。再者分清第次，若母体有病而致胎病者，先治母病，病去而胎自安。若胎病而致母病者，则先治胎病，病除而母自愈。若胎元不正，胎堕难留，胎死腹中，则安之无益，而宜速下胎益母。

妊娠期禁忌　因关系到优生优育，妊娠期的禁忌越来越受到人们的重视。首先是药忌，一般来说可用可不用的药物，一般不用，对必须用的药物，除用药准确有效外，还应考虑到药物对胎儿的影响。有些对母体有毒性作用的药物，会对胎儿造成影响。有些对母体无明显毒副作用，但因为胎儿各器官发育不全，解毒和排泄功能差，而引起药物在体内积蓄中毒，而这种情况易被人们忽视。药物对胎儿的毒副作用，除了药物的种类，还取决于用药的剂量、疗程的长短，还有胚胎所处的发育阶段，如妊娠早期 5~10 周时为最危险期，这时是胚胎重要器官分化的时期。

中药对新生儿的影响，分为禁用和慎用二种。凡毒性剧烈，或者药性峻猛，可使母体身体受到损害，可导致胎儿、流产、死亡，先天性疾病的均列为妊娠期禁用药；而一些峻下、滑利、祛瘀破血、破气耗气以及大辛大热、大苦大寒等容易损伤胎气、导致不良后果的药物，列为慎用药，妊娠期最好不用。古人还提出妊娠三禁，即禁汗、吐、下三法，因其耗气伤津，损伤母气。以上药物，若确实病情需要，也应谨守病机，中病即止，不宜太过。此所谓"有故无殒，亦无殒，哀其太半而止"。禁用药有硼砂、蜘蛛、狼毒、硇砂、砒石、巴豆、雄黄、轻粉、乌头、川乌、草乌、蟾酥、马钱子、牵牛子、商陆、芫花、甘遂、大戟、干漆、虻虫、水蛭、蜈蚣、青娘子、红娘子、三棱、莪术、鼠妇、鬼臼、生南星、生半夏、山慈菇、土牛膝、麝香、芒硝、蛴螬、土鳖虫、马鞭草、牵牛子、常山、蟋蟀、生附子、侧子、水银等。慎用药有大黄、番泻叶、滑石、芦荟、桃仁、红花、川牛膝、刘寄奴、莪术、乳香、没药、凌霄花、穿山甲、五灵脂、青木香、姜黄、益母草、枳壳、天仙藤、皂角刺、细辛、马兜铃、龙胆草、川木通、黄连、射干、冬葵子、瞿麦、漏芦、茜根等。

（梅乾茵）

rènshēn èzǔ
妊娠恶阻（hyperemesis gravidarum）　妊娠早期出现以恶心、呕吐、头晕、厌食甚或食入即吐为主要表现的疾病。又称妊娠呕吐，俗称子病、病儿、阻病。若妊娠早期仅见恶心、嗜酸、择食、晨起偶有呕吐痰涎，一般 3 个月以后逐步消失，为妊娠早期的常见反应，无须治疗。

历史沿革　此病最早见于《金匮要略·妊娠病脉证并治》，"妊娠呕吐不止，干姜人参半夏丸主之。"《诸病源候论》首载"恶阻"病名，对此病病因的认识为"此由妇人原本虚羸，血气不足，肾气又弱，兼当风饮冷太过"，提出素体不足，又感受风冷是此病发病原因。朱丹溪提出"恶阻，因怒气所急，肝气伤又夹胎气上逆"的病因。《妇人大全良方》以"脾胃怯弱，中脘停痰"立论。《傅青主女科》认为恶阻"逆者是因虚而逆，非因邪而逆"。综上所述，历代医家在病因上强调脾胃虚弱。

病因病机　此病的病变部位主要是肝、脾胃、冲脉，病机是冲气上逆犯胃，胃失和降所致，孕后经血壅闭，聚以养胎，冲脉之气较盛，冲脉起于胞中，隶入阳明，冲气挟胎气上逆犯胃，胃失和降而呕吐不止。若素体脾胃虚弱，孕后饮食劳倦伤脾，致脾胃更虚，上逆之冲气乘虚犯胃，致胃失和降。若素体肝旺或孕后恚怒伤肝，肝气本旺，又孕后血聚养胎，肝失血养，肝气愈旺，肝吐伤脾，肝胃失和，致胃失和降。若素痰湿之体，孕后血壅气盛，冲气上逆，扶痰饮上泛。

诊断与鉴别　依据病史、症状、体征与检查可进行诊断。①病史：有停经史、有早孕反应。

②症状：呕吐频发，甚至不能进食，多发生在妊娠前 3 个月。③体征：全身乏力，精神萎靡，消瘦明显，皮肤干燥，眼眶凹陷。④检查：尿酮体阳性。

此病要与妊娠合并病毒性肝炎、妊娠合并急性肠胃炎、葡萄胎等相鉴别。

辨证论治 主要分为脾胃虚弱型、肝胃不和型、痰湿型、气阴两虚型。

脾胃虚弱证 妊娠后不思饮食，恶闻食味，恶心呕吐，食入即吐，呕吐清水痰涎，口淡腹胀，倦怠思睡，舌淡，苔白润，脉缓滑无力。治宜促脾和胃、降逆止呕，方选香砂六君子汤（《名医方论》），常用药物有木香、砂仁、人参、白术、茯苓、甘草、陈皮、半夏、生姜、大枣。

肝胃不和证 妊娠早期呕吐酸苦水，胸胁胀满，嗳气太息，口干口苦，头胀头晕，舌红，苔黄，脉弦滑。治宜清肝和胃、降逆止呕，方选苏叶黄连汤（《温病经纬》），常用药物有紫苏叶、黄连。

痰湿证 妊娠呕吐痰涎，胸闷窒塞，口中淡腻，头晕头重，嗜卧倦怠，舌淡，苔白腻，脉滑。治宜化痰除湿、降逆止呕，方选二陈汤（《太平惠民和剂局方》）加减，常用药物有半夏、橘红、茯苓、甘草、生姜、乌梅。

气阴两虚证 呕吐不止，不能进食，精神萎靡，形体消瘦，眼眶凹陷，双目无神，皮肤干燥，甚至呕吐剧烈，呕吐物带血，口渴便秘，尿少，舌红，苔黄而干或光剥，脉细滑数无力。治宜益气养阴、和胃止呕，方选生脉散（《内外伤辨惑论》）和增液汤（《温病条辨》），常用药物有人参、麦冬、五味子、玄参、麦冬、生地黄。

必要时要中医西医结合治疗。

预后转归 恶阻若及时治疗，细心调理，大多可治愈。若病情持续发展，出现体温升高至 38℃以上，心率加快至每分钟 120 次以上，持续黄疸或蛋白尿，可考虑终止妊娠。

预防调护 此病与精神因素有关，所以应保持心情舒畅，避免精神刺激，解除思想顾虑。要注意调配饮食，宜清淡、易消化、有营养，忌肥甘厚味、辛辣之品，宜少吃多餐。因中药气味大，恶阻患者更难以下咽，因此服药时宜浓煎，少量多次给药。可在服中药前，中脘穴拔火罐 20 分钟或者服药时中脘加负压。

（梅乾茵）

rènshēn fùtòng

妊娠腹痛（abdominal pain during pregnancy） 妊娠期间，由于胞脉阻滞和胞脉失养，气血运行不畅，而发生以小腹疼痛为主症的疾病。由于该病病在胞脉，尚未损及胎元，故俗称胞阻。若痛久不止，进一步损及胎元，可致胎漏、胎动不安，甚至堕胎、小产。

历史沿革 此病首见于《金匮要略·妇人脉证并治》，提出"妊娠腹中痛"为胞阻之名。对此病病因，《诸病源候论》认为"由胞脉宿有冷，而妊娠血不通，冷血相搏，故痛也"。《妇人良方》综巢元方之说，曰："妊娠小腹痛，由胞络虚风寒相搏，痛甚亦令动胎也。"《金匮要略心典》曰："胞阻者，胞脉阻滞，血少而不行也。"并认为气血不足，胞脉失养，虚滞而痛。《傅青主女科》认为"妊娠少腹痛……人只知是带脉无力，谁知是脾肾之亏乎"，提出脾肾同病之说。综上所述，妊娠腹痛，不外虚实两证，或不

通则痛，或不荣则痛。

病因病机 此病由胞脉阻滞或胞脉失养，气血运行不畅所致。引起该病的病因有血虚、气滞、虚寒。若素体血虚，孕后血聚养胎，血虚气弱，胞脉失养，不荣则痛。若素性情抑郁，孕后情绪波动，致气血运行受阻，胞脉阻滞，不通则痛。若素体阳虚，孕后胞脉失于温煦，有碍气血运行，而迟滞作痛。

诊断与鉴别 依据病史、症状、体征可进行诊断。①病史：有停经史，有早孕反应。②症状：妊娠后小腹疼痛，或绵绵作痛，或冷痛喜温，或小腹胀痛连及胸胁。③体征：腹部柔软、不拒按。

此病应与异位妊娠、胎动不安、妊娠合并急性阑尾炎、妊娠合并卵巢囊肿蒂扭转等相鉴别。①异位妊娠、输卵管破裂或流产：妊娠早期下腹部一侧突然剧烈疼痛，或伴有晕厥或休克，下腹部压痛、反跳痛，内出血多时腹部叩诊有移动性浊音。B超检查可帮助确诊。②胎动不安：有妊娠后小腹疼痛，但往往是腰痛、腹痛并见，而且腹痛伴有下坠感，或伴有少许阴道出血。③妊娠合并急性阑尾炎：妊娠后，先是脐周或上腹部疼痛，伴有恶心呕吐，后腹痛转移或右下腹，有压痛、反跳痛或肌紧张，白细胞计数增高和体温升高。④妊娠合并卵巢囊肿蒂扭转：有卵巢囊肿病史，孕期下腹突然发生剧烈疼痛，以一侧为主，伴恶心呕吐，甚至昏厥，妇检和B超可帮助确诊。

辨证论治 此病的治疗，应本着治病与安胎并举的原则，以调和气血、缓急止痛为主。

血虚证 妊娠后小腹绵绵作痛，按之痛减，头晕心悸，面色无华，舌淡，苔薄，脉细滑。治

宜养血安胎、缓急止痛，方选当归芍药散（《金匮要略》），常用药物有当归、芍药、川芎、茯苓、白术、泽泻。

虚寒证 妊娠期间小腹冷痛、喜温喜按，面色㿠白，形寒肢冷，纳少便溏，舌淡，苔白，脉沉滑。治宜暖宫止痛、养血安胎，方选胶艾汤（《金匮要略》）加减，常用药物有阿胶、艾叶、当归、川芎、白芍、干地黄、甘草、杜仲、巴戟天、补骨脂。

气滞证 孕后胸腹胀满疼痛，烦躁易怒，嗳气吐酸，舌红，苔薄黄、脉弦滑。治宜舒脉解郁、止痛安胎，方选逍遥散（《太平惠民和剂局方》）加减，常用药物有柴胡、当归、白术、茯苓、甘草、煨姜、薄荷、紫苏梗。

（梅乾茵）

yìwèi rènshēn

异位妊娠（ectopic pregnancy）

凡受精卵在子宫体腔以外着床发育的疾病。又称宫外孕。但二者含义稍有不同。异位妊娠包括输卵管妊娠、卵巢妊娠、腹腔妊娠、宫颈妊娠、阔韧带妊娠及子宫残角妊娠等（图1）。宫外孕则仅指子宫以外的妊娠，不包括宫颈妊娠和子宫残角妊娠。因此异位妊娠的范围更广。中医学古籍文献中均无异位妊娠或输卵管妊娠的病名，按其临床表现，在妊娠腹痛、少腹瘀血、胎动不安及癥瘕等病证中有类似症状的描述。

异位妊娠的发生有明显上升的趋势。乐杰《妇产科学》（七版）中报道，异位妊娠和正常妊娠之比为 1∶50～1∶93；2009 年，瓦尔马（Varma）等报道异位妊娠已占正常妊娠总数的 1%，其中以输卵管妊娠为最常见，占异位妊娠的 95% 以上。输卵管妊娠发病部位以壶腹部最多，占 55%～60%；其次为峡部，占 20%～25%；再次为伞端，占 17%；间质部妊娠最少见，仅占 2%～4%。输卵管妊娠是妇产科常见的急腹症之一，当其发生破裂或流产后，可造成急性腹腔内出血，甚至危及患者生命。基于诊疗技术水平，在输卵管妊娠发生严重内出血之前多能初步诊断，并得到及时治疗。但是也有少部分输卵管妊娠，特别是临床症状和体征不典型者，常易误诊而耽误治疗。

病因病机 中医学认为异位妊娠的发病机制与少腹宿有瘀滞，冲任不畅，孕卵未能移行胞宫，或先天肾气不足或气虚运送无力，孕卵不能及时运达胞宫等因素有关。在输卵管妊娠未破损期，病机以少腹血瘀、阻滞脉络为主。当孕卵阻滞日久，胀破脉络的已破损期时，则阴血内溢于少腹，可发生少腹血瘀、气血两亏、厥脱等一系列证候。

诊断与鉴别 ①早期输卵管妊娠：多数有短期停经史，或有不孕、盆腔炎、异位妊娠史，或放置宫内节育器史。可有停经伴不规则阴道出血，也可无明显症状和体征。妇科检查除子宫略大稍软外，仔细检查或可触及胀大的输卵管及有轻度压痛。②输卵管妊娠破裂或流产：可有盆腔炎、不孕、盆腔手术等病史，以停经、腹痛和阴道流血为主要症状。由于急性大量内出血及剧烈腹痛，可发生晕厥和休克。但失血征与阴道流血量不成比例。大量出血时，患者可出现面色苍白、脉快而细弱、血压下降等休克表现。若不合并感染，体温一般正常，腹腔内血液吸收时可略高，但多不超过 38℃。下腹部有明显压痛及反跳痛，尤以患侧为甚，但腹肌紧张较轻。出血较多时，叩诊有移动性浊音，有些可在下腹部触及包块；妇科检查阴道内常有少量来自宫腔的血液，后穹隆饱满，有触痛；宫颈抬举痛和摇摆痛明显；子宫稍大偏软。内出血多时，检查子宫有漂浮感；子宫一侧或其后方可触及肿块。

输卵管妊娠应与宫内妊娠流产、急性输卵管炎、急性阑尾炎、黄体破裂及卵巢囊肿蒂扭转等疾病鉴别。

辨证论治 异位妊娠的主要证候是"少腹血瘀"之实证或虚实夹杂证，治疗始终要施以活血化瘀。为避免内出血过多，有时也可选用化瘀止血法。治疗重点是要注意随着病情的发展，进行动态观察，根据病情的变化，及时采取适当的中医或中西医治疗措施，并要在有输血、输液及手术

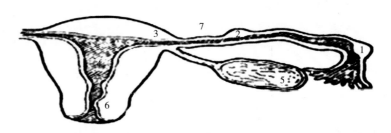

1. 输卵管壶腹部妊娠；2. 输卵管峡部妊娠；3. 输卵管间质部妊娠；4. 输卵管伞部妊娠；5. 卵巢妊娠；6. 宫颈妊娠；7. 腹腔妊娠。

图1 异位妊娠常见发生的部位

准备的条件下才能进行药物治疗。

未破损期 有胎元阻络证与胎瘀阻滞证。

胎元阻络证 ①主要证候：可有停经或不规则阴道流血，一般无其他明显的临床表现；β-HCG阳性，或经B超证实为输卵管妊娠，但未破损；舌脉可无明显异常。②治法：活血化瘀杀胚。③方药：宫外孕Ⅰ号方（山西医学院第一附属医院）加减，常用药物有丹参、赤芍、桃仁、紫草、蜈蚣。④中成药：可选用血府逐瘀丸、大黄䗪虫胶囊、散结镇痛胶囊、丹参注射液等。⑤外治法：双柏散外敷下腹痛处。

胎瘀阻滞证 ①主要证候：可有停经或不规则阴道流血，腹痛减轻或消失，可有小腹坠胀不适，切诊或小腹有局限性包块；β-HCG弱阳性或阴性；舌质暗，脉弦细或涩。②治法：化瘀消癥。③方药：宫外孕Ⅱ号方（山西医学院第一附属医院）加减，常用药物有丹参、赤芍、桃仁、三棱、莪术、田七、九香虫、水蛭。④中成药：同"胎元阻络证"。⑤外治法：同"胎元阻络证"。另外，可用复方毛冬青灌肠液（毛冬青、大黄、败酱草、银花藤），保留灌肠。

已破损期 有气血亏脱证、正虚血瘀证与瘀结成癥证。

气血亏脱证 ①主要证候：停经，或有不规则阴道流血，突发下腹剧痛，面色苍白，冷汗淋漓，四肢厥冷，烦躁不安，甚或昏厥，血压明显下降；β-HCG阳性；后穹隆穿刺或B超提示有腹腔内出血；舌淡苔白，脉芤或细微。②治法：应及时行手术治疗，术后再辅以中医辨证治疗，以益气养血、活血化瘀为法。

正虚血瘀证 ①主要证候：

输卵管妊娠破损后不久，腹痛拒按，或有不规则阴道流血，盆腔可扪及包块，头晕神疲；β-HCG阳性；舌质暗，脉细弦。②治法：益气养血、化瘀杀胚。③方药：宫外孕Ⅰ号方（山西医学院第一附属医院）加减，常用药物有丹参、赤芍、桃仁、紫草、蜈蚣、党参、黄芪、鸡血藤。④中成药：同"胎元阻络证"。⑤外治法：同"胎元阻络证"。

瘀结成癥证 ①主要证候：输卵管破损日久，腹痛减轻或消失，小腹可有坠胀不适，盆腔切诊有局限性包块；β-HCG阴性；舌质暗，脉弦细或涩。②治法：破瘀消癥。③方药：宫外孕Ⅱ号方（山西医学院第一附属医院）加减，常用药物有丹参、赤芍、桃仁、三棱、莪术、水蛭、九香虫、乳香、没药。④中成药：同"胎元阻络证"。⑤外治法：同"胎瘀阻滞证"。

预后 输卵管妊娠以后，10%的患者可能再患输卵管妊娠，50%~60%的患者可能患继发性不孕。腹腔内大出血者若不及时抢救，可导致死亡。

预防 避免产后及流产后盆腔感染，积极治疗盆腔感染，是预防输卵管妊娠的一个重要措施。输卵管妊娠手术时应尽量清除盆腹腔积血，以免术后形成粘连。手术时应特别注意对侧输卵管是否正常，如有通而不畅的情况，再次发生输卵管妊娠的可能性就大。在术中切除病变的输卵管后，仍应积极治疗炎症，并配合中医益气养血、活血化瘀治疗。

(邓高丕)

tāilòu

胎漏（vaginal bleeding during pregnancy）妊娠期间阴道少量出血，时出时止，或淋漓不断，

而无腰酸、腹痛、小腹下坠等表现的疾病。又称漏胞、胞漏。西医学的先兆流产可参考此病辨证治疗。

病因病机 其主要病机是冲任不固，不能摄血养胎。①肾虚：父母先天禀赋不足，或房劳多产，或久病及肾，或孕后房劳不节伤神耗精，肾虚封藏失司，而引起胎漏。②气虚：母体素体气虚，或久病耗气，气虚冲任不固，血失统摄，而引起胎漏。③血热：素体阳盛血热或阴虚内热，或孕后过食辛热，或感受温热时邪，热扰冲任，迫血妄行，而引起胎漏。④血瘀：素有癥瘕占据胞宫，或手术创伤，或孕后跌仆闪挫，均可致胞宫、冲任气滞血瘀，瘀血阻滞，血不循经，而引起胎漏。

辨证论治 注意阴道流血的颜色、性质及伴随症状。一般来说，阴道流血量少、色淡红、质清稀者，其病多虚；阴道出血漏下不止，色黯黑有块常为瘀血所致；阴道出血量或多或少、色鲜红或紫红、质黏稠者常为血热所致。治疗以补肾固胎为主，并根据辨证辅以益气、养血、清热等法。

肾虚证 妊娠期间少量阴道出血、色淡黯，头晕耳鸣，腰膝酸软，小便频数，舌淡黯，苔白，脉沉滑无力。治宜补肾固冲、止血安胎，方选寿胎丸（《医学衷中参西录》），菟丝子、桑寄生、续断、阿胶组成。

气虚证 妊娠期间少量阴道出血、色淡红、质稀薄，神疲肢倦，心悸气短，面色㿠白，舌淡，苔薄白，脉滑无力。治宜益气养血、固冲止血，方选胎元饮（《景岳全书·新方八阵·因阵》），人参、当归、杜仲、续断、白芍、熟地黄、白术、陈皮、炙甘草

组成。

血热证 妊娠期间有少量阴道出血、色深红或鲜红、质稠，心烦少寐，口渴饮冷，溲黄便结，面红唇赤，舌红，苔黄，脉滑数。治宜清热凉血、固冲止血，方选保阴煎（《景岳全书》），生地黄、熟地黄、黄芩、黄柏、白芍、山药、续断、甘草组成。

血瘀证 妊娠期间少量阴道出血、色黯红，或妊娠期跌仆闪挫，继之少量阴道出血，舌黯红，或有瘀斑，脉弦滑或沉弦。治宜活血化瘀、补肾安胎，方选加味圣愈汤（《医宗金鉴》）合寿胎丸（《医学衷中参西录》）加减，常用药物有当归、白芍、川芎、熟地黄、人参、黄芪、杜仲、续断、砂仁、菟丝子、桑寄生、续断、阿胶。

预防调护 应提倡婚前、孕前检查，在夫妇双方身体最佳状态下妊娠。孕后尽量避免房事，以静养胎。孕妇要调畅情志、合理饮食、劳逸结合。孕后注意阴部卫生，预防感染。患病后积极治疗，以免病情加重。

（傅　萍）

tāidòng bù'ān

胎动不安（threatened abortion） 妊娠期间出现以腰酸、腹痛、小腹下坠，或伴有少量阴道出血为主要表现的疾病。又称胎气不安。西医学的先兆流产可参考此病辨证治疗。

病因病机 主要病机是冲任损伤，胎元不固。①肾虚：父母先天禀赋不足，或房劳多产，或久病及肾，或孕后房劳不节伤神耗精，肾虚冲任损伤，胎元不固而导致胎动不安。②气血虚弱：母体气血素虚，或久病大病耗伤气血，或孕后忧思伤脾，气血化生不足，气血虚弱，冲任匮乏，

不能固摄滋养胎元，使胎元不固而导致胎动不安。③血热：素体阳盛血热或阴虚内热，或孕后过食辛热，或感受温热时邪，热扰冲任，使胎元不固而导致胎动不安。④血瘀：素有癥瘕占据胞宫，或手术创伤，或孕后跌仆闪挫，均可致胞宫、冲任气滞血瘀，胎元失养而导致胎动不安。

辨证论治 应综合腰酸腹痛的性质、程度，阴道流血的量、色、质及兼症、舌脉。治疗以益肾固冲为原则。

肾虚证 妊娠期间出现腰酸、腹痛、小腹下坠，或伴有少量阴道出血、色淡黯，头晕耳鸣，腰膝酸软，小便频数，舌淡黯，苔白，脉沉滑无力。治宜补肾固冲、止血安胎，方选寿胎丸（《医学衷中参西录》），由菟丝子、桑寄生、续断、阿胶组成。

气血虚弱证 妊娠期间出现腰酸、腹痛、小腹下坠，或伴有少量阴道出血、色淡红、质稀薄，神疲肢倦，心悸气短，面色㿠白，舌淡，苔薄白，脉滑无力。治宜益气养血、固冲止血，方选胎元饮（《景岳全书·新方八阵·因阵》），由人参、当归、杜仲、续断、白芍、熟地黄、白术、陈皮、炙甘草组成。

血热证 妊娠期间出现腰酸、腹痛、小腹下坠，或伴有少量阴道出血、色深红或鲜红、质稠，心烦少寐，口渴饮冷，溲黄便结，面红唇赤，舌红，苔黄，脉滑数。治宜清热凉血、固冲止血，方选保阴煎（《景岳全书》），由生地黄、熟地黄、黄芩、黄柏、白芍、山药、续断、甘草组成。

血瘀证 素有癥瘕，孕后出现腰酸、腹痛、小腹下坠，或伴有少量阴道出血、色黯红，或妊娠期跌仆闪挫，继之少量阴道出

血，舌黯红，或有瘀斑，脉弦滑或沉弦。治宜活血化瘀、补肾安胎，方选加味圣愈汤（《医宗金鉴》）合寿胎丸（《医学衷中参西录》）加减，常用药物有当归、白芍、川芎、熟地黄、人参、黄芪、杜仲、续断、砂仁、菟丝子、桑寄生、续断、阿胶。

预防调护 应提倡婚前、孕前检查，未病先防。孕后尽量避免房事，以静养胎；调畅情志、合理饮食、劳逸结合，既病防变，及早安胎。

（傅　萍）

duòtāi

堕胎（abortion in early pregnancy） 妊娠12周内，以胚胎自然殒堕为主要表现的疾病。又称伤妊、损妊、堕妊。《脉经·卷九》中"怀娠者不可灸刺其经，必堕胎"，是为堕胎的首次记载。西医学的早期流产可参考此病辨证治疗。

病因病机 导致堕胎的病因包括胎元、母体两方面。因父母之精气不足，两精虽能结合，但禀赋薄弱，或孕后毒物所伤，胎元不健，胎元有所缺陷；母体素体肾虚、气血不足，或阴虚内热，或孕后房劳不节伤神耗精，或跌仆劳损，感受外邪，干扰胎气，以致胎元不固，导致堕胎。

辨证论治 主要根据阴道流血与胎块排出情况，结合全身症状及舌脉，参考妇科检查及B超检查结果，判断堕胎、小产完全或不全。治疗当以下胎益母为原则，或用药物逐瘀去胎，或施以清宫术。

胎殒难留 多由胎漏、胎动不安发展而来，此时阴道流血增多，腹痛腹坠加重，舌紫黯或边有瘀点，脉沉弦。妇科检查宫颈口已开大，有时可见胚囊或胚胎

组织堵塞于宫颈口，继续妊娠已不可能。治宜逐瘀下胎，方选脱花煎（《景岳全书》），由当归、川芎、肉桂、牛膝、红花、车前子组成。

胎堕不全 胎殒之后，尚有部分妊娠组织残留宫腔内，阴道出血持续不止，腹痛阵作，舌淡红，苔薄白，脉沉细无力。治宜益气祛瘀，方选救母丹（《傅青主女科》），由人参、当归、川芎、益母草、赤石脂、荆芥穗（炒黑）组成。妇科检查见宫口开大，有时可见组织物堵塞于子宫颈口，子宫体积小于妊娠月份，或可见大量阴道流血，伴汗出肢冷、头晕心悸、面色苍白，甚则晕厥，不省人事，手足厥冷，唇舌淡白，脉芤或微细无力，为气随血脱之危候，急宜补气固脱，方选人参黄芪汤（《景岳全书》），由人参、黄芪、白术、苍术、麦冬、陈皮、当归、升麻组成。

在补液、输血、抗休克的同时，迅速清除宫内组织。若胎堕不全，伴有发热、腹痛、阴道流血紫暗如败酱，气味臭秽，舌红苔黄腻，脉弦数，则为感染邪毒，应在祛瘀下胎的同时予以清热解毒，可用脱花煎加益母草、红藤、蒲公英、紫花地丁、牡丹皮等，同时注意抗感染治疗，尽快施行清宫术。胎堕完全者，宜调养气血，促使胞宫恢复由"泻"到"藏"的生理功能。

预防调护 ①堕胎一旦发生，需立即到医院就诊，以防止大出血造成伤阴亡阳。堕胎后宜调情志、避风寒、慎起居、禁房事，注意营养，以助气血恢复。②重视孕前检查。在孕前应检查双方染色体、性传播疾病、女方子宫附件B超、TORCH（弓形虫、微小病毒B19、风疹病毒、巨细胞

病毒、单纯疱疹病毒）、甲状腺功能、免疫状态、丈夫精液等，若发现异常，应积极调治，使父母双方精气充盛、气血调和后再妊娠。

（傅 萍）

xiǎochǎn

小产（abortion in second trimester） 妊娠12~28周内，以胎儿已成形而自然殒堕为主要表现的疾病。又称半产、半生等。南宋·陈自明《妇人大全良方》："凡妇人血崩心痛甚者，名杀血心痛。小产血过多，而心痛甚者亦然。"西医学的晚期流产可参考此病辨证治疗。

病因病机 小产常是胎漏、胎动不安进一步发展的结果，导致小产的病因包括胎元、母体两方面。先天禀赋不足、胎元有所缺陷或母体素体肾虚、气血不足、阳盛血热、跌仆劳损，或感受外邪，均可导致冲任不固，胎无所系，致堕胎、小产。

辨证论治 观察阴道排出之胎块组织完整与否，以判断胎殒是否完全。治疗当以下胎益母为原则，或用药物逐瘀去胎，或施以清宫术，或按产科处理。

胎殒难留 多由胎漏、胎动不安发展而来，此时阴道流血增多，腹痛腹坠加重，舌紫黯或边有瘀点，脉沉弦。妇科检查宫颈口已开大，有时可见羊膜囊或胚胎组织堵塞于宫颈口，继续妊娠已不可能。治宜逐瘀下胎，方选脱花煎（《景岳全书》），当归、川芎、肉桂、牛膝、红花、车前子组成。

胎堕不全 胎殒之后，尚有部分妊娠组织残留宫腔内，阴道出血持续不止，腹痛阵作，舌淡红，苔薄白，脉沉细无力。治宜益气祛瘀，方选救母丹（《傅青主

女科》），人参、当归、川芎、益母草、赤石脂、荆芥穗（炒黑）组成。妇科检查见宫口开大，有时可见组织堵塞于子宫颈口，子宫体积小于妊娠月份，或可见大量阴道流血，伴汗出肢冷、头晕心悸、面色苍白，甚则晕厥，不省人事，手足厥冷，唇舌淡白，脉芤或微细无力，为气随血脱之危候，急宜补气固脱，方选人参黄芪汤（《景岳全书》），人参、黄芪、白术、苍术、麦冬、陈皮、当归、升麻组成。

在补液、输血、抗休克的同时，迅速清除宫内组织。若胎堕不全，伴有发热、腹痛、阴道流血紫暗如败酱，气味臭秽，舌红苔黄腻，脉弦数，则为感染邪毒，应在祛瘀下胎的同时予以清热解毒，可用脱花煎加益母草、红藤、蒲公英、紫花地丁、牡丹皮等，同时注意抗感染治疗，尽快清除宫内妊娠组织。胎堕完全者，宜调养气血，促使胞宫恢复由"泻"到"藏"的生理功能。

预防调护 ①小产一旦发生，需立即到医院就诊，以防止大出血造成伤阴亡阳。产后宜调情志、避风寒、慎起居、禁房事，注意营养，以助气血恢复。②重视婚前检查。在孕前应检查双方染色体、性传播疾病、女方子宫附件B超、TORCH（弓形虫、微小病毒B19、风疹病毒、巨细胞病毒、单纯疱疹病毒）、甲状腺功能、丈夫精液等。③既往有小产病史，应注意宫颈功能检查。若发现异常，应积极处理。

（傅 萍）

huátāi

滑胎（recurrent spontaneous abortion） 以连续发生堕胎或小产多次为主要表现的疾病。又称数堕胎、屡孕屡堕。古代文献对

于此病的论述没有定义连续发生堕胎、小产的次数。现代文献则根据西医"习惯性流产"的定义，规定将堕胎、小产连续发生3次或3次以上者为习惯性流产。20世纪80年代以来，许多学者主张把连续自然流产2次或2次以上者称为"复发性流产"，以取代"习惯性流产"。

历史沿革 隋·巢元方《诸病源候论·妇人妊娠诸候上》首载"妊娠数堕胎候"，提出"若血气虚损者，子脏为风冷所居，则气血不足，故不能养胎，所以致胎数堕"。唐·孙思邈《备急千金要方·妇人方上·养胎第三》则首载"治妊娠数堕胎方"。其后，宋·王怀隐《太平圣惠方·治妊娠数堕胎诸方》、陈自明《妇人大全良方·妊娠数堕胎方论》所论病机，亦从"子宫虚冷"和"血气虚损"立论，基本与《诸病源候论》一致。明·张介宾《景岳全书·妇人规·胎孕类》对其病机有较为全面的论述，指出"凡妊娠之数见堕胎者，必以气脉亏损而然。而亏损之由，有禀质之素弱者，有年力之衰残者，有忧怒劳苦而困其精力者，有色欲不慎而盗损其生气者。此外，如跌仆、饮食之类皆能伤其气脉，气脉有伤而胎可无恙者？"对于反复堕胎、小产的临床特点亦有细致的观察，"屡见小产、堕胎者，多在三个月及五月、七月之间，而下次之堕，必如期复然"。在明代以前的许多医籍中，"滑胎"之含义是临产催生的方法，如唐·咎殷《经效产宝》有"益气滑胎令易产方论"；宋·陈自明《妇人大全良方·坐月门》亦有"滑胎例"，谓"滑胎之法惟其坐草之期易而且速"。至清代才用作屡孕屡堕的病名。《叶氏女科证治·滑胎》指出"有屡孕屡堕者，由于气血不充，名曰滑胎"。《医宗金鉴·妇科心法要诀·胎前诸证门》亦云："若怀胎三、五、七月，无故而胎自堕，至下次受孕亦复如是，数数堕胎，则谓之滑胎。"

病因病机 导致反复堕胎、小产的原因，有母体与胎元两方面的因素。母体冲任不固，则不能维系胎元；胎元不健，则自然殒堕。胎元居于母体胞宫之内，胎气有赖母气以维系。肾以系胞，冲任以固胞；气以载胎，血以养胎。母体肾气盛，冲任脉气正常，气血旺盛，则胎元健固。母体因素引起滑胎的主要病因病机有肾虚、气血虚弱与血瘀。①肾虚：先天禀赋不足，肾气不充；或后天大病、久病，相移及肾，损伤肾气或肾阴、肾阳；或反复堕胎、小产、人工流产，损耗肾精、肾气；或年逾五七（35岁），肾气逐渐衰退，肾之阴阳失衡，肾阴或肾阳不足。肾气不足则冲任不固，胎失所系；肾阳虚则冲任、胞宫失于温养；肾阴虚则冲任不足，胎失濡养，故屡孕屡堕。②气血虚弱：素体脾胃虚弱，气血化源不足；或忧思过度、劳累、饮食所伤，脾失运化，气血虚弱；气不足以载胎，血不足以养胎，后天不足，失于固摄，则胎元不固而屡屡殒堕。③血瘀：宿有癥瘕痼疾，瘀滞冲任、胞宫，导致冲任脉气不畅，气血失和，影响胎元，以致胎元殒堕。

胎元不健引起滑胎的主要病因病机：①父母一方或双方禀赋不足，先天生殖之精不健，胎孕虽成，胎气薄弱，终不能成形。②父母一方或双方精血亏损，两精虽相搏，而胎元不健，屡屡殒堕。如果属于染色体异常或遗传性疾病所致的复发性流产，非药物治疗可以奏效。如果因精子或卵子质量欠佳，应该在滑胎后进行诊断、评估与治疗，并暂时避孕，待情况改善后，才能再次妊娠。

诊断与鉴别 滑胎以连续发生堕胎、小产为特征，即胎元自然殒堕2次以上。常有"应期而堕"的特点，即"下次复堕，辄亦如期"，如反复在妊娠3个月内堕胎，或反复在妊娠4~5个月时小产。如期发生的胎元殒堕往往是同一病机所致。但临床上亦有部分患者的数次流产发生在不同孕期，或由不同的原因所致。

诊断滑胎之后，需判别原因。患者夫妇双方应进行系统的检查，包括遗传学、免疫学及双方生殖细胞、血型等，若发现夫妇双方或一方染色体异常，应进行遗传咨询。患者的子宫形态、黄体功能与甲状腺功能等亦需检查。

辨证论治 辨证求因、防治结合为原则。治疗大法是预培其损，固摄冲任。一方面是孕前调理，以培固其本；若伴有其他病证，如月经不调、盆腔炎或某些内科疾病，应先治疗他病。另一方面是孕后安胎，以防再次殒堕。一般而言，孕前应调理3~6个周期。若以往堕胎、小产次数较多，可适当延长孕前调养的时间。再次妊娠后，即进行安胎治疗，并定期检查，以了解母体与胎元的情况。一般应治疗至妊娠12周，或超过以往堕胎、小产的孕周。

肾虚证 屡孕屡堕，头晕耳鸣，面色晦暗，眼眶黯黑，精神萎靡，腰膝酸软，夜尿频多，舌质淡或淡暗，苔薄白，脉沉弱。治宜补肾固冲，方选补肾固冲丸（《中医学新编》）或滋肾育胎丸（中成药）。

气血虚弱证 屡孕屡堕，头

晕目眩，面色㿠白，心悸气短，神疲乏力，舌质淡，苔薄白，脉细弱。治宜益气养血固冲，方选泰山磐石散（《景岳全书》）。

血瘀证 素有癥瘕，屡孕屡堕，或经行腹痛，或小腹坠胀，少腹拘急，或经行不畅，经色紫暗，有血块，或肌肤甲错，舌质暗，或有瘀点、瘀斑，脉弦滑或涩。治宜祛瘀消癥、固冲安胎，方选桂枝茯苓丸（《金匮要略》）合寿胎丸（《医学衷中参西录》）。

预后 属于母体肾虚或气血虚弱所致者，经孕前调理和孕后安胎，多数可以获得妊娠成功。若因父母禀赋不足以致胎元不健，或母体宿有癥瘕瘤疾，伤及胎元，则可能再次殒堕。

预防 ①避免近亲婚配。②婚前检查。若发现生殖器官异常，如子宫纵膈、双子宫等，应在孕前处理。③计划生育，避免计划外妊娠、反复人工流产，避免引起子宫颈或子宫内膜的损伤。

（罗颂平）

tāiwěi bùzhǎng

胎萎不长 （retarded growth of fetus）

胎儿在母腹中生长受限，以致妊娠4~5个月后腹形与宫体明显小于正常妊娠月份，经检查胎儿尚存活为主要表现的疾病。又称妊娠胎萎燥、妊娠胎不长、胎不长养。西医学的胎儿生长受限可参考此病辨证治疗。

历史沿革 此病首见于《脉经》提出的"胎病不长"，但只是用以区别死胎。南北朝方书《集验》中称之为"怀胎不长"，亦无具体的症状描述，但认为这可用每十余日服鲤鱼一条来进行治疗，能使"胎长大，甚平安"。隋·巢元方在《诸病源候论》曰："胎之在胞，血气资养。若血气虚损，胞脏冷者，胎则翳燥，萎伏

不长，其状，儿在胎都不转动，日月虽满，亦不能生，是其候也。"不仅列举了胎萎不长的症状，还总结出此病的病因为妊母气血虚弱、无力养胎。这一认识，为后世众多医家所推崇和沿用。宋·陈自明所著《妇人良方大全》亦有"妊娠不长者，因有宿疾，或因失调，以致脏腑衰损，气血虚弱而胎不长也"的记载，也认为胎儿之所以在胞宫内发育不良，主要与母体的气血盛衰，冲任血脉通盛，脏腑功能正常与否有关。明·张介宾《景岳全书·妇人规》曰："妊娠胎气本乎血气，胎不长者，亦惟血气之不足耳。"说明气血不足为胎萎不长的主要原因，还列述了其他原因，如受胎后漏血、郁怒气逆、脾胃虚弱、血寒、血热等，治则也应有补、固、温、清之不同。清·吴谦在《医宗金鉴·妇科心法要诀》曰："胎萎不长失滋养，气血不足宜八珍，脾虚胃弱六君子，谷化稍微气血生。"同样认为此病是妊母气血虚弱及脾胃虚弱导致，列举了具体用药，"宜以八珍汤、六君子汤调之"，则"气血日生而胎自长矣"。综上所述，可看出历代医家总体均以气血亏虚作为此病主要病因。

病因病机 此病的病机为母体气血不足，或胞脉阻滞，胎失所养，或因胎元不健，禀赋不足，遂致胎萎不长。病因为母体先天不足，或先天发育欠佳，或孕后将养失宜，感染邪毒，嗜烟酗酒，久病大病，还与父气孱弱、雄精不壮有关。①脾肾不足：孕妇先天禀赋不足，或孕后房事不节，或劳倦过度，或过食生冷，损伤阳气，致精血化源不足，胎失所养，遂致胎萎不长。②气血虚弱：孕妇素体虚弱，或孕后恶阻较重，

或饮食偏嗜，气血化源不足，或胎漏下血日久耗伤气血，冲任气血不足，胎失所养，以致胎萎不长。③阴虚血热：素体阴虚，或久病失血伤阴，或孕后将养失宜，过用辛燥，或感染热邪，以致邪热灼伤阴血，阻滞胞脉，胎元为邪热所伤又失阴血的濡养，以致胎萎不长。

诊断与鉴别 妊娠4~5个月后，腹形与子宫明显小于正常妊娠月份，产科检查连续测定宫底高度、腹围和孕妇体重，增长缓慢或不增加，应考虑此病。另外，胎盘功能检查如，尿雌三醇、血清胎盘催乳素、羊水脱落细胞，或脐带血染色体核型分析等检查可协助此病诊断。通过详细询问月经史，准确了解末次月经及胎动日期，可正确估计胎龄。诊断此病需排除胎儿畸形，确认孕期是否准确等。

此病与胎死不下、羊水过少都有宫体小于妊娠月份的特点，需加以鉴别。①胎死不下：无胎动和胎心音，可有胎漏、胎动不安史。胎萎不长有胎动和胎心音。②羊水过少：胎儿肢体发育异常，B超检查羊水暗区在3cm以下。胎萎不长胎儿肢体发育偏小。

辨证论治 此病以虚证为主，辨证主要依据全身症状、舌脉等分辨寒热，亦需注意虚实夹杂的情况。治疗重在补脾肾、养气血、益胎元。治疗过程中，发现胎儿畸形或胎元已殒，则应下胎益母。

脾肾不足证 妊娠腹形小于妊娠月份，腰部酸冷，纳少便溏，或形寒怕冷，手足不温，舌淡，苔白，脉沉迟。治宜健脾温肾，可选用温土育麟汤。

气血虚弱证 妊娠4~5个月后，胎儿存活，而腹形明显小于正常妊娠月份，身体羸弱，面色

萎黄，头晕气短，舌淡嫩，苔少，脉细弱无力。治宜补气养血安胎，可选用胎元饮加减。

阴虚血热证 妊娠腹形小于妊娠月份，胎儿存活，颧赤唇红，手足心热，烦躁不安，口干不欲饮，舌红而干，苔少，脉细数。治宜滋阴清热、养血育胎，可选用保阴煎加减。

转归预后 此病经过精心调治，胎儿可继续生长发育，直到足月分娩。若治疗延误或不当，则会影响胎儿生长发育，可导致过期不产，甚至胎死腹中。关键在于及早诊断和治疗，否则将影响胎儿后天的体能和智力。

预防调护 左侧卧位以增加子宫血流量，改善胎盘灌注，可定期吸氧。积极治疗妊娠并发症，定期产检，若发现胎儿畸形，应及早终止妊娠。选择营养丰富、易于消化的食物，纠正不良生活习惯，保持心情舒畅，戒烟戒酒，禁止滥用药物，避免接触有害物质。

（许丽绵）

tāisǐ búxià

胎死不下 （retention of dead fetus） 以胎死胞中，不能自行产出为主要表现的疾病。包括妊娠早期胚胎停止发育以及妊娠中期死胎。

历史沿革 有关胎死的记载，早在隋·元方所著《诸病源候论·卷四十一》就有对胎死病因及证候的记载，"妊娠胎死腹中候，此或因惊动倒仆，或染瘟疫伤寒，邪毒入于胞脏，致令胎死。其候当胎处冷，为胎已死也"。明·王肯堂在《证治准绳·女科》中对临产发生死胎原因有详细记载，"产难子死腹中者，多因惊动太早或触犯禁忌，致令难产，胞浆已破，无血养胎，枯涸而死故也"，并提出了治疗法则，"大法

寒者热以行之，热者凉以行之，燥者滑以润之，危急者，毒药下之"。明·张介宾在《景岳全书·妇人规》中描述了胎死腹中之候为"察其母，腹胀舌黑者。若非产期，而觉腹中阴冷重坠，或为呕恶，或秽气上冲，而舌见青黑者，皆为子死之证"。清代《傅青主女科》将胎死不下分为子死产门难产、子死腹中难产，详细记录了分辨胎死方法，胎死产门者其头"必然不能动"，治法为推送之法，即补血以生水，补气以生血，明确了不应徒用"降子之剂"，否则会"死子未必下，而母气先脱矣"，推荐使用益气补血，活血化瘀之救母丹、疗儿丹，对胎死不下进行了较为系统的论治。

病因病机 胎死不下的机制主要是气血运行不畅，不能促胎排出。其发病原因，不外虚实两端，虚者气血虚弱，无力运胎外出；实者湿浊瘀血，碍胎排出。①气血虚弱：胎元依赖气血以充养，气血充足，胎有所养，气顺血和则胎自产。若孕妇素体虚弱，或孕后久病体虚，气血方损，胎元失养以致胎死，或气血虚弱，胎无力运胎外出。②脾虚湿阻：脾气虚弱则脾虚中洲失运，湿浊内停，困阻气机，胎失其养，以致胎死。气机不畅，胎亦可涩滞不下。③瘀血阻滞：跌仆外伤，损及胎元，子死腹中，瘀血内阻，或因临产感寒，血为寒凝，瘀阻于胞，以致死胎不下。

诊断与鉴别 停经史，或有胎漏、胎动不安史；可无明显症状，或在妊娠早期早孕反应消失，乳房松软变小；妊娠5个月以后胎动停止，子宫不再增大。若胎儿死亡时间较长，可出现口中恶臭、阴道流血色暗或如豆汁、腰酸腹坠等症。妇科检查可见子宫

颈口闭合，子宫小于妊娠月份；B超检查见无胎心、胎动，甚可见胎头塌陷，胎盘肿胀。必要时可做凝血功能检查。

妊娠早期主要与胎漏、胎动不安相鉴别；妊娠中期以后主要与胎萎不长相鉴别。胎萎不长以胎儿生长受限为特征，B超检查可见胎心、胎动，双顶径小于妊娠月份。

辨证论治 根据妊娠月份、胎死时间、全身症状、舌脉等辨虚实。胎死一经确诊，应立即处理，从速促其下胎。治疗大法治疗原则以下胎为主。但须根据孕妇体质强弱，证候虚实，审慎用药。不应概行峻攻猛伐，致损伤正气。胎死日久，易发生凝血障碍，此属于危重病证，应中西医结合积极救治。

气血虚弱证 胎死不下，小腹隐痛，或有冷感，或引导留血水，头晕目眩，心悸气短，精神倦怠，面色苍白，或口有恶臭，舌淡，苔白，脉细弱。以救母丹益气养血、活血下胎。

瘀血阻滞证 胎死不下，小腹疼痛，或阴道流血，紫暗有块，口气恶臭，面色青暗，舌紫暗，脉沉涩。治宜行气活血、祛瘀下胎，可选用脱花煎加芒硝。

脾虚湿阻证 胎死不下，小腹冷痛，或阴道流血，胸腹满闷，口出秽气，神疲乏力，舌胖苔白厚腻，脉濡缓。治宜运脾除湿、行气下胎，可选平胃散加芒硝、枳实。

其他疗法 若药物治疗无效者，应行手术治疗。术前备血，并做凝血功能检查。若凝血功能异常者，应纠正后再行手术。子宫小于12孕周者，可直接行刮宫术；子宫大于12周孕周者，可行引产术。

转归预后 及时发现并清除死胎，一般预后较好。若死胎稽留宫腔过久，可能会继发感染及子宫大出血，甚或导致产妇生命危险，应给予重视。

预防调护 孕妇应做好定期产前检查，若发现胎儿大小与妊娠月份不符，临证尤应重视，必须慎劳逸，禁房事，调情志，节饮食，多食营养丰富且易消化的食物。

(许丽绵)

pútáotāi

葡萄胎 (hydatidiform mole)

妊娠后胎盘绒毛滋养细胞异常增生，终末绒毛转变成水泡，水泡间相连成串，形如葡萄为主要表现的疾病。又称水泡状胎块。属中医学"鬼胎""伪胎"的范畴。葡萄胎若是良性滋养层细胞肿瘤，又称良性葡萄胎；当葡萄胎组织侵入子宫肌层引起组织破坏，或并发子宫外转移，即发展成侵蚀性葡萄胎，又称恶性葡萄胎。

历史沿革 此病首见于隋·巢元方《诸病源候论·卷四十二》，其在"妊娠鬼胎候"中谓："夫人腑脏调和，则血气充实，风邪鬼魅不能干之。若荣卫虚损，则精神衰弱，妖魅鬼精得入于脏，状如怀娠，故曰鬼胎也。"由于受当时历史条件所限，巢氏认为"鬼邪乘虚入脏致成鬼胎"。宋·陈自明《妇人大全良方·卷之十四》首载雄黄丸（雄黄、鬼臼、莽草、丹砂、巴豆、獭肝、蜥蜴、蜈蚣）治疗鬼胎。

其后各家对此病的因机证治多有论述。《张氏医通·卷十》："古人论鬼胎之说，皆由其人阳气不足，或肝气郁结，不能生发，致阴血不化而为患也。有因经行时饮冷，停经而成者；有郁疾惊痰湿热，凝滞而成者；有因恚怒气食，瘀积互结而成者。"可见，张氏对此病病因病机的认识较前人更为完全。《胎产心法·卷上》称鬼胎又名"夜叉胎"，"鬼胎者，伪胎也……此子宫正气不全，精血虽凝，而阳虚阴不能化，终不成形，每至产时而下血块血胞"。《竹林寺女科要旨·三十五症》："月经不来二三月，似已七八月，腹大如鼓，人以为孕，一日血崩下血胞，有物如虾蟆子，不省人事，昏迷入睡。"对此病的症状描述与临床所见更为相符。《女科精华·卷中》有"气胎""痰胎"之说，将气滞血瘀所致者称为"气胎"，将痰浊凝滞者称为"痰胎"。至明清以后的医家对"鬼邪乘虚入脏""与鬼魅交媾而成鬼胎"的说法持批判态度。对此病的机制的认识当数《胎产心法》《张氏医通》更为全面准确。

病因病机 葡萄胎的主要病机是素体虚弱，七情郁结，湿浊凝滞不散，精血虽凝而终不成形，遂为葡萄胎。①气血虚弱：素体虚弱，气血不足，孕后忧思不解，血随气结而不散，冲任滞逆，胞中壅瘀，腹部胀大，胎失所养则胎死，瘀伤胞脉则流血，发为葡萄胎。②气滞血瘀：素性抑郁，或忿怒过度，孕后情志不遂，肝郁气滞，气滞血瘀，冲任不畅，瘀血结聚胞中，腹大异常，瘀血伤胎则胎坏，瘀伤胞脉则流血，发为葡萄胎。③寒湿郁结：孕妇久居湿地，或感寒饮冷，寒湿郁结，客于冲任，气血凝滞胞宫，腹大异常，寒湿生浊伤胎，瘀伤胞脉则流血，发为葡萄胎。④痰浊凝滞：孕妇素体肥胖，或恣食厚味，或脾虚不运，湿聚成痰，痰浊内停，冲任不畅，痰浊瘀结胞中，腹大异常，痰浊凝滞伤胎，瘀伤胞脉则流血，发为葡萄胎。

侵蚀性葡萄胎由葡萄胎排出后，瘀毒稽留不去所致。①瘀毒蕴结：瘀毒未尽，蕴结胞宫，损伤冲任、胞脉、胞络而致此病。②邪毒蕴肺：稽留之瘀毒循经络走窜而致邪毒蕴肺，损伤肺脏。③气血大亏：稽留之瘀毒损伤正气，病缠日久，气血大亏，损伤冲任胞脉则流血不止。④肝肾阴虚：素体阴虚，瘀毒久恋，化燥伤阴，阴血不足，阴虚生内热，热扰冲任血海则流血不止。

诊断及鉴别 葡萄胎以孕期阴道不规则流血、腹大异常为特征；侵蚀性葡萄胎以葡萄胎排出后，阴道流血不止为特征。

葡萄胎需与胎漏、胎动不安鉴别。葡萄胎者，腹大异常，且妊娠12周后HCG仍高，B超可见葡萄胎特有图像且不见胎儿。此外，尚需与胎水肿满相鉴，胎水肿满无阴道流血，且HCG水平较低，B超检查有胎动胎心。

侵蚀性葡萄胎首先应排除残存葡萄胎，可行刮宫术，如刮出葡萄胎组织，术后血或尿HCG转为正常，子宫出血停止，且恢复正常大小，即可诊断为残存葡萄胎。

辨证论治 葡萄胎治疗以下胎祛瘀为主，佐以调补气血，以善其后。治疗侵蚀性葡萄胎时，则在化疗的同时，酌情选用半枝莲、山慈菇、白花蛇舌草等解毒抗癌之品。

葡萄胎 临床常见以下分型。

气血虚弱证 孕期阴道不规则流血，量多、色淡、质稀，腹大异常，时有腹部隐痛，无胎动胎心，神疲乏力，头晕目眩，心悸失眠，面色苍白，舌淡嫩，脉细弱。治宜益气养血、活血下胎，方选救母丹（《傅青主女科》）加减，常用药物有人参、当归、川芎、益母草、赤石脂、荆芥穗（炒黑）、枳壳、牛膝。

气滞血瘀证 孕期阴道不规则流血，量少不爽或量多、血色紫黯有块，腹大异常，时有腹部胀痛，拒按，无胎动、胎心，胸胁胀满，烦躁易怒，舌紫黯或有瘀点，脉涩或沉弦。治宜理气活血、祛瘀下胎，方选荡鬼汤（《傅青主女科》），常用药物有人参、当归、大黄、川牛膝、雷丸、红花、牡丹皮、枳壳、厚朴、桃仁。

寒湿郁结证 孕期阴道不规则流血，量少、色紫黯有块，腹大异常，小腹冷痛，无胎动、胎心，形寒肢冷，苔白腻，脉沉紧。治宜散寒除湿、逐水下胎，方选芫花散（《妇科玉尺》），常用药物有芫花、吴茱萸、秦艽、白僵蚕、柴胡、川乌、巴戟天。

痰浊凝滞证 孕期阴道不规则流血，量少色黯，腹大异常，无胎动、胎心，形体肥胖，胸胁满闷，呕恶痰多，舌淡，苔腻，脉滑。治宜化痰除湿、行气下胎，方选平胃散（《太平惠民和剂局方》）加减，常用药物有苍术、厚朴、陈皮、甘草、芒硝、枳壳。

侵蚀性葡萄胎 临床常见以下分型。

瘀毒蕴结证 葡萄胎排出后阴道流血淋漓不断，或突然下血量多，腹痛据按，发热，或少腹扪及包块，恶心呕吐，口干舌燥，胸闷不适，食少纳呆，大便秘结，小便短赤，舌质黯红或紫黯，苔黄，脉弦数或弦涩。治宜清热解毒、活血化瘀，方选解毒散结汤（经验方），常用药物有野菊花、蒲公英、马齿苋、牡丹皮、紫草、三棱、莪术、大黄、半枝莲、山慈菇、七叶一枝花。

邪毒蕴肺证 阴道流血不止，色红质稠，发热，咳嗽，咯血或痰中带血，胸闷作痛，舌质红，苔黄，脉数。治宜清热解毒、凉血散结、润肺止咳，方选清肺解毒散结汤（经验方），常用药物有金银花、连翘、鱼腥草、薏苡仁、瓜蒌、川贝母、沙参、生地黄、麦冬、牡丹皮、桃仁、山慈菇、白茅根、生甘草。

气血大亏证 阴道流血不止，色淡红、质稀薄，心悸怔忡，神疲乏力，纳少便溏，面色萎黄或㿠白无华，形体消瘦，舌质淡，苔白，脉细弱。治宜益气养血、扶正祛邪，方选圣愈汤（《兰室秘藏》）加减，常用药物有熟地黄、川芎、人参、当归身、黄芪、白芍、阿胶、白术、半枝莲、白花蛇舌草。

肝肾阴虚证 阴道流血淋漓不净，量少、色鲜红，头晕目眩，双目干涩，口干舌燥，腰酸膝软，手足心热，午后潮热，大便秘结，舌质红，无苔或少苔，脉细数。治宜滋阴清热、解毒抗癌，方选六味地黄丸（《小儿药证直诀》）加减，常用药物有山药、山茱萸、熟地黄、牡丹皮、茯苓、泽泻、生地黄、紫草、半枝莲、山慈菇、白花蛇舌草。

中药成药治疗 ①大黄䗪虫丸：由熟大黄、土鳖虫、水蛭、虻虫、蛴螬、干漆、桃仁、苦杏仁、黄芩、地黄、白芍、甘草组成。祛瘀生新，适用于气血虚弱或气滞血瘀型葡萄胎。②桂枝茯苓丸：由桂枝、茯苓、牡丹皮、赤芍、桃仁组成。活血化瘀、消癥散结，适用于气滞血瘀型葡萄胎。

其他疗法 ①针灸：取穴曲池、三阴交。曲池直刺 1～1.2 寸，三阴交从内向外直刺 0.5～1 寸，每日 1 次。②饮食疗法：可食用枸杞薏米粥，枸杞、薏苡仁各20g，大米 60g，煮粥食用，补肾、健脾、清热，适用于气血虚弱或痰浊凝滞型葡萄胎。还可食用苡米蛇草饮，薏苡仁、半枝莲、白花蛇舌草各 30g。煎水代茶饮用。

转归预后 葡萄胎若能及时调治可以治愈，患者仍有生育能力。但治愈后应定期随访，并坚持避孕 2 年为宜。若治不及时或不彻底，葡萄胎则可反复或转变为恶性病变，威胁患者生命。

预防调护 薛己认为："本病若见经候不调，就行调补，庶无是证。"张景岳认为："凡鬼胎之病，必以血气不足而兼凝滞者多有之。但见经候不调而预为调补，则必无是病。"故身体健壮，气血调和，防止外邪侵袭，对预防此病是有益的。在治疗过程中亦应调和情志，积极配合治疗，身体虚弱者应加强调补，以增强抗病能力，以利疾病早日痊愈。

（郑 锦）

tāishuǐ guòshǎo

胎水过少 (oligohydramnios)

妊娠晚期胎水量少于 300ml，甚者只有几毫升到几十毫升，或 B 超探得胎水暗区在 2ml 以下为主要表现的疾病。西医又称羊水过少。胎水过少严重影响围生儿预后，胎水少于 50ml，围生儿死亡率高达 88%，应高度重视。中医典籍虽无胎水过少之病名及病因病机的直接论述，但可从其相关或联属的妊娠病症如"妊娠胎萎燥""胎萎不长"等中获得启迪，从胎水的性状、生理作用与精血津液的关系进行推论。

病因病机 素体禀赋不足，或因脾胃虚弱，孕后调养失宜，以致脏腑气血不足，精血亏虚，胎水乏源是此病的主要病因病机。①气血虚弱：素体气血不足，孕后血聚养胎，因孕重虚，津血同源，阴精不能下注冲任，冲任干涸，以致胎水涩少。②脾肾亏损：孕妇素体脾肾不足，气血津液生化运输障碍，冲任失养；孕后调养失宜，精血亏损，冲任失滋，胎水日少。此病主要病机为脾、肾素虚，精血生化乏源，胞水亏少。病在胞中，累及肾、脾、肺三脏。

诊断与鉴别　胎水过少可无明显症状。或孕妇自感胎动减少，或胎动时腹痛，腹围及宫底高度小于正常孕月。多有胎儿生长受限、妊娠高血压疾病，或有过期妊娠的病史，腹部检查能明显触及肢体，有宫壁紧裹胎体感，子宫受刺激时易发生宫缩。B超检查可明确诊断。

胎水过少须与足月小样儿、死胎相鉴别。足月小样儿体重一般在2500g以下，故孕妇腹形可小于正常孕月，但B超探测胎水量在正常范围。死胎可与胎水过少有关，B超检测无胎心、胎动。

辨证论治　此病以虚为主，治当虚者补之，注意滋养气血、阴津以充冲任、胞宫。治疗过程中需动态观察胎水量及胎儿发育情况，适时分娩或下胎。

气血虚弱证　妊娠中期，有胎动感，但腹形小于正常孕月，面色萎黄，少气懒言，或形体消瘦，头晕目眩，神疲乏力，或舌淡少苔，脉细弱无力。治宜补气养血、滋养胎元，方选养血益元汤（上海市虹口区妇幼保健院蔡庄经验方），常用药物有党参、白芍、熟地黄、黄精、桑椹、何首乌、制白术、淮山药、山茱萸。

脾肾亏损证　妊娠期内，胎儿存活，腹形小于正常孕月，不思饮食，神疲乏力，腰脊酸软，四肢不温，舌淡苔白，脉沉迟。

治宜健脾温肾、助养胎元，方选温土毓麟汤（《傅青主女科》），常用药物有巴戟天、覆盆子、淮山药、菟丝子、肉苁蓉、鹿角霜、人参、益智仁。

转归预后　此病若单纯由于气血虚弱或脾肾不足所致，通过辨证论治予以补养气血、健脾温肾、助养胎元，疗效良好。若胎水过少合并胎儿畸形者应及早引产以终止妊娠。若胎盘功能不良者，围生儿死亡率增高。

预防调护　①发生过胎水过少合并畸形者，再次受孕前应行染色体等遗传学检查，以排除遗传病。②积极治疗合并症及并发病，如贫血、妊娠高血压疾病等。③多卧床休息，避免剧烈运动。④加强营养，给予丰富易消化的食物。勿食生冷，以免伤及脾胃。⑤严密观察胎心、胎动，以便及时发现，纠正胎儿窘迫。

(胡国华)

zǐmǎn

子满（gestational edema and panting）

妊娠五六个月，以胎水过多、腹大异常、胸膈胀满甚至喘不得卧为主要表现的疾病。又称妊娠肿满，西医学称羊水过多。此病若发生在妊娠早期或治疗不及时，可伴有胎儿畸形或胎死腹中。《诸病源候论》有"若初妊而肿，是水气过多，儿未成具，故坏胎也"。对其病因，《诸病源候论》曰："胎间水气子满……此由脾肾虚弱。"

病因病机　素体脾肾虚弱，孕后血聚养胎，又过食生冷，寒凉之物，损伤脾阳，水湿莫制，蓄积胞中，遂致子满。

诊断与鉴别　依据病史、症状与检查可进行诊断。①病史：素体脾胃虚弱，或有病毒感染史或有糖尿病史。②症状：妊娠后

腹大异常，胸腹胀满，甚至喘不得卧，腹皮光亮，小便短少。③检查：子宫大于妊娠月份，触诊胎体不清；胎心音弱，甚至听不到；B超羊水超过2000ml。此病应与多胎妊娠、巨大胎儿、鬼胎相鉴别。

辨证论治　脾虚证，妊娠中期，腹大异常，胸膈满闷，呼吸迫促，喘不得卧，腹皮绷紧而光亮，下肢、外阴水肿，小便短少，行动不便，神疲肢软，纳差便溏，舌体胖，苔白腻，脉滑无力。治宜健脾渗湿、养血安胎，方用鲤鱼汤（《备急千金要方》），以鲤鱼、白术、生姜、白芍、当归、茯苓煮汤食用。

转归预后　由于子宫过分胀大易发生胎膜早破、早产、胎位异常等。破水时，由于宫内压力变化，易发生脐带脱垂及胎盘早剥，还易发生产后出血。此病畸形发生率较高，特别是妊娠中期出现子满，如通过检查，发现胎儿畸形，应及时终止妊娠。

预防调护　注意休息，左侧卧位。低盐饮食，多食有皮的食物药物如生姜皮、茯苓皮、大腹皮以及鱼类、鲤鱼、黑鱼等。提前入院，注意血压、脉搏、胎心音，做好早产准备，分娩后腹部加沙袋6~12小时，以免腹压骤减引起休克。

(梅乾茵)

zǐzhǒng

子肿（gestational edema）

以妊娠后肢体、面目肿胀为主要表现的疾病。又称妊娠水肿、妊娠浮肿。若妊娠7~8个月以后，只有脚部水肿，而无其他不适，为妊娠晚期常有现象，产后自消，无须治疗。孕后面目、四肢甚至全身水肿，皮薄而光亮，按之凹陷不起，小水短少者，水气为病

称为子肿。水肿仅由膝以下至足，皮厚而色不变，随按随起，小水长者，属湿气为病称为子气。单纯两脚水肿，皮薄而光亮，按之不起，属水气为病，称为脆脚。单纯两脚水肿，皮厚而色不变，随按随起，属湿气为病，称为皱脚。

历史沿革 有关子肿的论述首见于《金匮要略·妊娠病脉证并治》，"妊娠有水气，身肿，小便不利，起即头晕，葵子茯苓散主之"。虽未提及肿胀，但内容与子肿吻合。《诸病源候论·妊娠胎间水气子满体肿候》有"胎间水气子满体肿者，此由脾胃虚弱，脏腑之间有停水，而夹以妊娠故也"的论述。《产宝》提出"妊娠肿满，脏气本虚，因妊重虚，土不克水"，进一步阐述了子肿的病因病机。

病因病机 子肿由水液代谢失常所致，人体水液代谢有赖肺、脾、肾三脏，肺通调水道，脾运化水湿，肾化气行水。水者其制在脾，其本在肾。若素体脾肾阳虚，孕后血聚养胎，有碍肾阳温煦，脾阳的运化，致水湿泛溢，引起水肿。此外，胎气壅塞，气机不畅，水湿不化亦成肿胀。

诊断与鉴别 依据病史、症状、体征与检查可进行诊断。①病史：素体脾虚、肾虚，情志抑郁，或有贫血、慢性肾炎、高血压、糖尿病合并妊娠或者多胎妊娠等病史。②症状：以水肿为主症，妊娠中晚期，先踝部水肿，以后逐步上升至大腿、外阴，甚或发展到全身水肿或伴有腹水。个别患者水肿并不明显，但体重明显增加，称隐性水肿。③体征：临床根据水肿程度分为四度。小腿及足部明显水肿，休息后不消退者为（+）；水肿上延至大腿与外阴部者为（++）；水肿延至外

阴与腹部，肿势较前更明显者为（+++）；全身水肿或伴腹水者为（++++）。④检查：尿常规，有蛋白尿，24小时尿蛋白≥0.5g为异常，≥5g为病情严重。B超了解胎儿和羊水情况。此病应与妊娠合并慢性肾炎、妊娠合并心脏病相鉴别。

辨证论治 此病治疗以运化水湿为主，加入养血安胎之品，慎用温燥、寒凉、峻下、滑利之品。

脾虚证 妊娠数月，面目四肢水肿，或遍身俱肿，皮薄而光亮，面色萎黄，身倦乏力，少气懒言，纳差便溏，舌胖嫩边有齿印，苔薄白，脉缓滑无力。治宜健脾利水，方选全生白术散（《全生指迷方》）加减，常用药物有白术、茯苓皮、大腹皮、生姜皮、陈皮、砂仁。

肾虚证 妊娠数月，面浮肢肿，下肢尤甚，按之没指，腰膝酸软，心悸气短，下肢逆冷，舌淡，苔白润，脉沉细。治宜温肾化气行水，方选真武汤（《伤寒论》），常用药物有附子、生姜、茯苓、白术、白芍。

气滞证 妊娠3~4个月，先脚肿，渐至腿，皮色不变，按之随起，胸肋胀满，头晕胀痛，苔薄腻，脉弦滑。治宜理气行滞，佐以健脾利水，方选天仙藤散《校注妇人良方》合四苓散《丹溪心法》，常用药物有天仙藤、陈皮、甘草、乌药、生姜、木瓜、紫苏叶、茯苓、猪苓、白术、泽泻。

转归预后 子肿是子痫早期症状之一，也是中医治疗的最佳时期，早发现、早治疗，对控制病情向子痫转化有重要意义。

预防调护 定期做产前检查，注重孕期保健，一旦发现水肿，

除积极治疗外，要注意休息，给予清淡而富有营养的低盐饮食。控制饮水量，禁生冷、油腻、辛辣食品，注意保暖。

（梅乾茵）

zǐyūn

子晕（gestational vertigo）
妊娠中晚期出现的以头晕目眩、状若眩冒，甚或眩晕欲厥为主要表现的疾病。又称妊娠眩晕、子眩。若不及时治疗，可发展为子痫。

历史沿革 《素问·至真要大论》有"诸风掉眩，皆属于肝"的论述。《灵枢经·海论》："髓海不足，则海转耳鸣，胫痠眩晕。"张景岳宗其"无虚不作眩"之说。朱丹溪以痰立论，认为眩晕病因主要在痰，提出"无痰不作眩"。张子和《儒门事亲》曰："妇人头风眩逆，登车乘船，眩晕眼涩，手麻发胀，健忘喜怒，皆胸中宿痰所致。"妊娠期发生眩晕与平时眩晕，其病因病机有相似之处。

病因病机 眩晕病机，古有"无虚不作眩，无痰不作眩，无风不作眩"之说。具体到妊娠眩晕病机是脏气本虚，因孕重虚，阴虚肝旺，上扰清阴所致，属本虚标实证。若素体阴血不足，孕后血聚养胎，阴血不足，肝阳上扰；若素体脾虚，一不能生化气血，二不能运化水湿，致水湿停聚，孕后血聚养胎，阴虚益甚，肝失濡养，阴不敛阳，如此脾虚肝旺、肝阳挟痰浊上扰清窍；若素体气血不足，孕后气以载胎，血以养胎，气血因孕更虚，气虚清阳不开，血虚脑失所养，故发眩晕。

诊断 依据病史、症状与检查可进行诊断。①病史：有严重贫血、原发性高血压、慢性肾炎、糖尿病病史，或此次妊娠是双胎、多胎、羊水过多等。②症状：妊

娠中晚期出现以眩晕为主症，伴头痛、烦躁、视物模糊、水肿、胸闷、恶心等症状。③检查：高血压，舒张压、收缩压分别高出基础血压 2.0kPa（15mmHg）和 4.0kPa（30mmHg），或基础血压不高，孕 20 周后，血压高于 18.7/12.0kPa（140/90mmHg）。眼底动脉有病变，水肿，查尿常规有蛋白。

辨证论治 此病治疗以平肝潜阳为主，佐以滋阴、化痰、益气养血等，禁用辛散温燥之品，以免伤阴助风火之邪。

阴虚肝旺证 妊娠中后期头晕目眩，视物模糊，耳鸣失眠，烦躁胸闷，颜面潮红，口干咽燥，手足心热，舌红或绛，少苔，脉弦滑数。治宜滋阴潜阳，方选杞菊地黄丸（《医级》）加减，常用药物有熟地黄、山茱萸、山药、泽泻、茯苓、丹参、枸杞子、菊花、石决明、钩藤、龟甲、何首乌、白蒺藜。

脾虚肝旺证 妊娠中晚期，头晕头重如眩冒状，面浮肢肿，胸闷泛恶，倦卧嗜睡，纳差便溏，苔厚腻，脉弦滑。治宜促脾利湿、育阴潜阳，方选全生白术散（《全生指迷方》）加减，常用药物有白术、茯苓皮、大腹皮、生姜皮、陈皮、石决明、钩藤、天麻。

气血虚弱证 妊娠后，头晕目眩，心悸健忘，多梦少寐，眼前发黑，神疲乏力，气短懒言，面色苍白或萎黄，苔薄，脉细弱。治宜调补气血，方选八珍汤（《正体类要》）加减，常用药物有当归、川芎、芍药、熟地黄、人参、白术、茯苓、炙甘草、钩藤、石决明。

转归预后 妊娠眩晕多属先兆子痫的范围，可与西医妊娠高血压疾病互参，一旦发生应引起

足够的重视，及时正确治疗，大多预后可期，否则病情进一步发展成子痫，可危及母子的生命。

预防调护 调情态，保持心情舒畅。低盐饮食，禁辛辣，多食用高蛋白、维生素类及含钙、铁丰富的食物。注意休息，睡眠充足，环境安静，左侧卧位。注意体重、血压、尿蛋白及胎盘功能。

（梅乾茵）

zǐxián

子痫（eclampsia）

妊娠晚期或临产时或新产后，以突然发生眩晕倒仆、昏不知人、两目上视、牙关紧闭、手足抽搐、全身强直，须臾醒，醒复发，甚至昏迷不醒为主要表现的疾病。又称子冒。产科的危、急、重症，必要时中西医结合治疗。

历史沿革 子痫首见《诸病源候论》，"妊娠痉候，妊娠而发者，亦名子痫，亦名子冒也"，并指出病因是"体虚受风，风伤太阳之经"。刘完素认为此病是"肾水衰而心火旺，肝失所养所致"。《胎产心法》认为子痫"由血虚生热，热甚生风，皆内起之风火"。《沈氏女科辑要·妊娠似风》论及该病病因曰："一为阴亏，二为气滞，三为痰饮。"

病因病机 此病病因主要是阴血不足，风、痰、火夹杂而致，其病变脏腑在肝、心、脾。其病机是肝风内动及痰火上扰。若素体肝肾阴虚，因孕重虚，阴虚肝旺，肝风内动，或恚怒伤肝，肝郁化火，火盛动风，风火相煽而致。若阴虚于下，火旺于上，心肝火盛，灼津伤液，炼液成痰，痰火上扰，蒙蔽清窍而致。临产前、分娩时、新产后，阴血暴亡，阳失潜藏，五志化火，气血逆乱，筋脉失养，神不内守。如此多脏受累，因果相干，病情复杂，危

及生命。

诊断与鉴别 依据病史、症状与检查可进行诊断。①病史：孕前有高血压、肾病、糖尿病史，或家族高血压病史，有过葡萄胎、子痫病史。或此次妊娠是双胎、多胎、羊水过多等。②症状：妊娠后期、临产时或新产后，突然眩晕倒仆，昏不知人，两目上视，牙关紧闭，四肢抽搐、角弓反张，须臾醒，醒复发，甚或昏迷不醒。③检查：高血压，孕 20 周以后血压等于或高于 18.7/12.0kPa（140/90mmHg），或高出基础血压 4.0/2.0kPa（30/15mmHg），伴蛋白尿，水肿即可视为子痫前期。血液检查，处于高凝状态，红细胞比容升高，血液黏稠度、全血黏度异常。尿酸、尿素氮、肌酐、谷丙转氨酶异常。测定二氧化碳结合力，确定有无酸中毒。眼底检查，视网膜小动脉异常。全身小动脉痉挛是子痫前期向子痫转化的基本病变。

此病要与妊娠合并癫痫鉴别。

辨证论治 中医对子痫的治疗主要在子痫前期，以防止子痫的发生为主。子痫治疗以清肝息风、安神定痉为主，因病情危急，需中西医结合抢救。

肝风内动证 妊娠晚期、临产时或新产后，头目眩晕，突然倒仆，昏不知人，四肢抽搐，角弓反张，时作时止，伴颜面潮红，口干烦躁，舌红或绛，苔少，脉弦细而数。治宜育阴潜阳、平肝息风，方选羚羊钩藤汤（《重订通俗伤寒论》）或止抽散（湖北省中医院），常用药物有钩藤、羚羊角（水牛角代）、桑叶、川贝母、生地黄、菊花、白芍、茯神、鲜竹茹、甘草、地龙、天竺黄、郁金、黄连、琥珀、胆南星。

痰火上扰证 妊娠晚期、临

产时或新产后，头晕头重，胸闷泛恶，突然倒仆，全身抽搐，昏不知人，气粗痰鸣，四肢水肿，舌红，苔黄腻，脉弦滑而数。方选牛黄清心丸（《痘疹世医心法》）加安宫牛黄丸（《温病条辨》），常用药物有牛黄、朱砂、黄连、黄芩、栀子、麝香、珍珠、雄黄、金箔衣、梅片。

转归预后 子痫的治疗应防重于治，其发生有阶段性，中医最佳治疗时间在子痫前期，即对子肿、子晕等的治疗。及时正确的治疗能够改善症状，缓解病情。子痫一旦发生，须中西医结合抢救。若治疗及时，处理得当，可控制抽搐、昏迷，母子可转危为安。若抽搐反复发作，抽搐、昏迷时间过长，预后往往不良，危及母子生命。

预防调护 此病早期诊断和治疗对控制病情发展有重要意义，要树立防重于治的思想。要保持心情舒畅，注意休息，左侧卧位；宜食用高蛋白、维生素丰富的食物。孕期要定期产前检查。若发展成子痫，及时合理干预，宜单人房间，避光、避声。床边加护栏，防止倒仆。若子痫不能控制，可考虑终止妊娠。子痫控制后也应适时终止妊娠。

（梅乾茵）

zǐfán

子烦（gestational dysphoria）

孕妇妊娠期间出现的以烦闷不安、郁郁不乐或烦躁易怒等为主要表现的疾病。又称妊娠心烦。主要特点是因孕而烦，可见于西医学的妊娠高血压患者。

历史沿革 妊娠期间烦闷不安病证的记载首见于隋·巢元方《诸病源候论·卷四十二》"妊娠子烦候"，称为"子烦"。其将子烦的病机概括为"虚热而烦"和

"痰饮而烦"，并指出两症状的鉴别为"但烦而已"和伴有"呕吐涎沫"，为子烦的病因病机和辨证奠定了基础。历代医家对子烦的认识不断完善，清·沈尧封《沈氏女科辑要笺正》曰："子烦病因，曰痰、曰火、曰阴亏。"其观点为后世医家所推崇。根据妊娠心烦的病因病机，产生了许多有效方剂，如唐·孙思邈《备急千金要方·卷二》载竹沥汤以治子烦，在临床沿用至今。

病因病机 此病产生的主要病机是火热乘心。其有阴虚火旺、痰火内蕴和肝火之不同。①阴虚火旺：素体阴虚，孕后血聚养胎，阴血益感不足，心火偏亢，热扰心胸，而致心烦。②痰火内蕴：素有痰饮停滞胸中，孕后阳气偏盛，阳盛则热，痰热相搏，上扰心胸，遂致心烦。③肝经郁火：素性抑郁，肝郁气滞，孕后胎体渐大，影响气机升降，气滞益甚，郁而化热，热扰心神，遂令心烦。

诊断与鉴别 孕妇在妊娠期出现烦闷不安、郁郁不乐，或烦躁易怒，或头晕胀痛即可诊断。此病应与子悬相鉴别，子悬指妊娠期间胸胁胀满甚或喘急，烦躁不安，以胀满为主，而子烦是以烦热为主。

辨证论治 子烦主要为火热乘心，因热而烦，当审因论治。治疗以清热养阴除烦为主。

阴虚证 妊娠心中烦闷，坐卧不宁，午后潮热，手足心烦热，口干咽燥，渴不多饮，小溲短黄，舌红，苔薄黄而干，或少苔，脉细数而滑。治宜养阴清热除烦，方选人参麦冬散（《妇人秘科》），人参、麦冬、茯苓、黄芩、知母、生地黄、炙甘草、竹茹组成。

痰火证 妊娠烦闷不安，甚则心悸胆怯，头晕目眩，胸脘满

闷，恶心呕吐痰涎，苔黄而腻，脉滑数。治宜清热涤痰除烦，方选竹沥汤（《备急千金要方》），竹沥、麦冬、黄芩、茯苓组成。

肝郁化火证 妊娠心烦不安，或烦躁易怒，头晕目眩，口苦咽干，胸胁胀痛，善太息，舌边红，苔薄黄，脉弦滑数。治宜疏肝清热除烦，方选丹栀逍遥散（《女科撮要》），当归、白芍、柴胡、白术、茯苓、甘草、牡丹皮、栀子、煨姜、薄荷叶。

转归预后 轻微的子烦，通过情志、饮食的调护，疾病向愈。严重者，若疾病得不到控制，可诱发胎动不安、堕胎、小产；若见于妊娠期高血压疾病者，可发展为子晕、子痫等危重证候，预后不良。

预防调护 妊娠期间应调情志、慎起居、节饮食，避免不良刺激，以防五志化火；定期孕期检查，早期发现，早期诊治，防止疾病传变。

（李伟莉）

zǐxuán

子悬（gestational suspension）

妊娠期间出现以胸腹胀满甚或喘急疼痛、烦躁不安为主要表现的疾病。又称胎气上逆、胎上逼心。此病可见于西医学妊娠合并心脏病或妊娠合并呼吸系统感染。

历史沿革 唐·孙思邈《华佗神医秘传·卷七》，首次提出子悬之名，"妇人妊娠五六月，胎气不和，上凑心腹，胀满疼痛，谓之子悬"。清·吴谦《医宗金鉴·妇科心法要诀》云："孕妇胸膈胀满，名曰子悬，更加喘甚者，名曰胎上逼心。"清·程国彭《医学心悟·妇人门》云："其由于恚怒伤肝者居多，亦有不慎起居者，亦有脾气郁结者，宜紫苏饮加减

主之。"清·萧埙《女科经纶·卷三》曰："子悬者，浊气举胎上凑也。胎热气逆，心胃胀满，此证夹气者居多。"上述医家提出了子悬的病因病机和方药紫苏饮，此方一直被后人所使用。

病因病机 此病主要机制是血气失和，胎气上逆，气机不利，常见于肝气犯脾与肺胃积热。①肝气犯脾：素性抑郁或忿怒伤肝，气机不利，孕后血聚于下，气逆于上，肝气伤脾，湿浊上泛，遂致子悬。②肺胃积热：素体阳盛，肺胃积热，孕后胎气不和，邪热逆上心胸，发为子悬。

诊断与鉴别 妊娠中出现胸腹胀满甚至喘急疼痛、烦躁不安，即可诊断。临证须与子烦相鉴别。子悬者似有物悬挂；子烦者，唯心烦不安。

辨证论治 临证当审证求因，辨证施治。治疗以理气行滞为原则。

肝气犯脾证 妊娠胸闷肋胀，甚或喘急不安，心烦易怒，食少嗳气，大便溏薄，苔微腻，脉弦缓。治宜疏肝健脾、理气行滞，方选紫苏饮（《妇人大全良方》），紫苏、陈皮、大腹皮、白芍、当归、川芎、人参、甘草组成。

肺胃积热证 妊娠期，胸腹胀满，甚或喘急不安，咳唾黄痰黏稠，口渴口臭，小便短赤，大便秘结，舌红，苔黄，脉滑数。治宜清肺胃热、降逆化痰，方选芩术汤（《女科秘诀大全》）加减，常用药物有黄芩、白术、瓜蒌、桑白皮、栀子、枳壳。

转归预后 此病辨证得当，症状渐消，若病势渐进，可导致胎死腹中。

预防调护 孕后注意调理情志，保持心情舒畅，避免郁怒。

（李伟莉）

zǐyīn

子喑（gestational aphonia）

妊娠后期出现的以声音嘶哑甚或不能出声为主要表现的疾病。又称子瘖、妊娠失音、妊娠不语。此病的主要特点是因妊娠而失音，并多发生在妊娠后期。

历史沿革 此病首见《素问·奇病论》，其曰："人有重身，九月而瘖。"《女科证治约旨》："妊娠音涩之候，名曰子瘖。由于少阴之脉，下养胎元，不能上荣于舌，故声音不扬，待足月而产，自能复常，本非病也。即《内经》'妇人重身，九月而瘖'之谓，可不必治。如必欲治，宜加味桔梗汤主之。"后世医家对此病有了进一步的认识。例如，宋·陈素庵《素庵医要》认为"足少阴肾脉夹舌本，足太阴脾经连舌本，手少阴心脉系舌本。妊娠资血脉以养胎，若三经血虚则少，不能上输与肺……肺虚则无以主气而出，故音瘖不能语也"。清·萧慎斋《女科经纶》引马玄台之语"当补心肾为宜"，指出从肾论治。

病因病机 子瘖的发生，与肺肾密切相关。因音出于喉，发于舌本，肾脉循喉咙，系舌本。喉者，肺之门户，肺主声音。①肾阴虚：素体肾阴不足，孕后肾水养胎，肾阴益虚，加之妊娠晚期胎儿增大，胞脉受阻，肾阴不能上荣于舌本而致失音。②肺燥：素体肺阴虚，孕后肾精不足，肺失濡润，发音不利而为子喑。

诊断与鉴别 妊娠晚期出现声音嘶哑，甚或不能出声，检查无异常可诊断。妊娠外感失音，必有表证，可作鉴别。

辨证论治 此病多属阴虚，治疗重在滋养肺肾之阴。若因外感者，则按内科处理。

肾阴虚证 妊娠八、九月，声音嘶哑，甚或不能出声，咽喉干燥，颧红咽干，头晕耳鸣，掌心灼热，心悸而烦，大便干燥，小便短赤，舌质红，苔花剥，脉细数。治宜滋肾益阴，方选六味地黄丸（《小儿药证直诀》）加减，常用药物有熟地黄、山茱萸、山药、泽泻、茯苓、牡丹皮、沙参、麦冬。

肺燥证 妊娠后期，声音嘶哑，喉燥口干或兼呛咳气逆，舌红苔少。治宜清肺降火，方选清燥救肺汤（《医门法律》），桑叶、石膏、甘草、人参、胡麻仁、阿胶、麦冬、杏仁、枇杷叶。

（李伟莉）

zǐsòu

子嗽（gestational cough）

妊娠期间出现的以咳嗽或久咳不已为主要表现的疾病。又称妊娠咳嗽、子呛、胎前咳嗽。若久嗽不愈，或咳嗽剧烈，可损及胎气，出现腰酸、腹痛、小腹坠胀等胎动不安的症状，甚或堕胎、小产；若久嗽不已，精神倦怠，形体消瘦，潮热盗汗，痰中带血，则属痨嗽。此病可见于西医学妊娠合并上呼吸道感染、急慢性支气管炎、肺炎等。

历史沿革 早在《诸病源候论》中就有"妊娠咳嗽候"的记述，卷四十二云："肺感于微寒，寒伤于肺则成咳嗽。"并指出"妊娠而病之者，久不已，伤于胎也"。历代医家对其认识不断完善。《妇人大全良方》云："夫肺内主气，外司皮毛，皮毛不密，寒邪乘之则咳嗽。"《女科经纶》引朱丹溪云："胎前咳嗽，由津血聚养胎元，肺乏濡润，又兼郁火上炎所致。法当润肺为主，天冬汤主之。"《医宗金鉴·妇科心法要诀》云："有阴虚火动痰饮上逆，有感冒风寒之不同。因痰饮者,用二陈汤加枳壳、桔梗治之;因感冒风寒者,用桔梗汤。若久嗽,属阴虚,宜滋阴润肺以清润之,用麦味地黄汤治之。"上述医家从外感、阴虚、痰饮等方面论述了子嗽的病因病机和治疗。历代医家重视妊娠咳嗽的诊治,指出久嗽易动胎气。《竹林女科证治》云:"妊娠四五月咳嗽,五心烦热,胎动不安,名曰子嗽。"《妇人大全良方》指出"其嗽不已,则传于腑,妊娠病久不已,则伤胎也"。

病因病机 此病病位在肺,主要病机是肺失濡润,清肃失职。主要病因是阴虚、痰饮和外感。①阴虚:素体阴虚,肺阴不足,孕后阴血下聚养胎,则阴血愈虚,阴虚火旺,灼肺伤津,肺失濡润,肃降失职,发为咳嗽。②痰饮:素体脾胃虚弱,孕后过食寒凉,运化失职,水湿内停,聚湿成痰,上凌于肺,肺失宣降,而致咳嗽。③外感:孕妇素体虚弱或起居不慎,外感风寒或风热,外邪犯肺,肺失宣降,遂发咳嗽。

诊断与鉴别 此病以妊娠期咳嗽不已为主要症状,多有孕前慢性咳嗽史,或孕后贪凉、外感病史。子嗽需与抱儿痨鉴别。抱儿痨多有孕前痨病史,未治愈而妊娠,或者孕后复发。其除久咳不已之外,还有潮热、盗汗、痰中带血、神疲消瘦等全身症状,属于痨嗽,俗称"抱儿痨",按痨瘵处理。

辨证论治 此病以咳嗽为主证,临证应根据咳嗽的特点结合全身症状、舌脉综合辨证。治疗以清热润肺、化痰止咳为主。因其发生在妊娠期,注意治病与安胎并举,治疗中注意固护胎元,适当加入安胎之品;对于过于降气、豁痰、滑利等碍胎之品必须慎用。

阴虚证 妊娠期间,咳嗽不已,干咳无痰,甚或咳嗽带血,咽干口燥,手足心热,舌红少苔,脉细滑数。治宜养阴润肺、止咳安胎,方选百合固金汤(《医方集解》)加减,常用药物有百合、生地黄、麦冬、贝母、白芍、生甘草、玄参、桔梗、桑叶、阿胶、黑芝麻、炙百部。

痰饮证 妊娠期间,咳嗽痰多,胸闷气促,甚则喘不得卧,神疲纳呆,舌淡胖,苔白腻,脉濡滑。治宜健脾除湿、化痰止咳,方选六君子汤(《校注妇人良方》)加减,常用药物有党参、白术、茯苓、甘草、半夏、陈皮、生姜、大枣、紫菀、桔梗。

外感风寒证 妊娠期间,咳嗽痰稀,鼻塞流涕,头痛恶寒,无汗,骨节酸楚,苔薄白,脉浮紧。治宜疏风散寒、宣肺止咳,方选桔梗散(《妇人大全良方》),天冬、桑白皮、桔梗、紫苏、赤茯苓、麻黄、贝母、人参、甘草组成。

外感风热证 妊娠期间,咳嗽不爽,痰黄而稠,口干咽痛,身热头痛,汗出恶风,舌苔薄黄,脉浮数。治宜疏风清热、宣肺止咳,方选桑菊饮(《温病条辨》),桑叶、菊花、薄荷、杏仁、桔梗、连翘、芦根、甘草。

转归预后 此病经过适当的治疗及调护,一般预后良好。若久嗽不愈,则可损及胎元,引发胎动不安,甚则堕胎、小产。

预防调护 妊娠期应慎起居、避风寒,以免外邪犯肺。素体阴虚者,孕期应忌食辛辣,常食生梨、百合、木耳等滋阴润燥之品。

(李伟莉)

zǐlín

子淋(gestational stranguria) 妊娠期间出现的以尿频、尿急、淋沥涩痛等为主要表现的疾病。又称妊娠小便淋痛、妊娠小便难、妊娠患淋、妊娠淋涩。此病多发生于妊娠晚期,可见于西医学的妊娠合并泌尿系感染。

历史沿革 此病最早见于汉·张仲景《金匮要略·妇人妊娠病脉证并治篇》,"妊娠小便难,饮食如故,当归贝母苦参丸主之"。隋·巢元方《诸病源候论·诸淋候》曰:"淋者,肾虚膀胱热也。肾虚不能制水,则小便数也,膀胱热则水行涩,涩而且数,淋沥不宣,妊娠之人,胞系于肾,肾患虚热成淋,故谓子淋也。"巢氏首次提出"子淋"的病名,并明确指出淋证病位在肾与膀胱,其机制是"淋者,肾虚膀胱热故也"。宋·陈沂《陈素庵妇科补解》曰:"妊娠胞系于肾,淋久不止,肾水亏损,小肠为心之腑,水火不交必心神烦闷,口燥咽干,以致动胎。"进一步完善了子淋的病因病机。清·沈尧封《沈氏女科辑要笺正》云:"小便频数,不爽且痛,乃谓子淋,妊妇得此,是阴虚热炽,津液耗伤者为多。不比寻常淋沥皆由膀胱湿热郁结也。非一味苦寒胜湿淡渗利水可治。"又曰:"转胞亦是小溲频数,不能畅达,但不必热,不必痛,则胎长而压塞膀胱之旁,腑气不得自如,故宜归、芎之升举。……唯子淋与转胞,必不可竟认作同是一病。"沈氏论述了子淋与转胞的鉴别及子淋阴虚为本的观点。关于子淋的治疗,历代医家多以清热泻火、利湿通淋、养阴润燥为治。例如,唐·咎殷《经效产宝·妊娠患淋小便不利方论》用"冬葵子、黄芩、茯苓、车前子"治疗子淋,清·吴谦《医宗金鉴·妇科心法要诀》提出用加味五淋散治之。

病因病机　病因归因于热，病机是热灼膀胱，气化失司，水道不利。引起子淋的主要病因病机是阴虚津亏、心火偏旺与膀胱湿热。①阴虚津亏：素体阴虚，孕后精血下聚养胎，阴精益亏，虚火内生，下移膀胱，灼伤津液，则小便淋沥涩痛。②心火偏旺：素体阳盛，孕后阴血养胎，阴不上承，心火偏旺，或孕后过食辛辣助火之品，热蕴于内，引动心火，心火移热于小肠，传入膀胱，热灼津液，故小便淋沥涩痛。③膀胱湿热：摄生不慎，用具不洁，感受湿热之邪或胎压膀胱，尿液留滞，致湿热之邪入侵，膀胱气化不利发为此病。

诊断与鉴别　子淋是以妊娠期间出现小便频急、淋漓涩痛或伴小腹拘急、腰部酸痛为诊断要点。尿常规检查可见红细胞、白细胞或脓细胞。此病应与妊娠小便不通、妊娠遗尿相鉴别。妊娠小便不通，根据病情程度不同，可表现为尿不得出或淋沥点滴而下，与子淋相似，但无灼热疼痛感，尿常规检查基本正常。妊娠遗尿为孕期小便不能控制而自行排出，小便淋沥不禁与子淋相似，但无涩痛，尿常规基本正常。

辨证论治　子淋一证，多因于热，但有虚热、实热之分，应详辨虚实。治疗上以清润为主，不宜过于苦寒通利，以免重耗阴液，损伤胎元而致堕胎、小产。病情严重伴有高热者，可中西医结合治疗。

阴虚津亏证　妊娠期间，小便频数，淋沥涩痛，量少色淡黄，午后潮热，手足心热，大便干结，颧赤唇红，舌红少苔，脉细滑数。治宜滋阴清热、润燥通淋，方选知柏地黄丸（《医宗金鉴》）加减，常用药物有熟地黄、山茱萸、山药、泽泻、茯苓、牡丹皮、知母、黄柏、麦冬、五味子、车前草。

心火偏亢证　妊娠期间，小便频数，尿短赤，艰涩而痛，面赤心烦，渴喜冷饮，甚至口舌生疮，舌红欠润，少苔或无苔，脉细数。治宜清心泻火、润燥通淋，方选导赤散（《小儿药证直诀》）加减，常用药物有生地黄、甘草梢、木通、淡竹叶、玄参、麦冬。

湿热下注证　妊娠期间，突感尿频而急，灼热刺痛，艰涩不利，小便黄赤，小腹坠胀，胸闷纳呆，带下黄稠量多，舌质红，苔黄腻，脉滑数。治宜清热利湿、润燥通淋，方选加味五淋散（《医宗金鉴》），黑栀子、赤茯苓、当归、黄芩、白芍、甘草梢、生地黄、泽泻、车前子、木通、滑石组成。

转归预后　子淋是常见的妊娠期并发症，若能及时正确的治疗则预后良好。严重者出现寒战、高热，体温可高达40℃，容易发生败血症、中毒性休克，甚至诱发急性肾衰竭，并可引起流产、早产、胎儿死亡。

预防调护　妊娠期间饮食宜清淡，禁食辛辣及温燥之品。注意阴部卫生，节制性生活，以防湿热秽浊之邪上犯膀胱。一旦患子淋，应多饮水，侧卧位休息，以减少子宫对输尿管的压迫，使排尿通畅。

（李伟莉）

rènshēn xiǎobiàn bùtōng

妊娠小便不通（urine retention during pregnancy）

妊娠期间出现的以小便不通甚至小腹胀急疼痛、心烦不得卧为主要表现的疾病。又称胞转、转胞、转浮。此病多见于妊娠晚期，可见于西医学妊娠合并尿潴留。

历史沿革　转胞病名首见于汉·张仲景《金匮要略·妇人杂病脉证并治》，"妇人病，饮食如故，烦热不得卧，而反倚息者，何也？……此名转胞，不得溺也。以胞系了戾，故致此病。但利小便则愈，宜肾气丸主之"，详述了转胞的症状和治疗方药，以方测证此病乃肾虚所致。隋·巢元方《诸病源候论》称此病为"妊娠小便不通"，并论述了其发生的原因为"饱食食泛，应小便而忍之；或饱食讫而走马；或小便急，因疾走；或忍尿入房，亦皆令胞转"。明·薛己《校注妇人良方·卷十五》在"妊娠小便不通方论"中提出"转浮"之名。清·萧赓六《女科经纶》引赵养葵云："有妊娠转胞，不得小便，由中气虚怯，不能举胎，胎压其胞，胞系了戾，小便不通。"其明确指出转胞的主要病因及机制。转胞与子淋，同属妊娠后小便不利之症，临证时应加鉴别，明·戴原礼《证治要诀》云："夫子淋与转胞相类，但小便频数，点滴而痛者为子淋；频数出少不痛者为转胞。间有微痛，终与子淋不同。"其指出转胞与子淋的鉴别要点。转胞的治疗除了药物以外，晋·皇甫谧《针灸甲乙经·卷九》记载了使用针刺治疗转胞，"转胞不得溺，少腹满，关元主之"。元·朱丹溪《格致余论·胎妇转胞病论》首创丹溪举胎法，"令老妇用香油涂手，自产户托起其胎，溺出如注，胀急顿解"。明·李梴《医学入门·转胞》提出探吐之法治疗转胞。清·郑璎《女科指南》用托胎法治之，"令妇人仰卧于凳上，将足端凳头，渐渐抬高，如是片时，胎自举而溺出如注"。

病因病机　妊娠小便不通的主要病机是胎气下坠，压迫膀胱，以致膀胱不利，水道不通，溺不得出，属本虚标实证。①肾虚：素有肾气不足，胞系于肾，孕后肾气愈虚，系胞无力，胎压膀胱，溺不得出，或肾虚不能化气行水故小便难。②气虚：素体虚弱，中气不足，妊娠后胎体渐长，气虚无力举胎，胎重下坠，压迫膀胱，溺不得出。

诊断与鉴别　此病常发生在妊娠晚期，以小便不通、小腹胀满疼痛为诊断要点，尿常规检查基本正常，B超可协助诊断。临床需与子淋相鉴别。二者同属妊娠后小便不利之症，但其病因及症状不同。从病因论，转胞为体虚胎体渐大，胎压膀胱而致；子淋则以膀胱有热为主。临床见证，转胞为小腹胀急，溺不得出；子淋则以小便淋漓，热痛为主。

辨证论治　此病以小便不通为主证，其本质为脾肾气虚。治疗本着"急则治其标，缓则治其本"的原则，以补气升提助膀胱气化为主，不可妄投通利之品，以免影响胎元。

肾虚证　妊娠小便频数不畅，继则闭而不通，小腹胀满而痛，坐卧不安，腰膝酸软，畏寒肢冷，舌淡，苔薄润，脉沉滑无力。治宜温肾扶阳、化气行水，方选肾气丸（《金匮要略》）加减，常用药物有干地黄、山药、山茱萸、泽泻、茯苓、桂枝、巴戟天、菟丝子。

气虚证　妊娠期间，小便不通，或频数量少，小腹胀急疼痛，坐卧不安，面色㿠白，神疲倦怠，头重眩晕，气短懒言。舌质淡，苔薄白，脉虚缓滑。治宜补中益气、升陷举胎，方选益气导溺汤（《中医妇科治疗学》），党参、白术、扁豆、茯苓、桂枝、炙升麻、桔梗、通草、乌药。

其他疗法　①针灸疗法：主穴取气海、膀胱俞（双）、阴陵泉（双），灸关元。配穴取大椎、足三里（双）。手法：强刺激，留针15～20分钟，每隔1～2分钟捻转一次，须有通上达下的酸麻胀感。出针后加用电灸或艾卷灸，直至局部皮肤呈轻度充血为止。②热熨法：四季葱（大葱连须）每天用500g，洗净，用手截断，稍捣烂，放入锅内炒热，分二次轮流使用，每次250g，用布或毛巾包裹，热熨下腹部，自脐部顺次向耻骨部熨下，冷则易之。每天一次，每次约30分钟。③贴脐法（《万病回春》）：外以冬葵子、滑石、栀子为末，田螺肉捣膏，或葱汁调膏，贴脐中，立通。④导尿：转胞困危者，可使用导尿法排出尿液，但应注意速度放缓，不可过急，以免引起患者昏厥。

转归预后　此病经及时治疗，一般预后良好。治疗不当，易发生急性肾盂肾炎。

预防调护　孕后勿强忍小便，或过久曲蹲，致使胎体压迫膀胱，导致排尿不畅。

（李伟莉）

rènshēn yíniào

妊娠遗尿（gestational enuresis）　妊娠期间出现的以小便不能控制而自遗为主要表现的疾病。又称妊娠小便不禁、孕妇尿出。

历史沿革　宋·陈自明《妇人大全良方·妊娠门·妊娠遗尿方论》最早记载妊娠遗尿与胎满有关，曰："疗妊娠尿不知处时，胎满故也。"明代《普济方·妊娠诸疾门·遗失不禁附论》曰："夫肾主水，入胞为小便。肾气平和乃能约制，溲出以时。若妊娠肾虚胞冷，不能制约，故小便利下而多也。其证令人背项憎风，小腹急痛，治法当加以扶养胎气之剂。"其将此病责之于肾虚胞冷，治法上强调安胎。明·薛己《校注妇人良方》记载了此病的证治分型和治疗方剂，如"若脬中有热，宜用加味逍遥散；若脾肺气虚，宜用补中益气汤加益智；若肝肾阴虚，宜用六味丸"。妊娠遗尿这一病名首见于明·李梴《医学入门》。其后，清·张璐《张氏医通》记载"千金白薇散治妊娠肺热遗尿"。清·沈金鳌《妇科玉尺》曰："妊娠遗尿，或脬中蕴热，宜加味逍遥散；或肝肾气虚，宜六味丸；或脾肺气虚，宜补中益气汤加益智仁；或肝火血虚，宜六味丸合加味逍遥散。其因不一。"其进一步完善了此病的病因病机及治疗。

病因病机　此病的主要病机是膀胱失约，脬气不固。临床上以虚证为多。其主要病因病机为肺脾气虚、肾气虚弱、下焦虚冷与肝肾阴虚。①肺脾气虚：孕后劳伤忧思过度，或饮食调养失误，损伤脾肺，脾虚中气下陷，肺虚不能化气，则膀胱不约。②肾气虚弱：先天禀赋不足，或后天失养，肾脏精气亏虚，不能制约膀胱而遗尿。③下焦虚冷：素体阳虚，或下焦受寒，肾阳不足，既不能温化水液，又不能制约水液，故尿自遗。④肝肾阴虚：素体阴虚，或孕后血聚养胎，阴血愈亏，致肾失固摄，脬气不固而自遗。

诊断与鉴别　妊娠遗尿诊断要点是妊娠期间出现小便不能控制而自遗，可因咳嗽、劳累后加重。该病须与子淋相鉴别。

辨证论治　妊娠遗尿一证，多因于虚，但有气虚、阴虚、阳虚之分。而气虚主要以脾肺气虚为主，阴虚多指肝肾不足，阳虚多为下焦虚寒。

肺脾气虚证 妊娠期，尿自遗，常见纳呆食少，周身乏力，四肢酸软，气息短少，自汗，动则汗出，咳嗽时加重，面色㿠白或萎黄，苔薄舌淡胖有齿痕，脉虚或沉弱。治宜补气健脾、固脬止遗，方选补中益气汤（《脾胃论》）加减，常用药物有人参、黄芪、白术、炙甘草、升麻、柴胡、当归、陈皮。

肾气不足证 孕后遗尿，腰酸肢软，每因劳累后加重，精神倦怠，小便清长，苔薄白，舌淡红而嫩，脉沉细弱。治宜补肾益气、固脬止遗，方选肾气丸（《金匮要略》）合五子衍宗丸（《摄生众妙方》）加减，常用药物有桂枝、附子、山药、熟地黄、山茱萸、牡丹皮、泽泻、茯苓、枸杞子、菟丝子、五味子、覆盆子、车前子。

下焦虚冷证 小便自遗，神疲祛寒，腰膝酸软，小便清长，畏寒肢冷，苔薄，舌质淡，脉沉细无力或脉沉缓。治宜温肾固脬，方选菟丝子丸（《济生方》）加减，常用药物有菟丝子、五味子、煅牡蛎、肉苁蓉、炮附子、鸡膍胵、鹿茸、桑螵蛸。

肝肾阴虚证 孕后梦中遗尿，神疲头晕，形体消瘦，五心烦热，两颧潮红，心烦，尿频淋沥，苔薄，舌红少苔，脉细滑而数。治宜滋补肝肾、固脬止遗，方选六味地黄丸（《小儿药证直诀》）加减，常用药物有山药、熟地黄、山茱萸、牡丹皮、泽泻、茯苓。

转归预后 此病治疗得当，多能治愈。若病久不愈，或反复发作，可致消瘦乏力，气血阴阳俱虚，胎元不固。

预防调护 ①饮食宜清淡有营养，忌过咸之品。②注意休息，避免纵欲过劳，保持心情舒畅。③夜寐宜侧卧位，被子不宜过紧，嘱临睡前排空小便。

（胡国华）

rènshēn xièxiè

妊娠泄泻 (gestational diarrhea)

妊娠期出现的以大便次数增多、泄下稀薄甚则如水样便为主要表现的疾病。又称胎前泄泻或子泄。

历史沿革 早在隋·巢元方《诸病源候论·卷之四十二》"妊娠下痢候"就有关于此病的记载，"春伤于风，邪气留连，遇肠胃虚弱，风邪因而伤之，肠虚则泄，故为下利，然此水谷利也"。此处所论妊娠水谷利主要指妊娠泄泻，而非现在的妊娠痢疾。历经宋、明、清各代医家的研究，对于其病因病机、治疗大法、预后转归等都有了进一步的认识。清·萧壎《女科经纶》云："妊娠泄泻，必原其由，大抵不外脾肾两脏虚者居多。"清·傅山《傅青主女科·下卷》曰："妊妇上吐下泻，胎动欲堕，腹疼难忍，急不可缓，此脾胃虚弱极而然也。夫脾胃之气虚，则胞胎无力，必有崩堕之虞。"傅氏进一步强调了妊娠泄泻可以导致胎动欲堕，此乃脾胃虚极所致。宋·陈自明《妇人大全良方·候胎门》提出用五苓散利小便，次以黄连阿胶丸，或三黄熟艾汤治疗腹痛肠鸣之洞泄。关于妊娠泄泻的治疗，张奇文《胎产病证》云："妊娠泄泻与非妊娠期泄泻的辨治基本相同。"

病因病机 妊娠泄泻病机关键在于脾肾亏虚。其常见病因有感受外邪、肝郁脾虚、脾胃虚弱、肾阳虚衰及食滞。①感受外邪：素体脾胃虚弱，孕后摄生不慎，风寒暑湿之邪乘虚而入，湿邪困脾，运化失司，发为泄泻。②肝郁脾虚：素体脾胃虚弱，孕后忧思恼怒，肝气郁结，横逆乘脾，运化失司，遂成泄泻。③脾胃虚弱：脾胃素弱，或孕后贪食生冷，内伤脾胃，脾虚运化失司，水谷不化，发为泄泻。④肾阳虚衰：先天禀赋不足，或孕后房事不节，或久病及肾，损伤肾阳，命门火衰，胎赖肾气以养，肾阳益虚，不能温煦脾阳，脾失健运，而致泄泻。⑤食滞：平素脾胃虚弱，孕后饮食不洁，过食生冷肥腻，食滞肠胃而泄泻。

诊断与鉴别 凡妊娠期出现大便次数增多、泄下物稀薄，甚或如水样，大便常规正常，即可诊断。此病需与妊娠痢疾鉴别。妊娠痢疾又称子痢，以腹痛、里急后重、痢下赤白黏液为主证，其腹痛与里急后重同时出现，腹痛便后不减，大便常规可协助诊断。

辨证论治 辨其寒热虚实，求因论治，治病与安胎并举。

感受外邪 ①寒湿证（风寒）：妊娠期间，泄泻清稀，甚如水样，泻物青白或黄白，或水谷不化，腹痛肠鸣，脘闷食少，或伴有恶寒发热，苔薄白或白腻，脉弱而紧。治宜解表散寒、化湿止泻，方选藿香正气散（《太平惠民和剂局方》），藿香、紫苏、白芷、大腹皮、茯苓、白术、半夏曲、橘皮、厚朴、桔梗、炙甘草组成。②湿热证（暑湿）：妊娠期间，腹痛即泻，泄注如水，或泻而不爽，粪色黄褐臭秽，肛门灼热，或身热心烦口干渴，小便短赤，舌苔黄厚腻，脉濡滑而数。治宜清热利湿、止泻安胎，方选葛根黄芩黄连汤（《伤寒论》），葛根、炙甘草、黄芩、黄连组成。

肝郁脾虚证 孕后腹痛肠鸣，大便泄泻，泻必腹痛，每于抑郁恼怒或精神紧张之时发作，多有胸胁胀闷，嗳气食少，舌淡红，苔薄白，脉弦滑。治宜抑肝扶脾、止泻安胎，方选痛泻要方（《丹溪心法》），白术、白芍、陈皮、防风组成。

脾胃虚弱证 妊娠期间，肠鸣腹痛，大便时溏时泻，泄下完谷不化，脘腹胀满，饮食减少，肢体倦怠乏力，面色萎黄，舌淡苔白腻或白滑，脉弦缓而滑。治宜健脾燥湿、止泻安胎，方选参苓白术散（《太平惠民和剂局方》），人参、白术、茯苓、炙甘草、莲子肉、薏苡仁、砂仁、桔梗、山药、白扁豆组成。

肾阳虚衰证 妊娠期间，五更时腹痛，肠鸣泄泻，大便稀薄，泻后而安，饮食少思，腰膝酸软，手足不温，面色晦暗，舌淡苔薄白，脉沉细缓。治宜温肾健脾、止泻安胎，方选四神丸（《证治准绳》），补骨脂、肉豆蔻、吴茱萸、五味子。

食滞证 妊娠期间，腹痛肠鸣，泄泻，泻下痛减，脘腹痞满，嗳腐不欲食，气臭秽，舌苔垢浊，脉弦滑。治宜消食导滞、健脾安胎，方选保和丸（《丹溪心法》），山楂、神曲、半夏、茯苓、陈皮、连翘、莱菔子。

转归预后 此病及时就医，大多预后良好。但泄泻不止，久则可致胎气不安，严重者可发展为堕胎或小产。

预防调护 孕后要注意饮食卫生，勿贪吃生冷、油腻之品，起居有节，调畅情志，劳逸适度。一旦发病，应及时就诊。

（李伟莉）

rènshēn dàbiàn bùtōng

妊娠大便不通 (gestational constipation) 妊娠期间出现的以大便秘结不通或欲便而艰涩不畅为主要表现的疾病。又称妊娠大便难，俗称妊娠便秘。

历史沿革 《诸病源候论·卷四十二》提出妊娠便秘及所致原因为"妇女孕后聚血养胎，阴血不足，津干液燥，不能润下，以致便秘"。《妇人大全良方》曰："夫妊娠大小便不通，由脏腑之热所致。若大肠热，则大便不通。小肠热，则小便不利。大小肠俱热，则大小便俱不通，更推其因而药之。"进一步明确了妊娠大便不通的病因病机。

病因病机 此病乃大肠传导受阻，其受阻之因有虚实之别。①血虚津亏：素体血虚，孕后血以养胎，阴血更为不足，血虚津涸，肠失濡润而致便秘。②大肠燥热：素有肠胃积热，或孕后过食辛热助阳之品，导致肠道燥热，热灼津液，肠道干燥，使大便干结不通。③脾肺气虚：肺与大肠相表里，肺气虚，则大肠传送无力；脾气虚，则中气不足，健运无权。脾肺气虚，运送糟粕无力而便秘。④胃肠气滞：情志不畅或久坐久卧，或孕后胎体增大，均可导致气机通降失常，传导失职，使肠内糟粕停搁而不下。

诊断与鉴别 妊娠期间若出现大便秘结不通或欲便而艰涩不畅，即可诊断。妊娠前可有习惯性便秘史。如果合并有便血时，需与痔疮或肛裂等进行鉴别，专科检查可确诊。

辨证论治 此病治疗宜审因通便为主，苦寒峻下之剂则须慎用，以免伤胎导致堕胎、小产。

血虚津亏证 妊娠期大便秘结不通，或欲大便而努责难下，面唇㿠白无华，时觉头晕目眩，心悸，舌质淡，脉细滑。治宜养血滋阴、润肠通便，方选四物汤（《太平惠民和剂局方》）加减，常用药物有当归、川芎、芍药、熟地黄、桑葚、肉苁蓉、火麻；或选润麻丸（《沈氏尊生书》）减，常用药物有麻仁、生地黄、当归、枳壳、生首乌。

大肠燥热证 妊娠期大便干结，数日一行，下腹胀满，面赤口臭，或有身热，便后肛门灼痛，小便短赤，舌苔黄燥，脉滑实。治宜清热润肠通便，方选润燥汤（《胎产心法》），阿胶、黄芩、麻仁、苎麻、当归、紫苏梗、防风。

脾肺气虚证 妊娠大便难，虚坐努责，汗出神疲，纳差腹胀，舌淡苔薄白，脉滑无力。治宜益气润肠通便，方选黄芪汤（《济阴纲目》）和四君子汤（《太平惠民和剂局方》），常用药物有黄芪、白术、防风、熟地黄、煅牡蛎、白茯苓、麦冬、大枣、人参、茯苓、甘草。

胃肠气滞证 妊娠腹胀，欲便不畅，胸腹胀满，心烦不得卧，矢气则舒，舌苔薄腻，脉弦滑。治宜理气行滞，方选紫苏饮（《妇人大全良方》），当归、白芍、大腹皮、橘皮、人参、紫苏、川芎、甘草、生姜、葱白。

转归预后 此病经治疗和饮食调理，预后良好。大便长期干燥，损伤肛门，可导致肛裂、痔疮。

预防调护 首先在于消除病因，尤其是膳食结构要合理，避免煎炒燥热之品，多吃粗粮及多纤维的蔬菜、水果，多饮水，适当增加活动。养成定期登厕排便的习惯。

（李伟莉）

rènshēn pínxuè

妊娠贫血 (gestational anemia) 妊娠期间出现的以倦怠气短、面色苍白、水肿、食欲不振，血红蛋白、红细胞总数、血细胞比容下降并超过妊娠生理性贫血范

围为主要表现的疾病。发病率较高，易使孕妇在妊娠分娩、产褥时引发各种并发症，对胎儿也有严重影响。

历史沿革 妊娠贫血，中医无此病名，亦未将其列为一个专门的病证，但在古医籍中，与此病有类似的各种证候的记载及资料却比比皆是。《金匮要略·妇人妊娠病脉证并治》曰："妇人妊娠，宜常服当归散主之……即易产，胎无疾苦。"汪近垣注释曰："妊娠血以养胎，血为胎夺，虚而生热，是其常也。宜常服，谓不病亦常服也。当归、芍药，一动一静以养血，川芎调达肝阳，黄芩清热和阴，白术健脾胜湿，从血分以和肝脾也。"又曰："养胎之要首重肝脾，肝为生血之源，脾为万物之母，肝脾之阴阳和，则生机勃然也。"汪氏概括了中医对妊娠期生理状态下气血变化的基本认识。其后，中医妇产科学著作，亦宗《金匮要略》要旨，予以补充、完善和进一步发挥。例如，《妇人大全良方·妊娠胎不长养方论》曰："胎不长乃因脏腑衰损，气血虚羸。"《景岳全书·妇人规》云："妊娠胎气本乎血气，胎不长者，亦为血气不足耳。"《傅青主女科》曰："夫血所以养胎也，温和则胎受其益，血萌乎胎，则血必虚耗。"《妇科玉尺·胎前门》："盖胎之所以不安者，除一切外因，总由气血虚，不能荣养胎元所致。"更为典型的是如《竹林女科·安胎门》，其曰："妊娠遍身酸懒，面色青黄，不思饮食，精神困倦，形容枯槁。此血少无以养胎也，宜四物汤主之。"可见历代医家对妊娠血虚的临床表现、病机、辨证治疗均以有相当的认识，并为后世积累了很多治疗的有效方药。

病因病机 妇人妊娠后，血聚养胎，血为胎夺，致全身阴血偏虚，是此病的主要病机。但因孕妇个体禀赋各异，病因兼夹有别，故于临证之际，又多变化。临床常见为气血两虚、心脾两虚、肝肾不足。①气血两虚：素体脾胃虚弱，或孕后劳倦思虑过度，或饮食失节，或久病大病失养，均可损伤脾胃导致气血不足。②心脾两虚：心主血，脾生血，若劳伤心脾，营血暗耗，致心脾血虚。③肝肾不足：肝藏血，肾藏精，精化血。素体先天不足，孕后血聚养胎，肝肾不能滋养冲任，冲任血虚，必致母胎失养。

诊断与鉴别 妊娠贫血者在妊娠早期或病情轻浅时常无明显症状，有的孕妇会出现轻度疲乏、纳差、头晕或脱发多等，常易与早孕反应相混淆，不予重视。而随着孕月的递增或贫血的加重，病情发展，可出现面色不华、萎黄或苍白，疲乏易倦明显，头晕耳鸣，心慌心悸，气短，纳呆，低热，舌上少苔，爪甲不荣或凹陷。外周血红细胞和血红蛋白检查、血清铁和叶酸检查是诊断此病的重要依据。必要时可做骨髓检查以明确诊断。华南地区常见的遗传性疾病中地中海贫血基因携带者在妊娠期会发生贫血，应做夫妇双方地中海贫血基因筛查。

此病应与其他疾病引起的继发性贫血相鉴别，如消化道出血引起的慢性失血，或慢性肝、肾疾病，或寄生虫病等，通过详细的问诊及相关的化学检查，进行鉴别。

辨证论治 妊娠贫血治疗以补虚为原则，治法以调理脏腑、补养气血为主。临床主要根据素体状况、临床表现及舌脉，辨别脏腑所属。一般而言，面色无华、

心悸怔忡、失眠多梦为心脾两虚；面色萎黄、神疲肢倦、舌淡苔白为气血两虚；头晕目眩、腰膝酸软或胎萎不长为肝肾不足。

气血两虚证 妊娠后面色萎黄，四肢倦怠，乏力，口淡纳呆，腹胀便溏，或见妊娠水肿，或腰酸、腹痛下坠，舌淡胖，苔白，脉缓无力。治宜补气养血，方选八珍汤（《正体类要》），当归、川芎、白芍、熟地黄、党参、白术、茯苓、炙甘草组成。

心脾两虚证 妊娠后面色无华，心悸怔忡，失眠多梦，头晕目眩，唇甲色淡，舌淡，苔少，脉细弱。治宜益气养血、健脾养心，方选归脾汤（《济生方》）或人参养荣汤（《太平惠民和剂局方》），常用药物有党参、黄芪、白术、当归、茯神、酸枣仁、龙眼肉、木香、远志、生姜、大枣、炙甘草、人参、茯苓、炙甘草、白芍、熟地黄、肉桂、五味子、陈皮。

肝肾不足证 妊娠后常头晕目眩，腰膝酸软，或肢麻或筋挛，或胎儿小于孕月，舌黯红，少苔，脉细弦滑。治宜滋补肝肾，方选大补元煎（《景岳全书》），人参、山药、熟地黄、杜仲、当归、山茱萸、枸杞子、炙甘草组成。

转归预后 妊娠轻度贫血通过饮食调护，适当补充铁剂、叶酸及中医辨证治疗，可维持正常妊娠。严重贫血可引起胎萎不长，甚至胎死腹中、堕胎、小产。

预防调护 ①注意补充铁剂、叶酸。补铁不仅是治疗，而且也是预防的重要手段。但应注意地中海贫血患者不能用铁剂治疗。阿胶治疗有效。②饮食调护，宜食富于营养、易于消化的食物，少食肥腻、辛辣、生冷之品，不可偏食。③妊娠后宜保持心情舒

畅，防止过度思虑，以免损伤心脾，暗耗精血。④定期做血常规检查。对贫血患者，孕前应对是否适合妊娠进行咨询，妊娠后定期进行检查。

（胡国华）

rènshēn fánkě

妊娠烦渴（vexation and thirst during pregnancy）

妊娠期间出现的以心神烦躁、口干欲饮等为主要表现的疾病。又称胎前燥渴、胎前焦渴。

历史沿革 关于妊娠烦渴病证的论述最早出自宋·陈自明《妇人大全良方·妊娠门·妊娠烦躁口干方论》，曰："妊娠之人，脏腑气虚，荣卫不理，阴阳隔绝，热气乘于心脾，津液枯少，故令心烦而口干也。"其提出此病病机乃脏腑气虚，热烁津亏，并记载了治法方药，如"升麻散，治妊娠雍热，心神烦躁，口干渴逆""知母散，治妊娠烦躁闷乱，口干及胎脏热"。此病的病名首见于明代《普济方·妊娠诸疾门·烦渴附论》，曰："夫足太阴脾之经也，其气通于口。手少阴心之经也，其气通于舌。若妊娠之人，脏腑气虚，营卫不理，阴阳隔绝，热气乘于心脾，津液枯少，故令心烦而口干。妊娠面赤口苦，舌干心烦，腹胀者何？盖缘恣情饮酒，因食桃、梨、李、羊、鸡面鱼腥毒物。"又曰："知母散治妊娠口干烦渴，上焦雍热。"明·薛己《校注妇人良方·卷十三》详细记载了其辨证分型及治疗方药，"若胃经实火，用竹叶石膏汤；若胃经虚热，用人参黄芪散；若胃经气虚，用补中益气汤；若肺经虚热，用紫苏饮；若肝经火动，用加味逍遥散；若脾气郁结，用加味归脾汤；若肾经火动，用加味地黄丸"。清·傅山《傅青主女科》有"妊妇至三四月，自觉口干舌燥，咽喉微痛，无津以润，以致胎动不安，甚则流血如经水，人以为火动之极也，谁知是水亏之甚乎！……惟是肾水不能遂生，必须滋补肺金，金润则能生水，而水有逢源之乐矣。水既有本，则源泉混混矣，而火又何难制乎？再少加以清热之品，则胎自无不安矣"的记载，将此病责之于肾水亏虚，在治疗上主张肺肾同治。清·竹林寺僧《竹林女科秘方·第六十三症》认为"妇人胎前作渴，此症因三焦火旺，血少故也。宜用春泽汤加黄柏，服之见效"。

病因病机 此病多因孕妇素体阴血不足，妊娠后饮食不节、情志不调、劳逸过度等所致，脏腑阴虚为本，燥热为标，病变的脏腑主要涉及肺、胃、肾，以肾为本。其初期主要表现为阴虚燥热的症状，若失于治疗可发展为气阴两虚、阴损及阳的阴阳两虚之证，而临床多呈现三种证型。①阴虚热盛：先天不足，素体羸弱，肾精亏虚；精神抑郁，肝气郁结，气郁化火，耗伤阴液；饮食失节，损伤脾胃，积热内蕴，损伤阴液；或素体阴虚，复感燥热所伤，阴愈虚热亦盛，热愈盛则阴愈耗，发为焦渴。②气阴两虚：先天不足，后天失养，或劳倦内伤，久病不复而致肺脾肾气虚，气虚失于固摄，尿多津伤，或因阴津亏耗，气失所倚，气随津脱；或燥热伤阴耗气；或于妊娠早期，呕吐不止，致津伤气耗，终成气阴两虚。③阴阳两虚：先天不足，或久病不复，或劳伤过度，致肾精亏耗，阴损及阳，肾阳虚衰；或素体阳虚，脾失温煦；或过食生冷，损伤脾胃，致脾肾两虚，阳损及阴；或失于治疗，终致阴阳两虚。

诊断与鉴别 妊娠燥渴的诊断主要依靠临床症状而确诊。临床表现以孕妇心神烦躁、口干欲饮为主。应注意与妊娠消渴鉴别。

辨证论治 以治病与安胎并举为治疗原则。若由母体患病累及胎儿，应以治病为主；若因妊娠而加重母病当以安胎为主，注意补益脾肾、养血清热、开郁顺气。必要时中西医结合治疗。

阴虚热盛证 妊娠期口燥咽干，烦渴多饮，消谷善饥，或心烦失眠，大便秘结，尿频量多，舌红少津，脉滑数。治宜养阴清热，方选增液汤（《温病条辨》）合白虎汤（《伤寒论》）加减，常用药物有玄参、麦冬、生地黄、知母、石膏、粳米、甘草。

气阴两虚证 气短乏力，失眠多梦，头晕耳鸣，口干欲饮，大便干燥，尿频量多，舌胖苔白，脉沉细滑。治宜益气养阴，方选生脉散（《内外伤辨惑论》）合增液汤（《温病条辨》）加减，常用药物有人参、麦冬、五味子、玄参、麦冬、生地。

阴阳两虚证 形寒肢冷，面色无华，腰酸耳鸣，口干喜热饮，纳差便溏，小便清长，舌淡苔白润，脉沉细。治宜滋阴补阳，方选右归饮（《景岳全书》）加减，常用药物有熟地黄、山茱萸、山药、枸杞子、杜仲、炙甘草、肉桂、附子。

转归预后 此病若病程短、病情轻、就诊及时，用药可望痊愈，预后尚可。若失治误治，迁延日久，阴损及阳，阴阳俱虚，则可因阴竭阳亡见四肢厥冷、昏迷、脉微欲绝等危象，预后差，也可因失治误治变生他证。另外，妊娠烦渴也可导致死胎、小产、胎儿过大、胎水肿满、产后血晕等，因素体虚弱，可致邪毒侵袭等。

预防调护 应加强孕期调护，控制饮食，宜清淡为主，忌食肥甘厚味、刺激辛辣之品。加强孕期产检次数。应避免精神过度紧张，节制性欲，劳逸结合，慎起居，适寒温，预防外邪侵袭。

(胡国华)

rènshēn xiāokě

妊娠消渴 （consumptive thirst during pregnancy） 妊娠期间出现的以多饮、多食、多尿、消瘦或尿浊、尿有甜味为主要表现的疾病。又称胎前消渴、胎前作渴。此病相当于西医学所说的妊娠合并糖尿病。

历史沿革 关于妊娠消渴病证的论述首见于宋·陈自明《妇人大全良方·卷十三》，曰："妊娠之人，脏腑气虚，荣卫不理，阴阳隔绝，热气乘于心脾，津液枯少，故令心烦而口干也。"说明此病的病机为脏腑本虚，热烁津亏，并提出了治疗方药，如"升麻散，治妊娠壅热，心神烦躁，口干渴逆""知母散，治妊娠烦躁闷乱，口干及胎脏热"。明·薛己《校注妇人良方·卷十三》对此病病因病机的认识同《妇人大全良方》，又详细记载了此病的辨证分型及治疗方剂，如"若胃经实火，用竹叶石膏汤；若胃经虚热，用人参黄芪散；若胃经气虚，用补中益气汤；若肺经虚热，用紫苏饮；若肝经火动，用加味逍遥散；若脾气郁结，用加味归脾汤；若肾经火动，用加味地黄丸。"清·傅山《傅青主女科·下卷》有"妊妇至三四个月，自觉口干舌燥，咽喉微痛，无津以润，以至胎动不安，甚则血流如经水，人以为火动之极，谁知是水亏之甚乎！……惟是肾水不能遽生，不想滋补肺金，金润则能生水，而

水有逢源之乐矣。水既有本，则源泉混混矣，而火又何难制乎？再少加以清热之品，则胎自无不安矣"的记载，将此病责之于肾水亏虚，并指出病甚可导致胎动不安，在治疗上主张肺肾同治。清·叶天士《叶氏女科证治·安胎》中首次提出了"妊娠消渴"之病名，认为"此乃血少，三焦火胜而然"，治宜"活血汤"（熟地、当归、川芎、白芍、生地黄、黄柏、麦冬、山栀、生姜、大枣）。由此可见，古代医家对此病的病因病机、分型论治、方药等已经有了一定的认识，为后人研究治疗此病提供了宝贵的经验。

病因病机 妊娠消渴的主要病机是素体阴虚，或饮食不节、情志不调、劳欲过度等，使燥热内生；妊娠后，阴血聚下养胎，其阴更虚，燥热之邪益甚，故发为消渴。常见分型有肺热津伤、胃热炽盛与肝肾阴虚。①肺热津伤：妊娠后情志不遂，肝气郁结，郁久化火；或胃热熏蒸，或虚火上炎，使肺热炽盛，耗液伤阴而发消渴。②胃热炽盛：长期过食肥甘厚味，每因妊娠后滋补太过；或宫寒之人，过服温阳暖宫之品，损伤脾胃，脾胃运化失职，积于中焦酿成内热，化燥伤津而致此病。③肝肾阴虚：先天禀赋薄弱或房事不节，劳伤过度，肾精亏损；又妊娠后精血聚下以养胎，阴血益亏，肝肾阴虚，虚火内生，灼伤阴液，而发为消渴。

诊断与鉴别 妊娠消渴以孕妇多饮、多食、多尿或形体消瘦，或尿浊、尿有甜味为特征。此病需与妊娠合并瘿病鉴别，二者均可有多食易饥、消瘦等症。但妊娠合并瘿病以心悸、眼突、颈部一侧或两侧肿大为主要特征，而无多饮、多尿或尿甜等症，可资

鉴别。

辨证论治 治疗以养阴生津为主。根据病因不同，分别施以清热润肺、生津止渴，清胃泻火、养阴保津，滋补肝肾、益精养血等法。

肺热津伤证 妊娠期烦渴多饮，口干舌燥，尿频量多，舌边尖红，苔薄黄，脉洪数。治宜清热润肺、生津止渴，方选消渴方（《丹溪心法》），黄连末、天花粉汁、人乳、藕汁、生地汁、生姜汁、蜂蜜组成。

胃热炽盛证 妊娠期多食易饥，形体消瘦，大便秘结，舌苔黄燥，脉滑数有力。治宜清胃泻火、养阴保津，方选玉女煎（《景岳全书》）加减，常用药物有石膏、知母、麦冬、生地黄、黄连、栀子、玄参。

肝肾阴虚证 妊娠后小便量多，尿浊或尿甜，腰酸膝软，头晕耳鸣，舌红少苔，脉细数。治宜滋补肝肾、益精养血，方选六味地黄丸（《小儿药证直诀》），熟地黄、山药、山茱萸、牡丹皮、茯苓、泽泻组成。

中药成药治疗 ①六味地黄丸：由熟地黄、山茱萸、山药、牡丹皮、茯苓、泽泻组成，滋补肾阴，适用于肾阴虚型妊娠消渴。②增液冲剂：由生地黄、玄参、麦冬组成，滋阴清热，适用于肺热津伤型妊娠消渴。③消渴平片：由人参、黄连、天花粉、天冬、黄芪、丹参、枸杞子、沙苑子、葛根、知母、五倍子、五味子组成，益气阴、清火热、固肾关，适用于肝肾阴虚型妊娠消渴。

其他疗法 ①针灸推拿：肺热津伤者取肺俞、鱼际、太溪、胰俞、足三里，胃热炽盛者取脾俞、胃俞、胰俞、中脘、足三里、曲池、合谷，肝肾阴虚者取肝俞、

肾俞、胰俞、关元、三阴交、太溪、然谷。肝肾阴虚者采用补法，其余二者采用平补平泻法。②饮食疗法：苦瓜蚌肉（《中药大辞典》），苦瓜、蚌肉煮汤，清热滋阴，适用于胃热型妊娠消渴。山药粥（《医学衷中参西录》），鲜山药、粳米小火熬稠即成，滋肾补脾、益胃护津，适用于气阴两虚型妊娠消渴。杞子蒸鱼（《糖尿病良方 1500 首》），枸杞子、鲫鱼清蒸至熟，滋补肝肾、养阴降糖，适用于肝肾阴虚型妊娠消渴。

转归预后 此病若病程短、病情轻、就诊及时，用药可望痊愈，预后尚可。若失治误治，迁延日久，阴损及阳，阴阳俱虚，则可因阴竭阳亡而见四肢厥冷、昏迷、脉微细欲绝等危象，预后差，也可因失治、误治变生他证。另外，妊娠消渴也可导致死胎、小产、胎儿过大、胎水肿满、子痫、产后血晕等，因素体虚弱，尚可致邪毒侵袭等。

预防调护 应加强孕期调护，饮食以清淡为宜，不可过饱。一般以适量米类，配以蔬菜、豆类、瘦肉、鸡蛋等为宜，忌面食及辛辣刺激之品。要避免精神过度紧张，节制性欲，劳逸结合，慎起居，适寒温，预防外邪侵袭。

（郑 锦）

rènshēn sàoyǎngzhèng

妊娠瘙痒症（gestational pruritus） 妊娠期间，孕妇出现的以皮肤发痒甚则遍及全身为主要表现的疾病。又称风瘄、妊娠身痒、胎前皮肤瘙痒、妊娠遍身瘙痒。西医学之妊娠期肝内胆汁淤积症所导致的皮肤瘙痒和轻度黄疸可参照此病治疗。

历史沿革 风瘄首见于清·叶桂《叶天士女科诊治秘方》，曰："妊娠遍身瘙痒名曰风瘄，此皮中有风也。"孕妇患瘙痒证，多因感受风邪，治疗以樟脑调烧酒擦之。清·曾鼎《妇科指归》认为妊娠身痒是由风湿之邪所致，"胎前遍身痒甚者，此因皮毛中风湿，不必服药，先用荆芥穗擦之，不愈，再用樟水调烧酒擦之即愈"。《竹林寺女科秘方》则提出治疗妇人胎前皮肤瘙痒，宜服首乌散治之。该书首先提出内治法治之，补充了前人治法之不足。

病因病机 痒为一种自觉症状，诸痒者属风、属火、属虚，热甚者痛，热微者痒。此病主要病因病机是血虚、风热、营卫不调、湿热蕴结与血瘀。①血虚：素体阴血虚，妊娠后阴血聚而养胎，阴血愈亏，血虚化燥生风，风盛则痒。②风热：素体阳盛，血分蕴热，妊娠后阴血养胎，阴分必亏，风热之邪乘虚侵入肌肤发为身痒。③营卫不调：素体肝肾不足，冲任亏虚，妊娠后冲任养胎，因孕重虚，冲任不和，营卫不调，肌肤失养而致身痒。④湿热蕴结：素体脾虚或偏嗜肥甘厚味，脾运失职，湿邪内生，加之妊娠后胎体渐大，影响气机调畅，易致气滞湿阻，湿邪郁久化热，蕴结肝胆，胆汁外溢，郁于肌肤，发为瘙痒，甚至身黄。⑤血瘀：素体情志不畅，妊娠后胎儿渐大，影响气机调畅，易致气滞血瘀，血行不畅，肌肤失养则痒。同时，妊娠身痒与妊娠特殊生理有密切关系。

诊断与鉴别 此病多发生于妊娠中晚期。患者有食物或药物过敏史，或过食鱼虾海鲜及辛辣刺激等，或有妊娠肝内胆汁淤积症病史，全身皮肤瘙痒，瘙痒程度不一，可仅感瘙痒而无皮损，亦可伴多行性皮损，表现为荨麻疹性丘疹、斑块、疱疹等，瘙痒呈进行性加重，严重者可出现黄疸，伴乏力、恶心、尿黄、纳差等。应做血清胆汁酸、肝功能和肝胆超声检查。

妊娠瘙痒症须与妊娠风疹相鉴别。妊娠风疹系风疹病毒引起的全身发疹性疾病，多发于冬春季节；发病前有轻微发热、咳嗽、咽痛等上呼吸道症状；1~2 天内即身发小红斑丘疹，有轻微瘙痒感；皮疹首先见于颜面部及颈项，迅速布散至躯干、四肢，不累及手掌足底，但有耳后和枕骨下淋巴结肿大；一般在 1~2 天内身热消退，3~4 天后皮疹消退而无脱屑。风疹为病毒感染可致胎儿畸形，应进行产科评估，必要时终止妊娠。

辨证论治 妊娠身痒有轻重之异，既要辨证求因，又要结合西医检查辨病，妥善处理，以免延误病情。

血虚证 妊娠期周身皮肤干燥瘙痒，无疹或有疹，疹色淡红，日轻夜重或劳累加重，夜寐不安，头晕目眩，心悸怔忡，面色萎黄，舌质淡，苔薄白，脉细滑。治宜养血祛风、滋养肝肾，方选当归饮子（《重订严氏济生方》）合二至丸（《医方集解》）加减，常用药物有当归、生地黄、白芍、防风、荆芥、黄芪、炙甘草、蒺藜、何首乌、女贞子、墨旱莲。

风热证 妊娠期全身皮肤瘙痒，出现大小不等的风团，上半身尤甚，疹块色红有灼热感，剧痒，遇热加剧，伴咽喉肿痛，头痛，舌尖红，苔薄黄，脉浮滑数。若因食鱼腥虾蟹等所致的过敏反应，还可伴腹胀、纳呆、泄泻等。治宜疏风清热、养血安胎，方选消风散（《外科正宗》）加减，常用药物有荆芥、防风、当归、生地黄、苦参、炒苍术、蝉蜕、胡麻仁、知母、生甘草、牛蒡子、桑叶、龙骨、牡蛎。

湿热蕴结证 妊娠期间全身皮肤瘙痒，遇热或入夜尤甚，头晕纳呆，四肢倦怠，胸脘痞闷，口干不欲饮，口苦，溲黄便秘，或皮肤发黄，舌质红，苔黄腻，脉弦滑而数。治宜清热除湿止痒，方选茵陈蒿汤（《伤寒论》）加减，常用药物有茵陈、栀子、苍术、茯苓、泽泻、黄芩、白鲜皮、苦参。

营卫不调证 妊娠中晚期身痒以腹壁及大腿内侧瘙痒为甚，抓破后有血溢皮损，皮肤干燥，夜间或劳累后瘙痒加重，腰酸，眼眶黑，舌暗淡，苔白，脉细滑尺弱。治宜补养冲任、调和营卫，方选四物汤（《太平惠民和剂局方》）合桂枝汤（《伤寒论》）加减，常用药物有当归、熟地黄、川芎、芍药、桂枝、甘草、生姜、大枣。

血瘀证 妊娠期间全身皮肤瘙痒，腹胀或心烦，舌质紫有瘀点，脉涩或弦滑。治宜养血活血、化瘀止痒，方选桃红四物汤（《医宗金鉴》）加减，常用药物有桃仁、红花、熟地黄、当归、川芎、白芍、何首乌、丹参。

转归预后 妊娠身痒宜早期诊断，一般瘙痒症，可按中医辨证治疗，预后良好。但重度妊娠期肝内胆汁淤积症患者有发生胎死宫内的风险，应定期复查，适时终止妊娠。

预防调护 妊娠期饮食宜清淡而富有营养，多食新鲜水果蔬菜，禁食辛辣、肥腻、鱼腥及生冷之品，保持大便通畅；避免外感风热；注意劳逸结合，保持心情愉悦。另外，衣服宜宽松透气，保持身体洁净。尽量避免用力搔抓皮肤，以免感染。

（胡国华）

rènshēn pàozhěn
妊娠疱疹 （gestational bleb）

以孕妇腹部、四肢发生瘙痒性多形性皮疹或环形分布的小水疱为主要表现的疾病。又称妊娠热疮、妊娠热气疮。多数见于妊娠3个月后，分娩后能自行缓解。一旦发生，下次妊娠时将复发。此病相当于西医学所说的妊娠妇女单纯疱疹病毒感染。《圣济总录》云："热疮本于热盛，风气因而乘之，故特谓之热疮。"以后历代医家均认为此病由风热所致。

病因病机 妊娠疱疹的主要病机是邪热入血分，或热毒炽盛，热壅肌肤，发为疱疹。常见分型有血热与毒热。①血热：孕妇感受热邪，热入血分以致血热引起红色荨麻疹样斑块及瘙痒性水疱。②毒热：热毒充斥三焦，燔灼气血，毒热炽盛，内外皆热，向外泛溢肌肤则见疱疹。

诊断与鉴别 妊娠疱疹以孕妇腹部、四肢发生瘙痒性多形性皮疹或环形分布的小水疱为特征。此病需与妊娠疱疹样脓疱病鉴别，后者的皮疹为较小的脓疱，有严重的全身症状。

辨证论治 总的治则是清热解毒凉血，但病因不同，治法亦不同。水疱乃是湿热之象，可加用地肤子、黄芩、黄连、黄柏、栀子、白鲜皮等清湿热之药。

血热证 妊娠期皮肤见瘙痒疱疹，口渴喜饮，烦躁不安，咽干，舌质绛红，苔薄白或白而干，脉弦滑或洪滑数。治宜凉血清热、解毒祛风，方选凉血消风汤（经验方），由生地黄、玄参、白芍、知母、荆芥、防风、金银花、升麻、生石膏、白茅根、牛蒡子、甘草组成。

毒热证 除上述皮肤症状外，症见高烧烦渴，汗出不绝，尿赤，便干，舌质绛红，苔黄燥，脉洪滑数。治宜清三焦毒热，方选清瘟败毒饮（《疫疹一得》），由犀角（水牛角代）、生地黄、玄参、赤芍、牡丹皮、知母、黄连、黄芩、栀子、连翘、竹叶、桔梗、甘草、生石膏。

其他疗法 ①蛇床子汤（《医宗金鉴》），由威灵仙、蛇床子、当归尾、缩砂壳、土大黄、苦参、老葱头组成，煎汤外洗。②锡类散，涂患处。

转归预后 此病不妨碍妊娠，不影响胎儿健康。一般症状可在分娩后数天至数月内消失。

预防调护 ①多饮水，饮食宜清淡，多吃蔬果，忌辛辣炙煿、肥甘厚味之品，保持大便通畅。②保持局部清洁，促使干燥结痂，防止继发感染。结痂后宜涂软膏，防其痂壳裂开。

（郑锦）

rènshēn fēngzhěn
妊娠风疹 （gestational rubella）

孕妇因感受风疹病毒出现的以皮肤发红起团块或斑疹、丘疹，伴发热、头痛为主要表现的疾病。此病西医学同名。

历史沿革 历代医籍对此所论甚少。《金匮要略》将此病病因概括为表虚受风，曰："邪气中经，则身痒而瘾疹。""风气相搏，风强则为瘾疹，身体发痒。"《三因极一病证方论·瘾疹证治》曰："世医论瘾疹……内则察其脏腑虚实，外则分寒暑风湿，随证调之，无不愈。"《疡医大全·斑疹门主论》曰："胃与大肠之风热亢盛已极，内不得疏泄，外不得透达，怫郁于皮毛腠理之间，轻则为疹。"说明虽然此病临床症状表现在皮肤，而病位却在胃肠，湿热交结，困扰胃肠，缠绵难解。

病因病机 妊娠风疹的主要

病机是血虚生风化燥，或湿热蕴结，郁于肌表，发为风疹。常见分型有阴虚血燥、湿热内蕴。①阴虚血燥：孕妇素体阴血虚弱，妊娠后阴血下聚以养胎，阴血益感不足，不能濡养肌肤，化燥生风，加之营卫不合，腠理疏松，易于感邪。阴虚生内热，迫于血分或风邪郁于肌表，则见风团痒疹。②湿热内蕴：素体阳盛，血分蕴热，胎气壅滞，气机不畅，导致水湿内停，郁久化热，加之饮食不节，过食辛辣肥厚，湿热蕴积胃肠，熏蒸于肌肤而致痒疹。

诊断与鉴别 以一时性迅速出现和消退的瘙痒性小红斑丘疹，伴发热、耳后和枕骨下淋巴结肿大为诊断要点。此病需与妊娠疱疹、妊娠瘙痒症鉴别。妊娠疱疹表现为瘙痒性多形性皮疹或环形分布的小水疱，多发于腹部、四肢；妊娠瘙痒症以皮肤瘙痒异常为主，临床不难鉴别。

辨证论治 虚者为阴虚血燥，实者为湿热内蕴。

阴虚血燥证 妊娠期皮肤瘙痒，疹色红活，高出皮面或融合成片，昼轻夜甚，劳累后加重，或皮肤痒疹发无定处，时隐时现，此起彼伏，伴口干咽燥，心烦失眠，手足心热，舌红，少苔，脉细滑数。治宜滋阴养血、祛风止痒，方选当归饮子（《外科正宗》）加减，常用药物有当归、川芎、白芍、生地黄、防风、荆芥、黄芪、甘草、白蒺藜、何首乌。

湿热内蕴证 妊娠期皮肤瘙痒难忍，午后尤甚，皮疹鲜红，病势缠绵难愈，伴头晕纳呆，四肢倦怠，胸脘痞闷，口干不欲饮，口苦，大便秘结，小便黄赤，舌红，苔黄腻，脉弦滑数。治宜疏风祛湿、清热解毒，方选秦艽牛蒡汤（《医宗金鉴·外科心法要诀》）加减，常用药物有秦艽、牛蒡子、枳壳、麻黄、犀角（水牛角代）、黄芩、防风、甘草、玄参、升麻。

其他疗法 阴虚血燥者用菊花泡茶，湿热内蕴者用贯众泡茶。

转归预后 1～2 天内身热红疹可退。风疹只要得过一次，即可终生免疫不会再患。但妊娠时感染风疹病毒，可致流产、死胎、早产，以及胎儿白内障、聋哑、心脏损害、肝脾肿大、智力障碍、糖尿病等。

预防调护 ①妊娠前注射疫苗，以预防妊娠期风疹。②妊娠期尽量避免与风疹患者接触，尤其妊娠前 3 个月；若已与风疹患者接触，应在接触 5 日内到医院肌注胎盘球蛋白或成人血清，有一定的保护作用。③凡妊娠前 3 个月确诊为风疹感染者，原则上应作人工流产；妊娠中晚期感染风疹者，欲继续妊娠，则应先排除胎儿畸形。④饮食忌辛辣刺激之品。

（郑　锦）

rènshēn zǐdiàn

妊娠紫癜（gestational purpura）

以孕妇皮下黏膜出现紫斑，遍及肢体，甚至出现尿血、鼻衄等为主要表现的疾病。

历史沿革 历代医籍对此所论甚少。明·陈实功《外科正宗·葡萄疫》曰："感受四时不正之气，郁于皮肤不散，结成大小青紫斑点，发在遍体头面……邪毒传胃，牙根出血，久则虚人，斑渐方退"。明·李梴《医学入门·斑疹门》曰："内伤发斑，轻如蚊迹疹子者，多在手足，初起无头疼身热，乃胃虚火游于外。"西医学妊娠紫癜属于中医学"血证""紫斑"的范畴。

病因病机 妊娠紫癜的主要病机是血热妄行，瘀血阻滞。①血热动血证：素体阳盛，妊娠血聚于下以养胎，阴阳失调，热壅脉络，迫血妄行，血处于肌腠之间，固见斑块，若热毒过盛，损伤膀胱、齿、鼻的脉络，可出血尿血、鼻衄等；口渴烦躁，便秘腹痛，舌红绛，苔黄燥，脉数。②瘀血阻滞证：瘀血阻滞于脉络，血不循经，溢于脉外，出于表里皮肉之间，发为紫斑，色青紫，若伤及肠胃、齿、鼻可伴有吐、衄、便血，色紫暗，头发干枯无光泽，眼睑发青，面色黧黑，舌质紫暗，脉涩。

诊断 依据病史、症状体征与辅助检查可进行诊断。①病史：妊娠前曾有过鼻衄、牙龈出血、月经过多病史，妊娠期再次出现鼻衄等症状。②症状体征：主要症状为皮肤和黏膜下出血，紫癜以四肢出血点和瘀斑为主，可伴有尿血、鼻衄等。③辅助检查：凝血功能障碍，血小板计数下降，毛细血管脆性试验阳性，可伴有贫血。骨髓穿刺涂片显示巨核细胞正常或增多，可伴成熟障碍。

辨证论治 此病辨证以血热动血证和瘀血阻滞证为主。

血热动血证 起病急骤，热毒过盛，紫斑遍及全身，可伴有尿血、鼻衄，发热，口渴，便秘，舌红，苔黄，脉弦数。治宜清热解毒、凉血止血，方选犀角地黄汤（《备急千金要方》）加减。方中犀角（水牛角代）、地黄清热解毒、滋阴凉血，牡丹皮、赤芍清热凉血、活血散瘀，为治疗血热动血的常用方剂。

瘀血阻滞证 起病缓慢，紫斑色暗，可伴有吐血、衄血、便血等，血色暗，毛发干枯，爪甲青紫，舌色暗红或有斑点，脉涩。治宜化瘀止血，方用四物汤和失笑散(《太平惠民和剂局方》)加减,常用药物有当归、白芍、川芎、熟地黄、蒲黄、五灵脂、三七、茜草。

其他疗法　出血轻者可予中医中药治疗配合西医疗法,给予维生素、铁剂、叶酸等,定期复查血小板。出血严重可用肾上腺皮质激素泼尼松或氢化可的松,或输注血小板。必要时终止妊娠。

转归预后　在妊娠期发生紫癜病情不严重者可继续妊娠直至足月分娩。但临床出血倾向严重者,若不及时给予治疗则易发生流产,甚至胎儿、孕妇死亡,故应该给予充分重视。

预防调护　《外科正宗·葡萄疫》曰:"感受四时不正之气,郁于皮肤不散,结成大小青紫斑点,发在遍体头面……邪毒传胃,牙根出血,久则虚人,斑渐方退。"故身体健壮、气血调和,防止外邪侵袭,对预防此病是有益的。

(郑　锦)

yùnyōng

孕痈(abdominal carbuncle during pregnancy)　孕妇腹内患痈,以少腹疼痛、发热恶寒为主要表现的疾病。初起时,上腹疼痛或绕脐疼痛,然后转至右下腹疼痛,疼痛剧烈。多发生在妊娠中晚期。西医学妊娠合并急性阑尾炎属中医学"肠痈"的范畴。

历史沿革　历代医籍对此论述颇多。此病首见于宋·陈自明所撰《妇人大全良方·卷之十五》;明·陈文昭在《陈素庵妇科补解·胎前杂症门》首次对其病因病机进行了阐述,指出了此病主因,"有贪淫之辈,服金石亢热之药,助行房事,积毒流注胎中"。明·王肯堂在《证治准绳·肚痛》中对孕痈的治疗又有了进步,并认为在该病的不同阶段,

病证的转归也不同。清·程国彭《医学心悟·卷五》再次强调"生于有妊之时,尤为可畏",认识到此病属于危急重症,可以威胁母儿生命。

病因病机　此病主要病机是妊娠后寒温不适,饮食不节,劳力过度,喜怒无常,以致脾虚气滞,糟粕留滞,血气蕴结,化热为毒,蓄积成痈。按发病过程可分为脓未成和脓已成两个阶段。若痈脓溃破,症见时下脓血,里急后重,腹痛不减,寒热更甚,是危急症候。

诊断与鉴别　此病之诊断要点如下。①病史:常有慢性肠痈病史,有转移性右或右下腹疼痛及明显触痛,可伴发热、恶心、呕吐。②症状:以少腹疼痛、发热恶寒为主症。初起时,上腹疼痛或绕脐疼痛,然后转至右下腹疼痛,疼痛剧烈。③辅助检查:血常规见白细胞总数增高。B超检查有助于鉴别异位妊娠、胎盘早剥、卵巢肿瘤扭转、急性胆囊炎及胆石症、右侧输尿管结石等引起的急性腹痛。

主要与以下几种疾病鉴别。①异位妊娠破裂:可有停经史,尿或血 HCG(+),不规则阴道流血和腹痛;妇科检查见宫颈抬举痛,后穹隆触痛明显,右侧附件触及包块,压痛明显;后穹隆穿刺可抽出暗红色不凝固血液。②胆瘅:疼痛呈绞痛样,在右肋缘下,开始剧痛,以后持续加重,无转移的右下腹疼痛,墨菲征(+)。③石淋:少腹突然剧烈绞痛,痛不能忍,疼痛向大腿内侧放射,尿液检查有大量红细胞,以往可有类似发作史。

辨证论治　分脓未成和脓已成两个阶段,治疗以清热解毒、化瘀排脓为主。

脓未成　妊娠期腹痛初起,绕脐疼痛,随后转移至右下腹疼痛加重,按之痛剧,痛引前后二阴,恶寒发热,口渴引饮,大便秘结,舌红苔黄,脉数。治宜清热化瘀,方用复元通气散(《秘传外科方》)加减,常用药物有木香、茴香、青皮、陈皮、白芷、甘草、贝母、漏芦、蒲公英、紫花地丁、牡丹皮、赤芍。

脓已成　妊娠后腹痛初起,未及时治疗,热毒壅盛,气血蕴结,蓄积成脓。小腹疼痛益甚,身热渐缓解,腹部拘急隆起,按之濡软,小便黄,大便干结,舌红苔黄腻,脉滑数。治宜解毒排脓,方用薏苡仁汤(《外科正宗》)加减,常用药物有薏苡仁、瓜蒌仁、牡丹皮、桃仁、白芍、蒲公英、败酱草、白芷。

中成药治疗　芩连片,清热解毒、消肿止痛;皂荚丸,托毒排脓消痈,用于脓已成者。若痈脓溃破,症见时下脓血、里急后重、腹痛不减、寒热更甚,是危急症候,要协同西医同时救治。必要时手术治疗,甚至终止妊娠。

其他疗法　①针灸治疗:取双侧阑尾穴、足三里为主,腹痛重者加曲池。进针后用泻法,留针1小时。恶心、呕吐可加内关、上脘,发热加合谷、曲池。②外治法:轻者配合如意金黄散(《外科正宗》)外敷,清热解毒,用于脓未成者。

转归预后　在妊娠期发生急性阑尾炎较非妊娠期患阑尾炎危险性更大,若发生感染性休克、脓毒血症,可危及母胎生命。故应引起高度重视。

预防调护　慎起居,节饮食,畅情志,不宜过度劳累,对预防此病的发生有一定作用。

(郑　锦)

rènshēn rǔyōng

妊娠乳痈（mammary abscess in pregnancy）

妊娠期间孕妇乳房出现局部的红、肿、热、痛，甚至化脓溃烂，并伴有发热、恶寒等全身症状的疾病。又称内吹痈、妊娠乳肿。

历史沿革 妊娠乳痈病名首见于《诸病源候论》。南宋·陈自明《外科精要》曰："怀孕患乳曰内吹，乃胎气旺而上冲，致阳明乳房作肿，宜石膏散清之，亦可消散，迟则迁延日久，将产出脓，乳斗亦从脓窍流出，其口难完。"首将乳痈分为外吹与内吹，并指出由胎气旺所致。明·汪省之就内吹乳痈的发展预后进行了阐述，《外科理例》曰："如怀孕八九月，患内吹乳，虽脓出腐脱，肌生必待分娩，而后始能收口。"其后医家对内吹乳痈的论述更为全面。清·吴谦《医宗金鉴·外科心法要诀》曰："内吹者，怀孕六七月，胸满气上，乳房结肿疼痛，若色红者，因热盛也；如色不红者，既因气郁，且兼胎旺也。"清·高秉钧《疡科心得集·辨乳痈乳疽论》曰："孕妇二三月，或至八九个月，乳中有核成痈，是胎气旺而上冲，致阳明乳房结肿疼痛。宜服石膏散清之可消；若溃后，虽脓出腐脱肌生，必待分娩后始能收口。"

病因病机 妊娠后胎居母腹，得胎气养之。胎气应聚于胞宫以养胎，不宜上冲。若肝郁气逆，或肾阴亏虚，肝气偏旺，则可致胎气过旺上冲胸乳，气有余便是火，妊娠中后期，乳络冲盛，与上冲之气火相搏结，以致气血结聚，热盛肉腐，发为内吹乳痈。

诊断与鉴别 此病应与外吹乳痈鉴别。内吹乳痈是指在妊娠期间，乳房出现红、肿、热、痛，甚至溃烂流脓，可伴有发热、恶寒等全身症状。而外吹乳痈发生在哺乳期，多因乳汁蓄积，乳络不通而致。临床上二者不难鉴别。在乳痈初期，乳房有块但不热不痛者，可以通过有关检查，以排除乳房肿瘤。

辨证论治 辨证求因，防治结合为原则。及早治疗，以消为贵。由于内吹乳痈发生在妊娠期间，所以在辨证施治的同时，要注意对胎元的影响，应酌情加入保胎药物。症见妊娠中后期，乳房结块肿痛，日久则局部皮肤逐渐转红，恶寒，发热，头痛，若未消散，1 个月左右化脓，发热更甚，舌质红绛，苔黄腻，脉弦滑数。治宜疏肝清热、佐以安胎，方用橘叶散（《外科正宗》）加减，常用药物有陈皮、柴胡、川芎、栀子、青皮、石膏、黄芩、连翘、甘草、橘叶。

转归预后 内吹乳痈初期经治疗多能痊愈。若化脓而溃，则难收口，大多数患者待生产后方能收口。

预防调护 ①自妊娠后期开始，经常用温开水或肥皂水清洗两侧乳头，并于产前常用酒精擦洗乳头乳晕，促使局部皮肤变坚韧，不易破损。②保持心情舒畅，避免精神紧张和抑郁。③合理饮食，平衡营养，少食肥甘厚味。

（胡国华）

rènshēn jīngjì

妊娠惊悸（gestational palpitation）

妊娠期间，孕妇自觉心中悸动，惊惕不安，甚则不能自主的病证。临床一般多呈发作性，每因情志波动或劳累过度而发作，且常伴胸闷、气短、失眠、健忘、眩晕、耳鸣等症。病情较轻者为惊悸，病情较重者为怔忡，可呈持续性。

历史沿革 在古代文献中虽无妊娠惊悸之病名，但对其论述可见于清·沈金鳌《妇科玉尺》，如"妊娠有怔忡脉乱，惊悸不安，夜卧不宁，恍惚气触者，宜大圣汤。有血少神虚而心不宁者，宜益荣汤。有虚而心不定者，宜定志丸。有火盛者，宜安神丸"。其后，清·何松庵《女科正宗》所论病机和治法方药基本与《妇科玉尺》一致。《陈素庵妇科补解》对其"血虚内热"乘心所致的妊娠惊悸，有较详细的论述，如"妊娠无外感症，忽然心悸如怔忡状，醒则烦闷，睡则多惊，或卧中言语恍惚，加之膨胀腹满，连脐急痛，坐卧不宁，气逆迫胎，皆血虚内热乘心故也。宜大圣茯苓散安心神，保胎定痛"。

病因病机 妊娠惊悸的发生多因孕妇体质虚弱、饮食劳倦、七情所伤等，以致气血阴阳亏损，心神失养，心主不安，或痰、火阻滞心脉，扰乱心神。其主要病因病机是心血不足、阴虚火旺、痰火扰心。①心血不足：素体禀赋不足，或妊娠后劳倦太过伤脾，气血生化不足，或长期忧思不解，心阴暗耗，致心神失养，发为惊悸。②阴虚火旺：肝肾阴虚，不能上制心火，阴虚于下，火逆于上，水火失济，心肾不交。③痰火扰心：妊娠后嗜食肥甘厚味，煎炸食品，蕴热化火生痰，或情志失畅，郁而化火生痰，痰火扰动心神则为悸。

诊断与鉴别 孕妇自觉心中悸动不安，或快或慢，呈阵发性或持续不解，神情紧张，心慌不安，不能自主；常由情志刺激及劳倦、饱食等因素诱发，常伴有胸闷不舒、易激动、心烦寐差、头晕等症。须与妊娠合并先天性心脏病、风湿性心脏病之心功能不全鉴别。

辨证论治 妊娠惊悸者首应分辨虚实，虚者系指脏腑气血阴阳亏虚，实者多指痰饮、火邪上扰。但此病以虚实错杂为多见，且虚实的主次、缓急各有不同，故治当相应兼顾。同时要注意对胎元的影响，酌情加入安胎药。

心血不足证 惊悸气短，失眠健忘，面色无华，倦怠乏力，纳呆食少，舌淡红，脉细弱。治宜补血养心、益气安神，方选归脾汤（《济生方》）加减，常用药物有黄芪、人参、白术、当归、茯神、远志、酸枣仁、木香、龙眼肉、炙甘草、生姜、大枣。

阴虚火旺证 心悸易惊，心烦失眠，五心烦热，口干，盗汗，思虑劳心则症状加重，伴耳鸣腰酸，头晕，急躁易怒，舌红少津，苔少或无，脉象细数。治宜滋阴清火、养心安神，方选天王补心丹（《校注妇人良方》）合朱砂安神丸（《医学发明》）加减，常用药物有生地黄、当归、天冬、麦冬、柏子仁、远志、茯苓、五味子、朱砂、桔梗、人参、丹参、玄参、酸枣仁、黄连、炙甘草。

痰火扰心证 惊悸时发时止，受惊易作，胸闷烦躁，失眠多梦，口干苦，大便秘结，小便短赤，舌红，胎黄腻，脉弦滑。治宜清热化痰、宁心安神，方选黄连温胆汤（《备急千金要方》）加减，常用药物有黄连、竹茹、枳实、陈皮、甘草、茯苓、半夏、大枣。

转归预后 主要取决于本虚标实的程度、邪实轻重、脏损多少、治疗当否及脉象变化情况。病情轻者，一般预后好。病情重者，预后差，甚至危及母体与胎儿的生命。

预防调护 ①保持精神愉快，避免情志内伤，尤应防惊恐恼怒。②不宜饥饿过度或过食肥甘生冷及辛辣香燥之品，不宜饮浓茶。③起居有常，劳逸有度。④积极治疗可能导致惊悸的原发病证。

（胡国华）

rènshēn piāntóutòng

妊娠偏头痛 （migraine during pregnancy） 以孕妇单侧或双侧头痛，阵发性或持续性，可伴有头晕、目眩、恶心、呕吐等为主要表现的疾病。西医学妊娠期偏头痛、紧张性头痛、神经性头痛属于中医学"头痛"的范畴。

历史沿革 历代医籍对此病所论甚少。《黄帝内经》认为，六经病变皆可引起头痛。明代《普济方·头痛附论》曰："若人气血俱虚，风邪伤于阳经，入于脑中，则令人头痛也。"明·王肯堂《证治准绳·头痛》指出"医书多分头痛、头风为二门，然一病也，但有新久去留之分耳。浅而近者名头痛，其痛卒然而至，易于解散速安也；深而远者为头风，其痛作止不常，愈后遇触复发也。皆当验其邪所从来而治之"。

病因病机 妊娠偏头痛主要由于孕妇感受外邪，阴血亏虚肝阳上亢或气血虚弱所致。①起居不慎，感受外界风邪，鼻孔阻塞，口干咽痛，畏寒发热，头痛身痛。②素性抑郁，妊娠后血聚养胎，阴血亏虚，阴虚阳亢，出现肝阳上亢，性情急躁，头痛头胀。③素体血虚，妊娠后血聚养胎，头部血虚，血不能濡养脑髓，清窍失养，故出现头痛、面色苍白等。

诊断与鉴别 该病诊断主要依据以下几点。①现病史：妊娠后反复发作的单侧或双侧头痛，阵发或持续性，可伴有头晕、目眩、恶心、呕吐等症状。不影响妊娠和分娩过程。②辅助检查：头颅CT和脑血管造影未见明显异常。

该病须与妊娠期出血中风鉴别。后者多骤然起病，头痛剧烈，伴有恶心呕吐、颈强直等症，进而发生晕厥、意识障碍、抽搐、偏瘫、二便失禁等。CT和脑血管造影有助于定位诊断和鉴别。脑脊液检查为血性，压力增高。

辨证论治 此病的辨证，以外感风寒、肝阳上亢和气血虚弱为主。

外感风寒证 起居不慎，感受风寒，出现畏寒发热，口干咽痛，头痛身痛，鼻塞，颈项强直僵硬，舌淡，苔薄白，脉浮紧。治宜疏风散邪、活血止痛，方用川芎茶调散（《太平惠民和剂局方》）加减，常用药物有川芎、荆芥、薄荷、羌活、细辛、白芷、甘草、防风。

肝阳上亢证 素性抑郁，妊娠后性情急躁，易怒，头痛头胀，面红耳赤，口苦咽干，舌红苔薄，脉弦数。治宜平肝潜阳安胎，方用天麻钩藤饮（《中医内科杂病证治新义》）加减，常用药物有天麻、钩藤、生石决明、川牛膝、桑寄生、杜仲、山栀、黄芩、益母草、朱茯神、夜交藤。

气血虚弱证 素体血虚，妊娠后头晕头痛，面色苍白，心情烦躁，坐卧不宁，舌淡红，苔薄白，脉细弱。治宜息风止痛、养血安胎，方用四物汤（《太平惠民和剂局方》）加减，常用药物有味当归、白芍、川芎、熟地黄。

其他疗法 妊娠偏头痛可结合针灸推拿缓解症状，并疏导患者情绪，分散注意力，可利于症状的缓解。

转归预后 该病妊娠期并未导致妊娠期并发症的增加，但对孕妇的生活质量有很大影响，故应给予重视。

预防调护 该病必须分清标本主次，找到主因，结合整体情况治疗，除服药外，配合饮食起居的调摄，避风寒，畅情志，改变环境，对该病缓解症状都有益处。

（郑 锦）

rènshēn yāotòng

妊娠腰痛 （gestational lumbago） 妊娠期间，孕妇因外感、内伤或挫闪导致腰部气血运行不畅或失于濡养，引起腰脊或脊旁部位疼痛为主要症状的病证。

历史沿革 关于妊娠腰痛的论述首见于宋·陈自明《妇人大全良方》，云："肾主腰足，因劳伤损动其经，虚则风冷乘之，故腰痛。"在发病方面强调劳役伤肾，风寒留着。明·薛己《校注妇人良方》详细记载了该病的证治分型和治疗方剂，如"前证若外邪所伤，用独活寄生汤；劳伤元气，用八珍汤加杜仲、砂仁、阿胶、艾叶；脾肾不足，以前加白术、补骨脂；气血郁滞，用紫苏饮加桔梗、枳壳；肝火所动，用小柴胡汤加白术、枳壳、山栀；肝脾郁结，用归脾汤加柴胡、枳壳"。清·何松庵《女科正宗》总结前人对妊娠腰痛的论述，使该病的辨治更为系统，指出"腰者，肾之腑，足少阴之所留注。妊娠腰痛，多属劳力。盖胞系于肾，劳力任重，致伤胞系，则腰必痛，甚者胞系欲脱，多致小产。宜安胎为主，胞安则痛自愈矣。若素享安逸而腰痛，必房事不节，致伤胞系也；若脉缓，遇天阴，或久坐而痛者，湿热也；腰痛如带物冷者，寒湿也，脉大而痛之不已者，肾虚也；脉涩而日轻夜重者，气血凝滞也；脉浮者为风邪所乘也；脉实者闪挫也；若临月腰痛者，胞欲脱肾，将产之候也"。

病因病机 《竹林女科证治》曰："妊娠腰痛，最为紧要。盖肾以系胞，而腰为肾之腑，故腰痛、酸急为妊家之大忌，痛甚则堕，不可不预防也。然痛必有因，治之宜审其源。"妊娠腰痛主要病因病机是肾虚、外邪侵袭、瘀血阻滞。①肾虚：腰者，肾之腑。肾藏精，精化血。若素体先天不足，加之妊娠后劳役复重，或房事不节，以致损伤胞系，腰府失养。②外邪侵袭：妊娠后久居潮湿，或劳作汗出当风，腰府失护，风、寒、湿、热之邪乘虚侵入，阻滞经脉，气血运行不畅而发腰痛。③瘀血阻滞：妊娠后不慎跌仆闪挫，导致腰部经络气血不畅，气血阻滞不通，瘀血留着而发生疼痛。

诊断与鉴别 妊娠期间，出现腰痛酸急，或隐痛，或刺痛，或重着痛，可有妊娠后不节房事、久居潮湿、跌仆闪挫等病史。须与胎动不安相鉴别。胎动不安是指妊娠期间出现腰酸、腹痛、小腹下坠，或伴有少量阴道出血，可为堕胎、小产之先兆，西医称为"先兆流产"。妊娠腰痛无腹痛、小腹下坠、阴道出血的症状。若妊娠腰痛失于治疗，或持续不解，可导致胎动不安，甚至堕胎、小产。

辨证论治 妊娠腰痛的辨证要点主要是抓住腰痛的性质、轻重程度及全身脉证，以辨其虚、实及转归。治疗以治病与安胎并重。

寒湿证 平素腰酸无力，突发腰部冷痛重着，转侧不利，逐渐加重，静卧疼痛不减，寒冷和阴雨天加重，舌质淡，苔白腻，脉沉弱。治宜散寒祛湿、补肾安胎，方选独活寄生汤（《备急千金要方》）加减，常用药物有独活、桑寄生、秦艽、防风、细辛、人参、当归、芍药、川芎、熟地黄、杜仲、牛膝、茯苓、甘草、桂心。

湿热证 腰部疼痛，重着而热，暑湿阴雨天气症状加重，活动后或可减轻，身体困重，小便短赤，苔白腻，脉濡数。治宜清热利湿、止痛安胎，方选四妙丸（《成方便读》）加减，常用药物有苍术、黄柏、牛膝、薏苡仁。

肾虚证 腰部隐隐作痛，酸软无力，缠绵不愈，或心烦不寐，口干咽燥，面色潮红，手足心热，或局部发凉，喜温喜按，遇劳更甚，面色㿠白，肢冷畏寒，舌质红或淡，脉沉细数或无力。治宜补肾安胎止痛，方选左归丸（《景岳全书》）加减或右归丸（《景岳全书》）加减，常用药物有熟地黄、山药、山茱萸、菟丝子、枸杞子、川牛膝、鹿角胶、龟甲胶、杜仲、附子、肉桂、当归。

瘀血证 腰痛如刺，痛有定处，拒按，日轻夜重。舌质紫暗，或有瘀斑，脉涩，孕妇常由跌仆闪挫病史。治宜活血化瘀、止痛安胎，方选桂枝茯苓丸（《金匮要略》）合寿胎丸（《医学衷中参西录》）加减，常用药物有桂枝、茯苓、芍药、牡丹皮、桃仁、菟丝子、桑寄生、续断、阿胶。

转归预后 妊娠腰痛经积极治疗，大多可治愈。若失于治疗或误治，可导致胎动不安，甚则堕胎、小产。

预防调护 妊娠期间，孕妇在日常生活中注意休息，劳逸适度。避免腰部跌仆闪挫，伤及胎元。避免坐卧湿地，暑季切勿贪冷喜凉。

（胡国华）

rènshēn xiàzhī chōujīn

妊娠下肢抽筋 (lower limbs spasm during pregnancy)

以妊娠后期出现小腿或足部抽痛，常在夜间或睡眠时加剧为主要表现的疾病。又称妊娠下肢痉挛。妊娠后期常见病，相当于西医学所说妊娠妇女缺钙。

历史沿革 《校注妇人良方·妊娠门》有"娠妇四肢不能伸，服祛风燥血之剂，遗尿痰甚，四肢抽搐，余谓肝火血燥，用八珍汤，加炒黑黄芩为主，佐以钩藤汤而安。后因怒，前症复作，小便下血，寒热少寐，饮食少思，用钩藤散加山栀、柴胡而血止，用加味逍遥散，寒热退而得寐；用六君子汤加芍药、钩藤，饮食进而渐安"的记载，可见该病的发生与肝密切相关。

病因病机 ①阴血亏虚：孕后血聚养胎，以致肝血不足，筋失濡养，出现下肢抽筋。②寒凝血脉：寒邪遏阻经络，下肢血脉运行不畅而致下肢抽筋。

诊断与鉴别 妊娠下肢抽筋以妊娠后期夜间或睡眠时常出现小腿抽筋疼痛不适、反复发作为特征。该病需与子痫、妊娠合并癫痫发作鉴别。子痫以头晕目眩、忽然倒仆、四肢抽搐、全身强直等症为特点，有血压升高、水肿、蛋白尿三大症状；妊娠合并癫痫发作患者妊娠前即有癫痫发作史，脑电图检查有特殊改变。

辨证论治 该病总的治则是养血舒筋通络、调和荣卫。有虚实之分，阴血亏虚为虚证，宜养血柔筋；寒凝血脉为实证，宜温经散寒、活血舒筋。

阴血亏虚证 妊娠后经常小腿肚或足背部抽筋疼痛，抽时动弹不得，夜间和睡眠时尤甚，心烦失眠，头晕头痛，口干，舌质红或淡，苔薄黄，脉细滑无力。治宜养血柔筋，方选芍药甘草汤（《伤寒论》）加减，常用药物有白芍、甘草、黄芪、当归。

寒凝血脉证 妊娠后小腿或足部抽筋疼痛，遇寒加重，得热则舒，或形寒肢冷，苔白润，脉细滑。治宜温经散寒、活血舒筋，方选桂枝四物汤（《医宗金鉴》），由当归、熟地黄、川芎、白芍、桂枝、甘草、生姜、大枣。

其他疗法 ①艾灸：用艾条温灸抽筋部位，以肤热为度，每次温灸20分钟以上，适用于阴血亏虚型。②耳穴按摩：取心、肾、肝、脾、皮质下、神门等耳穴，发作时施以掐压手法强刺激，静止期用按、捻手法弱刺激，适用于寒凝血脉型。

转归预后 少数严重患者或可并发骨质疏松及骨软化症，胎儿有可能发生先天性佝偻病和抽搐。

预防调护 ①食用含钙丰富的食物（如牛奶、软骨、虾皮等）及足量的蛋白质。②服用钙片，如乳酸钙片。③多晒太阳。④饮食忌辛辣刺激之品。

(郑 锦)

línchǎnbìng

临产病 (disease in labor)

临产及分娩时发生的与分娩相关的疾病。又称产时病。分娩是围产期最关键的时刻，一旦发生疾病，大多为急危重症，严重威胁母子性命。《胎产心法·保产论》云："凡妊娠之于分娩。母子性命悬于顷刻，调理失宜，安反成危，将养有方，逆可使顺。"

产时胎儿已成熟，以胎下为顺，子门洞开且通达，是胎儿顺利分娩的首要条件。从胞宫的生理功能而言，胎孕之初至胎儿成熟的过程中，胞宫敛聚精血以养胎，以"藏而不泻"为胞宫的生理特点，故子门当闭而不开；分娩之时，"瓜熟蒂落"，当娩出胎儿，胞宫此时处于"泻而不藏"的生理状态，故子门当开而至全，以利胎儿娩出，此即"藏泻有节"。若此时气血失调，或胞宫生理失常，子门至期不开或开而不全，致胎儿娩出障碍，则可发生临产病。常见的临产病有过期不产、难产、胞膜先破、胞衣不下、产时血晕、产时血崩、子死腹中等。

病因病机 临产病发生的病因病机，主要是气血失调。妇人以血为本，怀胎及分娩，皆赖血以养之，气以护之。气血旺盛，胎元得养，气血通畅，胞胎舒展，血足则胎滑易产，气壮则送胎有力，血和气顺，则生产顺利，母子平安。故《医学入门·胎前》云："气血充实，则可保十月分娩，子母无虞。"气血虚弱、气滞血瘀，则不能摄胎至期，或不能娩胎外出，从而导致产时疾病的发生。①先天不足，早婚多产，或房事不节，损伤肾气，冲任不足，胞宫无力运胎，可致难产、过期不产等症。②饮食失节、劳倦过度、损伤脾气，气血不足，冲任虚衰，胞脉失养，可致子死腹中；无力促胎外出、运胞下行，可见难产、胞衣不下、过期不产等；气虚失统，可致胞膜先破、产时血崩。③素多忧郁、情志不畅；或忧虑紧张，气结血滞；或寒邪侵袭，寒凝血滞，气机不利，皆可致冲任不畅，瘀滞胞宫，造成难产、过期不产、产时血崩、子死腹中等。

诊断 临产病有两个显著特点，一是来势较急，突然发病；二是处理不当，可危及母子性命。故贵在及时发现，认清原因，正确处理。在临床上可通过产前检查，在产前发现部分临产病，如交骨不开（骨盆狭窄）、胎位异常、胎儿异常等，综合孕妇年龄、产次、健康情况及发现的异常情况，确定分娩方式。但有相当一部分临产病，如胞衣先破、胞衣不下、产时晕厥、子死腹中是在分娩过程中发生的，因此，在临产时必须严密观察产程，发现异常要及时做出正确判断，及时采取应变措施。

治疗原则 临产病的治疗，应以调理气血为主，《胎产心法·保产论》云："产育一门，全仗气血用事。"《女科秘诀大全·保卫临产秘诀》云："临产用药只须加味芎归汤、佛手散，二方用之不尽矣。盖胎时全要血足，血一足，如舟之得水，保患不行。唯恐产母血少，又或胞浆早破，以致干涩耳。今二方皆大用芎归，使宿血顿去，新血骤生，药味易得，随地皆有，且使身体健壮，产后无病，真正有益无损。"因基本病机为气血失调和/或胞宫生理失常，故治疗时务必辨明虚实，应给予补肾填精、健脾益气、补益气血、理气行滞、活血祛瘀等以调理气血冲任。

转归预后 由于临产病多为急症，和母子性命安危关系密切，处理必须谨慎且及时得当。中医药对有关临产病的药物及方法研制不多，对于上述临产时发生的疾病尚无有效、快速的中药及给药途径，产时用药多只能达到改善母体临产及分娩状况的目的，产时所发生的急症尚需结合运用西医学的急救措施或手术助产。

预防 应从妊娠开始，达到"气顺血和，胎安产顺"之目的，有临产征兆时，忍痛勿慌，养息精力，不宜用力过早，以防难产。《达生篇》中的"睡、忍痛、慢

临盆"六字真言，乃临产之要诀，有重要临床意义。

（胡晓华）

guòqī bù chǎn

过期不产（postterm pregnancy）

妊娠足月而逾期 2 周以上尚未临产者，或平时月经规则，妊娠达到或超过 42 周尚未分娩的病证。该病发生率占妊娠总数的 3%～15%，是胎儿窘迫、胎粪吸入综合征、成熟障碍综合征、新生儿窒息、围生儿死亡及巨大儿、难产的重要原因。可影响到婴儿预后，其围产儿死亡率明显高于足月分娩者。西医学的过期妊娠可参照此病辨证论治。

历史沿革 该病始见于《诸病源候论》，该书"卷之四十二"云："过期不产，由挟寒冷，宿血在胞而有胎，则冷血相搏，令胎不长，产不以时。若其胎在胞，日月虽多，其胎翳小，转动劳赢，是挟于病，必过时乃产。"《张氏医通》："月数过期而不产者，属气虚。"指出气虚是过期不产的主要原因。《胎产心法·卷上》："然虽孕中失血，胎虽不堕，气血亦亏，多致逾月不产……俱是气血不足，胚胎难长故耳。凡十月之后未产者，当大补气血之药以倍养之，庶无分娩之患也。"

病因病机 该病主要病机是气血为病，气壮则送胎有力，血足则胎滑易产，血和气顺，则运胎、送胎功能正常，生产顺利。故《医学入门·胎前》云："气血充实，则可保十月分娩，子母无虞。"若气血虚弱或气滞血瘀，则胞脉不畅，过期不产。①素体气血虚弱，妊娠后气血下注冲任以养胎元，血虚则胞宫濡润不足，不能滑利；气虚则胞脉运行不畅，无力送胎下行，以致妊娠逾期不产。②素多忧郁、情志不畅；或

忧虑紧张，气结血滞；气滞则血亦瘀滞，且妊娠后气血下注冲任以养胎，胎阻气机，冲任不畅，胞宫瘀滞，运行受阻，碍胎下行，以致逾期不产。

诊断与鉴别 ①核实孕周：对于平时月经规则，周期为 28 天的孕妇，以末次月经第一日计算，达到或超过 42 周尚未分娩者，应诊断为过期不产。对超过预产期 2 周以上尚未临产者。应了解月经史，早孕反应出现时间，胎动开始时间，结合 B 超检查确定孕周，进一步核实预产期。②症状：可出现神倦乏力、心烦不安，或时有腹痛阵作。③判断胎盘功能：a. 胎动计数，一般 12 小时内胎动累计不少于 10 次为正常。若 12 小时少于 10 次或逐日下降超过 50%，提示胎盘功能不足，胎儿缺氧。b. 实验室检查，测 24 小时尿中雌三醇含量及尿雌三醇/肌酐比值，以了解胎盘功能。c. 其他检查，如胎儿心电图监测；B 超检查了解羊水量及胎盘成熟度，羊水暗区直径<2cm、胎盘趋向老化者，胎儿危险性增加；羊膜镜可以了解羊水量和颜色。

辨证论治 对于过期不产，应从速促其分娩。临床治疗时首当辨清虚实，应遵循"虚者补之、实者攻之"的原则，以调理气血、促胎娩出为治疗大法。若胎盘功能不良或胎儿有危险者，可行剖宫产。

气血虚弱证 妊娠足月，逾期半月未产，头晕目眩，神疲乏力，气短懒言，心悸怔忡，面色苍白，舌淡，脉细弱无力。治宜益气养血、活血送胎，方选八珍汤（《正体类要》）加减，常用药物有当归、川芎、白芍、熟地黄、人参、白术、茯苓、炙甘草、香附、枳壳、牛膝。

气滞血瘀证 妊娠足月，逾期半月未产，胸腹胀满不舒，烦躁易怒，下腹疼痛拒按，舌紫黯或有瘀点，脉弦涩有力。治宜行气活血、促胎产出，方选催生安胎救命散（《卫生家宝产科备要》），由乌药、前胡、菊花、蓬莪术、当归、米醋组成。

其他疗法 ①针刺：取合谷（双）、三阴交（双）、支沟（双）、太冲（双）等穴位，强刺激，留针 15～20 分钟。②耳针：取子宫、交感、内分泌、神门等穴位，中等刺激，每隔 5 分钟捻转一次。

预后 若处理及时得当，可顺利分娩。对产道异常、巨大胎儿、胎位异常等，若处理不及时或不正确，则会发生胎儿窘迫、胎死腹中及母体产伤，导致手术产概率增加。

预防调护 ①加强围产期保健。②结合 B 超，妊娠最初血、尿 HCG 增高的时间，早孕反应出现时间，胎动开始时间，以及早孕期妇科检查，发现子宫大小等推算预产期，以便做出正确诊断，确定处理方案。③若为胎儿过大、胎位异常而致的过期不产，则应考虑剖宫产。

(胡晓华)

zǎochǎn

早产 （premature delivery） 妊娠七月以后，日月未足，胎气未全而产的病证。古称半产、伤产、先期欲产。发病特点是先出现先兆症状，继之分娩。

历史沿革 在古代文献中，半产之名首见于《金匮要略》。半产、小产、堕胎，只因发生时间的迟早不一，故病名各异。《叶氏女科证治秘方·卷二》云："妊娠三月未成形而胎下者，为堕胎；五月而堕者为小产；七月而堕者，

为半产。"此谓半产相当于早产。宋·杨子建《十产论》曰："伤产者，言怀胎未足月，有所伤动，以致忽然脐腹疼痛，或服催药过早，或产母用力太早，逼儿错路，不能正生。"论述了早产的病因。

病因病机 见小产。

诊断与鉴别 妊娠七月后，不足月而产者诊为早产。临证需与试胎鉴别。试胎是指妊娠八九月时，或腹中痛，痛定仍如常，无阴道排液或漏血，不伴有宫颈的变化；而早产者腹痛可伴有漏下或阴道排液，且有宫颈管消退和宫颈口扩张等改变。

辨证论治 该病出现先兆症状时，按胎动不安辨证施治，以延长妊娠时间，一旦出现早产临产，则治同小产。早产后尤应注重产后摄生调护，根据不同证候予以调治。若产后出血过多、头晕目眩、心悸多梦、体倦乏力、舌淡苔薄、脉虚细，治宜益气养血，方选人参汤（《普济方》），由人参、麦冬、生地黄、当归、芍药、黄芪、茯苓、甘草组成。若产后恶露不尽、血色黯红、血中夹块，小腹疼痛，舌黯红，苔薄白，脉沉弦，治宜活血化瘀，方选生化汤（《傅青主女科》），由当归、川芎、炮姜、炙甘草、桃仁组成。

转归预后 积极施治，可延长妊娠期，提高早产儿存活率。早产儿约有 15% 新生儿期死亡，存活者难以喂养。产妇产后调养将息，身体可渐复。

预防调护 孕晚期尽量避免可能引起早产的因素。加强产前检查，积极治疗胎动不安，防止发展为早产。对宫颈内口松弛者应于妊娠 14～18 周行宫颈内口环扎术。

(李伟莉)

bāomó xiānpò

胞膜先破 （premature rupture of amnion） 妊娠足月，临产前或临产早期腹痛刚作，胞衣已破，而胎儿久不产的病证。又称胞浆先破、胞衣先破、试水、胎膜早破。《张氏医通》卷十云："若胞水破，儿未下，谓之试水。"产前及产时常见的症状。

病因病机 产生胞膜先破的原因主要有虚、实两方面。虚者由于产妇气血虚弱、冲任气血衰少，胞宫失养，胞衣薄脆，儿身转动，触之而破。实者多因素多忧郁，气机不利，冲任失畅，气滞血瘀，胞衣薄脆所致；或血瘀气逆，胎位不正，触破胞衣，均可导致胞膜先破。《临产须知》："胞衣先破，其故有二，一因母弱气血虚，胞衣薄，二身转动，随触而破。一因儿身未转，坐草早，用力狠，以致胞破久，血水干，产路涩，儿难下。"

诊断与鉴别 妊娠 37～40 周，未进入产程，或刚进入产程，孕妇突感较多液体自阴道流出，继以少量间断性排出，腹压增加时，如咳嗽、喷嚏、负重等，即流水增加。气血虚弱者兼见产道干涩，阵痛微弱，产程长神疲乏力，心悸气短；气滞血瘀者兼见产道干涩，阵痛难忍，产程过长，烦躁不安，胸闷脘胀。肛查时，触不到羊膜囊，如上推先露部，则可见到流液量增多。若消毒阴道行窥器检查，常可见到少量液体自子宫颈口流出，或后穹隆有数毫升液体存留，所以诊断多无困难。此外，流液应与尿失禁、阴道炎溢液鉴别，可以通过实验室检查及 B 超检查诊断及鉴别诊断。

实验室检查：①阴道液涂片检查，取阴道后穹隆积液置于清

洁的玻片上，使之均匀，干燥后镜检，如见到羊齿植物状结晶，即为羊水。②阴道液酸碱度测定，用试纸测定阴道液酸碱度，正常阴道液 pH 4.5～5.5，尿液 pH 5.5～6.5，羊水 pH 7.0～7.5。若阴道液 pH>6.5，提示胎膜早破可能行大。③B 超检查，可发现羊水平段降低，甚至可见羊水过少情况。

治疗 此病的辨证治疗，气血虚弱者宜补气养血、润胎催产，方选蔡松汀难产方（《经验方》）或当归补血汤（《内外伤辨惑论》），促进胎儿娩出；气滞血瘀者以行气化瘀、滑胎催产，方选济生汤（《达生篇》）。同时，需掌握如下处理原则：①妊娠足月已临产，产程进展顺利，可等待其自然分娩；有剖宫产指征者，可行剖宫产。②妊娠足月，若未临产，又无感染症状者可观察12～24 小时，如产程仍未发动，则宜引产或剖宫产。

预防调护 临证遇此，当严密观察，及时处理。产妇应立即住院，绝对卧床休息，以侧卧为宜，防止脐带脱垂，要密切注意胎心音变化，切不可滥用催生、破血、耗气之剂，并注意外阴清洁，避免邪毒乘虚入侵胞中。

（胡晓华）

nánchǎn

难产（dystocia） 妊娠足月临产时，分娩困难，胎儿不能顺利娩出的疾病。古人又称产难、乳难。西医学产力异常、精神因素所致的难产可参照该病辨证治疗。

历史沿革 中医有关难产的记载，首见于隋·巢元方《诸病源候论·妇人难产病诸候》。书中阐述了各种难产的病因。唐·昝殷《经效产宝》中"治产难诸病方论""难产令易产方论"，介绍了一些治疗难产的方药。宋·陈自明《妇人大全良方》论述因母而致难产病理，主要责之气与血，指出"凡妇人以血为主，惟气顺则血顺，胎气安而后生理和。今富贵之家，往往保惜产母，惟恐运动，故羞出入，专坐卧，曾不思气闭而不舒快，则血凝而不流畅，胎不转动，以致生理失宜，临产必难，甚至闷绝……贫者生育，日夕劳苦，血气舒畅，生理甚易，何俟乎药！则孕妇常贵于运动者明矣"。宋·杨子建《十产论》详细介绍了难产证治 11 种，还有纠正胎位的各种手法。《保产要旨》云："难产之故有八，又因子横、子逆而难产者；有因胞水沥干而难产者；有因女子矮小，或年长遣嫁，交骨不开而难产者……有因体肥脂厚、平素逸而难产者；有因子壮大而难产者；有因气虚不运而难产者。"

病因病机 难产的原因十分复杂，病因归纳起来有产力异常、产道异常、胎儿及胎位异常。其中，产道异常或胎儿及胎位异常者，在分娩之际非药物所能奏效，常需手术或手法助产。此条主要指产力异常所致难产。产力是将胎儿及其附属物从宫腔内排出体外的力量，包括子宫收缩力（简称宫缩力）、腹压及肛提肌的收缩力等。其中，宫缩力是分娩的主要动力，贯穿分娩的全过程，具有节律性、对称性和极性，使宫口开大、胎头下降，直至最后娩出胎儿与胎盘。宫缩的强度、频率及节律发生异常时，就会影响到产程的顺利进展而发生滞产甚至难产。如果产道及胎儿、胎位均正常，仅子宫收缩失去其节律性或强度、频率异常，影响产程进展者，为产力异常。产力异常可分为子宫收缩乏力和子宫收缩过强，以宫缩乏力为多见。

该病产生的主要机制是气血虚弱或气滞血瘀。但无论因虚因滞，均能影响子宫的正常活动，而致难产。①气血虚弱：素体虚弱，气血不足；或因临产用力过早，耗气伤力，不能促胎外出，或临产胞浆早破，浆干液枯，滞涩难产，表现为宫缩无力。②气滞血瘀：临产过度紧张，忧愁恐怖，或产前过度安逸，以致气不运行，血不流畅；或感受寒邪，寒凝血滞，气机不利，气血运行不畅，运胎障碍，以致难产，表现为子宫收缩不协调、子宫收缩过强，产程过长。

诊断与鉴别 难产以产程进展缓慢，甚至滞产为特征。虚证表现为子宫收缩力弱，宫缩时子宫不隆起，宫壁不坚硬，宫口的开大和先露的下降也相应地缓慢甚至停滞，伴见神疲乏力、心悸气短等；实证表现子宫局部呈痉挛性不协调收缩，形成环性狭窄，坚箍胎体，阻碍先露部下降，表现为持续腹痛，剧烈难忍，不堪忍受，产妇精神紧张，烦躁不安。

需通过超声、产科检查及骨盆测量与产道异常、胎儿及胎位异常引起的难产鉴别。

辨证论治 难产一证，有虚有实，当仔细辨识。治疗上以调和气血为主。虚者补而调之，治宜补益气血；实者行而调之，采用理气活血、化瘀催生等法。注意补虚不宜过于滋腻，以防滞产；化瘀不可过于破血耗气，以免耗气伤血，加重难产。

气血虚弱证 临产后阵痛轻微，宫缩时间短，间歇时间长，产程进展缓慢，面色苍白，神疲肢软，心悸气短，舌淡，苔薄，脉大而虚或沉细而弱。治宜大补气血，方选蔡松汀难产方（经验方），以黄芪（蜜炙）、当归、茯神、党参、龟甲（醋炙）、川芎、白芍（酒炒）、枸杞子组成。

气滞血瘀证 产时腰腹疼痛剧烈，按之痛甚，宫缩虽强但间歇不匀，久产不下，精神紧张，心情烦躁，胸闷脘胀，时欲呕恶，面色紫暗，舌黯红，苔薄白，脉弦大，至数不匀。治宜理气活血、化瘀催产，方选催生饮（《济阴纲目》）加减，常用药物有当归、川芎、大腹皮、枳壳、白芷、益母草。

其他疗法 ①针刺：取合谷（双）、三阴交（双）、支沟（双）、太冲（双）等穴位，强刺激，留针 15～20 分钟。②耳针：取子宫、交感、内分泌、神门等穴位，中等刺激，每隔 5 分钟捻转一次。③穴位注射：合谷、三阴交穴，可注射维生素 B_1。

预后 难产贵在及时发现，正确诊断，正确处理。若处理得当及时，可顺利分娩。对产道异常、巨大胎儿、胎位异常、胎儿畸形等所致难产，要按西医产科学原则处理。若属于产力异常可按中医辨证施治原则分清虚实而治之，必要时中西医结合治疗。若处理不及时或不正确，会发生胎儿死亡、子宫破裂、产褥感染等，危及母婴生命或留下后遗症。

预防调护 ①加强围产期保健，积极处理孕期高危因素。②做好产前宣教，解除产妇思想顾虑，消除紧张情绪。③鼓励产妇多进饮食，做到"睡、忍痛、慢临盆"，使产妇有适当的休息和睡眠，保持充沛的精力。④临产时指导产妇排空膀胱，正确运用腹压。⑤配合药物和针灸，产力常可恢复正常。

（胡晓华）

bāoyī bù xià

胞衣不下（retention of placenta） 胎儿娩出后，经过 30 分钟以上，胎盘不能自然娩出的病证。又称息胞、息胎、儿衣不下、胞衣不出、胎衣不下。胞衣即西医的胎盘和胎膜之总称。

历史沿革 该病始见于《诸病源候论》，其曰："有产儿下，若胞衣不落者，世谓之息胞。"其因乃"产妇初时时用力，比产儿出而体已疲顿，不能更用气，产胞经停之间，外冷乘之，则血道否涩，故胞久不出"。《陈素庵妇科补解·产后众疾门卷之五·产后胞衣不下方论》曰："产后儿已生，而胞衣不下；或儿生后，产母体疲，不能复用力，经停之间，外冷乘之，则血道阻涩，或恶血流入胞中衣为血所胀满，故胞衣不下也。"其明确指出胞衣不下的病因为虚和瘀。明·王化贞《产鉴》云："书云，妇人百病，莫甚于生产，临产莫重于催生，既产莫重于胞衣不下，所以不下者，讫血流于衣中，为血所胀，治之稍缓，胀满冲心，疼痛喘急，必致危殆。"其指出产后胞衣不下的严重后果，可危及产妇生命，提出用"花蕊石散"治疗，同时尚有"乳珠丹""催生万金膏"治难产及胞衣不下的记载。明·薛立斋在《校注妇人良方》中，又补充"用蓖麻子仁涂右脚心"，或用"益母丸便效"。可见当时已有了胎衣不下的外治方法。《医宗金鉴妇科心法要诀·产后门·胞衣不下证治》曰："胞衣不下因初产，用力劳乏风冷凝，下血过多产路涩，血入胞衣腹胀疼，急服夺命没竭散，勿使冲心喘满生。喻令稳婆随胎取，休惊产母莫教闻。"并附有夺命散方药。清代《胎产心法》明确指出"有因气血虚弱，产母力乏，气不转运，不能传送而停搁不下"为该病的主要病机。《傅青主女科》则以血虚立论，其曰："胞衣留滞于腹中二三日不下，心烦意躁，时欲昏晕，人以为胞衣之蒂未断也，谁知是血少干枯，粘连于腹中乎！……胞衣不下，瘀血未免难行，恐有血晕之虞耳，治法仍宜大补其气血，使生血以送胞衣，则胎衣自然润滑，润滑则易下。"

病因病机 中医学认为，胞衣的娩于出有赖气血调和与气机的传送。导致胞衣不下的病机有虚实两方面。虚者为气虚无力运送所致，实者则由于血瘀气滞或寒凝血瘀，以致胞衣不下。①气虚：产妇素体虚弱，元气偏虚，中气不足，或产程过长，用力过度，耗伤正气，则致气虚无力运送而致胞衣不下。②血瘀：素体虚弱或素多忧郁，或调摄失宜，感受寒邪，致血行迟滞，经脉失畅，瘀结胞中，胞衣不能及时排出，以致胞衣不下。

诊断与鉴别 凡胎儿娩出后经过 30 分钟以上，胎盘仍不能自然娩出即可诊断。常伴有大量阴道出血或内出血，内出血时会导致宫腔积血，子宫底会升高，严重失血可致心悸气短、面色苍白、肢冷汗出、脉微细欲绝。主要通过检查对胎盘剥离滞留、胎盘嵌顿、胎盘粘连或胎盘植入等因素导致的胞衣不下进行鉴别。

辨证论治 胞衣不下的辨证，应根据阴道出血的多少、腹痛的轻重，并结合其他伴有证候与舌、脉进行辨证。气虚失运者，治当补气养血为主；瘀血阻滞者治当化瘀为要。

气虚证 胎儿娩出后，胞衣不能自行娩出，阴道流血量多、色淡，小腹坠胀，按之有块而不痛，面色苍白，头晕心悸，神疲乏力，舌质淡，苔薄白，脉细弱。治宜补气养血、活血下胞，方选加参生化汤（《傅青主女科》），由人参、当归、川芎、炮姜、桃仁、炙甘草、升麻组成。

血瘀证　胎儿娩出后，胞衣不能自行娩出，阴道出血量多、色黯有块，或阴道出血量少，少腹疼痛有包块拒按，面色紫黯，舌质紫黯、脉弦涩。治宜活血化瘀、通利下胞，方选牛膝汤（《太平惠民和剂局方》），由牛膝、瞿麦、当归、通草、滑石、冬葵子组成。

其他疗法　针灸治疗：①气虚型，取关元、三阴交、至阴穴等，针用补法并灸之。②血瘀型，取中极、气海、合谷、三阴交、至阴穴等，针用泻法并灸之。

预后　该病若伴阴道大量出血，可致血虚气脱而晕厥。有时虽阴道出血甚少，但胞宫内积血甚多，按压腹部或胞宫，可有大量血块和血液涌出，产妇同样可因血虚气脱而晕厥。而且失血过多，血室正开，处理不当，可致邪毒感染，发生产后发热、产后腹痛等病。因此对胞衣不下及时、恰当的处理是十分重要的。

预防调护　①孕前应避免多次人工流产和不必要的宫腔手术及操作，减少子宫内膜炎的发生，降低胎盘粘连导致胞衣不下的概率。②产时不要过早或过量使用宫缩剂，勿粗暴按摩子宫，避免在子宫下段形成缩窄环影响胎盘排出。③在待产的过程中，要注意产房的温度和产妇的保暖，注意让产妇充分休息及在产程中保存精力和体力，预防因受寒和气虚而导致该病的发生。胞衣不下的诊治以西医为主，无出血或出血不多者，可考虑中医辨证治疗。

出血量多者，应当机立断急症处理。胎盘植入者，应立即手术。

（胡晓华）

chǎnhòubìng

产后病（postpartum disease）

产妇在产褥期内发生与分娩或产褥有关的疾病。产后，系指孕妇分娩后，母体恢复至孕前状态的一段时间，又称产褥期，一般约需 6 周。亦有将产后 7 日称为"新产后"。古人有"弥月为期""百日为度"之说，俗称"小满月"和"大满月"，即产后 1 月（弥月）为小满月，产后 3 月（百日）为大满月。

新产阴血骤虚，阳气易浮，产后一二日可见低热、自汗，胞宫复缩可有小腹疼痛，产后尚有恶露排出、泌乳育儿等生理状态，故产后常见病证多因各种原因所致生理失衡而发病。临床常见的产后病有产后血晕、产后痉病、产后发热、产后腹痛、产后恶露不绝、产后身痛、产后汗症、产后大便难、产后小便异常、缺乳、产后乳汁自出、产后郁证、产后血劳等。上述诸病，多发生于新产后。

历史沿革　产后病，《金匮要略》有专篇论述，嗣后医籍论述日渐广泛。历代医家将产后常见病和危急重症概括为"三病""三冲""三急"，如汉代《金匮要略·妇人产后病脉证治》指出"新产妇人有三病，一者病痉，二者病郁冒，三者大便难"。《陈素庵妇科补解·产后众疾门》云："产后三日内最险之症有三，败血冲心则血晕，冲肺则发喘、气急，冲胃则呕吐、胀急，甚或发秽，以其不下行而上逆。"《张氏医通·妇人门下》云："……大抵冲心者，十难救一，冲胃者，五死五生，冲肺者，十全一二。"又

云："产后诸病，唯呕吐、盗汗、泄泻为急，三者并见必危。"

病因病机　由于分娩时用力、出血、出汗，或因手术损伤等均造成产妇阴血亏虚，元气大伤，百节空虚，加之还要排出胞中余血浊液，故百脉空虚，多虚多瘀是产后生理特征及发病基础。主要病因有气血两虚、瘀血内停、外感邪气、饮食劳倦等。基本病机有三，一是亡血伤津，元气亏虚，虚阳外浮，虚火易动；二是瘀血内阻，气机阻滞，败血妄行；三是脏腑虚弱，易为饮食劳倦、外邪所伤。产后病源于气血津液虚损，其正虚邪盛，多虚多瘀是其发病特点。

诊断　在应用四诊、八纲、脏腑、气血辨证之时，还须根据产后的生理、病因病机特点进行"三审"。《张氏医通》云："凡诊新产妇，先审小腹痛与不痛，以征恶露之有无。次审大便通与不通，以征津液之盛衰。再审乳汁行与不行及乎饮食多少，以征胃气之充馁。"即先审小腹痛与不痛，以辨有无恶露停滞；次审大便通与不通，以验津液的盛衰；再审乳汁的行与不行和饮食多少，以察胃气的强弱。通过三审，结合产妇体质及症状、舌脉，进行综合分析，作出正确的诊断。

治疗原则　应根据产后亡血伤津、元气受损、瘀血内阻、多虚多瘀的生理特点，本着"勿拘于产后，勿忘于产后"的原则，结合病情进行辨证论治。《医宗金鉴·妇科心法要诀》："胎前无不足，产后无有余，此言其常也。然胎前虽多有余之证，亦当详察其亦有不足之时；产后虽多不足之证，亦当详审其每挟有余之证也。"《景岳全书·妇人规》："产后气血俱去，诚多虚证。然有虚

者，有不虚者，有全实者，凡此三者，但当随证随人，辨其虚实，以常法治疗，不得执有诚心概行大补，以致助邪，此辨之不可不真也。"实为产后病诊治之要领。补虚不滞邪、攻邪不伤正，勿犯虚虚实实之戒。选方用药照顾气血，补虚扶正勿滋腻，以免滞气留邪；祛邪治实勿过峻，以免耗气伤阴；清热勿过用苦寒，以免碍气血畅行；祛寒不过于温燥，以免耗伤津血；开郁勿耗散，消导必兼扶脾，以免伤其胃气或影响乳汁生化。同时，应注意产后用药"三禁"，即禁大汗以防亡阳，禁峻下以防亡阴，禁通利小便以防亡津液。但张氏又云："详此说法虽为产育之法，然病变不同，倘有是症则不得用是药，所谓有病则病受之也，第此经常之法，故不可不知，而应变之权，亦不可执一也。"

预防调护 ①居室宜寒温适宜，空气流通，阳光充足，不宜关门闭户。②衣着宜温凉合适，以防外感风寒或中暑。③饮食宜清淡，富含营养而易消化，不宜过食生冷辛辣和肥腻煎炒之品，以免内伤脾胃。④宜劳逸结合，以免耗气伤血；心情宜轻松舒畅，不宜悲恐抑郁太过，以防情志伤人。⑤产后百日内，不宜交合，勿为房室所伤。⑥尤宜保持外阴清洁卫生，以防病邪乘虚入侵。

(卢 苏)

xīnchǎnhòu sānbìng

新产后三病 (three new postpartum disease)

容易发生于新产后的三种病证，即病痉、郁冒、大便难。产后病痉多因新产血虚，营卫失调，腠理不固，汗出过多，易感受风邪。阴血虚少，则不能濡养筋脉，复感风邪，则易化燥伤筋，因而病痉。郁冒多因产后

亡血复汗，阴血两虚，虚阳上越，外感寒邪，寒邪外束则阳气不能外达，因而郁冒。大便难乃因产后血虚多汗，血与汗皆津液所生，津液大伤，故令胃干肠燥而大便难。

诊断与鉴别： 新产后三病的特点是发生在产后数天内。需要与产后子痫、产后血晕等鉴别。①产后病痉指产妇在新产后出现汗出过多、口渴面赤、手足抽搐等症状。产后病痉与产后子痫均以产后抽搐为主症。产后子痫多发生在产后24小时内，孕晚期多伴有妊娠高血压综合征，抽搐前多有头痛、视物模糊、胸闷等前驱症状，抽搐后常伴有昏迷；产后病痉多发生在产后数日内，抽搐但神志清楚。②产后郁冒指产妇除头晕目眩、郁闷不舒外，还伴有脉微弱、呕不能食、大便难、但头汗出等症。产后郁冒与产后血晕均可出现头晕目眩、不能起坐、胸闷恶心，但产后郁冒是因产后亡血复汗，阴血亏虚，虚阳上越，又遇寒邪外袭所致；产后血晕则因产后失血过多或恶露不行所致，并非外感所致。③产后大便难指产妇在新产后饮食正常，大便数日不解，粪质坚硬，艰涩难下或虽粪质不坚，但努责难出。产后大便难须与其他病变引起的大便难鉴别，如痔疮、肛裂及直肠赘生物。此类病证大多妊娠前即有症状，或妊娠后及产后有所加重，可通过肛检或直肠纤维镜检鉴别。

治疗原则： 产后病痉治宜滋阴养血、固表止汗、疏风散邪。产后郁冒宜益气养血、疏散寒邪。产后大便难总以养血益气、润肠通便为主，阴虚火燥兼以滋阴清热，阳明腑实兼以通腑泄热。

(卢 苏)

chǎnhòu sānchōng

产后三冲 (three postpartum severe disorder)

产后三种危急重症，即冲心、冲肺、冲胃。产后三冲出自《张氏医通》，其曰："败血上冲有三，或歌舞谈笑，或怒骂坐卧，甚者逾墙上屋，口咬拳打，山腔野调，号佛名神，此败血冲心，多死……若饱闷呕恶，腹满胀痛者，曰冲胃……若面赤呕逆欲死，曰冲肺。"败血，即溢出脉外之血，或胞中异物入于血脉，属于瘀血。瘀血突然阻滞心脉、肺胃，则病情凶险。《张氏医通》指出其危险性极高，"大抵冲心者，十难救一；冲胃者，五死五生；冲肺者，十全一二"。

病因病机： 产后三冲多由于产妇产时用力，产创出血，元气亏虚，运血无力，以致瘀血内阻。若败血上冲，阻滞心脉，扰乱心神即表现为冲心；若败血随冲气上乘于胃，胃失受纳，逆而上冲即表现为冲胃；若败血上冲于肺，肺失宣降即表现为冲肺。

临床表现： ①冲心，产妇多表现为神志错乱，歌舞谈笑，或怒骂坐卧，甚者逾墙上屋，口咬拳打。②冲胃，产妇多表现为脘腹胀痛，恶心呕吐，恶露量少或不下，舌黯，脉涩。③冲肺，产妇多表现为面赤，胸闷烦躁，咳嗽气喘，呕逆欲死，舌黯，脉弦细。

治疗原则： 总体治疗原则为行血、逐瘀、降逆。《张氏医通》中较详细地记载了产后三冲的用药，"败血冲心，多死。方书用龙齿清魂散，然用之多不应，不若花蕊石散最捷，琥珀黑龙丹亦效；如若闷乱，不致癫狂者，失笑散加郁金……冲胃，古法用五积散，余尝用平胃加姜、桂，往往获效。不应，送来复丹；呕逆腹胀血化为水者，《金匮》下瘀血汤……冲

肺，二味参苏饮，甚则加芒硝荡涤之"。由于病情危重，应中西医结合积极救治。

（卢 苏）

chǎnhòu sānjí
产后三急（three postpartum emergencies）
产后三种急证，即呕吐、泄泻、盗汗。由于分娩时耗气伤血，产后多虚，尤其是阴血耗损。若产后呕吐、泄泻、盗汗，重伤阴津，极易发生阴竭阳亡、元气虚脱之危候。

病因病机：①产后呕吐多因产后劳伤脏腑，寒邪乘袭脾胃，胃失和降，上逆而呕；或产后恶露不行，瘀血留滞，上逆犯胃；或产后脾胃虚弱，饮食不节，食滞不化，胃气滞塞而上逆；或产后劳伤脾胃，脾失运化，湿聚成痰，痰饮犯胃，胃失和降。②产后泄泻多因产后脏腑虚弱，复为饮食或外邪所伤，致使脾阳失运，不能分清化湿，湿邪下注肠道，传化失司致泄泻不止。③产后盗汗主要因产后亡血伤津，阴液不足，阴不制阳，虚火内灼，迫津外泄。产后三急不仅造成津液的大量流失，且脾胃虚弱而生化无源，以致气血津液极度匮乏。

临床表现：①产后呕吐，产妇呕吐不欲食，脘腹冷痛，得温则舒或呕吐吞酸，脘腹饱满，恶闻食臭，或呕吐痰涎，胸闷心悸，或呕吐痰涎，恶露量少或不行，舌紫黯脉涩。②产后泄泻，产后大便次数增多，粪质稀薄，甚则泻出如水样。③产后盗汗，产妇睡时汗出，醒后即止。

治疗原则：产后呕吐宜健脾和胃、消食降逆，根据兼证不同配合活血、消痰等治法；产后泄泻宜健脾固肾止泻；产后盗汗宜滋阴降火、固津敛汗。若不及时治疗，则可致亡阴亡阳之危候，

急需补液固脱。

（卢 苏）

chǎnhòu xuèbēng
产后血崩（massive postpartum hemorrhage）
产妇分娩后，以突然阴道大量出血为主要表现的疾病。又称产后崩中。特点是产后暴崩下血，尤其是新产后24小时内出血量达500ml以上，若救治不及时，可导致厥脱，甚至危及产妇的生命，故为产后危急重症之一。西医学产后出血与子宫收缩乏力、软产道损伤、胎盘胎膜部分残留、凝血功能障碍有关，可参照该病辨证治疗。

历史沿革 隋代《诸病源候论》卷四十四："产伤于经血，其后虚损未平复，或劳役损动，而血暴崩下。"《妇人大全良方·产后门·产后血崩方论》："产后血崩者何？答曰：产卧伤耗经脉，未得平复而劳役损动，致血暴崩，淋沥不止；或因酸咸不节，伤蠹荣卫，气血衰弱，亦变崩中。"清代《医宗金鉴·妇科心法要诀》从病机证治方面进行论述，曰："产后阴血已亡，更患崩证，则是血脱气陷，其病非轻，当峻补之。"《广嗣五种备要》云："产后血水大来，须看颜色之红紫，形气之虚实。"

病因病机 该病常由气虚、血瘀和产伤所致。①气虚：产妇素体虚弱，或因产程过长，疲劳过度，损伤元气，气虚冲任不固，血失统摄，则致血崩。②血瘀：产时血室正开，寒邪乘虚而入，余血浊液为寒邪凝滞，或情志不遂，气血瘀滞，瘀阻冲任，新血不得归经，而致崩下不止。③产伤：产时助产不当，或产力过强，产程进展过快，或胎儿过大，以致产道损伤，胞脉胞络破损，遂使流血不止，而致血崩。

诊断与鉴别 依据病史、症状、体征与检查可进行诊断。①病史：素体虚弱，或为多胎、巨大胎儿，或产程进展过快，或滞产、难产，产时感受寒邪。②症状：新产后突然阴道大量出血，特别是产后24小时内出血量达500ml以上。③体征：产科检查可见软产道损伤，会阴疼痛，触及张力大、有波动感的肿物；或胎盘胎膜缺损，胎盘胎儿面有断裂血管；或子宫收缩不良，软而大或硬而疼痛，按之益甚。④检查：实验室检查血红蛋白及血小板计数降低，凝血功能检查血浆凝血酶原时间缩短、凝血因子活性降低及纤维蛋白原减少等。胎盘残留者B超检查显示子宫内膜线不清，宫腔内有强光团回声或细小强光团回声，有时可见暗区间杂其中。

该病应与产后恶露不绝鉴别。产后恶露不绝是指产后血性恶露持续10天以上，仍淋漓不尽者；产后血崩主要是指产后7日内的阴道大量出血，并以产后24小时内大出血为主要特点。

治疗 产后血崩无论虚实都属危急重症，应予以高度重视，查明原因，积极进行中西医结合抢救，以免延误病情，危及产妇生命。

急症处理 主要是针对出血原因，迅速止血；补充血容量，纠正失血性休克；防治感染。

辨证论治 治疗时按虚实辨证施治。

气虚证 新产后，突然阴道大量出血，血色鲜红，头晕目眩，心悸怔忡，气短懒言，肢冷汗出，面色苍白，舌淡，脉虚数。治宜补气固冲、摄血止崩，方选升举大补汤（《傅青主女科》）加减，常用药物有黄芪、白术、陈皮、人

参、炙甘草、升麻、当归、熟地黄、麦冬、川芎、白芷、荆介穗（炒黑）、地榆炭、乌贼骨。若昏不知人、肢冷汗出、脉微细欲绝者，为气随血脱，宜补气固脱，方用独参汤（《十药神书》）。若冷汗淋漓、四肢厥逆者，宜回阳救逆，方用参附汤（《妇人大全良方》）。

血瘀证　新产后，突然阴道大量下血，夹有血块，小腹疼痛拒按，血块下后腹痛减轻，舌紫黯，或有瘀点瘀斑，脉沉涩。治宜活血化瘀、理血归经，方选化瘀止崩汤（《中医妇科学》），由金银花、野菊花、蒲公英、紫花地丁、紫背天葵组成。

产伤证　新产后，突然阴道大量下血，血色鲜红，持续不止，软产道有裂伤，面色苍白，舌淡，苔薄，脉细数。治宜益气养血、生肌固经，方选牡蛎散（《证治准绳》），由煅牡蛎、川芎、熟地黄、白茯苓、龙骨、续断、当归、炒艾叶、人参、五味子、地榆、甘草组成。若软产道裂伤，应及时缝合止血，继以中药调治。

转归预后　若能及时治疗，大多痊愈。反之，出血日久可导致贫血，如有胎盘胎膜残留，可继发感染，严重者可因出血过多而休克，应积极抢救。

预防调护　①加强早期妊娠检查及妊娠期营养调护，做好妊娠期保健。②提高助产技术，正确处理分娩三个产程。③产后积极检测生命体征，及早发现出血和休克。④一旦发生产后出血量多，须迅速查明引起出血的原因，及时纠正失血引起的低血容量，进行针对性治疗。

（卢苏）

chǎnhòu xuèyùn

产后血晕（postpartum hemorrhagic syncope）

产妇分娩后，以突然头晕目眩、不能起坐，或心胸满闷、恶心呕吐、痰涌气急、心烦不安、神昏口噤，甚则昏不知人为主要表现的疾病。又称产后血运。多发生在产后数小时内，由产后大量出血，心神失养，或出血量少，血瘀气逆所致。属妇产科急危重症之一。若救治不及时，往往危及产妇生命。根据中医古籍记载描述，该病涵盖了西医学产后出血、羊水栓塞等所导致的晕厥或休克。

历史沿革　产后血晕的记载始见于隋代《诸病源候论·产后血运闷候》，其曰："运闷之状，心烦气欲绝是也。亦有去血过多，亦有下血极少，皆令运。"唐代《经效产宝·产后血晕闷绝方论》首载"血晕"一词。此后各代医家对该病的病机证治多有论述。宋代《产育宝庆集》认为"产后气血暴虚，未得安静，血随气上，迷乱心神，故眼前生花，极甚者，令人闷绝不知人，噤神昏气冷"，提出以醋熏促其苏醒的外治法，并有多条急救方。明代《景岳全书·妇人规》指出该病有虚实两端，其曰："但察其面白、眼闭、口开、手冷、六脉细微之甚，是即气脱证也。""如果形气脉气俱有余，胸腹胀痛上冲，此血逆证也。"主张虚者以人参急煎浓汤，实者宜失笑散治之。对猝时昏晕、药不及者，速以醋涂口鼻，或用烟熏之急治。清代《傅青主女科·产后血晕不语》提出"急用银针刺其眉心，得血出则语矣，然后以人参一两煎汤灌之，无不生者"。

病因病机　主要病机有虚、实两端。虚者因阴血暴亡，血虚气脱，心神失养；实者因瘀血停滞，瘀阻气闭，气逆攻心，扰乱心神。①血虚气脱：产妇素体虚弱，气血不足，加之产时失血过多，致气随血脱，阴脱阳浮，心神失养而见血晕之脱证。②瘀阻气闭：素体阳气不足，或素有癥瘕，或临产感受寒邪，或产时过度紧张，或因手术创伤，血阻气闭，蒙蔽心窍而见血晕之闭证。

诊断与鉴别　依据病史、症状、体征与检查可进行诊断。①病史：素体虚弱，气血不足，或素体阳气不足，内有癥瘕。②症状：新产或产褥期内失血过多；或在恶露量排出很少的情况下，产妇突然出现头晕目眩、恶心呕吐、不能起坐、胸满喘促、痰壅气急、心悸愦闷、烦躁不安，甚则昏不知人。③体征：体温下降，血压降低，呼吸急促，脉搏加快或减慢，意识模糊；产科检查可见胎盘缺损，或子宫收缩乏力，或软产道裂伤等。④检查：实验室检查血红蛋白低、凝血功能异常等。

产后血晕与产后郁冒、产后子痫、产后痉病均发生于新产之际，均以晕厥或意识障碍为特征，临证当以详辨。①产后郁冒：发生于新产后及产褥期，因产后亡血多汗，复感寒邪所致，表现为头晕目眩、郁闷不舒、呕不能食、大便反坚、但头汗出、但神清、恶露正常。②产后子痫：产前有面目肢体水肿、眩晕、高血压、蛋白尿等病史，常于妊娠晚期、临产时或新产后突发眩晕倒仆、昏不知人、四肢抽搐、角弓反张、两目上视、牙关紧闭，须臾醒而复发，甚至昏迷不醒，但无阴道出血过多或恶露不下。③产后痉病：多由产时创伤，感染邪毒，或产后亡血伤津，筋脉失养所致。症见四肢抽搐、项背强直，甚则口噤、角弓反张。产后痉病、产后血晕二者均可出现神志不清，但产后血晕无四肢抽搐及角弓反张。

治疗 产后血晕属危急重症，应予以高度重视，查明原因，本着"急则治标，缓则治本"的治疗原则，积极进行中西医结合抢救，以免延误病情，危及产妇生命。

急症处理 当产后血晕发生休克时，应首先抗休克、促其复苏，采取下列措施：①立即将产妇置于头低脚高的仰卧体位，同时予以保温。②针刺眉心、人中、涌泉等穴，强刺激以促其苏醒。③丹参注射液、参麦注射液、参附注射液静脉推注或点滴，迅速补充血容量以抗休克。④结合西医有关"产后出血"的原因，即子宫收缩乏力、胎盘因素、软产道裂伤、凝血功能障碍等，迅速止血。

辨证论治 产后血晕有脱证、闭证之分。根据病史、晕厥的特点、恶露的多少及全身症状等辨别虚实。分为虚脱、实闭两类证候。

血虚气脱证 产时或产后失血过多，突然头晕目眩，面色苍白，心悸愤闷，重者昏不知人，眼闭口开，手撒肢冷，舌质淡，少苔，脉微欲绝或脉大而虚。治宜益气固脱，方选参附汤（《济生续方》）或独参汤（《十药神书》），常用药物有人参、炮附子。若兼见冷汗淋漓、四肢冰凉、舌淡苔白、脉浮大而虚，属阳虚气脱、卫表不固者，给予扶阳救脱汤（《中医妇科治疗学》），由高丽参、熟附子、黄芪、浮小麦、乌贼骨组成。若兼见心神不定、精神恍惚、脉沉细欲绝，属血虚气脱、心神失养者，给予补气解晕汤（《傅青主女科》），由人参、生黄芪、当归、荆芥穗、干姜炭组成。

瘀阻气闭证 新产后恶露不下或下之甚少，小腹疼痛拒按，胸闷喘促，恶心呕吐，神昏口噤，不省人事，两手握拳，牙关紧闭，面色青紫，唇舌紫黯，少苔，脉细涩。治宜行血逐瘀，方选夺命散（《妇人大全良方》）或血竭散（《卫生家宝产科备要》）或牛膝散（《太平圣惠方》），常用药物有牛膝、炒当归、延胡索、川芎、鬼箭羽、益母草、生地黄、血竭、没药。若产后症见神昏、眼黑口噤、恶露或胞衣不下、腹痛拒按、面色青紫、手足不温、舌淡而黯、脉沉细涩，属寒凝血瘀者，给予黑神散（《经效产宝》），由黑大豆、熟地黄、当归、芍药、蒲黄、肉桂、干姜、炙甘草组成。

其他疗法 产后血晕，不省人事，促其复苏为当务之急。一般亦要辨其虚脱、实闭的不同，给予不同的复苏方法。

实闭 ①醋炭熏鼻法：即将烧红之炭，淬醋中，熏鼻，或者将铁器烧红淬醋中熏鼻也可。②搐鼻法：开关散（《奇效良方》）搐鼻取嚏。③针刺法：针刺印堂、水沟（人中）、涌泉穴，用强刺激手法。

虚脱 ①中医：独参汤，或者参附汤频服之。②西医：输液、输氧、输血等措施。

转归预后 产后出血是导致孕产妇死亡的首位原因。由于出血量多、势急，稍有延误，不能迅速有效的止血，产妇常可在瞬息间死亡。即使挽回生命，亦可因血气虚衰，而致产后缺乳、闭经，或继发产褥感染。若病情较轻，及时处理，则多能痊愈。若产时发生羊水栓塞，引发急性肺栓塞、过敏性休克、弥散性血管内凝血、肾衰竭等，则死亡率高，预后不良。

预防调护 产后血晕常由产后出血所致，预防和避免产后出血是其关键。①做好妊娠期保健，加强产前检查：及时发现和治疗可能引起产后出血的相关疾病，如妊娠期高血压疾病、贫血、羊水过多等。②正确处理产程：预防产程延长，防止软产道损伤，胎盘娩出后应仔细检查胎盘和胎膜有无缺损。③重视产后观察：产后2小时是产后出血发生的高峰期，应严密观察产妇的面色、生命体征、子宫收缩和阴道出血情况，发现异常，及时处理。

（卢 苏）

chǎnhòu jīngbìng

产后痉病（postpartum convulsion disease）

新产后突然发生的以四肢抽搐、项背强直甚则口噤不开、角弓反张为主要表现的疾病。又称产后发痉、产后痉风。与西医学的产后抽搐症和产后破伤风类似。产后破伤风病情发展快，变化迅速，若抢救不及时，可危及产妇生命。

历史沿革 产后痉病的记述始见于东汉张仲景《金匮要略·妇人产后病脉证并治》，其曰："新产血虚，多汗出，喜中风，故令病痉。"指出引起产后发痉的原因多因产后血虚，汗出过多，风邪趁虚侵入而致。隋代《诸病源候论》已专设"产后中风痉候"，从病因病机、症状及预后方面进行论述，提出："产后中风痉者，因产伤动血脉，脏腑虚竭，饮食未复，未满日月，荣卫虚伤，风气得入五脏，伤太阳之经，复感寒湿，寒搏于筋，则发痉。其状口急噤，背强直，摇头马鸣，腰为反折，须臾十发，气急如绝，汗出如雨，手拭不及者，皆死。"宋代《妇人大全良方·产后门·

产后汗出多而变痉方论》认为"产后血虚，肉理不密，故多汗，因遇风邪搏之则变痉"，以小续命汤速灌之。明代《景岳全书·妇人规》强调"凡是遇此证，速当察其阴阳，大补气血。用大补元煎或理阴煎及十全大补汤之类，庶保其生，若认为风痰而用发散消导等剂，则死无疑矣"。清代《傅青主女科》认为"痉因阴血大亏，不论刚柔，非滋荣不能舒筋而活络"，提出用加减生化汤治疗此病。

病因病机 主要病机是亡血伤津，筋脉失养，或感染邪毒，直窜经络。后者病情尤为急重，应严密观察病情变化，采取相应的抢救措施。①阴血亏虚：素禀阴血不足，因产后重虚，或产后失血伤津，营阴损伤，冲任胞脉虚损，血少津亏，脉络空虚，筋脉失养，拘急抽搐，以至发痉。②感染邪毒：产时接生不慎，产创护理不洁，邪毒乘虚而入，损伤脉络，直窜筋脉，以致筋脉拘急而发痉挛。

诊断与鉴别 依据病史、症状、体征与检查可进行诊断。①病史：素体血虚阴亏，产时、产后失血过多，复发汗出，或接生护理不慎，产褥用品不洁，产后伤口污染。②症状：突然口角搐动、四肢抽搐、项背强直、牙关紧闭、角弓反张、面色苍白；或呈苦笑面容，发热恶寒。③体征：产科检查见阴道出血量多，或见软产道损伤。④检查：产后失血过多者血常规可显示血红蛋白或红细胞偏低、血钙测定过低，感染破伤风者分泌物细菌可能培养出破伤风梭菌。

该病需与产后子痫、癫痫鉴别。①产后子痫：二者都以产后抽搐为主症，产后子痫多发生在产后24小时内，既往有妊娠高血压病史；而产后痉病多在产后数日发病。产后子痫抽搐伴昏迷，产后痉证抽搐而神志清。②癫痫产后发作：产妇既往有癫痫病史。

辨证论治 产后痉证，首辨虚实，而后定法。属阴血亏虚者，当治以养血息风为主；属于感染邪毒者，当治以解毒镇痉为主。不可过用辛温之品，以防燥血伤津，变生他证。

阴血亏虚证 产后失血过多，突然头项强直，四肢抽搐，牙关紧闭，面色苍白，舌淡红，苔少或无苔，脉细无力。治宜滋阴养血、柔肝息风，方选三甲复脉汤（《温病条辨》）加减，常用药物有炙甘草、干地黄、阿胶、麦冬、生牡蛎、生鳖甲、生龟甲、天麻、钩藤。

邪毒感染证 产后头项强痛，发热恶寒，牙关紧闭，口角抽搐，面呈苦笑，继而项背强直，角弓反张，舌黯红，苔薄白，脉弦大而浮。治宜解毒镇痉、理血祛风，方选玉真散（《外科正宗》）加减，常用药物有天南星、防风、白芷、天麻、羌活、白附子、僵蚕、蜈蚣。若证轻者，方选止痉散（经验方），由全蝎、蜈蚣组成。

其他疗法 针灸，控制抽搐。一旦抽搐发作，首先控制病情，选用解痉、镇静药物。同时配合针刺疗法。取长强、鸠尾、阳陵泉、人中、颊车、筋缩、合谷、百会穴，采用强刺激手法。

转归预后 产后痉病由于病因不同而预后各异，若阴血亏虚者，病情较缓，积极合理有效治疗，很快即可痊愈。感染邪毒发痉是产后痉病中的急危重症，及时治疗抢救，可痊愈，若失治、误治，可危及生命，预后不良，死亡率高。

预防调护 提高产科手术质量，减少分娩过程中出血量。在接生过程中，严格执行无菌操作，防止产时感染。免疫接种破伤风类病毒是预防产后破伤风的最佳方式。

（卢 苏）

chǎnhòu dàbiànnán

产后大便难（postpartum constipation） 产妇饮食正常而大便秘结艰涩，数日一次，或排便时干涩疼痛，难以排出的疾病。又称产后便秘、产后大便不通等。始见于《金匮要略·妇人产后病脉证并治》，其曰："新产妇人有三病，一者病痉，二者病郁冒，三者大便难。"常见于新产后，与分娩损伤、体虚、缺少运动有关。

病因病机 产后便秘主要因产后亡血、伤津、耗气引起，导致大肠干涩，推行无力，传导失职，大便久留肠内，而坚硬难出。临床亦可见实证，此类产妇多素体强壮，产后气血恢复后，因情志失调、调摄不适等引起。

诊断及鉴别 依据病史、症状、体征与检查可进行诊断。①病史：产妇滞产或难产，产时、产后失血较多，或汗出过多。②症状：饮食如常，大便数日不解，或艰涩难下，或大便不解，努责难出。③体征：腹软，无压痛，肛门局部无异常，或可触及肠形。④检查：实验室检查可无异常发现。

该病当与其他原因所致的便秘、肠道梗阻鉴别。

辨证论治 首辨虚实，次辨气血。明代《景岳全书·妇人规》："凡产后气血俱去，诚多虚证。然有虚者，有不虚者，有全实者，凡此三者当随证、随人。辨其虚实，以常法治疗，不得执有诚心，概行大补，以致助邪。"《金匮要略·妇人产后病脉证并治第二十一》："产妇喜汗出者，亡阴血虚，阳气独盛，故当汗出，阴阳乃复。大便坚，呕不能食，小柴胡汤主之。病解能食，七八日更发热者，此为胃实，大承气汤主之。"文中指出产后便秘不仅可见津血亏虚之虚证，亦可出现大承气汤之实证。实证者不可以虚证论治，当下则下，中病即止，所谓"有故无损，亦无损也"。临证勿犯虚虚实实之戒。大便干燥，艰涩难下者，多属血虚；大便不坚，努责难解者，多属气虚。血虚者，以滋以润；气虚者，以补以行。

血虚津亏证 产后大便干燥，数日不解，或解时艰涩难下，腹无胀痛，或心悸少寐，肌肤不润，面色萎黄，舌淡，苔薄白，脉细弱。治宜滋阴养血、润肠通便，方选四物汤（《太平惠民和剂局方》）加减，常用药物有熟地黄、当归、川芎、白芍、肉苁蓉、柏子仁、火麻仁。若精神倦怠、气短乏力者，酌加白术、黄芪、沙参以益气；口燥咽干者，酌加玄参、麦冬以养阴滋液。若兼内热者，症见口干、胸满腹胀、舌质红、苔薄黄、脉细数，宜养血润燥、佐以泄热，方用麻仁丸（《经效产宝》）加减，常用药物有麻仁（研）、枳壳（炒）、人参、大黄、麦冬、玄参、生地黄。

气虚不运证 产后大便数日不解，伴汗出乏力，气短懒言，舌淡，苔薄白，脉虚缓。治宜益气养血、润肠通便，方选圣愈汤（《医宗金鉴》）加减，常用药物有人参、黄芪、当归、川芎、熟地黄、白芍、火麻仁、生首乌。若腹部痞满不适，加枳壳、木香以行气宽中除痞；心悸失眠者，加酸枣仁、柏子仁以宁心安神。若肺脾气虚，症见大便努责难出，神倦乏力，气短汗出，舌淡，苔薄白，脉缓弱，治宜补脾益肺、润肠通便，方选润燥汤（《万氏妇人科》），由人参、甘草、当归身、生地黄、枳壳、火麻仁、桃仁泥、槟榔汁组成。

阴虚火旺证 产后大便干结，数日不解，伴颧红咽干，五心烦热，舌红，少苔或苔薄黄，脉细数。治宜滋阴清热、润肠通便，方选两地汤（《傅青主女科》）加减，常用药物有生地黄、地骨皮、玄参、白芍、阿胶、麦冬、火麻仁、柏子仁。若五心烦热甚者，可酌加白薇、生龟甲以育阴潜阳、清虚热；口燥咽干者，加石斛、玉竹以润燥生津。

其他疗法 ①针灸：取大肠俞、足三里等穴。②耳针：埋穴大肠区。

（卢 苏）

chǎnhòu fārè

产后发热（postpartum fever）

产褥期内，以产妇发热持续不退，或突然高热寒战，并伴有其他症状的疾病。若产后1~2天内，由于阴血骤虚，营卫失调，轻微发热而不兼有其他症状，属生理性发热，多能自行缓解；或产后3~4天内，泌乳期间有低热，俗称"蒸乳"，亦不属病理范围。若突然高热，或持续高热不退，均属产后发热，又称"产后中风发热"。根据中医古籍记载描述，该病涵盖了西医产褥病之产褥感染、上呼吸道感染、急性乳腺炎、血栓性静脉炎等原因所致的发热。

历史沿革 产后发热的记述最早见于《素问·通评虚实论》，"帝曰：乳子而病热，脉弦小者何如？岐伯曰：手足温则生，寒则死"，指出根据脉象、手足寒温判断产后发热的转归及预后。汉代《金匮要略·妇人产后病脉证并治》则记载了瘀血内结兼阳明腑实发热腹痛及"产后中风发热"，分列大承气汤、竹叶汤与阳旦汤治之。隋代《诸病源候论》列有"产后虚热候"及"产后寒热候"，指出除外感发热外尚有内伤发热。宋代《妇人大全良方·产后门》首见"产后发热"病名，"凡产后发热，头痛身痛，不可便作感冒治之"。《陈素庵妇科补解·产后众症门》列有"产后发热总论"等多篇，所论病因病机较为全面。明代《景岳全书·妇人规》对该病的认识更加深入，将发热分为外感风寒、邪火内盛、水亏阴虚、劳倦虚烦、去血过多等，其分型论治至今仍基本沿用。清代《医宗金鉴·妇科心法要诀》则将产后发热分为伤食、外感、血瘀、血虚、蒸乳等类型，亦颇合临床实际。叶天士在《外感温热篇》中指出"产后之法……当如虚怯人病邪而治，总之无犯虚虚实实之禁"。吴又可《瘟疫论》又指出"新产亡血过多，冲任空虚……皆能受邪，与经水适断同法"。温病学家为产后发热感染邪毒证提供了有实践意义的施治原则和用药准绳。《中医妇科学》第二版教材在产后发热中论治传统的血虚、血瘀、外感发热后，附带提出了"感染邪毒"发热证治。而自《中医妇科学》第三版教材至今，均高度重视"感染邪毒"发热，并不断深化相关理论以指导临床。

病因病机 产后发热，病因多端，病机各异。《医宗金鉴·妇科心法要诀·产后门》："产后发热不一端，内伤饮食外风寒，瘀血血虚与劳力，三朝蒸乳亦当然，阴虚血脱阳外散,攻补温凉细细参。"其较全面阐述了产后发热的病因病机。致病机制与产后"正气易虚,易感病邪,易生瘀滞"的特殊生理状态密切相关。其常见病机主要有感染邪毒,入里化热;外邪袭表,营卫不和;阴血骤虚,阳气外散;败血停滞,营卫不通。①感染邪毒:产后血室正开,胞脉空虚,若产时接生不慎,消毒不严,或产后护理不洁,邪毒乘虚入侵,直犯胞宫、冲任或蔓延全身,正邪交争致发热。产后元气亏虚,若邪毒炽盛,与血相搏,则传变迅速,热入营血,甚则逆传心包,出现危急重证。②外感:产后气血骤虚,元气受损,腠理不密,卫阳不固,风寒暑热之邪乘虚而入,营卫不和,致令发热;或正值暑令,卒中暑邪,亦可致发热。③血瘀:素体情志不畅,加之手术损伤,或产后起居不慎,感受寒邪,或血虚气弱,运血无力,或胞衣残留,恶露不畅,当下不下,瘀血停滞,阻碍气机,营卫不通,郁而发热。④血虚:素体不足,或产时、产后失血过多,阴血骤虚,以致阳浮于外而发热;血虚伤阴,相火偏旺,亦致发热。

诊断及鉴别 依据病史、症状、体征与检查可进行诊断。①病史:患者多有孕晚期房事不节,或有接生时消毒不严、早破水、产程过长、失血过多、产道损伤、胎盘胎膜残留等病史;或素体虚弱,素有贫血、营养不良以及妊娠期高血压疾病等病史;或产时、产后不慎感受风寒;或素体抑郁,产后情志不畅史。②症状:发热见于产褥期,尤以新产后为多见,以发热为主症,或表现为突然寒战高热,或发热恶寒,或乍寒乍暖,或低热缠绵

等症状。或伴有腹痛及恶露异常(阴道分泌物的色、质、量、气味等异常),还可见头痛、烦躁、食欲减退等全身不适。③体征:产科检查可见软产道损伤,局部可见红肿化脓,恶露秽臭。④检查:血常规检查白细胞总数及中性粒细胞升高;血液及阴道或宫腔排出物培养有细菌生长;血清 C 反应蛋白升高。B 超或 CT 或磁共振检查见盆腔有液性暗区、包块。

该病应与以下情况相鉴别。①新产后低热:产后 1~2 天内,因产时过度疲劳与失血,阴血亏虚,阳气外浮,营卫失和,轻微发热,属生理性,不需治疗而能自愈。②蒸乳发热:产后 3~4 天泌乳期低热,可自然退热,不属病理范畴。③乳痈发热:乳房胀硬、红肿、热痛,甚则溃腐化脓,伴有发热。④产后小便淋痛:产后尿频、尿急、淋沥涩痛,发热恶寒,尿黄或赤,尿常规检查可见红细胞、白细胞,尿培养可见致病菌。⑤其他产褥期发热:如产后肠痈、产后痢疾、产后疟疾所致发热,应按内、外科诊治。

辨证论治 产后发热,虚实轻重有别,临证根据发热的特点、恶露、小腹痛等情况以及伴随的全身症状,分为感染邪毒证、外感证、血瘀证、血虚证。治疗以调气血、和营卫为主,应重视产后多虚多瘀的特点,补虚不忘除瘀,祛瘀须防伤正。

感染邪毒证 产后高热寒战,热势不退,小腹疼痛拒按,恶露量或多或少,色紫暗如败酱,气臭秽,心烦口渴,尿少色黄,大便燥结;舌红苔黄,脉数有力,治宜清热解毒、凉血化瘀,方选五味消毒饮(《医宗金鉴·外科心法要诀》)合失笑散(《太平惠民和剂局方》)或解毒活血汤(《医

林改错》),常用药物有金银花、野菊花、蒲公英、紫花地丁、紫背天葵、蒲黄、五灵脂、连翘、葛根、柴胡、当归、生地黄、赤芍、桃仁、红花、枳壳、甘草。若高热不退,大汗出,烦渴引饮,脉虚大而数者,属热盛伤津之候,治宜清热除烦、益气生津,方选白虎加人参汤(《伤寒论》),由知母、石膏、人参、甘草、粳米组成。若持续高热,小腹疼痛剧烈,拒按,恶露不畅,秽臭如脓,烦渴引饮,大便燥结,舌紫暗,苔黄而燥,脉弦数者,此乃热毒与瘀血互结胞中,治宜清热逐瘀、排脓通腑,方选大黄牡丹汤(《金匮要略》),由大黄、牡丹、桃仁、冬瓜仁、芒硝组成。若正不胜邪,热入营血,高热不退,心烦汗出,斑疹隐隐,舌红绛,苔黄燥,脉弦细数,治宜解毒清营、凉血养阴,方选清营汤(《温病条辨》),由犀角(水牛角代)、生地黄、玄参、竹叶心、麦冬、丹参、黄连、金银花、连翘组成。若热入心包,高热不退,神昏谵语,甚则昏迷,身热肢厥,面色苍白,四肢厥冷,脉微欲绝者,治宜清心开窍,方选清营汤送服安宫牛黄丸(《温病条辨》)或紫雪丹(《温病条辨》)。若冷汗淋漓、四肢厥冷,脉微欲绝等亡阳证候,方选生脉散(《内外伤辨惑论》)、参附汤(妇人大全良方》),常用药物有人参、麦冬、五味子、附子、生姜、大枣。

外感证 产后恶寒发热,鼻流清涕,头痛,肢体酸痛,无汗,舌苔薄白,脉浮紧,治宜养血祛风、疏解表邪,方选荆穗四物汤(《医宗金鉴》),由荆芥穗、白芍、川当归、生地黄、川芎组成。若外感风热,症见发热,微恶风寒,头身疼痛,咳嗽痰黄,口干

咽痛，微汗或无汗，舌红，苔薄黄，脉细数，治宜辛凉解表、疏风清热，方选银翘散（《温病条辨》），由连翘、金银花、苦桔梗、薄荷、竹叶、生甘草、荆芥穗、淡豆豉、牛蒡子组成。若邪入少阳，症见寒热往来，口苦咽干，默默不欲饮食，脉弦，治宜和解少阳，方选小柴胡汤（《伤寒论》），由柴胡、黄芩、人参、炙甘草、生姜、大枣、半夏组成。若产时正值酷暑季节，症见身热多汗，口渴心烦，体倦少气，舌红少津，脉虚数，为外感暑热，气津两伤，治宜清暑益气、养阴生津，方选王氏清暑益气汤（《温热经纬》），由西洋参、石斛、麦冬、黄连、竹叶、荷梗、知母、甘草、粳米、西瓜翠衣组成。若暑入心营，神昏谵语，灼热烦躁，甚或昏迷不醒，或猝然昏倒，不省人事，身热肢厥，气喘不语，牙关紧闭，舌绛脉数者，治宜清心开窍，方选清营汤送服安宫牛黄丸或紫雪丹或至宝丹（《太平惠民和剂局方》）。若失治、误治，均可致阳气暴脱，阴液衰竭，而出现昏迷、汗出、肢厥、脉微欲绝等危候，治宜益气养阴、回阳固脱，方选生脉散合参附汤。

血瘀证 产后寒热时作，恶露不下或下亦甚少，色紫暗有块，小腹疼痛拒按，舌质紫暗或有瘀点，脉弦涩，治宜活血化瘀、和营退热，方选生化汤（《傅青主女科》），由全当归、川芎、桃仁、炮姜、炙甘草组成。

血虚证 产后低热不退，腹痛绵绵，喜按，恶露量或多或少，色淡质稀，自汗，头晕心悸，舌质淡，苔薄白，脉细数，治宜补血益气、和营退热，方选补中益气汤（《脾胃论》），由黄芪、人参、白术、炙甘草、当归、陈皮、

升麻、柴胡、白术组成。若见午后热甚，颧红，五心烦热，口渴喜冷饮，便秘尿黄，治宜滋阴清热，佐以养血，方选加减一阴煎（《景岳全书》），由生地黄、芍药、麦冬、熟地黄、知母、地骨皮、甘草组成。

中成药治疗 ①清开灵注射液：由胆酸、珍珠母、猪去氧胆酸、栀子、水牛角、板蓝根、黄芩苷、金银花组成，静脉滴注，用于高热不退、心烦汗出、斑疹隐隐、舌红绛、苔黄燥、脉弦细数者，治宜解毒清营、凉血养阴。②醒脑静注射液：由麝香、栀子、郁金、冰片组成，肌内注射，或静脉滴注，用于高热不退、神昏谵语、灼热烦躁甚则昏迷、身热肢厥、面色苍白、四肢厥冷、脉微而数者。③参附注射液：由红参、附片组成，肌内注射或静脉推注，用于冷汗淋漓、四肢厥冷、脉微欲绝等亡阳证候。④安宫牛黄丸：由牛黄、郁金、犀角（水牛角代）、黄连、朱砂、梅片、麝香、珍珠、山栀、雄黄、金箔衣、黄芩组成，用于热入心包、暑入心营之产后发热，症见高热惊厥、神昏谵语等者。⑤至宝丹：由生乌犀屑（水牛角代）、朱砂、雄黄、生玳瑁屑、琥珀、麝香、龙脑、金箔、银箔、牛黄、安息香组成，用于痰热内闭心包之产后发热，症见神昏谵语、身热烦躁、痰盛气粗、舌红苔黄垢腻、脉滑数者。⑥紫雪丹：由石膏、寒水石、滑石、磁石、犀角（水牛角代）、羚羊角、沉香、玄参、升麻、炙甘草、丁香、麝香、朱砂、朴硝、木香组成，用于热入心包、暑入心营之产后发热，症见高热烦躁、神昏谵语、抽风惊厥、口渴唇焦、尿赤便闭者。

其他疗法 ①中药灌肠：败

酱草、红藤、紫花地丁、蒲公英、牡丹皮、红花、连翘、蒲黄、赤芍，浓煎液保留灌肠，适合于感染邪毒发热。②体针：取关元、中极、血海、曲池、合谷，取任脉、手阳明经穴为主，泻法。③耳针：肺、神门、内分泌、皮质下、肾上腺、大肠，用王不留行耳穴贴压。

转归预后 产后发热的预后由于病因不同而各异。若属血瘀、血虚、外感发热者，病情较缓，积极合理有效治疗，很快即可痊愈。中暑发热，病势较急，若治不及时，可致阴阳离决，危及生命。感染邪毒发热是产后发热中的危急重症，及时治疗抢救，可痊愈。若失治、误治，以至邪毒内传，热入营血，逆传心包，甚则热深厥脱，可危及生命，预后不良，即使抢救成功，亦可造成多器官功能损伤而成产后虚损。

预防调护 ①做好产前检查及妊娠期卫生指导，产前患有贫血、营养不良、急性外阴炎、阴道炎和宫颈炎的，应及时治疗。妊娠2个月后禁止性生活和盆浴。尽量避免不必要的阴道检查。②临产时应尽量进食和饮水，宫缩间隙抓紧时间休息，避免过度疲劳，接生者应严格执行无菌操作。对于有胎膜早破、产程延长、软产道损伤和产后出血者，除对症治疗外，还应给予抗生素预防感染。③产后要注意卫生，保持会阴清洁，尽可能早地下床活动，以促进子宫收缩和恶露的排出。产褥期加强营养以增强身体抵抗力。④发热期间应多饮水，高热时要吃流质或半流质食物。必要时可采用酒精擦体降温，但不能随意用退烧药，以免掩盖病情而延误治疗。

（卢　苏）

chǎnhòu shāngshǔ

产后伤暑 (postpartum summerheat affection)

产后伤于暑邪，以身热汗出、烦渴引饮、面赤头晕、神疲乏力、胸闷气喘为主要表现的疾病。常为产后中暑的先兆。若高热神昏，剧烈头痛或腹痛，抽搐昏迷，或面色苍白，气息微弱，大汗淋漓，脉微欲绝，则为产后中暑。

病因病机 产后伤暑，多因产后气血未复，盛夏炎热，气温骤升，通风不良，暑邪乘虚侵袭机体所致。

诊断与鉴别 依据病史、症状、体征与检查可进行诊断。①病史：多发生于产后1~3天内，汗多或皮肤干燥，面色潮红或苍白。②症状：常表现为汗出口渴、头痛头晕、耳鸣目眩、恶心呕吐、胸闷心悸、四肢无力、精神疲乏等症。③体征：体温正常或在37.5~38.5℃。④检查：实验室检查可无异常发现。

产后中暑患者体温多在40℃左右，可有昏迷抽搐、剧烈头痛或腹痛，或见皮肤苍白、呼吸浅快、血压下降。

产后伤暑要与产褥感染的产后发热鉴别。产后感染邪毒是邪毒直中胞宫，腹痛拒按，恶露臭秽如败酱。

辨证论治 分为以下证型。

暑湿袭表证 身热，微恶风，汗少，肢体酸重或疼痛，头重胀痛，鼻流浊涕，心烦，口渴或黏腻，渴不多饮，胸闷泛恶，尿短黄，舌苔薄黄而腻，脉濡数。治宜祛暑解表、宣散湿浊，方用三仁汤（《温病条辨》）。

暑热（内郁）证 壮热，头痛，头晕，口渴汗多，面赤气粗，舌质红，苔黄，脉洪大。治宜祛暑清热，方用藿香正气散（《太平惠民和剂局方》）。

暑伤津气证 发热，口渴，汗多或无汗，心烦，神疲思睡，气短乏力，胸闷心悸，尿短黄，舌红，苔黄少津，脉细数无力。治宜清暑益气，方用清暑益气汤（《温热经纬》）。

暑湿热郁证 身热心烦，胸闷恶心，头晕，口渴，尿少。舌红，苔黄腻，脉濡数或滑数。治宜清暑化湿，方用三仁汤（《温热经纬》）合白虎加人参汤（《伤寒论》）。

中成药治疗 ①十滴水：由大黄、薄荷、肉桂、小茴香、干姜、辣椒、樟脑组成，健脾散风，清凉解暑。②藿香正气水：由藿香、紫苏叶、白芷、苍术、厚朴、大腹皮、陈皮、生半夏、桔梗、甘草组成，化湿解暑，理气和中。

预后 产后伤暑病势较轻，一般预后较好。

预防 衣着要适宜，室内空气要清新，既要空气流通，又不让冷风直吹产妇；每天要用温热水擦洗全身，勤换内衣内裤，保持清洁，这样既可散发体内热量，又能预防生痱子。此外，食用适宜消暑的食物，如食用些盐汤水、绿豆汤等，多食西瓜和水果以利消暑。

(卢 苏)

chǎnhòu fùtòng

产后腹痛 (postpartum abdominal pain)

产妇分娩后，发生与产褥有关的小腹疼痛为主要表现的疾病。由瘀血引起者，称为儿枕痛。以新产后多见。产妇分娩后，由于子宫缩复引起小腹阵阵疼痛，于产后1~2日出现，持续3~5日消失，属生理现象，不需治疗。若腹痛较重，或持续时间较长，则应视为产后腹痛进行治疗。西医学宫缩痛、产后痛属于此病范畴。

历史沿革 此病最早见于《金匮要略·妇人产后病脉证并治》，指出血虚里寒、气血郁滞、瘀血内结型产后腹痛的不同治疗方法，所创的当归生姜羊肉汤、枳实芍药散、下瘀血汤为后世医家沿用至今。

病因病机 病因有血虚和血瘀两端。①血虚：产时失血过多，或产前素体血虚，复因产时失血伤气，气不足以行血，血不足以荣络，冲任、胞宫失于濡养，不荣则痛。②血瘀：产后气虚，血行无力，留滞胞中成瘀；产时产后血室大开，胞脉空虚，复感风寒，外邪与胞中余血互结成瘀；或产后情志不畅，气滞而血瘀，瘀阻冲任、胞宫，不通而痛。主要病机是气血运行不畅，不荣则痛和不通则痛。

诊断与鉴别 主要依据临床表现进行诊断。分娩后小腹疼痛持续1周以上，或虽不足1周，但腹痛较剧，难以忍受，或伴有恶露异常，即可诊断为该病。

该病需要与产后伤食、产后感染、产后痢疾及产后淋证引起的腹痛鉴别。①产后伤食腹痛：有饮食失节史，痛在胃脘，伴有嗳腐吞酸、食欲减退、大便或秘或溏，恶露一般无异常。②产后感染腹痛：腹痛持续、拒按，伴发热恶寒或高热寒战，恶露色黯臭秽如败酱，通过血常规、妇科检查及B超检查可鉴别。③产后痢疾腹痛：有不洁进食史，疼痛在脐周、里急后重、下痢脓血，便常规检查可见多量红细胞、白细胞。④产后淋证腹痛：以尿频、尿急、尿痛为主症，伴小腹拘急疼痛，尿常规可有白细胞增多，亦可有红细胞。

辨证论治 以小腹疼痛的性

质结合恶露的量、色、质和持续时间为辨证要点，分清虚实两端；以虚者补之，实者通之为治疗原则。

血虚证 产后小腹隐隐作痛，阵发性加重，喜温喜按，恶露量少，色淡，头晕目眩，心悸失眠，大便秘结，舌淡，苔薄白，脉细无力。治宜益气补血，方选肠宁汤（《傅青主女科》）加减，常用药物有当归、熟地黄、阿胶、人参、山药、续断、麦冬、甘草、肉桂。若腹痛下坠者，加黄芪、白术以益气升提；津亏便秘者，去肉桂，加肉苁蓉、火麻仁、玄参以滋液润肠通便。

血瘀证 产后小腹疼痛拒按，或得温痛减，恶露量少不畅，色紫黯有块，伴面色苍白或青白，四肢不温，气短懒言，或胸胁胀痛，心烦抑郁，舌淡红或紫黯，苔薄白，脉沉细或沉紧或弦涩。治宜活血化瘀止痛，方选生化汤（《傅青主女科》）加减，常用药物有当归、桃仁、川芎、炮姜、甘草。若小腹冷痛甚者，加肉桂、小茴香以温经散寒止痛；恶露紫黯、血块多者，加炒蒲黄、五灵脂以增化瘀止痛之力；小腹胀甚、心烦易怒者，加香附、川楝子以疏肝理气、行滞止痛。

中成药治疗 ①益母草颗粒：用于血瘀证。②生化汤丸：由当归、川芎、桃仁、炮姜、炙甘草组成，用于血瘀证。③八珍颗粒：用于血虚证。

其他疗法 ①针灸：取穴关元、气海、三阴交、合谷，血虚加足三里、膈俞；寒凝加命门、肾俞；血瘀加归来、中极、血海、太冲。血虚用补法，寒凝加温灸，血瘀用泻法。②外治：食盐、小茴香，共炒热，装小布袋，适温，熨小腹，适用于各证型。

预后转归 治疗得当，多可痊愈。若失治或治疗不当，可导致恶露淋漓不尽。

预防调护 做好计划生育，避免多次妊娠，妊娠前积极治疗癥瘕等原发病；孕产妇要注意围产期保健和调护，避风寒，畅情志，保持会阴部清洁。

（刘雁峰）

èlù bù jué

恶露不绝 （prolonged lochiorrhea）

以产后血性恶露持续10天以上仍淋漓不断为主要表现的疾病。又称恶露不止、恶露不尽、血露不尽、恶露不净。相当于西医学的产后子宫复旧不全、晚期产后出血及人工流产、药物流产后阴道流血淋漓不净。

历史沿革 汉代《金匮要略·妇人产后病脉证治》中首见"恶露不尽"之称，论及恶露不尽兼阳明腑实之证治，云："产后七八日，无太阳证，少腹坚痛，此恶露不尽，不大便，烦躁发热，切脉微实。"隋·巢元方的《诸病源候论》首列"产后血露不尽候""产后血露不尽腹痛候"，认为该病的病因主要为"风冷搏于血"，亦可由"虚损"或"内有瘀血"所致，并且提出"内有瘀血，不可断之，断之终不断"的治则。

病因病机 胞宫为奇恒之腑，藏泄有节，妊娠时主"藏"，分娩和产后转为"泄"，继而又转为哺乳期的"藏"。若胞宫藏泄失度，冲任不固，血海不宁，则发为该病。常见病因病机为气虚、血瘀和血热。①气虚：素体虚弱，或妊娠期调摄不慎，或产时失血耗气，或产后过劳伤脾，气虚不能摄血，冲任不固，故恶露不尽。②血热：产妇素体阴虚，产时失血伤津，阴虚火旺，是为虚热；

情志不畅，五志化火，或素体阳盛，产后过热过补，或产时操作不慎，感染邪毒，是为实热。热扰冲任，迫血妄行，而恶露不止。③血瘀：产时感寒，寒凝血瘀，或情志不舒，气滞血瘀，或胞衣胎膜残留为瘀，或素有癥瘕，瘀阻冲任，新血不得归经，而恶露不净。

诊断与鉴别 主要依据病史、临床表现、妇科检查和辅助检查进行诊断。①病史：素体虚弱，或有癥瘕；或产时感寒，或操作不洁，或产后情志不畅；有胎盘胎膜残留、宫内感染、胞宫复旧不良史。②临床表现：产后血性恶露逾10天仍淋漓不止，小腹坠痛或胀或痛。③妇科检查：子宫复旧不良，子宫较正常产褥者同期之子宫大而软，或伴压痛。④辅助检查：血液检查呈贫血及炎性改变，B超可发现宫腔有残留物，宫内刮出物送病理检查有助确诊。

该病需要与血证、癥瘕、外伤等鉴别。①血证：其中相当于西医学的血小板减少症、白血病、再生障碍性贫血、重症肝炎等病证，患者凝血功能障碍，故产后恶露淋漓不止，但原发病多在妊娠前即存在，通过血液检查可明确诊断。②癥瘕：因子宫复旧不良而出现的产后恶露淋漓不止，B超检查示宫内无胎盘胎膜残留，提示子宫黏膜下结节。③产褥期内性交或外伤：引起的阴道不规则出血与恶露不绝症状相似，妇科检查可见阴道或宫颈有裂伤。

辨证论治 以恶露的量、色、质、气味等辨别寒、热、虚、实为辨证要点。以虚者补之、瘀者攻之、热者清之为治疗原则，随证加用相应的止血药，同时注意产后多虚多瘀的特点，补虚勿碍邪，祛邪勿伤正。

气虚证 产后恶露过期不止，量多，色淡红，质稀，无臭味，伴精神倦怠，四肢无力，气短懒言，小腹空坠，面色㿠白，舌淡，苔薄白，脉缓弱。治宜益气养血、调摄冲任，方选补中益气汤（《脾胃论》），由人参、黄芪、甘草、当归、陈皮、升麻、柴胡、白术组成。

血热证 产后恶露过期不止，量较多，色深红，质黏稠，气臭秽，伴口干咽燥，面色潮红，或腹痛便秘，或五心烦热，舌红，苔燥或苔少，脉滑数或细数。治宜养阴清热、凉血止血，虚热证方选两地汤（《傅青主女科》）合二至丸（《医方集解》），常用药物有生地黄、地骨皮、阿胶、麦冬、玄参、白芍、女贞子、墨旱莲；实热证方选保阴煎（《景岳全书》），由生地黄、熟地黄、白芍、山药、续断、黄芩、黄柏、甘草组成。

血瘀证 产后恶露过期不净，淋漓量少，色暗有块，小腹疼痛拒按，块下痛减，舌紫暗，或有瘀点，脉弦涩。治宜活血化瘀止血，方选生化汤（《傅青主女科》），由当归、川芎、桃仁、炮姜、炙甘草组成。

中成药治疗 ①益母草颗粒：适用于血瘀证。②生化汤丸：适用于血瘀证。③补中益气丸：适用于气虚证。

其他疗法 若超声检查提示有胎盘胎膜残留，应及时行清宫术；若妇科检查见有阴道或宫颈裂伤，需行修补术。

转归预后 若能及时治疗，大多可愈。若出血日久可致贫血，甚至晕厥。胎膜残留则可能继发感染。产后出血淋漓不止，达2~3个月应警惕绒毛膜癌。

预防调护 ①加强早期妊娠检查及营养调护。②胎盘娩出后，仔细检查胎膜是否完整。③产后适当休息，注意产褥卫生，避免感受风寒，增加营养。

（刘雁峰）

èlù bù xià

恶露不下（lochioschesis） 胎儿娩出后，余血浊液留滞胞宫而不下或下之甚少，并伴有小腹胀痛的疾病。又称血不下、恶露不除、恶露不行、恶露不快等。相当于西医学的产后子宫复旧不良。

历史沿革 隋·巢元方《诸病源候论·卷四十三·妇人产后病诸候上》"产后小腹痛候"及"产后两胁腹满痛候"中即论及"恶露下少"，是作为产后血瘀腹痛证和膀胱蓄水证的兼症。唐·孙思邈《备急千金要方》首载"恶露不除"一词。"恶露不下"初次见于唐代《产乳集验方》，其曰："芸苔散治产后恶露不下，血结冲心刺痛，将来才遇冒寒踏冷，其血必往来心腹间，刺痛不可忍，谓之血母。"

病因病机 该病的发病机制有虚实之分。分娩或产后感受寒邪，寒凝血瘀，或产后情志不畅，气滞血瘀，瘀血阻滞，冲任气血不通，导致恶露不下或下之甚少，此为实证；素体气血虚弱，或产时耗气伤血，气虚运血无力，血虚无血可下，而见恶露不下，此为虚证。

诊断与鉴别 主要依据病史、临床表现、妇科检查和B超检查进行诊断。①病史：多有多次孕产史，或产时失血过多史。②临床表现：胎盘娩出后，无恶露排出或排出甚少，伴有小腹胀痛。③妇科检查：可见血性分泌物无或很少，子宫较正常产褥期大而软，多为后倾后屈位。④B超检

查：可见宫内有残留物，或见子宫肌瘤，或膀胱膨胀充盈。

该病需要与产后腹痛鉴别。产后腹痛以分娩后小腹疼痛持续1周以上，或虽不足1周，但腹痛较剧，难以忍受为主要临床表现，也可伴有恶露量少，与该病可兼而有之，均有虚实之分，治疗上根据辨证可异病同治，但二者临床表现各有侧重。

辨证论治 以恶露的色、质及腹痛的性质、程度为辨证要点。以实者泻之、虚者补之为治疗原则。切忌妄投攻破，以免损伤冲任。

寒凝血瘀证 胎盘娩出后，恶露不下或下之甚少，色紫黯有块，小腹冷痛拒按，得热痛减，畏寒肢冷，面色青白，舌紫黯，苔薄白，脉沉紧。治宜温经散寒、活血化瘀，方选生化汤（《傅青主女科》）加减，常用药物有当归、川芎、桃仁、炮姜、炙甘草。

气滞血瘀证 胎盘娩出后，恶露不下或下之甚少，血色正常或紫黯，夹有血块，小腹及胁肋胀痛，精神抑郁，舌黯或有瘀斑，苔薄白，弦涩。治宜理气行滞、活血化瘀，方选通瘀煎（《景岳全书》）加减，常用药物有红花、当归尾、香附、木香、乌药、青皮、山楂、泽泻。

气血虚弱证 胎盘娩出后，无恶露排出或下之甚少，色淡红质清稀，小腹隐痛喜按或下坠不适，面色苍白或萎黄，神疲气短，头晕目眩，心悸多梦，舌淡，苔白，脉细弱无力。治宜补气养血，方选加减八珍汤，由人参、白术、茯苓、炙甘草、当归、川芎、赤芍、熟地黄、延胡索、香附、生姜、大枣组成。

中成药治疗 ①生化汤丸：由当归、川芎、桃仁、炮姜、炙

甘草组成，适用于寒凝血瘀证。②八珍颗粒：由党参、白芍、白术、熟地黄、茯苓、当归、川芎、炙甘草组成，适用于气血虚弱证。

其他疗法 若有胎盘胎膜组织残留子宫，需及时清宫处理；若因排尿困难，膀胱过度充盈所致，应积极治疗原发病。

转归预后 治疗得当，多可痊愈。若失治误治，胎盘胎膜残留日久，可导致宫内感染。

预防调护 ①注意产后保暖，避免受寒，保持心情舒畅，加强饮食营养。②鼓励产妇适当起床活动，卧时宜取半卧位，有助于胞宫余血浊液的排出；若排尿困难，膀胱过度充盈，应及时对症治疗。

（刘雁峰）

chǎnhòu xiǎobiàn bù tōng

产后小便不通（postpartum retention of urine）

新产后产妇排尿困难，小便点滴而下，甚至闭塞不通，小腹胀急疼痛为主要表现的疾病。又称产后癃闭、胞转。多发生于产后3日内，亦可发生在产褥期，以初产、滞产及手术产后的产妇多见，为产后常见病。相当于西医学的产后尿潴留。

历史沿革 该病始见于隋·巢元方《诸病源候论·产后小便不通候》，其中阐述该病的病机云："因产动气，气冲于胞，胞转屈辟，不得小便故也。亦有小肠本挟于热，因产水血俱下，津液竭燥，胞内热结，则小便不通也。然胞转则小腹胀满，气急绞痛；若虚热津液竭燥者，则不甚胀急，但不通。津液生，气和，则小便也。"并指出产后膀胱位置改变胞转屈辟的器质性病变和阴虚热结膀胱的功能性病变的不同证候表现。

病因病机 主要病机是膀胱气化失司。肺脾气虚，肾阳不足，或瘀血阻滞，均可导致膀胱气化功能失常而发为此病。①气虚：素体虚弱，肺气不足，复因产时耗伤气血，肺脾之气益虚，膀胱气化无力导致小便不通。②肾虚：素体元气虚，产时耗气伤血，致肾阳不足，气化不及，或肾阴亏虚，津液枯竭，致令膀胱气化失司而溺不得出。③气滞：素体抑郁，或孕期及产后情志不舒，肝失疏泄，气机阻滞，导致膀胱气化不利而小便不通。④血瘀：产程过长，滞产逼胎，膀胱受压过久，气血运行不畅，瘀血阻滞，膀胱气化不利而溺不得出。

诊断与鉴别 依据病史、临床表现、辅助检查和尿常规检查做出诊断。①病史：多有产程长、手术助产、会阴侧切、产时产后失血过多等病史。②临床表现：以新产后，尤以产后6~8小时后或产褥期内，产妇发生排尿困难为特征，小便点滴而下，甚则癃闭不通，小腹胀急疼痛。③腹部检查：下腹部多膨隆，膀胱充盈，可有触痛。④尿常规检查：多无异常。

该病需要与产后小便淋痛鉴别。二者均为产后排尿困难。该病为产后小便闭塞不通或点滴而下，无尿痛，尿常规检查无异常；产后小便淋痛以小便频急涩痛、欲出未尽为特征，或伴有恶寒发热，尿常规检查可见红细胞、白细胞。

辨证论治 以通利小便为主。虚者宜补气温阳以化之，实者宜疏利以通之。

气虚证 产后小便不通，小腹胀急疼痛，精神萎靡，气短懒言，面色㿠白，舌淡，苔薄白，脉缓弱。治宜益气生津、宣肺行水，方选补中益气汤《脾胃论》加减，常用药物有人参、黄芪、甘草、当归、陈皮、升麻、柴胡、白术。

肾虚证 产后小便不通，小腹胀急疼痛，坐卧不宁，腰膝酸软，面色晦暗，舌淡，苔薄润，脉沉细无力，尺脉弱。治宜补肾温阳、化气行水，方选济生肾气丸《济生方》，由炮附子、茯苓、泽泻、山茱萸、炒山药、车前子、牡丹皮、肉桂、川牛膝、熟地黄组成。

气滞证 产后小便不通，小腹胀痛，情志抑郁，或胸胁胀痛，烦闷不安，舌苔正常，脉弦。治宜理气行滞、行水利尿，方选木通散《妇科玉尺》加减，常用药物有枳壳、槟榔、木通、滑石、冬葵子、甘草。

血瘀证 产后小便不通，小腹胀满刺痛，乍寒乍热，舌黯，苔薄白，脉沉涩。治宜养血活血、祛瘀利尿，方选加味四物汤《医宗金鉴》加减，常用药物有熟地黄、白芍、当归、川芎、蒲黄、瞿麦、桃仁、牛膝、滑石、甘草梢、木香、木通。

中成药治疗 补中益气丸，主要组成为炙黄芪、党参、炙甘草、白术、当归、升麻、柴胡、陈皮，适用于气虚证。

其他疗法 ①针灸：取穴关元、百会、膀胱俞、三阴交，针刺平补平泻，或加电针。②艾灸：适用于寒证。

转归预后 经及时治疗，多可痊愈。若失治，膀胱过度膨胀可致破裂，甚至肌肉失去张力而难以恢复，膀胱积尿过久，易感邪毒致产后尿淋。

预防调护 ①产后鼓励产妇尽早自解小便（产后4小时即可）。②排尿困难者，应消除产妇怕痛心理，鼓励坐起排尿；或用温开水冲洗外阴及尿道口诱导排尿；下腹部按摩或置热水袋，刺激膀胱肌肉收缩。③注意产褥卫生。

（刘雁峰）

chǎnhòu xiǎobiàn líntòng

产后小便淋痛 （postpartum strangury）

产后出现以尿频、尿急、淋沥涩痛等为主要表现的疾病。又称产后淋、产后溺淋。相当于西医学的产褥期泌尿系感染。

历史沿革 隋代《诸病源候论·产后淋候》中就有"产后淋"的记载，指出"因产虚损，而热气客胞内，虚则起数，热则泄少，故成淋也"。唐·咎殷《经效产宝》中有"产后患淋，因虚损后有热气客于脬中"，同样认为产后体虚，热邪侵入膀胱是该病的病机所在，又分述了血淋、卒患淋、气淋和热淋的方论。

病因病机 膀胱气化失司，水道不利。①湿热蕴结：产后血室正开，胞脉空虚，若摄生不慎，或产时外伤，湿热浊邪乘虚入侵膀胱，或过食辛辣肥甘厚味之品，酿生湿热，流注膀胱，膀胱气化不利致小便淋痛。②肾阴亏虚：素体虚弱，产时产后失血伤阴，肾阴亏虚，阴虚火旺，热灼膀胱，膀胱气化不利，而发小便淋痛。③肝经郁热：素体肝旺，复因产时产后失血伤阴，肝失所养，或产后情志抑郁，肝郁化火，气火郁于下焦，移热膀胱，膀胱气化失司，致小便淋痛。

诊断与鉴别 主要依据病史、临床表现与检查进行诊断。①病史：可有产前产后多次导尿，或外阴伤口愈合不良，或产时产后失血过多病史。②临床表现：以产后出现尿频、尿急、淋沥涩痛为主要临床表现。③检查：妇科

检查可见外阴伤口愈合不良，尿道口、阴道口充血。尿常规可见白细胞、脓球，甚则红细胞。尿培养可见致病菌。

该病当与以下症状或疾病鉴别。①产后小便不通：为新产后产妇小便点滴而下，甚则闭塞不通，小腹胀急疼痛，与此病小便频急涩痛不同。②产后小便频数：为小便次数增多，甚至日夜数十次，但无尿急、尿痛症状，尿常规检查无异常。③产后尿血：为小便出血、尿色红赤为特点，多无尿痛感。④产后尿浊：小便混浊，色白如泔浆，但排尿时无疼痛滞涩感。

辨证论治 清热通淋为主，根据虚实的不同，实则清利，虚则补益。

湿热蕴结证 产时不顺，产后出现小便短涩，淋沥灼痛，尿黄赤或混浊，口渴不欲饮，心烦，舌红，苔黄腻，脉滑数。治宜清热利湿通淋，方选加味五淋散（《医宗金鉴》），由黑栀子、赤茯苓、当归、白芍、黄芩、甘草、生地黄、泽泻、车前子、滑石、木通组成。

肾阴亏虚证 产后小便频数，淋沥不爽，尿道灼热疼痛，尿少色深黄，伴腰膝酸软，头晕耳鸣，手足心热，舌红，苔少，脉细数。治宜滋肾养阴通淋，方选化阴煎（《景岳全书》）或知柏地黄丸（《医宗金鉴》），常用药物有生地黄、熟地黄、牛膝、猪苓、泽泻、黄柏、知母、绿豆、龙胆草、车前子、牡丹皮、山茱萸、淮山药、茯苓。

肝经郁热证 产后小便滞涩疼痛，余沥不尽，尿色红赤，情志抑郁或心烦易怒，小腹胀满，甚或两胁胀痛，口苦咽干，大便干结，舌红，苔黄，脉弦数。治

宜舒肝清热通淋，方选沉香散（《医宗必读》），由沉香、石韦、滑石、当归、王不留行、瞿麦、赤芍、白术、冬葵子、炙甘草组成。

中成药治疗 知柏地黄丸，由知母、黄柏、熟地黄、山茱萸、牡丹皮、茯苓、泽泻、山药组成，适用于肾阴亏虚证。

转归预后 一般初起证轻，多易治愈，若体虚或邪盛，热入营血，而现高热等重证，若治疗不及时可日久不愈或反复发作。

预防调护 ①保持外阴清洁。②积极治疗产后小便不通，确需导尿，必须严格无菌导尿。③饮食清淡，多饮水，保持心情舒畅，禁房事，注意休息。

（刘雁峰）

chǎnhòu xiǎobiàn pínshuò

产后小便频数 （postpartum frequent urination）

以产后小便次数增多，甚至日夜数十次为主要表现的疾病。又称产后小便数。

病因病机： 主要病机是肺、脾、肾气虚，膀胱失约。若素体虚弱，肺脾气虚，复因产时耗气伤血，其气更虚，肺虚不能通调水道，下输膀胱，脾虚不能转输水液，膀胱失约，故小便频数；若素体肾虚，加之产时耗伤肾气，肾阳不足，膀胱失于温煦而气化失司，故小便频数。

诊断与鉴别： 以产后小便次数明显增多为特征，多发于素体虚弱者，或难产、手术时间过长及手术助产者。尿常规检查无明显异常。此病需要与产后小便淋痛鉴别。产后小便淋痛也有小便频数的临床表现，但同时还有尿急、淋沥涩痛等内热之证的症状，尿常规检查可见红细胞、白细胞。

辨证分型： ①气虚，产后小

便频数，同时伴有气短懒言，倦怠乏力，小腹下坠，面色不华，舌淡，苔薄白，脉缓弱。②肾虚，产后小便次数增多，夜尿尤多，可伴见头晕耳鸣，腰膝酸软，面色晦暗，舌淡，苔白滑，脉沉细无力，两尺犹弱。

治疗原则：根据产后多虚多瘀的生理特点，该病治疗以补虚为主，同时加入适当活血祛瘀之品，则能收到更佳疗效。气虚者治宜益气固摄，方选补中益气丸（《正体类要》）。肾虚证治宜温阳化气、补肾固脬，方选缩泉丸（《妇人大全良方》）。此外，也可配合针刺疗法益气升提，常用补法。

（刘雁峰）

chǎnhòu xiǎobiàn shījìn

产后小便失禁（postpartum enuresis）

以产后小便淋沥不能自主，或睡中遗尿，或尿液不时从阴道内流出为主要表现的疾病。又称产后遗尿、产后遗溺。

病因病机：主要病机是肺、脾、肾气虚，致膀胱气化失约，或膀胱损伤。素体虚弱，肺脾气虚，复因产时耗气伤血，其气更虚，上虚不能制下，膀胱失约，故小便自遗；若素体肾虚，加之产时耗伤肾气，肾阳不足，膀胱失于温煦而约束失司，故小便失禁；若接生不慎，或难产手术损伤膀胱，或滞产、难产胎压膀胱过久，膀胱局部血瘀破溃成瘘，致尿液漏下失禁。

诊断：以小便不能自约，时时漏出为特征。多发于素体虚弱者，或难产、手术时间过长及手术助产者。产伤者妇科检查可见有尿液自阴道漏出，尿瘘损伤可探及。

鉴别诊断：应与产后小便频数、产后小便淋痛鉴别。①产后小便频数：以小便次数增多、能够自制为主要表现，而产后小便失禁为小便不能自制、淋沥而下。②产后小便淋痛：产后出现尿频、尿急、淋沥涩痛，尿常规检查可见红细胞、白细胞；而该病为小便淋沥不能自主，无尿急、尿痛的症状。尿道阴道瘘者通过妇科检查可明确诊断。

治疗原则：无产伤者治疗以补虚为主，应时时不忘产后多虚多瘀的生理特点，适当加入活血化瘀药物，使补而不滞。气虚者治以益气固摄，肾虚者温阳化气、补肾固脬。若经妇科检查发现有尿道阴道瘘者，应及时手术修补，同时配合益气养血、生肌补脬之中药，如完胞饮（《傅青主女科》），由人参、白术、茯苓、生黄芪、当归、川芎、桃仁、红花、益母草、白及、猪脬、羊脬组成。

（刘雁峰）

chǎnhòu niàoxiě

产后尿血（postpartum hematuria）

以产后尿中有血液、排尿无痛感为主要表现的疾病。又称产后溺血。另有微量出血、尿色无异常的镜下血尿也属该病范畴。

历史沿革　该病有关记载首见于隋·巢元方《诸病源候论·产后尿血候》，"夫产损伤血气，血气则虚而挟于热，搏于血，血得热流渗于胞，故血随尿出，是为尿血"。明·万全《万氏妇人科》提出"小腹不痛，但尿时涩痛者，乃内热也。并宜小蓟汤主之"。清·萧埙《女科经纶》提出"产妇尿血，面黄胁胀，少食，此肝木乘脾土也。用加味逍遥散、补中汤，兼服而愈"，丰富了该病的辨证施治。

病因病机　该病后世医家少有专论。据其症状特征与古籍记载，该病主要病机是热扰膀胱，伤及脉络，迫血妄行。①热迫膀胱：产后摄生不慎，外感热邪，或过食肥甘辛辣，或烦劳焦躁、情志不遂，内火炽盛，结于膀胱，伤及血络，发为尿血。②阴虚火旺：素体阴虚，因产重伤阴血，相火妄动，扰于膀胱，伤及血络，血随尿出。③脾肾两虚：久病劳倦，或产后过劳，伤及脾肾，脾不统血，肾失固摄，血溢脉外，随尿而下。根据产后多虚多瘀的特点，该病病机还与产伤所致的瘀血阻滞、血不归经有关。

诊断与鉴别　主要依据临床表现、尿常规检查进行诊断。①临床表现：以尿中混有血液、排尿无痛感为特点，尿液可呈红赤、淡红或鲜红，或夹有血块。②尿常规检查：可见红细胞。

该病需要与产后血淋、石淋鉴别。①血淋：以伴有尿频、尿急、淋沥涩痛为特点，尿常规检查以白细胞、脓细胞为主，可有少量红细胞。②石淋：以尿中夹有砂石，小便滞涩不畅或刺痛，时有排尿中断，或伴有腰腹绞痛为特点，或有泌尿系结石之病史。③其他：该病发于产后，还应排除因产导致的泌尿系统器质性损伤。例如，高龄产妇出现尿血，伴有严重腰酸、腰痛者，应排除产后血栓性微血管病造成的肾损害。

辨证论治　辨证重在辨虚实及热邪之多寡，治疗以清热泻火、凉血止血为主，虚证重在补虚摄血。基于产后多虚多瘀的特点，注意配合养血化瘀之法。

热迫膀胱证　小便带血，量多，色深红或鲜红，或小便黄赤，尿道有灼热感，或伴轻微疼痛，面色潮红，口干咽燥，心烦易怒，大便干结，舌红，苔薄黄或苔少，脉数。治宜清热泻火、凉血止血，方选小蓟汤（《万氏妇人科》）加减，常用药物有小蓟根、生地黄、赤芍、木通、蒲黄、甘草（梢）、淡竹叶、滑石、灯心草、血余炭。若血中有块，可加红花、当归、川牛膝。

阴虚火旺证 小便带血，量不多，色鲜红，小便频数，两颧潮红，神疲乏力，头晕耳鸣，潮热盗汗，腰膝酸软，舌红，苔少，脉细数。治宜养阴清热、养血止血。方选知柏地黄丸（《医宗金鉴》）合二至丸（《医方集解》），常用药物有熟地黄、山药、山茱萸、茯苓、泽泻、牡丹皮、黄柏、知母、女贞子、墨旱莲。出血量多可加血余炭。

脾肾两虚证 小便带血，量不多，色淡红，夜尿多，面色萎黄，腰膝酸软，神疲乏力，头晕耳鸣，舌淡，脉细弱。治宜补肾健脾、益气摄血，方选无比山药丸（《太平惠民和剂局方》）加减，常用药物有山药、肉苁蓉、熟地黄、山茱萸、茯神、菟丝子、五味子、赤石脂、巴戟天、泽泻、杜仲、牛膝、党参、黄芪、白术。出血量多酌加仙鹤草、蒲黄、三七粉。

中成药治疗 ①宁泌泰胶囊：由四季红、芙蓉叶、仙鹤草、大风藤、白茅根、连翘、三颗针组成，用于热迫膀胱证。②无比山药丸：用于脾肾两虚证。

转归预后 该病及时治疗，多能痊愈，预后良好。病情反复，久治不愈者，应注意排除器质性病变。

预防调护 该病主因虚、热两端，日常养护应慎避风热、忌食辛辣香燥，调畅情志，避免焦躁郁怒和劳倦过度。

（常　暖）

chǎnhòu zìhàn dàohàn
产后自汗盗汗 （ postpartum spontaneous sweating and night sweating）

以产后汗液排泄异常、持续多汗为主要症状的疾病。又称产后汗症、产后汗出异常。日间涔涔汗出，动则尤甚者，称产后自汗；寐中汗出，醒后即止者，称产后盗汗。新产后部分产妇出汗较平时略多，活动、进食或寐中尤甚，俗称褥汗，属新产后气血骤虚、腠理不密、营卫调节能力暂时降低的生理现象，随着气血渐复，营卫自调，汗出症状多在 1 周内逐渐缓解，不属该病范畴。

历史沿革 该病的有关症状，早在汉·张仲景《金匮要略·产后病脉证治》中即有描述，其曰："新产血虚，多汗出。"隋·巢元方《诸病源候论·妇人产后诸病候》首次列有"产后汗出不止候"，指出产后血虚、阴气虚弱是其主要病机，曰："阴气虚弱不复者，则汗出不止也。凡产后皆血虚，故多汗。"明·薛己《校注妇人良方》首次提出"产后自汗、盗汗"之病名，认为产后亡血伤津，气随血伤是其病机特点，治宜补阴血、益阳气。对于治疗方药，唐·昝殷《经效产宝》载有疗产后汗不止方，奠定了该病治疗的方药基础；《妇人大全良方》用麻黄根汤、止汗散、人参汤等，丰富了该病的治疗，至今仍为临床所常用。

病因病机 该病多因素体虚弱，气血不足，加之产后亡血伤阴，元气亏损，致使营卫失调，腠理不固，津液外泄，发为汗症。①气虚：病机以元气耗散，卫阳不固，阳不敛阴，阴液外泄为主，多见自汗。②阴虚：病机以失血伤津，阴血不足，阳浮失敛为主，

每于寐中阳乘阴分，迫津外泄，多见盗汗。该病虽症有自汗、盗汗之别，病有气虚、阴虚之分，但均以产后气血两虚为本，营卫失调，腠理开阖异常为因，故气虚与阴虚、自汗与盗汗常交互并见。同时，"阳加之于阴谓之汗"（《素问·阴阳别论》），长期多汗势必加重气阴两伤，形成恶性循环。

诊断与鉴别 依据临床表现做出诊断。此病以产后汗出过多、持续不止为特点。其中产后自汗，主要表现为日间汗出过多，或静态汗出不止，活动、进食后尤甚，甚或面如水洗；产后盗汗，主要表现为寐中汗出，甚或汗出湿衣，醒后自止，也可自汗、盗汗同时并见。

该病如发生于夏季，需与产后中暑鉴别。二者均有多汗症状，但产后中暑特发于夏季酷暑期间，具有明显的季节性，起病急、病程短，多伴有口渴、皮肤湿冷、四肢乏力、头晕恶心、胸闷心悸等前驱症状。若未及时处理，随即出现发热甚至高热，伴有剧烈头痛、躁扰甚至神昏等症状，以此为辨。

辨证论治 该病辨证，以汗出异常特点为主，综合兼证与舌脉情况。治疗总则为补虚敛汗。由于产后自汗、盗汗均以气血两虚、营卫失调、腠理不固为核心病机，汗出不止又将重伤气阴，故治疗多益气养阴并进，酌加固涩止汗之品，以求阴阳互生，标本同治。

气虚证 产后汗出涔涔，持续不止，动则尤甚，时或恶风，面色㿠白，气短懒言，倦怠乏力，舌淡红，苔薄白，脉虚弱或细弱。治宜益气固表、和营止汗，方选黄芪汤（《金匮翼》）加减，常用药物有黄芪、陈皮、火麻仁、白蜜。

阴虚证　产后寐则汗出，醒后即止，甚或浸湿衣被，面色潮红，头晕耳鸣，咽干口燥，或伴五心烦热，腰膝酸软，舌红，苔少，脉细数。治宜益气养阴、生津敛汗，方选生脉散（《备急千金要方》）加减，常用药物有人参、麦冬、五味子。

中成药治疗　该病轻症可用中成药治疗。①玉屏风颗粒：主要由黄芪、白术、防风组成，用于气虚证。②生脉胶囊：主要由人参、麦冬、五味子组成，用于阴虚或气阴两虚证。

转归预后　该病及时治疗多能痊愈，预后良好。若失治、误治，汗出不止，重伤气阴，可诱发气脱、亡阳等证，也可由于重伤阴液诱发产后痉病。

预防调护　①避免剧烈活动或大量热饮，以免刺激出汗。②汗出之时汗孔开泄，腠理空虚，应慎避风寒，谨防外感。③加强营养，补充水分，特别是糖盐水。④注意休息，适当锻炼，以利气血恢复。

（常　暖）

chǎnhòu xūléi

产后虚羸（postpartum debility）　产后由多种原因所致的以脏腑亏损、气血阴阳不足为主要病机的多种慢性虚弱性疾病，以及由此而出现的综合征。又称产后蓐劳。属中医虚劳范畴。该病几乎涵盖了西医学由各个系统疾病引起的以慢性功能减退或虚性亢奋为主要表现的病症，包括免疫功能低下或失调、内分泌功能紊乱、造血功能障碍、代谢紊乱、营养缺乏、神经系统功能减退或抑制，以及其他器官、系统的功能衰退性疾病。

该病记载首见于隋·巢元方《诸病源候论》，唐·咎殷《经效产宝》首创蓐劳病名。该病发病原因复杂，多因产事不顺，气血过度损伤，或素体虚弱，产后调摄失宜，重伤气血，虚损难复而致。其虚可分气、血、阴、阳，病位分属五脏，病性以虚为主，也可继发虚实夹杂之证。该病与内科虚劳病同属久虚不复的慢性虚弱性疾病，不同之处在于其成因与分娩损伤及胎前、产后调摄失宜有关。故前人多有将蓐劳与虚羸合并论述，如清·吴谦《医宗金鉴·妇科心法要诀》等，认为产后纷繁复杂的虚损证候，皆因"不足之中加有余之证"。该病诊断与辨证论治可见《中医内科学》虚劳条。其中因产时大出血而致之虚羸，见产后血劳。

（常　暖）

chǎnhòu xuèláo

产后血劳（blood debility for postpartum hemorrhage）　由产时、产后失血过多，或亡血气脱导致的虚乏憔悴、毛发脱落、神情淡漠、无乳，日后出现月经停闭、性欲减退、生殖器官萎缩等一系列虚羸证候。属产后虚羸范畴。西医学希恩综合征（Sheehan syndrome）可与该病互参。

历史沿革　该病在古代文献中没有完全对应的病名，有关描述散见于"产后虚羸""产后蓐劳""虚劳不足"等记载中，病因上虽未阐明与产时或产后大出血的直接关系，但对发病机制及证治内容的论述较为丰富。隋·巢元方《诸病源候论》中有"夫产损动腑脏，劳伤气血……重者其日月虽满，气血犹未调和，故虚羸也。然产后虚羸，将养失所，多沉滞劳瘠，乍起乍卧"，初步描述了该病的成因、症状与证候演变。宋·陈自明《妇人大全良方》进一步阐明病因病机，其曰："此由生产日浅，气血虚弱，饮食未平复，不满日月，气血虚羸，将养所失……不能温于肌肤，是人虚乏劳倦，颜容憔悴，饮食不消"。清·吴谦《医宗金鉴》强调治疗"必当先调理其脾胃，使饮食强健，能胜药力，然后调其营卫，补其虚损，始能痊愈"，并顺序提出六君子汤、三合散、八珍汤、十全大补汤、益气养荣汤等补其虚损，丰富了该病的辨证施治。

2001年《中医妇科学》七版规划教材材首次编入"产后血劳"，将该病作为独立的产后病辨证论治。

病因病机　该病发病直接因于产时或产后失血过多，或亡血气脱，致使阴血暴脱，精血大亏，脏腑虚损，冲任功能衰退，从而见血劳诸证。病机以精血亏虚、脾肾虚损为关键。

诊断与鉴别　主要依据病史、症状、体征和实验室检查进行诊断。①病史：有产时或产后大出血，甚至亡血气脱病史。②症状：一是精气血不足等虚损症状，如容颜憔悴、表情淡漠、毛发枯黄脱落、肌肤不荣、虚乏无力、腰膝酸软、形寒怕冷等；二是冲任功能衰退症状，如无乳、月经停闭、性欲低下、生殖器官萎缩等。③体征：妇科检查见阴毛稀疏、枯黄或全部脱落、阴道黏膜苍白萎缩、子宫萎缩等。④实验室检查：血清垂体激素如生长激素、催乳素、促甲状腺激素、促肾上腺皮质激素、卵泡刺激激素、黄体生成素等均呈低水平，垂体兴奋试验无反应或反应轻微。同时血清睾酮、雌二醇、甲状腺素、皮质醇水平降低。

该病以发于分娩之后，有产时或产后大出血为特点。凡与分娩无关，或虽有分娩但无失血过多病史的虚损症状及闭经、性功能减退者，均不属该病范畴。

辨证论治 该病治疗宜补肾填精、健脾养血、调补冲任。在此基础上需注意：①因精气血互化、先后天互生，故其治疗总以精气血并补，先后天同健为要。②针对冲任功能衰退的病机，适当佐以调理冲任，以促进经血通行。③针对血劳日久不复、多脏受累、五脏皆虚的病机特点，重视五脏并补，以促进脏腑功能恢复。④处方用药不拘一格，多方化裁，气血阴阳并补，并适当加入血肉有情之品，以促进精血再生，方能取得较好疗效。

精血亏损证 产后形荣枯槁，精神萎靡，疲乏无力，毛发枯黄脱落，无乳，月经停闭，性欲低下，或阴道干涩，生殖器官萎缩，头晕目眩，腰膝酸软，舌淡苔少，脉沉细略数或沉细无力。治宜滋阴养血、补肾填精，方选人参鳖甲汤（《妇人大全良方》）加减，常用药物有人参、桂心、当归、桑寄生、白茯苓、白芍、桃仁、熟地黄、甘草、麦冬、续断、牛膝、鳖甲、黄芪、紫河车。

脾肾虚损证 主症基础上，兼有形寒怕冷，四肢不温，纳呆食少，腹泻便溏，舌淡苔白，脉沉细无力。治宜峻补脾肾、益气养血，方选黄芪散（《妇人大全良方》）加减，常用药物有黄芪、白术、木香、人参、当归、桂心、川芎、白芍、白茯苓、甘草、紫河车、仙茅、淫羊藿。

中成药治疗 ①十全大补丸：由党参、白术、茯苓、炙甘草、当归、川芎、白芍、熟地黄、炙黄芪、肉桂组成，适用于各证。②八珍丸，由党参、白术、茯苓、甘草、当归、白芍、川芎、熟地黄组成，适用于各证。

转归预后 若早期坚持治疗，有望气血渐复，趋于好转或治愈。若出血过多、休克时间较长或延误治疗，则气血难复，留有遗患。

预防调护 该病应以预防为主，分娩过程中预防出血、特别是大出血；及时补充血容量，彻底纠正贫血。产后注意乳汁分泌和全身情况观察，加强营养和调护。

(常 暖)

chǎnhòu shēntòng

产后身痛（postpartum body pain） 产褥期内出现以肢体与关节酸痛、麻木、重着为主要症状的疾病。又称产后关节痛、产后遍身疼痛、产后痛风、产后痹证等，俗称产后风。随疼痛部位不同，又分为产后腰痛、产后足跟痛等。产后常见病，尤多见于北方寒冷地区，如治疗不当，可缠绵至产褥期后。西医学产褥期多种原因所致的肢体或关节疼痛，如风湿性关节炎、类风湿关节痛、坐骨神经痛、多发性肌炎、产后血栓性静脉炎，以及单纯性关节酸痛等，可与该病互参。

历史沿革 该病有关记载首见于隋·巢元方《诸病源候论·产后中风候》，其曰："产则伤动血气……气虚而风邪乘虚伤之。"宋代以后的妇科专著，多以"产后遍身疼痛"为病名加以论述，提出气血虚弱、运行迟滞或外风乘虚而入是其主要病机，治疗上提出"调和营卫，祛关节之风、经隧间瘀血，加以行气补血之药"（《陈素庵妇科补解》）。明·薛己《校注妇人良方》进一步明确指出该病与血虚、血瘀有关，治疗上主张补而养之或补而散之。沈尧封《沈氏女科辑要笺正》强调产后遍身疼痛"多血虚，宜滋养，

或有风寒湿三气杂至之痹，则养血为主，稍参宣络，不可峻投风药"，后世多遵之。

病因病机 该病发病与产褥期生理特点密切相关。主因产后血虚气弱，经脉失于濡养，不荣而痛；因虚生滞，气血运行不畅，或兼风寒湿邪乘虚而入，经脉痹阻，不通则痛。后者虽有实证之病机，但仍以血虚、经脉失养为内在基础。①血虚：素体血虚，或产时、产后失血过多，或产后养护不当，虚损未复，致使阴血不足，筋脉、关节失于濡养。②风寒：产后百脉空虚，卫表不固，摄生不当，风寒湿邪趁虚而入，留着于肌肉、经络、骨节之间，经脉痹阻。③血瘀：产后余血未尽，或血虚气弱，运行迟滞，留滞经脉筋骨之间；或血为寒凝、热灼而成瘀血，阻滞经络，气血运行受阻。④肾虚：素体肾虚，或因产损伤肾中精气，肾府或肾经所过之处失于濡养，发为腰膝酸痛或足跟痛。

诊断与鉴别 主要依据病史、症状、体征和辅助检查进行诊断。①病史：产时、产后失血过多或素体血虚，或值冬春严寒之际，居处阴冷潮湿，或有感受风寒之诱因。②症状：产褥期间以肢体关节疼痛或酸楚、麻木、重着为主症，甚或关节肿胀，屈伸不利，筋脉拘急，畏恶风寒。③体征：痛处局部无明显异常，或见轻度肿胀、压痛，或关节活动轻度受限。④辅助检查：抗链球菌溶血素"O"试验、红细胞沉降率、类风湿因子检查正常或轻度异常。

该病以发生于产褥期内为特点，且病机上多与产后血虚有关。若迁延至产褥期之后，当属痹症范畴。

辨证论治 辨证重在疼痛及

相关症状的部位、性质、特点和程度，结合病史、兼症与舌脉。治疗总则为养血活血、通络止痛。该病发生以产后血虚、经脉失养为本，虽可兼有外邪，治疗仍以养血、调理气血为主，参以祛风宣络为辅。此病与内科痹症不同，不可妄投风药。

血虚证 产后遍身关节疼痛，或以肢体酸楚、麻木为主，面色萎黄，头晕心悸，气短乏力，舌淡红，苔薄白或少苔，脉细弱。可有产时产后失血过多、素体血虚之病史。治宜养血益气、通络止痛，方选黄芪桂枝五物汤（《金匮要略》），由黄芪、桂枝、白芍、生姜、大枣组成，可酌加当归、鸡血藤、丹参、秦艽等养血行血、通络之品。

风寒证 产后肢体关节疼痛，呈刺痛或冷痛，疼痛剧烈或游走不定，或肢体肿胀、屈伸不利、麻木重着，畏恶风寒，得热稍缓，或伴有恶寒发热和头痛。舌淡，苔薄白，脉浮紧或细缓。多有明显受寒史。治宜养血祛风、散寒除湿，方选独活寄生汤（《备急千金要方》）或趁痛散（《校注妇人良方》），常用药物有独活、桑寄生、秦艽、防风、细辛、当归、川芎、白芍、熟地黄、肉桂、茯苓、杜仲、人参、牛膝、甘草、当归、黄芪、白术、生姜、薤白。临证可根据风、寒、湿邪之多寡，调整祛风、散寒、除湿药物比例，或有所加减。一般风胜者，疼痛多游走，可酌加羌活；寒胜者，疼痛多剧烈，且畏寒明显，可酌加制草乌；湿胜者，肢体重着，可酌加苍术、生薏苡仁。

血瘀证 产后遍身疼痛或关节刺痛，四肢关节屈伸不利，按之痛甚，或局部皮肤轻度紫暗，伴小腹疼痛拒按，恶露不畅或淋滴不尽，色暗有块，舌紫黯，苔薄白，脉细弦或弦涩。可有难产、产伤或手术史。治宜养血活络、化瘀止痛，方选生化汤加通络止痛药。若瘀血较重，可选身痛逐瘀汤（《医林改错》），由秦艽、川芎、桃仁、红花、甘草、羌活、没药、当归、五灵脂、地龙、香附、牛膝组成。

肾虚证 产后身痛，以腰膝酸痛、腿脚乏力或足跟痛为主，头晕耳鸣，夜尿多，目眶黯黑，舌淡暗，苔薄白，脉沉细。素体肾虚者多见。治宜补肾强腰、养血通络，方选养荣壮肾汤（《叶氏女科证治》），由当归、川芎、独活、肉桂、防风、杜仲、川断、桑寄生、生姜组成，酌加养血通络药。

中成药治疗 ①健步虎潜丸：由熟地黄、龟甲、锁阳、枸杞子、菟丝子、补骨脂、杜仲炭、人参、黄芪、秦艽、防风、当归、白芍、木瓜组成，用于血虚或肾虚证。②人参再造丸：由乌梢蛇、天麻、羌活、威灵仙、僵蚕、白附子、当归、穿山甲、血竭、乳香、没药、人工牛黄、麝香、朱砂、人参、黄芪组成，用于血虚兼血瘀证。③风湿豨桐片：由豨莶草、臭梧桐组成，用于风寒证。

其他疗法 治疗除内服药外，尚可配合针灸疗法。

转归预后 该病预后与病情轻重、体质差异及治疗是否及时、调摄是否得当有关。若治疗及时得法，多能痊愈；若失治、误治，调摄不当，则可迁延至产褥期后，症状缠绵，或留有遗患。

预防调护 该病多有摄生不慎，感受风寒之病史，故摄生预防非常重要。产后百脉空虚，卫外不固，易感外邪，故应慎起居，避风寒，特别在秋冬寒冷季节，注意保持室内温度和个人保暖，避免居处潮湿、接触冷水、风扇或空调直吹等。加强营养，纠正贫血，注意休息，避免早劳、过劳。

（常 暖）

chǎnhòu yùzhèng

产后郁证（postpartum depression） 产褥期内以情绪低落、精神抑郁为主要症状的疾病。又称产后抑郁、产后情志异常。其症状多出现在产后2周内，4~6周明显，持续6~8周，部分患者可持续数年，严重者有伤婴或自杀倾向。其发病率尚无确切统计，国外报道为3.5%~33%、国内报道为3.8%~16.7%。该病在西医属产褥期抑郁症范畴，是产褥期精神综合征中最常见的类型。

历史沿革 该病在古代文献中没有完全对应的病名，有关描述散见于"产后不语""产后乍见鬼神""产后恍惚""产后脏躁"等记载中，从类别上属产后情志异常范畴。多数医家认为其发病与气血亏损、心失所养有关。《陈素庵妇科补解》："产后恍惚，由心血虚而惶惶无定也……失血则神不守舍，故恍惚无主……宜天王补心丹。"也有医家认为除血虚外，还与败血扰心或内伤心脾有关，如宋·陈自明《妇人大全良方》中有"产后不语者……产后虚弱，多致停积败血，闭于心窍，神志不能明了"的论述，丰富了该病的辨治理论。

2001年《中医妇科学》七版规划教材首次编入"产后抑郁"，将该病作为独立的产后病辨证论治。

病因病机 该病发病与产褥期生理特点密切相关，也与妊娠、分娩、产褥期间的不良刺激有关，基本病机是血虚气弱、心神失养，或瘀血停积，情志不遂，扰动心神，神魂不宁。后者虽有实证病机，但仍以产后血虚、心神失养为内在基础。病位涉及心、肝、脾三脏。①血虚气弱：素体虚弱，或产时失血过多，或产后伤于劳倦，使血虚气弱，心神失养。②瘀血内阻：素体虚弱，或素多瘀滞，产后元气亏损，行血无力，或产后血滞胞宫，败血扰心，神明不宁。③肝气郁结：素性忧郁，胆怯心虚，复因产后情志所伤，心神失养，魂不守舍。

诊断与鉴别 主要依据病史和临床表现进行诊断。①病史：发病前可有情志不遂、忧愁思虑、过度劳倦，或有产时、产后出血过多，或产前抑郁症等病史。②临床表现：症状多出现在产后2周内，至产后4~6周症状明显。主要表现为情绪低落、感情淡漠、悲观厌世，或焦虑、烦躁、多疑、自责，或伤心落泪、默默不语、失眠多梦、疲乏无力，甚至处事能力低下，难以照料婴儿。严重者出现思维障碍、迫害妄想，甚至出现伤婴或自伤倾向。

该病介于产后抑郁综合征和产后抑郁性精神病之间，故需与二者鉴别。①产后抑郁综合征：是产褥早期出现的轻度抑郁，又称第3天抑郁症、产后轻度抑郁、产后心绪不良等，特点是发病早、病情轻、病程短。一般出现于产后7天内，以产后3天为多见，主要表现为不明原因的阵发哭泣和忧郁，无感觉障碍，大多持续1~3天。一般不需药物治疗。若病情加重，可发展为产后郁证。②产后抑郁性精神病：属精神病学范畴，中医属"产后发狂"。有精神分裂症状，如思维混乱、迫害妄想、躁狂或抑郁、幻听等，多发生于产后2周，也可由产后郁证发展而来。

辨证论治 该病辨证，以情志异常特点为主，综合兼证与舌脉，治疗以调和气血、安神解郁为主。虚证佐以养血益气，实证佐以活血化瘀，同时配合心理治疗。

血虚气弱证 产后忧郁或焦虑，悲伤欲哭，心悸失眠，疲乏无力，面色苍白，气短懒言，食欲不振，恶露量少、色淡、质稀，舌淡无苔或少苔，脉细弱无力或细数。治宜补血益气、养心安神，方选茯神散（《普济本事方》）合甘麦大枣汤（《金匮要略》），常用药物有茯神、熟地黄、白芍、川芎、当归、白茯苓、桔梗、远志、人参、甘草、小麦、大枣。

瘀血内阻证 产后郁郁寡欢，默默不语，精神恍惚，失眠多梦，恶露淋漓，日久不净，色黯有块，面色晦暗，或胸闷刺痛，舌质紫黯，或有瘀点瘀斑，脉弦或涩。治宜活血逐瘀、镇静安神，方选调经散（《太平惠民和剂局方》）或安神生化汤（《傅青主女科》），常用药物有当归、肉桂、没药、赤芍、白芍、细辛、麝香、川芎、茯神、柏子仁、人参、桃仁、炮姜、炙甘草、陈皮、合欢皮、琥珀。

肝气郁结证 产后心情抑郁，心神不宁，或烦躁易怒，夜寐不宁，或噩梦纷纭，惊恐易醒，恶露时多时少、色黯有块，胸胁胀满，或乳房胀痛，善太息，舌淡，苔薄，脉弦。治宜疏肝解郁、养血安神，方选逍遥散（《太平惠民和剂局方》）加减，常用药物有柴胡、当归、白芍、白术、茯苓、甘草、炮姜、薄荷、夜交藤、合欢皮、磁石、柏子仁。

中成药治疗 该病轻症可用中成药治疗。①归脾丸：由党参、白术、炙黄芪、炙甘草、茯苓、远志、酸枣仁、龙眼肉、当归、木香、大枣组成，用于血虚气弱证。②柏子养心丸：由柏子仁、党参、炙黄芪、川芎、当归、茯苓、远志、酸枣仁、肉桂、五味子、半夏曲、炙甘草、朱砂组成，用于血虚气弱，症见夜寐不安、失眠健忘等。③逍遥丸：由柴胡、当归、白芍、白术、茯苓、薄荷、生姜、甘草组成，用于肝气郁结证。

其他疗法 心理治疗是该病治疗的重要手段之一。应请心理专科医师会诊。根据患者性格特点，针对诱发该病的心理因素、不良刺激和发病原因，进行有针对性的个体化心理疏导和暗示，能有效缓解精神压力和思想负担，增强患者战胜疾病的信心和勇气。

转归预后 该病早期治疗多能痊愈，预后良好。若治疗不及时，病情加重，可能出现伤害婴儿或自杀等极端情况，或发展为产后抑郁性精神病，应予重视和防范。再次妊娠约有20%的复发率，其子代的认知力可能受到一定影响。

预防调护 该病应以预防为主，早预防、早发现、早治疗。同时，患病后的心理和生活调护也非常重要。①避免妊娠、分娩、产褥期间的不良刺激。②针对产妇生理特点和性格特点，加强围产期和产褥期心理保健，特别是对于有精神病家族史或素性抑郁、心虚胆怯、多疑多虑性格特点的孕产妇，应加倍关爱、照顾和心理疏导。③营造良好的医院、家庭和外部环境，减轻产后的应激压力。④产褥期应保证睡眠和休息，调畅情志，避免过劳和过重的心理负担。

（常 暖）

quērǔ

缺乳（agalactia，hypogalactia）

产后哺乳期内，以乳汁量少或全无，不能满足喂养婴儿为主要症状的疾病。又称产后乳汁不行、乳汁不足、乳无汁等。产后常见病，多发生于产后半个月内，也可发生于整个哺乳期。因泌乳量个体差异较大，故乳汁充足与否以能否满足婴儿喂养为标准。若因乳头皲裂吸吮疼痛而致乳汁泌出障碍者，不属该病范畴。

历史沿革　该病有关记载首见于隋·巢元方《诸病源候论·产后乳无汁候》，认为"津液暴竭，经血不足"为其主要病因。宋·陈无择《三因极一病证方论》提出"产妇有两种乳脉不行……虚当补之，盛当疏之"，为后世分虚实辨治该病奠定了基础。金元·张子和《儒门事亲》指出"妇人有本生无乳者，不治"，丰富了该病的病因病机学说。治疗方面，《妇人大全良方》载有涌泉散、玉露散，《景岳全书》载有猪蹄汤、漏芦汤，《傅青主女科》载有通乳丹、通肝生乳汤等，为治疗该病积累了丰富的方药经验，至今仍为临床所常用。

病因病机　乳汁化生于气血，运行于乳络，故缺乳基本病机是化源不足或乳络不畅。①气血虚弱：素体气血亏虚，因产失血耗气，或素体脾胃虚弱，产后调摄失宜，气血虚弱，化源不足，无乳可下。②肝郁气滞：素性抑郁，产事不顺，或产后情志不遂，肝气郁结，乳络不畅，乳汁运行受阻。③痰浊阻滞：素体肥胖，痰湿壅盛，或产后过食膏粱厚味，脂膏流溢，乳络阻滞，乳汁运行受阻。

诊断与鉴别　主要依据病史、临床表现和体格检查等进行诊断。

①病史：可有产时失血过多或产后情志刺激史。②临床表现：以哺乳期内乳汁甚少，不足以喂养婴儿，或乳汁全无为主要表现。③体格检查：可见乳房柔软，或胀硬、触之有块，挤压乳汁点滴而下，或质稠、难出。若乳房小而乳汁少，多见于乳房先天发育不良。此外，还应注意有无乳头凹陷、皲裂等影响乳汁运行和哺乳的因素存在。

乳络不通者需与乳痈鉴别。乳痈可继发于乳汁淤积不通，也有乳汁减少等症状，但初起恶寒发热，乳房局部红肿热痛，继而化脓成痈，为其特征。

辨证论治　该病辨证宜根据乳汁性状及乳房胀痛与否，结合舌脉与兼证，重在辨别虚实。治疗总则为调理气血、通络下乳。

气血虚弱证　产后乳汁甚少或全无，乳汁清稀，乳房松软无胀感，面色少华，食少乏力，或兼恶露不绝，色淡质稀，舌质淡，苔薄白，脉细弱或虚细。治宜补气养血、佐以通乳，方选通乳丹（《傅青主女科》），由人参、黄芪、当归、麦冬、木通、桔梗、猪蹄组成。

肝郁气滞证　产后乳汁甚少或全无，或原本乳量正常，突遭情志刺激后乳汁骤减或点滴全无，乳汁质稠，乳房胀硬疼痛，或按之有块，伴情志抑郁、胸胁胀满、食少嗳气，舌常，苔薄黄，脉弦或弦数。治宜疏肝解郁、通络下乳，方选下乳涌泉散（《清太医院配方》），由当归、川芎、天花粉、白芍、生地黄、柴胡、青皮、漏芦、桔梗、通草、白芷、穿山甲、甘草、王不留行组成。若乳房胀痛较甚，可加橘络、丝瓜络、香附行气通络；乳房胀硬微热，可加蒲公英、夏枯草、赤芍清热

散结。

痰浊阻滞证　产后乳汁甚少或全无，乳房丰满，松软而无胀感，乳汁质中不稠，形体肥胖，胸闷泛恶，或食多乳少，舌淡胖或边有齿痕，苔白腻，脉沉滑或沉细。治宜健脾化痰、通络下乳，方选苍附导痰丸（《叶天士女科诊治秘方》）合漏芦散（《太平惠民和剂局方》），常用药物有茯苓、半夏、陈皮、甘草、苍术、香附、天南星、枳壳、生姜、神曲、漏芦、蛇蜕、瓜蒌。气虚明显者，可加黄芪、党参、白术益气健脾。

该病治疗期间应注意观察恶露。若恶露过多或过期不止，可致血虚及气血下行，影响乳汁化生，应同时治疗。

中成药治疗　①通乳颗粒：由黄芪、熟地黄、通草、瞿麦、天花粉、路路通、漏芦、党参、当归、川芎、白芍、王不留行、柴胡、穿山甲、鹿角霜、白术、防风组成，用于气血虚弱，或兼乳络不通。②生乳汁：由当归、地黄、黄芪（蜜炙）、党参、玄参、麦冬、穿山甲（制）、知母组成，用于气血虚弱证。③通络生乳糖浆：由天花粉、马悬蹄、丝瓜络、穿山甲、北沙参、鹿角组成，用于气血虚弱，或兼乳络不通。

其他疗法　①针灸疗法：以局部刺激为主，配合全身取穴，能通经活络，促进乳汁分泌。主穴多取膻中、乳根，配穴多取合谷、少泽、天宗。气血虚弱可加肝俞、膈俞，配合艾灸足三里；肝郁气滞可加内关、期门。虚证用补法，实证用泻法。②食疗：猪蹄或鲫鱼炖、煮，或二者同炖、同煮，饮汤食肉。气血虚弱者，可酌加黄芪、当归、川芎、花生和穿山甲；肝郁气滞、乳络不通

者，可酌加通草、漏芦和丝瓜络。③外治法：乳房胀痛可用热水或葱白煎汤湿敷乳房，或以木梳烤热，沿乳腺向乳头方向梳理，以宣通气血、疏通乳络。乳房有结块者，可用橘皮煎汤外敷，以助结块消散。

转归预后 该病若早期治疗，特别是在产后半月内，多能取得较好疗效，其中肝郁气滞证疗效尤佳。肥胖之人，或乳腺发育不良、乳头凹陷，或有家族缺乳史者，治疗效果尚不理想。肝郁气滞所致之缺乳，可因乳汁淤积而化热成脓，发为乳痈，需积极治疗，重视防范。

预防调护 ①掌握正确的哺乳方法，早期哺乳、按需哺乳，定期排空，促进乳汁分泌。②做好乳房清洁与乳头护理，积极纠正乳头凹陷，预防乳头皲裂。③加强营养，及时纠正贫血。饮食宜营养丰富而清淡，并多饮汤水，以保证乳汁充足。不宜盲目进补，或过食肥甘厚腻、辛辣酸咸之品，以免损伤脾胃，影响气血化生。④调畅情志，保证睡眠，以免因情志不遂、焦躁郁怒影响乳络通畅及乳汁运行。

(常 暖)

rǔzhī zìchū

乳汁自出（galactorrhea） 产后哺乳期内，以乳汁不经婴儿吮吸而自然流出为主要症状的疾病。又称漏乳、乳汁自溢、乳汁自漏。若乳母体格健壮，乳汁丰富，值乳胀或行将哺乳之时乳汁自然流出，或断乳初期乳汁外溢，无其他伴随症状者，为生理性溢乳，不属病态。

历史沿革 该病首见于唐·昝殷《经效产宝》，其曰："产后乳汁自出，盖是身虚所致，宜服补药以止之。"宋·陈自明《妇人大全良方》进一步指出其虚为"胃气虚"，并附有独参汤、十全大补汤等治疗方药。明·张景岳《景岳全书》提出"分有火无火而治之"，病因上提出气虚、阳明血热和肝经怒火上冲，辨证分"无火而泄不止""血热而溢""乳胀而溢"论治，并附有治疗方药，完善了该病的病因病机学说与辨证论治体系。对乳多胀痛而溢者，前人还多有提出"温熨以散之"，对临床预防调护颇有指导意义。

病因病机 该病主要病机是胃气虚弱，乳失摄纳；或肝经郁热，迫乳外溢。①气虚失摄：脾胃素虚，因产失血耗气，或为饮食劳倦所伤，中气不足，胃气失固，摄纳无权，乳汁自出。②肝经郁热：产后情志抑郁，郁久化热，或恚怒伤肝，疏泄太过，迫乳妄行。

诊断与鉴别 该病以产后乳汁不经婴儿吮吸或挤压而自然流出为特征，乳汁清稀或浓稠，乳房松软或稍胀。

该病需要与乳泣、溢乳闭经和乳衄相鉴别。①乳泣：发生在妊娠期间的乳汁自然溢出。②溢乳闭经：属月经病范畴，与该病特发于产后哺乳期内不同。溢乳量少，多在挤压乳房时出现，可同时伴有闭经、月经不调或不孕。③乳衄：乳头可有液态分泌物，多为血性而非乳汁，查有乳房肿块，多见于乳房导管内肿瘤，可发生于妇女任何生理阶段，而非特发于哺乳期。

辨证论治 该病分虚实两端，辨证宜根据乳汁性状及乳房胀痛与否，结合舌脉与兼证综合判断。

气血失摄证 产后乳汁自出、量少、色淡、质稀，乳房松软无胀感，面色无华，神疲乏力，食欲不振，或大便溏薄，舌淡苔少，脉细弱。治宜补气摄乳，方选补中益气汤（《脾胃论》）加减，常用药物有人参、黄芪、甘草、当归、陈皮、升麻、柴胡、白术、芡实、五味子。

肝经郁热证 产后乳汁自出、量多质稠，乳房胀满或胀痛不适，情志抑郁或烦躁易怒，口苦咽干，大便秘结，舌质红，苔薄黄，脉弦数。治宜清热敛乳，方选丹栀逍遥散（《内科摘要》）加减，常用药物有牡丹皮、栀子、当归、芍药、柴胡、白术、茯苓、炙甘草、生地黄、夏枯草、生牡蛎。

中成药治疗 ①补中益气丸：由黄芪、党参、甘草、白术、当归、升麻、柴胡、陈皮组成，用于气虚失摄证。②八珍丸：由党参、白术、茯苓、甘草、当归、白芍、川芎、熟地黄组成，用于气血虚弱证。③丹栀逍遥丸：由牡丹皮、栀子、柴胡、白芍、当归、茯苓、白术、薄荷、甘草组成，用于肝经郁热证。

转归预后 该病一般预后良好，部分患者疗效尚不满意。其中肝经郁热证乳房胀痛较甚者，应及时治疗，以免发生乳痈之变。

预防调护 ①患者宜衣着宽松，避免刺激乳房。勤换内衣，以免外溢之乳汁浸淫皮肤，诱发湿疹等皮肤病。②加强营养，纠正贫血，劳逸适度，增强体质。③放松精神，调畅情志，保持心情舒畅。

(常 暖)

fùkē zábìng

妇科杂病（other gynecological diseases） 除月经病、带下病、妊娠病和产后病之外，发生在女性生殖脏器，或与生殖相关的妇科疾病。包括前阴病、癥瘕、不孕症、热入血室、脏躁、性冷、梦交、交接出血、小户嫁痛，以及部分采用西医病名，但已纳入中医妇科诊治范围的病症，如盆腔炎性疾病、盆腔疼痛症、子宫肌瘤、子宫内膜异位症、子宫腺肌病、多囊卵巢综合征等。

古代中医妇科专著中，对于病证的分类，有以门分，或以类分，如汉代《金匮要略》中有"妇人杂病脉证并治"篇，宋代《妇人大全良方》中有"众疾门"和"求嗣门"，明代《景岳全书·妇人规》中则有"前阴类""癥瘕类""子嗣类"，清代《医宗金鉴·妇科心法要诀》中有"嗣育门""前阴诸证门""杂证门"等。可见，妇科杂病也是中医妇科的一类重要病证。而前阴类病证的共性是病位接近，但彼此之间的病因病机关联性不大，故既可单独分类，亦可归于妇科杂病类。

妇科杂病的病因病机比较复杂。主要是禀赋不足，或感受外邪，或因情志、饮食、劳倦（含房劳）所伤，导致脏腑功能失常、气血失调，影响冲任、胞宫、胞脉、胞络所致。诊断应根据病证的特点，以中医诊法为主，参考妇科检查与辅助检查方法，辨病与辨证结合，中西合参。治疗原则是扶正与祛邪并举，针药结合，内治与外治配合，必要时中西医结合。以恢复脏腑、气血、冲任、胞宫的正常功能。

（罗颂平）

qiányīnbìng

前阴病（vulvopathy）　妇女前阴（包括阴户、玉门、阴道）发生的病变。常见的前阴病有阴痒、阴疮等。前阴是女性生殖系统的一部分，它通过经络与脏腑相联系。肝足厥阴之脉"入毛中，过阴器，抵少腹"；足少阳之脉"入

毛际，合于厥阴"。《素问·厥论》说："前阴者，宗筋之所聚。"足厥阴、足少阴之筋，皆"结于阴器"；足太阴、足阳明之筋，皆"聚于阴器"；冲脉"与阳明合于宗筋"；任脉出于会阴，过阴器，"以上毛际"；督脉"女子入系廷孔""其络循阴器"。上述表明前阴通过经络、经筋及冲、任、督三脉与肝、脾、肾等脏腑有直接或间接的联系，因此，前阴病的发病机制有直接和间接两方面。间接机制是脏腑功能失常累及前阴发生病变，如肝肾亏损，阴部筋脉或肌肤失养，可致阴痒；脾肾阳虚，湿浊下注，日久化热，湿热浸淫，可致阴痒、阴疮。直接机制是前阴局部感染邪毒、病虫，或受外伤，可致阴痒等。

前阴病的治疗，一般是内服药调理脏腑以治其本，配合局部外治法以治其标。同时，前阴病重在防护，注意前阴的清洁卫生，防止邪毒、病虫感染，对避免和减少前阴病有重要意义。

（王小云）

yīntǐng

阴挺（uterine or vaginal prolapse）　妇女子宫下脱，甚则挺出阴户之外，或阴道壁膨出的疾病。又称阴菌、阴脱、子宫脱出等。前者为子宫脱垂，后者为阴道壁膨出，统称阴挺，根据突出形态的不同而有"阴菌""阴痔"等名称；因多发在产后，故又有"产肠不收"之称。西医学之子宫脱垂、阴道前后壁膨出可参照此病治疗。

历史沿革　此病始见于《针灸甲乙经·妇人杂病》，其曰："妇人阴挺出，四肢淫泺，身闷，照海主之。"隋代《诸病源候论·妇人杂病诸候四·阴挺下脱候》

提出了阴挺的病因病机为"胞络损伤，子脏虚冷，气下冲则令阴挺出，谓之下脱。亦有因产而用力偃气而阴下脱者"。明代《景岳全书·妇人规·前阴类》描述了阴挺的临床特征为"妇人阴中突出如菌、如芝，或挺出数寸"，提出治疗以"升补元气，固涩真阴为主"，至今对临床仍有指导意义。

病因病机　此病的主要病机是气虚下陷与肾虚不固致胞络损伤，不能提摄子宫。①素体虚弱，中气不足，或产时损伤，或产后过早操劳负重，或长期咳嗽等，以致脾虚气弱，中气下陷，不能提摄，故阴挺下脱。②先天不足，或房劳多产，或年老体弱，肾气亏虚，以致胞络损伤，子宫虚冷，摄纳无力，亦令下脱。子宫脱出阴户之外，摩擦损伤，则邪气入侵，湿热下注，可致溃烂者。

诊断与鉴别　依据病史、症状可进行诊断。①病史：有分娩损伤史，或产后过早操劳负重，或长期咳嗽、便秘史。②症状：阴道有物下坠，甚则脱出阴道口外，站立过久或劳累后加重，卧床休息后多可回纳。伴有不同程度的腰骶部酸痛或下坠感，严重者常伴有排尿困难、便秘、遗尿。暴露在外的宫颈和阴道壁可发生溃疡出血，或有脓性分泌物。

根据患者平卧并用力向下屏气时子宫下降的程度，将子宫脱垂分为三度。①Ⅰ度：轻型，宫颈外口距处女膜缘<4cm，未达处女膜缘；重型，宫颈已达处女膜缘，阴道口可见宫颈。②Ⅱ度：轻型，宫颈脱出阴道口，宫体仍在阴道内；重型，宫颈及部分宫体脱出阴道口。子宫颈及部分子宫体脱出于阴道口外。③Ⅲ度：宫颈与宫体全部脱出于阴道口外。

阴挺是子宫下脱,甚则挺出阴户之外,或阴道壁膨出,当与宫颈延长鉴别。宫颈延长令宫颈位置下移,但前后阴道壁不脱出,子宫体仍在盆腔内,子宫颈极度延长如柱状,突出于阴道中或阴道口外。通过妇科检查,用子宫探针探测可与阴挺鉴别。

辨证论治 此病以虚为本,有气虚、肾虚之别,可兼有湿热之标证。在治法上应按"虚者补之,陷者举之,脱者固之"的原则,以益气升提、补肾固脱为主。兼湿热者,佐以清热利湿,并配合局部外治。去湿热后,仍需补气扶正以固本。

气虚证 子宫下坠或脱出于阴道口外,劳则加剧,小腹下坠,四肢无力,气少懒言,面色少华,小便频数,带下量多,质稀色白,舌淡苔薄,脉虚细。治宜补中益气、升阳举陷,方可选补中益气汤(《内外伤辨惑论》)加川续断、金樱子。若兼湿热,带下量多、色黄质黏腻、有臭气者,可加黄柏、败酱草、薏苡仁以清热利湿。

肾虚证 子宫下脱,腰膝酸软,小腹下坠,小便频数,夜间尤甚,头晕耳鸣,舌淡红,脉沉弱。治宜补肾固脱、益气升提,方可选大补元煎(《千家妙方》)加金樱子、芡实、鹿角霜、紫河车。若命门火衰、元气不足者,可酌加补骨脂、肉桂以温补命门。若子宫下脱日久,出现红肿溃烂,黄水淋沥,带下量多、色黄如脓,有臭气,发热口渴,小便黄赤,灼热而痛等湿热症状,轻者可于前方加黄柏、苍术、土茯苓、车前子等,以清利湿热;重者应首先清利湿热,用龙胆泻肝汤。待湿去热清,再扶正固本。

其他疗法 ①外治法:丹参、五倍子、诃子肉煎水熏洗;或蛇床子、乌梅煎水熏洗;或金银花、紫花地丁、蒲公英、蛇床子、黄连、苦参、黄柏、枯矾,煎水熏洗坐浴。用于阴挺兼湿热下注。②针灸疗法:a. 体针,取百会、气海、维胞、子宫、三阴交,脾虚配足三里,肾虚配太溪。用补法,并灸。每日1次,10次为1个疗程。b. 耳针,取内生殖器、皮质下、脾俞、肾俞。每次选2~3穴,10次为1个疗程。③盆底肌肉锻炼:收缩肛提肌,每次10~15分钟,每日2~3次。④子宫托:适用于Ⅰ度与Ⅱ度子宫脱垂。将环状子宫托放入阴道内,早上放入,晚上自行取出,清水洗净抹干保存。月经期及妊娠3个月后停放。⑤手术治疗:经上述治疗无效者,按子宫脱垂的程度、年龄及生育要求等选择手术方式。

转归预后 轻度子宫脱垂经适当治疗,并配合盆底肌肉锻炼,可好转或痊愈。重度脱垂或年龄较大、体质较差者,效果不理想,可出现张力性尿失禁,影响生活质量。

预防调护 除先天性盆底组织发育不良外,该病的预防更重于治疗。应提高助产技术,减少分娩损伤。患者须加强营养,改善体质,多卧床休息,避免重体力劳动,积极治疗咳嗽、便秘等引起腹压增加的疾病,以利康复。

(王小云)

yīnyǎng

阴痒(pruritus vulvae) 以外阴及阴道瘙痒,甚则痒痛难忍,坐卧不宁,或伴有带下增多等为主要表现的疾病。又称阴门瘙痒、阴䘌等。西医学外阴及阴道炎症、外阴上皮内非瘤样变出现阴痒等,可参照该病治疗。

历史沿革 此病见于《脉经·辨脉阴阳大法第九》,其曰:"尺脉沉细者,名阴中之阴,病若两胫酸疼,不能久立,阴气衰,小便余沥,阴下湿痒。"并提出了阴阳与肾虚任脉失养,带脉失约有关。《肘后备急方》有"阴痒汁出,嚼生大豆黄,涂之,亦疗尿灰疮"的论述,首次提出了阴痒病名。《诸病源候论·妇人杂病诸候》指出其病机为"妇人阴痒,是虫蚀所为……微则痒,重则痛"。《外台秘要》收集了多种治疗阴痒的外治法。清·顾世澄《疡医大全》较全面剖析了阴痒的病因、病机、症状及治疗。诸医论阴痒为寒证者甚少,《产孕集·卷下·去疾第十三》言肝郁脾虚所致,方以温肝汤,示人辨阴痒之病,也当察其寒热虚实,不可局限于湿热一证。

病因病机 该病内因肝、脾、肾功能失常;外因湿热下注,或虫蚀为患。肝藏血,为风木之脏,肝经绕阴器;肾藏精,开窍于前后二阴;脾主运化水湿。肝经湿热,或肝郁脾虚,化火生湿,下注前阴则阴痒;肝肾不足,精血亏虚,生风化燥,阴部肌肤失养,不荣而痒;脾虚生湿,蕴久化热,流注阴器;或感染虫毒,虫扰阴部,均可致阴痒。

诊断与鉴别 依据病史、症状与检查可进行诊断。①病史:可有带下病、糖尿病史,或不洁性交,或接触被污染的洁具、衣物,或绝经后外阴阴道炎等病史。②症状:前阴瘙痒,甚则痒痛难耐,坐卧不宁,可波及肛门周围、大腿内侧。③妇科检查:局部红肿,或溃破,分泌物增多;或外阴部皮肤增厚、粗糙,皲裂或萎缩,常有抓痕,或色素减退。④白带检查:正常或可见阴道毛滴虫，或假丝酵母菌、线索细胞等。

此病可与以下疾病鉴别。①股癣：为皮肤真菌所致的体癣，发生于股内侧及会阴部者称为股癣，病灶边缘呈堤状，清晰可见，表面有鳞屑，有明显的炎症改变。②湿疹：皮肤病变，呈对称性，境界明显，常因食物、药物或化学品过敏，反复发作，可发生于全身任何部位。③阴虱：在阴毛中有阴虱附着生长。

辨证论治 主要根据阴部瘙痒的特点及全身情况进行辨证。一般来说，湿胜作痒，常浸淫流液；热胜作痒，常灼热或溃烂；虫蚀作痒，奇痒如虫爬，伴带下增多，色、质异常；风寒作痒，常局部皮肤变白；精血亏虚作痒，阴部干涩、灼热或皮肤变厚或萎缩。治疗着重调理肝、脾、肾的功能，实者清热利湿、解毒杀虫，虚者补肝肾、养气血。

肝经湿热证 阴部瘙痒，甚则痒痛，坐卧不安，带下量多，色黄如脓，或呈泡沫米泔样，或色白如凝乳状，气味腥臭，心烦少寐，口苦而腻，胸闷不适，纳谷不香，舌苔黄腻，脉弦数。治宜清热利湿、杀虫止痒，方选萆薢渗湿汤（《疡科心得集》）加苍术、苦参、白鲜皮、鹤虱。若带下色黄呈泡沫状，加椿根皮、白头翁以加强清热；若色白呈凝乳状，酌加土茯苓、千里光以祛湿；若带下量多色黄臭、阴部瘙痒、烦躁易怒、胸胁胀痛、口苦而干、小便短赤、舌红苔薄黄、脉弦数者，方用龙胆泻肝汤（《医宗金鉴》）；若大便秘结者，可加大黄、枳壳以行气通腑。

肝肾阴虚证 阴部干涩，灼热瘙痒，或带下量少，色黄或赤白相兼，五心烦热，头晕目眩，烘热汗出，口干不欲饮，耳鸣，腰酸，舌红少苔，脉细数无力。治宜滋肾降火、调补肝肾。方选知柏地黄汤（《医宗金鉴》）加当归、白鲜皮、制首乌。若见带下量多，酌加马齿苋、土茯苓以利湿；若见赤白带下，可加白及、白芷、茜草以凉血；若烘热汗出，选加龟甲、牡蛎以潜阳；阴痒不止，加防风、蝉蜕以祛风。

脾虚血少证 若脾虚血少，症见阴部瘙痒，头晕心悸，失眠，纳呆腹胀，大便溏，神疲乏力，脉细弦，舌质淡红。治宜健脾养血，方选归脾汤（《脾胃论》）。

其他疗法 此病以局部症状为主，故要注意"治外必本诸内"的原则，采用内服与外治、整体与局部相结合进行施治，可选用外治法。①外洗：a. 塌痒汤（《疡医大全》），鹤虱、苦参、威灵仙、当归尾、蛇床子、狼毒，煎汤熏洗，临洗时加猪胆汁更佳，每日1次，10次为1个疗程。外阴溃疡者忌用。b. 蛇床子散（经验方），蛇床子、川椒、明矾、苦参、百部，煎汤熏洗后坐浴，每日1次，10次为1个疗程。外阴溃疡者，则去川椒。②外搽：珍珠散珍珠、青黛、雄黄、黄柏、儿茶、冰片，共研细末外搽用，适用于阴痒皮肤破损者。

转归预后 阴痒经内外结合治疗，多可治愈。若治疗不当，部分患者可发展为阴疮。少数外阴上皮内非瘤样变患者可转为恶症。

预防调护 应注意增强体质，保持外阴卫生，避免感染，发病后进行有针对性的治疗，防止复发。若外阴皮肤色素减退、萎缩、菲薄者，应进行活检，以排除恶性病变。若属外阴硬化性苔癣或鳞状上皮细胞增生，瘙痒严重，

中药治疗未能有效缓解症状者，可用皮质激素软膏外涂以止痒。外阴硬化性苔癣还可使用黄体酮、丙酸睾酮油膏。

（王小云）

yīnzhǒng

阴肿（vulval swelling） 以妇女阴户一侧或两侧肿胀疼痛为主要表现的疾病。又称阴户肿痛。西医学之非特异性外阴炎、前庭大腺炎、前庭大腺囊肿、外阴血肿等可参照此病治疗。

历史沿革 此病始见于《诸病源候论·妇人杂病诸候》，其曰："夫妇人阴肿者，是虚损受风邪所为，胞经虚而有风邪客之，风气乘于阴，与血气相搏，令气血否涩，腠理壅闭，不得泄越，故令阴肿也。"《外科大成》称脱囊，发于女子者，亦称阴户作肿、阴间肿痛、阴肿坚痛、阴门肿痛、蚌疽、阴户风肿、阴户湿肿、阴户肿痛等。

病因病机 该病多因肝经湿热，或痰湿凝滞，下注阴部，或因外伤致局部瘀肿。①肝经湿热多因素性抑郁，或七情所伤，肝郁化热，肝木乘脾，脾虚湿盛，湿热互结，下注冲任，壅滞前阴，经脉失畅，而致阴肿。②痰湿凝滞多因素体肥胖，或恣食厚味，痰湿内盛，或饮食不节，脾运失常，痰湿内生，湿浊流注下焦，滞于冲任，壅滞前阴，经脉失畅，发为阴肿。③产伤或手术创伤，或跌仆闪挫，损伤阴户，阴部气血瘀滞，以致阴肿。

诊断与鉴别 依据病史、症状与检查可进行诊断。①病史：外阴不洁，感受湿热或寒湿之邪，或产时损伤，或有外伤史。②症状：外阴一侧或两侧肿胀疼痛，甚至不能行走，或伴有发热。③检查：外阴局部肿胀，或红肿

燃热，或皮肤瘀紫，压痛；或可触及椭圆形囊肿，皮色正常，无明显压痛。

此病主要与阴疮鉴别。若结块肿痛，甚则溃破流脓，则为阴疮；漫肿无头为阴肿。

辨证论治 根据病史、局部肿胀情况和全身症状、舌脉来辨证。

肝经湿热证 外阴肿胀，灼热疼痛，常伴有发热，两胁胀痛，口苦咽干，小便短赤，大便不爽，舌红，苔黄而腻或黄厚，脉弦数或濡数。治宜清肝利湿、消肿止痛，方药选龙胆泻肝汤（《医宗金鉴》）加蒲公英、紫花地丁。若肝郁脾虚者，用逍遥散（《太平惠民和剂局方》）；若化腐成脓，或已溃破者，可按阴疮治疗。

痰湿凝滞证 外阴肿胀，疼痛不显，肤色正常，形体肥胖，带下量多，色白质黏无臭，头晕心悸，胸闷泛恶，舌淡胖，苔白腻，脉滑。治宜温经化痰、活血消肿，方选阳和汤加（《外科全生集》）半夏、皂角刺。

外伤证 外阴肿胀，疼痛，或局部皮肤瘀紫，有外伤或产伤史，舌正常或稍黯，脉正常。治宜活血化瘀、消肿止痛，方选血府逐瘀汤加三七。

其他疗法 ①金黄膏，局部外敷，每日1次，血肿破溃者不用。②大黄、芒硝，研末，外敷患处。③蒲公英、乳香、没药、黄连，水煎，热湿敷。④切开引流：前庭大腺脓肿，或外阴血肿继续扩大或化脓，可切开引流。

转归预后 一般预后良好。处理不当，部分可发展为阴疮。亦有些病例易反复发作。

预防调护 治疗期间，应保持外阴清洁、干燥，避免感染。若前庭大腺脓肿形成，宜托里透脓或切开排脓，防止邪毒内陷。有发热、寒战等全身症状者，应使用抗生素，中西医结合治疗。一旦脓肿溃破，可按阴疮处理。痰湿凝滞证，多为前庭大腺囊肿，囊肿较小者，常无症状，治法除温化痰湿，须注重活血以消肿。若囊肿较大，难以消除，可行囊肿造口术。外伤所致之血肿，早期宜局部冷敷，减少出血，24小时后中药外敷，以散瘀消肿。若血肿继续增大，可手术止血、清除血块。病久，应加用清热凉血之品，以防瘀久化热。

（王小云）

yīnchuāng

阴疮（vulval sore） 以妇人阴户结块红肿，或溃烂成疮、黄水淋沥、局部肿痛，甚则溃疡为主要表现的疾病。又称阴蚀、阴蚀疮。多见于西医学之外阴溃疡、前庭大腺脓肿。

历史沿革 阴疮病名首见于《金匮要略·妇人杂病脉证并治》，其曰："少阴脉滑而数者，阴中即生疮""阴中蚀疮烂者，狼牙汤洗之。"《诸病源候论·卷四十·妇人杂病》中有"阴疮者，由三虫动作侵食所为也"的论述，指出阴疮的发生与虫蚀有关。《三因极一病证方论》指出阴疮又名䘌蚀疮。《普济方》中的"凡产后归房早，多有此疮""阳明经虚，不荣肌肉，阴中生疮不愈"的论述，阐述了阴疮经久不愈的原因是阳明经虚，为预防和治疗阴疮提供了参考资料。《校注妇人良方·卷八·阴中生疮方论》详细描述了阴疮局部的症状，还指出来局部症状外，可伴有各种不同的全身症状；其发病与郁火、湿热有关；辨证以局部表现为主要依据；以内服药为主，佐以局部用药，既体现了辨证论治的基本原则，又表明了阴疮辨证治疗的特殊性。《证治准绳·女科·卷之三·阴疮》中有"因月后便行房，致成湛浊，伏流阴道，疳疮遂生，瘙痒无时"的论述，指出经行期间不节房事，导致月经淋漓难净，以致发生阴疮。《外科正宗》论阴疮之火，多属肝火，有虚实之分，兼夹之异，或兼血虚，或肝脾同病，或肝肾同病等，可根据局部症状辨证，为临床辨证提供了依据；还提出了阴疮的基本病理改变为气壅血滞，为指导临床从热从瘀论治奠定了理论基础。《景岳全书·妇人规·下卷·前阴类·阴疮》中有"妇人阴中生疮，多湿热下注，或七情郁火，或纵情敷药，中于热毒"的论述，指出了阴疮的另一发病原因，为纵欲而外用刺激情欲之热药，使热毒内蕴、气血壅结。《外科大成·卷二·下部前》告诫了医者注意阴疮的辨证论治，论述阴部虽属厥阴肝经与任脉所主，但又与多条经脉及多个脏器有关，因此在探讨阴疮的发病与经络、脏腑的关系时，厥阴、任脉及肝固然重要，但切不可全然不顾其他脏器如脾胃、肾，及其他经络如督脉、阳明等；治疗亦不可只以清肝导湿为准则，而应全面综合考虑。

病因病机 主要由热毒、寒湿所致，临床以热毒为多见。①热毒多见于经行产后，摄生不慎，或阴户破损，邪毒外侵；或湿热蕴积，化为热毒，伏于肝经，浸淫于阴户，与血气相搏，郁结成疮。②寒湿多因久居阴寒湿冷之地，寒湿之邪侵袭，凝滞气血，蕴积于内，邪气不能外出，内陷于肌肉；或素体阳虚，气血失和，痰湿凝结，肌肤失养，日久溃腐成疮。

诊断与鉴别 依据病史、症状与检查可进行诊断。①病史：有经期、产后外阴感染、外阴溃疡、前庭大腺炎病史。②症状：外阴结块，肿痛，或局部溃破，黄水淋沥，可伴带下增多、阴痒，或发热。③检查：多见于小阴唇及大阴唇内侧肿胀、皮肤黏膜溃破，或糜烂，有脓液溢出。

此病主要与阴肿和阴痒鉴别。阴肿以外阴部肿胀疼痛为主，无溃疡及流液；阴肿则以外阴瘙痒为主证，可伴有皮肤皲裂、破溃，但无肿块。

辨证论治 首先辨别寒热。外阴红肿热痛，发病急骤，甚或脓水淋沥，或伴有全身发热者，为热为实；肿块坚硬，不痛不痒，日久不消，形体虚羸者，多为虚寒。其次要辨善恶。疮疡溃腐，久不收敛，脓水淋沥，恶臭难闻者，多属热毒蕴郁而气血衰败之恶候。

热毒证 阴户一侧或双侧红肿热痛，溃破流脓，脓多臭秽而稠，全身恶寒发热，口干纳少，大便秘结，小便黄赤，舌苔黄腻，脉滑而数。治宜清热解毒、活血化瘀，方选五味消毒饮（《医宗金鉴》）加乳香、没药、赤芍、牡丹皮。若高热肿胀，疼痛将化脓或已成脓者，可用仙方活命饮（《校注妇人良方》）。

寒湿证 阴部肿块坚硬，皮色不变，不甚肿痛，经久不消，日久溃烂，脓水淋沥，疮久不敛，神疲体倦，食少纳呆，舌质淡嫩，苔白腻，脉细软无力。治宜益气养血、托毒外出，方选托里消毒散（《女科正宗》）。若体弱者，去白芷，倍人参；若阳虚寒凝，阴户一侧肿胀结块，不红不热，状如蚕茧，经久不消者，治当温经散寒、化痰养荣，用阳和汤（《外科全生集》）合小金丹（《外科全生集》）。

其他疗法 主要是外治法，包括：①金黄散，香油调敷，适用于阴疮初起未溃者。②紫金锭，醋调，敷于肌肤溃破处。③生肌散，撒敷疮面，祛腐生肌。④脓肿形成溃破者，可切开排脓。

转归预后 病程短者，体质壮实，热毒为患，及时治疗，多可在短期内治愈。体虚寒湿凝聚，则不易在短期内痊愈。若发生恶变者，预后不良。

预防 保持外阴清洁，每日须用温开水清洗外阴，不穿紧身裤。经期、产后（包括流产、引产、正产）保持内裤、经血垫纸清洁，禁房事、盆浴和游泳。外出旅游和出差，宜自带卫生洁具，避免交叉感染。避免长途跋涉、骑车或久坐不起。素体正气亏虚者，尤应注意调摄，劳逸结合，以防正虚邪入。

调护 ①一般护理：急性期应卧床休息，穿宽松棉质内裤，局部保持清洁、透气，不可搔抓，严禁性生活。②精神护理：患者因外阴红肿疼痛，或破溃流脓（水），行走不便，常痛苦难言，烦躁忧虑，应耐心、详细告知病情和预后，以消除顾虑，树立患者战胜病痛的信心。③饮食护理：饮食宜清淡且富含营养，以促进脓腔、溃疡愈合。正盛邪实者，应忌食辛辣厚味，以防酿生湿热，加重病情。阳虚体弱者应忌生冷，以防脾肾功能受损，痰湿内生，致正虚邪恋，久治不愈。④用药护理：使用散剂、膏类药物外治时，应剔除阴毛，利于敷贴。坐浴以先熏后浴为佳，注意水温，以免烫伤。局部溃脓后以内治及引流为主，5~7天后开始坐浴。

（王小云）

yīnzào

阴燥（vulval dryness） 以女性外阴皮肤和黏膜不同程度地变白、粗糙，甚至逐渐萎缩为主要表现的疾病。相当于西医学之女阴营养不良、外阴白色病变。从症状上来说更类似于西医学的女阴干枯症。

病因病机 该病的内因为肝、肾功能失常；外因为湿热下注，或虫蚀为患。肝藏血，为风木之脏，肝经绕阴器；肾藏精，开窍于前后二阴；肝肾不足，精血亏虚，阴部肌肤失养，生风化燥；湿热互结，流注下焦，或湿热之邪直犯下焦，正常津液不能濡养，而致阴部肌肤失养成燥。

诊断与鉴别 该病主要诊断要点：多发于绝经后或中年妇女；病变多累及小阴唇、大阴唇内侧的 1/3、阴蒂、会阴等部位，但不累及阴道壁及肛门周围。初起时外阴皮肤红肿、瘙痒，后逐渐变白，皮肤增厚、粗糙，病变边界清楚，双侧常不对称。

该病可与以下疾病鉴别。①阴痒：以外阴及阴道瘙痒难忍为主症，无外阴皮肤变白的改变。②女阴湿疹：以外阴皮肤潮红、瘙痒、肿胀、糜烂等为主要表现，而无外阴皮肤变白的改变。③白驳风：发于外阴者为边界清楚的大小片状白斑，其皮肤光泽、厚薄、弹性等均与正常皮肤相同，并不痒痛。④培养细菌时可见有各种类型的苔藓菌，如扁平苔藓、硬化性苔藓，与其他的阴道疾病不宜分开，应仔细鉴别。

辨证论治 应根据外阴情况和全身症状进行辨证施治。

肝肾阴虚证 外阴皮肤变白、瘙痒、萎缩，腰膝酸软，头晕目眩，五心烦热，舌红苔少，脉细数。治宜滋养肝肾、养血润燥，方选知柏地黄汤（《医宗金鉴》）加当归、栀子、白鲜皮。

肾阳虚证 外阴皮肤干枯色白，或有裂纹，甚则萎缩，弹性消失，局部瘙痒或痛，少腹冷痛，腰膝乏力，月经量少或闭经，舌淡苔薄，脉沉细迟弱。治宜温肾养血润燥，方选肾气丸（《金匮要略》）合龟鹿二仙胶（《医便》）。

血虚风燥证 阴部奇痒难忍，夜间尤甚，外阴皮肤干燥变白，失去弹性，头晕目眩，月经量少，舌淡苔薄，脉细。治宜养血柔肝、滋阴润燥，方选四物汤（《太平惠民和剂局方》）加紫草、鳖甲。

下焦湿热证 外阴部皮肤色白，或红肿痒痛，或搔破流黄水，带下色黄、腥臭量多，口苦口腻，小便短赤，舌质红，苔黄腻，脉弦滑数。治宜清热利湿，方选萆薢渗湿汤（《疡科心得集》）加减。

其他疗法 中药外治法可以熏洗。中成药可选用当归片或乌梢蛇片、乌蛇止痒丸、龙胆泻肝丸及地龙片等。此外，还可配合针灸、穴位注射、激光照射穴位等。

（王小云）

yīnchuī

阴吹（flatus vaginalis）

以妇人阴中时时有气排出，或气出有声，状如矢气为主要表现的疾病。又称阴中排气。多见于西医学之阴道壁和盆底组织松弛及一些神经症。

历史沿革 此病首见于《金匮要略·妇人杂病脉证并治》，其曰："胃气下泄，阴吹而正喧"。《脉经·平阴中寒转胞阴吹生疮脱下证第七》中有"师曰：脉得浮紧，法当身躯疼痛……妇人得此脉者，法当阴吹"的论述，指出风寒宿于胃肠，腑气不循常道而

出现阴吹。《陈素庵妇科补解》中有"妊娠阴吹之病，子宫内聒聒有声，如矢气状"的论述，指出孕后阴吹是由血虚阳陷而阴中有声作响。《医宗金鉴·妇科心法要诀·前阴诸证门》："妇人阴吹者，阴中时时气出有声，如谷气道转矢气状……宜十全大补汤加升麻、柴胡，以升提之。"《温病条辨》中有"饮家阴吹……橘半桂苓枳姜汤主之"的论述，认为阴吹不唯肠燥腑气不通，而是痰饮阻滞中焦。

病因病机 此病多因津亏肠燥或脾胃虚弱，腑气欠通或不通，胃气下泄，不循常道，逼走前阴所致。①素体阴虚或久病，阳明阴液不足，胃肠津液苦燥，腑气不通，谷气无常道可行而逼走前阴。②脾胃素虚，或因劳倦思虑，饮食伤脾胃，致脾胃虚弱，中气不足，运行无力，腑气失循常道，逼走前阴而成。

诊断与鉴别 此病自觉有气自阴道而出，甚至气出有声，而妇科检查无异常体征。此病应与阴道直肠瘘鉴别。虽两病均可见阴中时时出气的症状，但后者属于器质性损伤，妇科检查可以鉴别。

辨证论治 应根据大便情况和全身症状进行辨证施治。

津亏肠燥证 阴中有气排出或气出有声，大便秘结，口干咽燥，喜冷饮但饮之不多，皮肤不润，腹部胀气，午后潮热，舌质红，苔薄，脉细数。治宜滋阴润燥、增液通便，方选五仁丸（《世医得效方》）加生地黄、当归、麦冬。

脾胃虚弱证 阴中有气排出，时断时续或气出有声，面色㿠白，气短纳少，头晕目眩，神疲乏力，或小腹坠胀，舌质淡，苔薄，脉

细弱。治宜健脾益气，方选补中益气汤（《内外伤辨惑论》）。若大便干结，加肉苁蓉、柏子仁；若带下量多、质稀者，加淮山药、芡实。

其他疗法 ①外治法：蛇床子、白藓皮、野菊花，煎水坐浴，适用于带多阴吹者。②体针：以任脉、足阳明经穴为主穴，如关元、气海、足三里、脾俞。补法，每次留针15~20分钟，每日1次，10次为1个疗程。③耳针：外生殖器、肝、脾、胃、大肠、神门。王不留行籽胶布压贴，每次取穴2~3穴，隔日换1次，每次按压5~10分钟，每日3次。

转归预后 若只有阴吹之症，但无其他不适，则不必治疗，可自行痊愈。若阴吹频作，不能自愈，则需辨证治疗。

预防调护 ①增强体质和加强病后调摄护理，促使机体恢复。②注意饮食卫生，不要暴饮暴食，忌食生冷油腻辛辣之品，以免损伤脾胃。③起居有常，劳逸适度，避免过度劳逸思虑而伤脾胃。

（王小云）

pénqiāngyán

盆腔炎（pelvic inflammatory disease）

女性上生殖道（包括子宫、输卵管、卵巢）及其周围的结缔组织、盆腔腹膜等发生的感染性疾病。又称盆腔炎性疾病。包括急性盆腔性和盆腔炎性疾病后遗症。急性盆腔炎常见症状有下腹痛、发热、阴道分泌物增多，若病情严重可有寒战、高热、头痛等症。根据发病部位可分为子宫内膜炎、输卵管炎、输卵管卵巢脓肿及扩散后产生的盆腔腹膜炎等，其中最常见的是输卵管炎和输卵管卵巢炎。炎症可局限于一个部位，也可同时累及多个部位。若未能及时、规范治疗，疾

病迁延可遗留组织破坏、广泛粘连、增生及瘢痕形成等，形成盆腔炎性疾病后遗症，临床表现包括慢性盆腔痛、盆腔炎反复发作、不孕和异位妊娠等。

源流 多发生在性活跃期的妇女，是妇科临床常见病、多发病。中医古籍无急性盆腔炎和盆腔炎性疾病后遗症之名，根据其临床症状，可散见于"热入血室""产后发热""带下病""妇人腹痛""癥瘕""不孕"等病证中。《妇人大全良方》云："夫妇人小腹疼痛者，此由胞络之间夙有风冷，搏于血气，停结小腹，因风虚发动，与血相击，故痛也。"《金匮要略·妇人杂病脉证并治》云："妇人中风，七八日续来寒热，发作有时，经水适断，此为热入血室，其血必结，故使如疟状，发作有时。"又曰："妇人腹中诸疾痛，当归芍药散主之。"其后《景岳全书·妇人规》曰："瘀血留滞作癥，唯妇人有之，其证则或由经期或由产后，凡内伤生冷，或外受风寒，或忿怒伤肝，气逆而血留……总由血动之时，余血未净，而一有所逆，则留滞日积，而渐以成癥矣。"上述论述与急性盆腔炎及其后遗症的发病与临床特点有诸多相似之处。1983年《中国医学百科全书·中医妇科学》已将"盆腔炎"一病编入，至2002年"新世纪全国高等中医药院校规划教材"的编写开始明确将"盆腔炎"列入妇科杂病。2012年"十二五"普通高等教育本科国家级规划教材、全国高等中医药院校教材《中医妇科学》，又以"盆腔炎性疾病"编入妇科杂病。

特点 急性盆腔炎多因产后、流产后，或宫腔操作术后，或因经期摄生不当，湿热邪毒乘虚侵袭，稽留冲任胞宫胞络，与气血搏结，邪正交争而发热疼痛，邪毒炽盛则化腐成脓，形成盆腔脓肿，甚至进一步发展为急性腹膜炎、感染性休克等。病因以湿热毒邪入侵为主，临证以湿热蕴结和热毒炽盛多见。临床治疗当以中西医结合，以西医抗生素及时足量联合治疗为主，中医药清热解毒利湿、凉血活血治疗为辅，以迅速缓解临床症状，缩短病程，减少后遗症的发生。急性盆腔炎须及时彻底治疗，否则病势加重，危及生命，或转为盆腔炎性疾病后遗症，严重影响患者的生殖健康和生活质量。

盆腔炎性疾病后遗症多因盆腔炎性疾病失治、延治迁延而致，常因经行产后，胞门未闭，正气未复，湿热或毒邪乘虚内侵，与冲任气血相搏结，蕴积于胞宫，反复进退，耗伤气血，虚实夹杂，缠绵难愈。若血室正开之际，湿热之邪内侵，阻滞气血，导致湿热瘀血内结冲任、胞宫，缠绵难愈；或有肝气郁结，气机不畅，瘀血内滞，冲任胞宫胞络不通；或素有阳虚者，下焦失于温煦，水湿不化，寒湿内结，或寒湿之邪乘虚内侵，与胞宫内余血浊液相结，凝结瘀滞；另有正气内伤，外邪侵袭，留着于冲任，血行不畅，瘀血停聚，或久病不愈，瘀血内结，致气虚血瘀；或久病及肾，多产房劳，或手术损伤肾气冲任，致冲任气血失调，瘀血内阻，胞脉血行不畅。该病多为余邪残留，与冲任气血相搏结，凝聚不去，致瘀血内阻，日久难愈，病情虚实夹杂。临床以湿热瘀结、气滞血瘀、寒凝血瘀、气虚血瘀和肾虚血瘀等证多见，治疗以中药辨证内服或中成药治疗，常配合中药保留灌肠或中药栓剂直肠导入、中药外敷、离子透入、熏蒸等方法，形成二、三、四联疗法综合治疗，以提高临床疗效。

注意事项 ①急性盆腔炎发病急，病势进展快，在治疗过程中应积极予以足量足疗程抗生素控制感染，并随时注意观察发热、下腹腰骶疼痛情况以及患者全身情况，从而判断病情进退。②若下腹或腰骶部疼痛消失或减轻，盆腔局部体征消失或减轻，提示治疗有效，预后较好；若下腹或腰骶部疼痛加重或疼痛难忍，赤白带下，甚如脓血，或高热寒战，盆腔局部体征加重，提示病情加重或未控制，需及时更换治疗方案，或手术治疗。③盆腔炎性疾病后遗症患者多病程较长，病情反复，病势缠绵难愈，存在正气不足，正虚邪恋，气血耗伤之候，证候往往虚实错杂。临证当根据辨证注意活血化瘀贯穿始终，针对引起瘀血内阻的原因或清热利湿，或疏肝行气，或散寒除湿，或健脾益气，或补肾益气。④中医药治疗盆腔炎性疾病后遗症具有明显的优势和确切的临床疗效，临床常用配合中医特色疗法进行综合治疗，疗程至少2个月经周期。同时，应鼓励患者加强锻炼，增强体质，注意饮食起居调理和情志调节，消除紧张、焦虑情绪，树立战胜疾病的信心。

（魏绍斌）

jíxìng pénqiāngyán

急性盆腔炎（acute pelvic inflammatory disease） 盆腔部位急性炎症病变。其临床特征与中医学的"热入血室""产后发热"相似。

病因病机 该病急性期主要发病机制为湿、热、毒邪蓄积于冲、任、胞宫、胞脉，与气血搏结，而致发热、疼痛。多因产后、流产后、宫腔内操作术后，血室正开，余血未净，体弱胞虚，若摄身不慎或房事不洁，则湿热、邪毒乘虚内侵，与余血相搏，致机体正邪交争而致恶寒发热；湿热邪毒客于胞宫，滞于冲任，化热酿毒成脓，则可形成盆腔脓肿；湿热毒邪流注下焦，与气血搏结，阻滞气机，则见下腹、腰骶胀痛，伴带下量多、色黄、味臭。

临床表现 根据发病部位的不同又可分为急性子宫内膜炎、急性子宫肌炎、急性输卵管炎、输卵管卵巢脓肿、急性盆腔结缔组织炎、急性盆腔腹膜炎等，其中又以急性输卵管炎、输卵管卵巢脓肿最常见，严重者可导致肝周围炎、败血症、脓毒血症及感染性休克，可危及生命。急性发作的以小腹或少腹疼痛拒按，伴高热恶寒、白带增多等为主要表现。

治疗 该病主要采用中西医结合治疗，西医以抗生素治疗为主，配合中医药治疗可改善全身症状、缩短病程、预防后遗症如慢性盆腔痛（盆腔包块及盆腔粘连）、盆腔炎反复发作、不孕症、异位妊娠等的发生。

抗生素治疗 选用抗生素基本原则如下。①经验：初始治疗根据经验选择抗生素，继后根据细菌培养和药敏试验选用敏感药物。②广谱：所选抗生素应覆盖该病的常见致病菌，包括需氧菌、厌氧菌、淋病奈瑟菌和沙眼衣原体。③及时：一经诊断，应立即治疗，及时正确的抗生素治疗可清除病原体，迅速改善症状及体征，减少后遗症。④个体化：选择治疗方案应综合考虑其有效性、费用、患者依从性和药物敏感性等因素。

常用方案有以下几种。①A方案：二代或三代头孢菌素类抗生素单独使用或与硝基咪唑类、四环素类联合方案。②B方案：喹诺酮类药物与硝基咪唑类联合方案。③C方案：青霉素类与硝基咪唑类、四环素类药物联合方案。④D方案：林可霉素与氨基糖苷类药物联合方案。

辨证论治 该病起病急、病情重，且多为实证。辨证以湿热蕴结、热毒炽盛为主，治疗以清热解毒利湿、凉血活血为主。急性期高热阶段，属实属热，以清热解毒凉血为主；合并脓肿者，当以消肿排脓；热减或热退后，应清热除湿、行气活血止痛为主。

湿热蕴结证 发热恶寒，或低热起伏，小腹或少腹坠胀疼痛或灼痛，带下量多黄稠气臭，经期延长或经量增多，大便不爽或燥结，小便黄，舌质红，苔黄厚腻，脉弦滑。治宜清热利湿、活血止痛，方选仙方活命饮（《校注妇人大全良方》）加减，常用药物有金银花、穿山甲、陈皮、白芷、天花粉、乳香、没药、贝母、防风、赤芍、当归尾、甘草、皂角刺、薏苡仁、冬瓜仁；或可选用四逆散（《伤寒论》）合四妙散（《成方便读》）合金铃子散（《太平圣惠方》）加减，常用药物有忍冬藤、蒲公英、柴胡、枳壳、赤芍、苍术、黄柏、薏苡仁、川牛膝、延胡索、炒川楝子。

热毒炽盛证 高热寒战，小腹疼痛拒按，带下量多黄稠，或脓血相兼秽臭，或月经量多，或淋漓不尽，口干苦，大便秘结，小便短赤，舌质红，苔黄厚，脉滑数。治宜清热解毒、凉血活血，方选五味消毒饮（《医宗金鉴》）合大黄牡丹汤（《金匮要略》），常用药物有金银花、野菊花、蒲公英、紫花地丁、天葵子、大黄、牡丹皮、桃仁、冬瓜子、芒硝；或银翘红酱解毒汤加减（《妇产科学》（上海市大学教材）），常用药有忍冬藤、连翘、红藤、败酱草、牡丹皮、山栀子、赤芍、桃仁、薏苡仁、延胡索、川楝子、白芷。若热在阳明，可选白虎汤（《伤寒论》）加连翘、红藤、败酱草、蒲公英；若热入营血，可选清营汤加减（《温病条辨》）；若热入心包，治宜清热解毒、芳香开窍，可配服安宫牛黄丸（《温病条辨》）或紫雪丹（《太平惠民和剂局方》）。

中成药治疗 ①湿热蕴结证：可选用妇康口服液、妇炎舒胶囊、宫炎平片，口服。②热毒炽盛证：可选用妇乐颗粒、金英胶囊、妇平胶囊，口服。

其他疗法 在内治法的基础上，配合中药保留灌肠或中药栓剂直肠导入、中药外敷等可明显缓解症状体征，提高疗效。

中药肛门导入 ①保留灌肠：化瘀散结灌肠液，每次一瓶。或用红藤、紫花地丁、蒲公英、败酱草、白花蛇舌草等随证加减，煎煮后过滤使用。治疗前将中药灌肠液预热至 38~41℃，灌肠液在肠道存留时间应在 4 小时以上吸收较好。经期停用。高热寒战、感染性休克、明显腹泻，或有严重痔疮患者禁用。②肛门纳药：用药前嘱患者排空大便，可选康妇消炎栓等纳入肛门 5cm。经期停用。有腹泻，严重痔疮，脾胃虚弱患者禁用。

中药外敷 ①四黄水蜜：用四黄散（含大黄、黄芩、黄柏、黄连）适量，加温开水加蜂蜜搅拌成饼状，外敷于下腹部，每日 1~2 次，10 天为 1 疗程，经期暂停。②双柏水蜜：用双柏散（含侧柏叶、大黄、黄柏、泽兰、薄荷）适量，加温开水和蜂蜜拌匀搅成饼状，外敷于下腹部，经期停用。上述各外治法适用于盆腔炎性疾病各证型。

手术治疗 适用于输卵管、卵巢脓肿或盆腔脓肿经药物治疗48~72小时，患者体温持续不降，中毒症状加重或包块增大者；或脓肿破裂，突然腹痛加剧，寒战、高热、恶心、呕吐、腹胀，有急性腹膜炎体征或有中毒性休克临床表现，应在加强抗感染的同时即行剖腹探查术。

预防调护 ①注意经期、产后、流产后、手术后的调摄和保健。②严格掌握妇产科手术指征，术中规范无菌操作，术后注意预防感染。③及时、规范地治疗急性盆腔炎，避免疾病迁延反复，形成盆腔炎性疾病后遗症。④急性炎症期严禁性生活，注意卧床休息，保持半卧位，以利病变局限。⑤饮食宜清淡而富于营养，忌食辛辣油腻之品。

（魏绍斌）

pénqiāng yánxìng jíbìng hòuyízhèng
盆腔炎性疾病后遗症（sequelae of pelvic inflammatory disease）

盆腔炎性疾病的遗留病变，为女性盆腔内生殖器官及其周围结缔组织、盆腔腹膜发生的慢性炎症。曾称慢性盆腔炎。常为急性盆腔炎未彻底治愈，或患者体质较差，病情迁延所致。该病在机体抵抗力下降或高危因素存在时，可再次感染急性发作。中医古籍无此病名记载，根据其临床表现，归属于癥瘕、妇人腹痛、带下病、月经不调、不孕症等范畴。

病因病机 主要是正气已虚而余邪未尽，气机不畅，瘀血内停，阻滞冲任、胞宫、胞脉，病邪反复进退，损伤气血，病情虚实错杂，缠绵难愈。①湿热瘀结：经行产后，血室正开，湿热内侵，余邪未尽，正气已伤，气血阻滞，湿热与瘀血交结，阻滞胞宫、胞脉。②气滞血瘀：七情内伤，肝气郁滞，与胞宫余血相结，阻滞气机，血行不畅；或素多抑郁，肝气郁结，脉络不通，瘀血内停于胞宫、胞脉。③寒湿瘀滞：素体阳虚，下焦失于温煦，水湿不化，寒湿内结；或宿有湿邪为患，因体质虚寒则邪从寒化，寒凝血脉，瘀滞胞宫、胞脉。④气虚血瘀：素体虚弱，或经期产后邪入血室，客于冲任、胞中，血行不畅，瘀血停聚；或久病不愈，瘀血未去，正气耗伤，以致气虚血瘀。⑤肾虚血瘀：久病及肾，或多产房劳，或手术损伤肾气冲任，致冲任气血失调，瘀血内阻，胞脉血行不畅。

临床表现 根据发病部位及病理变化的不同，可分为慢性输卵管炎与输卵管积水、输卵管卵巢炎及输卵管卵巢囊肿、慢性盆腔结缔组织炎。临床表现有慢性盆腔痛、盆腔炎反复发作、不孕症和异位妊娠等。慢性盆腔痛是指由盆腔炎引起的、发生在盆腔范围内的慢性、无周期性的疼痛，病程超过3个月以上。盆腔炎反复发作指盆腔炎每年发作2次及以上，或2年发作3次及以上，或慢性盆腔痛持续半年以上者。

辨证论治 此病因湿、热、寒邪留滞冲任、胞宫胞脉与气血搏结，凝滞不去，致瘀血内阻，病情缠绵，反复发作，日久难愈，瘀血阻滞为病机关键，证候以实证为主，或虚实兼夹。临床以湿热瘀结、气滞血瘀、寒湿瘀滞、肾虚血瘀、气虚血瘀等证多见。临证主要根据主症进行辨证。治疗以活血化瘀、行气止痛为基本治法，配合清热利湿、疏肝行气、散寒除湿、补肾健脾益气等大法治疗。

湿热瘀结证 下腹胀痛或刺痛，痛处固定，经期腹痛加重，腰骶胀痛，经期延长或月经量多、带下量多、色黄质稠或气臭，或有低热起伏，口腻或纳呆，小便黄，大便溏而不爽或大便干结，舌质红或暗红，或见边尖瘀点或瘀斑，苔黄腻或白腻，脉弦滑或弦数。治宜清热利湿、活血化瘀，方选银甲丸（《王渭川妇科经验选》），常用药物有金银花、连翘、升麻、红藤、蒲公英、生鳖甲、紫花地丁、生蒲黄、椿根皮、大青叶、茵陈、琥珀末、桔梗；或银蒲四逆散（《伤寒论》）合四妙散（《成方便读》）合失笑散（《太平惠民和剂局方》）加减，常用药物有忍冬藤、蒲公英、柴胡、赤芍、枳壳、甘草、黄柏、薏苡仁、苍术、川牛膝、延胡索、炒川楝子。

气滞血瘀证 下腹胀痛或刺痛，情志不畅时腹痛加重，月经先后不定、量多或少，经色紫暗有块或排出不畅，经前乳房胀痛，情志抑郁或烦躁，脘腹胀满，带下量多、色黄或白质稠，舌质暗红，或有瘀斑瘀点，苔白或黄，脉弦。治宜疏肝行气、活血化瘀止痛，方选膈下逐瘀汤（《医林改错》），常用药物有五灵脂、当归、川芎、桃仁、牡丹皮、赤芍、乌药、延胡索、甘草、香附、红花、枳壳；或丹芍活血行气汤（《中国百年百名中医临床家丛书·罗元恺》），常用药物有丹参、赤芍、牡丹皮、乌药、川楝子、延胡索、香附、桃仁、败酱草、当归。

寒湿瘀滞证 下腹冷痛或刺痛，腰骶冷痛，月经量少或月经错后，经色紫黯或夹血块，经期腹痛加重，得温则减，带下量多、色白质稀，形寒肢冷，小便清长大便溏泄，舌质黯或有瘀点，苔白腻，脉沉迟或沉涩。治宜散寒除湿、活血祛瘀、温经止痛，方选少腹逐瘀汤（《医林改错》）合桂枝茯苓丸（《金匮要略》），常用药物有小茴香、干姜、延胡索、当归、川芎、肉桂、赤芍、生蒲黄、五灵脂、制没药、桂枝、茯苓、牡丹皮、桃仁；或暖宫定痛汤（《刘奉五妇科经验》），常用药物有橘核、荔枝核、小茴香、葫芦巴、延胡索、五灵脂、川楝子、制香附、乌药。

肾虚血瘀证 下腹绵绵作痛或刺痛，腰骶酸痛，房劳或经行疼痛加重，带下量多、色白质清稀，经量多或少，经血黯淡或夹块，头晕耳鸣，夜尿频多，舌质黯淡或有瘀点瘀斑，苔白或腻，脉沉涩。治宜补肾暖胞、活血化瘀，方选温胞饮（《傅青主女科》）合失笑散（《太平惠民和剂局方》）加减，常用药物有巴戟天、补骨脂、菟丝子、肉桂、附子、杜仲、白术、山药、芡实、人参、蒲黄、五灵脂；或杜断桑寄失笑散（《太平惠民和剂局方》）加减，常用药物有杜仲、续断、桑寄生、蒲黄、五灵脂、川芎、川牛膝、没药、延胡索、丹参、三棱、大血藤。

气虚血瘀证 下腹疼痛或坠痛，缠绵日久，痛连腰骶，劳累后加重，带下量多、色白质稀，经期延长或月经量多，经血淡黯或夹块，精神萎靡，体倦乏力，食少纳呆，舌淡黯，或有瘀点瘀斑，苔白，脉弦细或沉涩无力。治宜益气行血、调经祛瘀，方选理冲汤（《医学衷中参西录》），常用药物有生黄芪、党参、白术、生山药、天花粉、知母、三棱、

莪术、生鸡内金；或举元煎（《景岳全书》）合失笑散（《太平惠民和剂局方》），常用药物有人参、黄芪、甘草、升麻、白术、蒲黄、五灵脂。

中成药治疗 ①湿热瘀结证：可选用花红胶囊、妇科千金胶囊。②气滞血瘀证：可选用坤复康胶囊、金鸡化瘀颗粒。③寒湿瘀滞证：可选用桂枝茯苓胶囊、少腹逐瘀颗粒。④肾虚血瘀证：可选用妇宝颗粒。⑤气虚血瘀证：可选用丹黄祛瘀片、止痛化癥胶囊。

其他疗法 在内治法的基础上，配合中药直肠导入、中药外敷、中药熏蒸、中药离子导入等综合疗法，以提高临床疗效。

中药直肠导入 ①保留灌肠：化瘀散结灌肠液，或用大血藤、败酱草、丹参、赤芍、延胡索、三棱、莪术，浓煎备用，每次取药液50～100ml，温度38～40℃保留灌肠。随证加减，适用于盆腔炎性疾病后遗症各证型。②肛门纳药：康妇消炎栓，用于盆腔炎性疾病后遗症湿热瘀结证。

中药热熨 大血藤、丹参、赤芍、乳香、没药、红花、三棱、莪术、延胡索、透骨草、苍术等，随证加减，用于各证型。将药物（可粉碎成粗颗粒或打粉）放入大小适中的布袋，温水浸湿后，隔水蒸30～40分钟，暴露治疗部位，在局部垫1～2层毛巾将药袋置于上面，趁热敷于下腹部或腰骶部，直至药袋由热变温后停止治疗。经期停用。

中药离子导入 大血藤、丹参、赤芍、乳香、没药、红花、三棱、莪术、延胡索、透骨草、苍术等，随证加减，适用于各证型。将药物浓煎备用。每次取药液50～100ml浸入治疗垫，置于治疗部位，通过中药离子导入治疗

仪导入，使药物通过局部皮肤直接渗透和吸收。经期停用。

中药熏蒸治疗 大血藤、丹参、赤芍、乳香、没药、红花、三棱、莪术、延胡索、透骨草、苍术等，随证加减，适用于各证型。使用中药熏蒸仪器，药物装袋放进盛有热水的熏蒸煲中，加热出蒸气，将熏药温度逐渐调试至患者适宜耐受程度，根据熏蒸部位安排患者体位。

针灸疗法 ①体针：主穴取中极、关元、三阴交、带脉、血海、次髎。②艾灸：取气海、中极、归来、子宫、神阙等穴，使用艾灸治疗仪治疗，或选择温灸盒或多功能艾灸治疗仪。适用于盆腔炎性疾病后遗症除湿热瘀结以外的各证型。

预防调护 ①注意经期、孕期、产褥期的卫生，经期、产后严忌房事。②规范妇产科手术操作，严格掌握适应证和禁忌证，防止医源性感染发生。③避免不必要的阴道灌洗，防治逆行感染。④加强性卫生、性健康、性道德知识宣教，积极防治性传播疾病。⑤注意情志调节，适寒温慎起居，忌食生冷、辛辣油腻之品。⑥加强锻炼，增强机体抗病能力，防治并重，以防病情迁延。

(魏绍斌)

fùrén zhēngjiǎ

妇人癥瘕（pelvic mass in woman） 以妇人下腹结块，伴有或胀或痛或满或异常出血为主要表现的疾病。简称癥瘕。又称癥积、瘕聚、积聚、肠覃、石瘕。癥者，有形可征，固定不移，痛有定处；瘕者，假聚成形，聚散无常，推之可移，痛无定处。一般以癥属血病，瘕属气病，但临床常难以划分，故并称癥瘕。西医妇科学中子宫肌瘤、盆腔炎症

包块、子宫内膜异位囊肿、子宫腺肌病等可参照该病论治。

历史沿革 "癥瘕"之病名，始见于《金匮要略·疟病脉证并治》中，其曰："病疟以月一日发，当以十五日愈，设不差，当日尽解，如其不差，当云何？师曰：此结为癥瘕，名曰疟母。""积聚"之病名，最早见于《黄帝内经》，如《灵枢经·五变》云："人之善病肠中积聚者，何以候之……"历代医籍中，癥瘕亦称为"积聚"。《杂病广要·积聚》篇明确说明"癥即积，瘕即聚"，故有"癥积""瘕聚"之称。"肠覃"病名出自《灵枢经·水胀》，其曰："肠覃何如？岐伯曰：寒气客于肠外，与卫气相搏，气不得荣，因有所系癖而内著，恶气乃起，息肉乃生。其始生也，大如鸡卵，稍以益大，至其成，如怀子之状，久者离岁，按之则坚，推之则移，月事以时下，此其候也。""石瘕"病名亦出自《灵枢经·水胀》，曰："石瘕生于胞中，寒气客于子门，子门闭塞，气不得通，恶血当泻不泻，衃以留止，日以益大，状如怀子，月事不以时下，皆生于女子，可导而下之。"《素问·骨空论》："任脉为病……好带下瘕聚。"

病因病机 中医论癥瘕的病因，如《校注妇人良方》中有"妇人腹中瘀血者，由月经闭积或产后余血未净或风寒滞瘀，久而不消则为积聚癥瘕矣"的论述，阐明了风冷寒邪瘀滞之理。《丹溪心法》中的"痰夹瘀血，遂成窠囊"，阐述了水湿内盛聚而成痰，痰凝血瘀久结成癥的病因。此外，亦可因忧思郁怒气机不畅，脏腑气血失调，气滞血瘀渐以成癥，如清《妇科玉尺》中有"妇人积

聚之病皆血之所为，盖妇人多郁怒，郁怒则肝伤，而肝藏血者也，妇人多忧思，忧思则心伤，而心主血者也，心肝既伤，则血无所主则妄溢，不能藏则横行"的论述，强调情志失调与癥瘕发病的关系。故癥瘕的发生，多因机体正气不足，风寒湿热之邪内侵，或情志因素、房室所伤、饮食失宜，导致脏腑功能失常，气机阻滞，瘀血、痰饮、湿浊等有形之邪凝结不散，停聚下腹胞宫，日月相积，逐渐形成。由于病程日久，正气虚弱，气血痰湿互相影响，故多互相兼夹而有所偏重。

主要病机为气、血、痰、湿停聚胞中。①气滞血瘀：肝郁气结，阻滞经脉，气血运行受阻，气聚血凝，积结成块；或经行产后，感受寒邪，血脉凝聚不行，积聚成块，日久形成癥瘕。②湿热瘀阻：经期产后，胞脉空虚，余血未尽之际，外阴不洁，或房事不禁，湿热之邪入侵，与血搏结，瘀阻冲任，结于胞脉，而成癥瘕。③痰湿瘀结：脾失健运，水湿不化，凝结成痰，痰湿下注冲任，阻滞胞络，痰血搏结，逐渐形成癥瘕。④气虚血瘀：素体虚弱，或劳倦过度，或大病久病，正气受损，气虚推动无力，致血行不畅，瘀阻冲任，渐成癥瘕。⑤肾虚血瘀：先天肾气不足或后天多产房劳伤肾，或金刃损伤冲任胞宫，致冲任胞宫气血瘀阻，日久渐成癥瘕。

辨证论治 癥瘕属于善证，辨证重点辨气病、血病、新病、久病。随证施治，并需遵循《黄帝内经》"大积大聚，衰其大半而止"原则，不可猛攻峻伐，以免损伤元气。正如《医学入门·妇人门》指出："善治癥瘕者，调其气而破其血，消其食而豁其痰，

衰其大半而止，不可猛攻峻施，以伤元气，宁扶脾胃正气，待其自化。"由于该病善证多久积成癥，系顽固之疾，应徐图缓攻，待以时日，古人训示"当以岁月求之"。治疗尚需根据"经期不消癥"的原则，采取非经期活血化瘀，消癥散结为治疗大法；经期痛经明显者，当以行气止痛为先，伴随月经量多者，应兼以化瘀止血调经。以非经期治疗为主。

气滞血瘀证 下腹部结块，触之有形，按之痛或不痛，小腹胀满，月经先后不定，经血量多有块，经行难净，经色黯，舌质紫黯，或有瘀斑、瘀点，脉弦涩。治宜行气活血、化瘀消癥，方选香棱丸（《济生方》），常用药物有木香、丁香、三棱、枳壳、青皮、川楝子、小茴香、莪术；或大黄䗪虫丸（《金匮要略》），常用药物有熟大黄、黄芩、甘草、桃仁、杏仁、白芍、生地黄、干漆、虻虫、水蛭、蛴螬、土鳖虫。

湿热瘀结证 下腹部肿块，热痛起伏，触之痛剧，痛连腰骶，经行量多，经期延长，带下量多，色黄，或赤白兼杂，舌质暗红，苔黄腻，脉弦滑。治宜清热利湿、化瘀消癥，方选红藤煎（《中医方剂临床手册》）合下瘀血汤（《金匮要略》），常用药物有红藤、金银花、紫花地丁、连翘、乳香、没药、牡丹皮、延胡索、甘草、大黄、桃仁、土鳖虫；或银甲丸（《王渭川妇科经验选》），常用药物有金银花、连翘、升麻、红藤、蒲公英、生鳖甲、紫花地丁、生蒲黄、椿根皮、大青叶、茵陈、琥珀末、桔梗。

痰湿瘀结证 下腹结块，触之不坚，固定难移，经行量多，淋漓难净，形体肥胖，舌体胖大，舌质黯，或有瘀斑、瘀点，苔白

厚腻，脉沉滑。治宜化痰除湿、活血消癥，方选苍附导痰丸（《叶天士女科诊治秘方》）合桂枝茯苓丸（《金匮要略》），常用药物有茯苓、半夏、陈皮、甘草、苍术、香附、南星、枳壳、生姜、神曲、桂枝、茯苓、赤芍、牡丹皮、桃仁；或消癥丸（《医学衷中参西录》）加减，常用药物有牡蛎、生黄芪、三棱、莪术、血竭、乳香、没药、龙胆草、玄参、浙贝母、昆布、海藻。

气虚血瘀证　下腹结块，按之不坚，小腹空坠，经期或者经后疼痛，月经量多，经期延长，经色淡红，有血块，舌质淡黯，舌尖边有瘀斑，苔薄白，脉弦细涩。治宜益气活血、消癥散结，方选理冲汤（《医学衷中参西录》），常用药物有生黄芪、党参、白术、山药、天花粉、知母、三棱、莪术、生鸡内金；或举元煎（《景岳全书》）合失笑散（《太平惠民和剂局方》），常用药物有人参、黄芪、白术、升麻、甘草、五灵脂、蒲黄。

肾虚血瘀证　下腹部结块，触痛，月经量多或少，经色淡黯有块，婚久不孕或曾反复流产，舌质黯，苔白，脉沉涩。治宜补肾活血、消癥散结，方选补肾祛瘀方（李祥云经验方），常用药物有淫羊藿、仙茅、熟地黄、山药、香附、三棱、莪术、鸡血藤、丹参；或二仙汤（《中医方剂临床手册》）合下瘀血汤（《金匮要略》）加减，常用药物有仙茅、淫羊藿、巴戟天、当归、知母、黄柏、大黄、桃仁、土鳖虫。

癥瘕非一日而成，故应"缓消"，不可猛攻峻施。而消癥散结类药物，如虫类药物、活血破血类中药，久用损伤正气，故消癥以3个月经周期为1个疗程为宜，

经期停用。临床用药应严格按疗程使用，不可超疗程、超剂量用药，并注意用药期间安全性指标的监测，同时嘱咐患者治疗期间严格避孕，孕妇禁用。若癥瘕引起月经量多、经期延长，可加用蒲黄、五灵脂、三七粉、血余炭等化瘀止血，必要时采用西药止血或手术止血。若经行腹痛明显者，加延胡索、川楝子行气止痛。若带下量多、色黄者，加椿根皮、黄柏等清热利湿。若带多清稀者，可加薏苡仁、芡实健脾湿止带。若气随血伤见气阴（血）两虚之象，可加生脉散（人参、麦冬、五味子）益气养阴。新病体质较强者，宜攻宜破；久病体质较弱者，可攻补兼施，或先补后攻。

中成药治疗　①气滞血瘀证：可选用宫瘤宁片、宫瘤清胶囊、丹莪妇康煎膏。②湿热瘀结证：可选用金刚藤胶囊。③痰湿瘀结证：可选用散结镇痛胶囊、小金丸、小金丹胶囊。④气虚血瘀证：可选用止痛化癥颗粒、妇科回生丸。

其他疗法　①中药保留灌肠：选用活血化瘀、消癥散结类中药，随病随证加减，浓煎保留灌肠。亦可用化瘀散结灌肠液。②中药外敷：药粉调敷，可选用活血化瘀、消癥散结类中药研细粉，黄酒调制，敷于下腹癥块所在的部位。中药穴位敷贴，选用活血化瘀、消癥散结类中药佐以芳香透皮类之品，研末贴敷于神阙、关元、气海、中极等穴位。每日或隔日1次，每次贴敷6~8小时。③针灸：a. 体针，主穴取关元、中极、三阴交（双侧）、血海（双侧）、子宫（双侧）、足三里（双侧）。气滞血瘀证加太冲、次髎。湿热瘀结证加阴陵泉、下髎、太冲、曲池。痰湿瘀结证加丰隆、

阴陵泉。肾虚血瘀证加肾俞、太溪、肝俞。气虚血瘀证加气海。b. 火针，主要选用中极、关元、水道、归来、痞根等穴，加下腹癥块局部火针点刺。每周3次，12次为1个疗程，有温通经脉、活血化瘀、扶正祛邪、温化凝滞的作用。

预防调护　①保持心情舒畅、情绪稳定，注意劳逸结合，生活规律，适当锻炼，增强抗病能力。②经行产后注意摄生，避寒保暖，以防风寒、湿热之邪气侵袭。③饮食宜清淡，忌食生冷、辛辣油腻之品。④注意避孕，减少宫腔操作及人工流产，合理使用激素类药物，避免滥用保健药品和食品。⑤坚持妇女卫生保健工作，开展妇科疾病普查，定期体检和妇科检查，以防治并重。

（魏绍斌）

zǐgōng jīliú

子宫肌瘤 （uterine myoma）

子宫平滑肌和结缔组织增生而形成的良性肿瘤。女性生殖器官最常见的良性肿瘤。30~50岁的女性常见，30岁以上者，约20%有子宫肌瘤。由于许多患者没有临床症状，往往是在体检时发现。

根据肌瘤生长的部位，可分为宫体肌瘤和宫颈肌瘤；根据肌瘤与子宫肌壁的关系，可分为黏膜下肌瘤、浆膜下肌瘤和肌壁间肌瘤（图1）。在临床上常看到多个不同类型的肌瘤发生在同一个子宫上，称为多发性子宫肌瘤。

子宫肌瘤属于中医癥瘕的范畴。《素问·骨空论》提出"任脉为病……女子带下瘕聚"；《灵枢经·水胀》有论及"石瘕"和"肠覃"，提出"寒气客于子门"之病因，以及"月事以时下"或"月事不以时下"的症状，是对子宫肿物的最早记载。

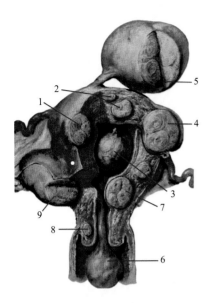

1.2. 肌壁间肌瘤；3. 黏膜下肌瘤；4.5. 浆膜下肌瘤；6. 从宫颈脱出的黏膜下肌瘤；7. 黏膜下肌瘤；8. 宫颈肌瘤；9. 阔韧带肌瘤。

图1　子宫肌瘤的分类

病因病机　此病的主要病机为瘀血郁积于胞宫，久而成癥瘕。其本多为正气虚弱，以致血气失调。常因情志不畅，或郁怒伤肝，气滞则血瘀；或忧思伤脾，气虚而血滞；或经期产后，内伤生冷或外受风寒，寒凝而血瘀；或饮食不节，或过用滋补，痰湿内生，阻滞冲任，气血运行不畅，久而痰瘀互结为患；或禀赋不足，或因经孕诸疾所伤，正气虚弱，血行不畅而成癥。以气滞、血瘀、痰湿为标，正气虚弱为本。久病则正气愈虚而邪实更甚。多为虚实错杂之痼疾。

诊断与鉴别　主要依据病史、体征和超声检查做诊断。黏膜下子宫肌瘤、肌壁间肌瘤向宫腔凸起者会有月经过多、经期延长或经前点滴出血，亦可能影响胚胎着床而导致不孕；黏膜下肌瘤从宫颈脱出者，会有接触性出血（性交出血）或不规则阴道流血。浆膜下肌瘤和肌壁间肌瘤患者可

没有任何症状。若肌瘤较大，或多发性子宫肌瘤，使子宫明显增大，可在平卧时从下腹部摸到包块。妊娠期间，子宫肌瘤会增大，并有可能在妊娠中晚期或产褥期发生红色变性。患者会有剧烈腹痛，伴有发热、恶心呕吐等。非妊娠期，较大的肌瘤也可能发生变性，如玻璃样变性或囊性变。绝经后子宫肌瘤通常会萎缩，若绝经后肌瘤仍增大，并伴有异常子宫出血，应警惕肌瘤的恶变，即肉瘤样变性，发生率仅为0.4%~0.8%。

子宫肌瘤需与妊娠子宫鉴别，有肌瘤病史的育龄期女性，还要注意肌瘤合并妊娠的可能性。子宫肌瘤还要与卵巢肿瘤、输卵管肿瘤、子宫腺肌病以及子宫恶性肿瘤（子宫肉瘤、子宫内膜癌、子宫颈癌）等鉴别。

辨证论治　通过月经的期、量、色、质，全身症状和舌脉变化来分辨虚实。治疗以活血消癥、软坚散结为主。《医宗金鉴·妇科心法要诀》指出，"凡治诸癥积，宜先审身形之壮弱，病势之缓急而治之，如人虚则气血虚弱，不任攻伐，病势虽盛，当先扶正气，而后治其病。若形证俱实，宜先攻其病也。经云：大积大聚，衰其半而止，盖恐过于攻伐伤其气血也"。若备孕期间发现子宫肌瘤，而肌瘤较小，无临床症状，亦可不用药物治疗，定期复查。若妊娠期间发现肌瘤增大，宜治病与安胎并举，根据辨证选用行气、软坚、散结的药物，避免使用妊娠禁忌药。若需使用一些妊娠慎用的活血类药物，应本着"有故无殒，亦无殒也"的原则，谨慎使用；并注意"衰其大半而止"。控制剂量与疗程。

气滞血瘀证　胞宫结块，质

坚有形，小腹胀满，月经量多，经色紫暗，有块，或经期延长，淋沥不净，情志抑郁，乳房胀痛；舌暗，苔白，脉弦。治宜行气活血、消癥散结，方选香棱丸（《济生方》）加减，常用药物有木香、丁香、三棱、莪术、枳壳、青皮、川楝子、小茴香、橘核、荔枝核。

痰湿瘀结证　胞宫结块，经行量多，经色淡黯，或淋沥不净，脘腹痞满，腰腹重坠，经间期和经前期带下增多，大便溏薄；舌淡黯，舌质胖，有齿印，或有瘀点、瘀斑，苔白厚腻，脉弦滑或沉涩。治宜化痰除湿、祛瘀消癥，方选苍附导痰丸（《叶天士女科诊治秘方》）合桂枝茯苓丸（《金匮要略》），常用药物有苍术、香附、茯苓、法半夏、陈皮、甘草、胆南星、枳壳、生姜、神曲、桂枝、桃仁、牡丹皮、赤芍。

肾虚血瘀证　胞宫结块，月经先后无定期，量或多或少，经色紫黯有块，或经行腹痛，头晕耳鸣，腰膝酸软，或婚久不孕，或堕胎、小产；舌淡黯，苔白，脉沉细，略弦。治宜补肾活血、消癥散结，方选归肾丸（《景岳全书》）合桂枝茯苓丸（《金匮要略》），常用药物有熟地黄、山茱萸、山药、菟丝子、杜仲、当归、枸杞子、茯苓、桂枝、桃仁、牡丹皮、赤芍。

其他疗法　①针灸疗法：取穴子宫、石门、次髎、归来、三阴交等，用泻法，或平补平泻。②子宫动脉栓塞：经股动脉插管造影，栓塞阻断子宫动脉及其分支，减少肌瘤的血供。③高能聚焦超声（海扶刀、磁波刀）：在MRI或超声引导下，通过聚焦超声使肌瘤组织坏死、吸收。④手术：黏膜下子宫肌瘤导致经期延

长、月经过多或不孕，可行宫腔镜下肌瘤摘除术。若子宫肌瘤>5cm；或多发性子宫肌瘤，子宫增大如妊娠12周以上；或超声检查提示肌瘤变性；或月经过多导致贫血，经药物治疗未能有效减少月经量，可行肌瘤剔除术或全子宫切除术。绝经后肌瘤仍显著增大，未排除肌瘤恶变，应行全子宫切除术。

预防调护 ①子宫肌瘤属于激素依赖性肿瘤，雌激素和孕激素均可刺激其生长。肌瘤患者或有肌瘤家族史者，使用女性激素须经过专科医师评估。②作息规律，情志安和，饮食清淡，均有助于减少对肌瘤的刺激。③因肌瘤导致月经过多、继发性贫血者，应注意经后补充健脾养血之品，经前避免使用辛燥动血之品，并注意休息，勿过劳累。

（罗颂平）

zǐgōngnèimó yìwèizhèng

子宫内膜异位症 (endometriosis)

具有生长功能的子宫内膜组织出现在子宫腔被覆黏膜以外部位的疾病。简称内异症。大多数病变出现在盆腔内生殖器官和邻近器官的腹膜面，可引起痛经和不孕，严重困扰着广大妇女的身心健康。根据其主要临床表现，可归属在"痛经""癥瘕""月经不调""不孕"等。

历史沿革 成书于1804年的《古方汇精》曰："凡闺女在室行经，并无疼痛，及出嫁后，忽遇痛经渐至增多，服药无效。此乃少年新娘男女不知禁忌，或经将来之时，或行经未净，随而交媾，震动血海之络，损及冲任，以致瘀血凝滞，每至行经，断难流畅，是以作痛，名曰逆经痛，患此难以受孕。"此"逆经痛"是世界上最早、最全面描述了内异症临床特点的记载，即继发性、渐进性痛经、不孕等，并指出了病因为"经血逆流"，此认识比西方医学的认识早100余年。《景岳全书·妇人规》云："瘀血流滞作癥，唯妇人有之，其证则或由经期，或由产后，凡内伤生冷，气弱而不行，总有血动之时，余血未净，而一有所逆，则留癥日积而渐以成癥矣。"北宋《太平圣惠方》云："夫妇人月水来腹痛者，劳伤血气，致令体虚，风冷之气，客于胞络，损冲任之脉……其经血虚则受风冷，故月水将下之际，血气动于风冷，风冷与血气相击，故令痛也。"明·武之望《济阴纲目》曰："经事将行，脐腹绞痛者，气滞血涩故也。"清代《竹材女科证治》中有"经水将来，而脐腹绞痛，此血涩不行以作痛也"的记载，可见该病与血瘀证有密切的关系，并已得到众多医家的共识，但也有不同认识，如陈自明《妇人大全良方》云："妇人经来腹痛，由风冷客于胞络冲任，或伤于太阳少阴经，用温经汤，桂枝桃仁汤……若血结而成块，用万病丸。"清代《傅青主女科》曰："经欲行而肝不应，则拂其气而痛生。"明《景岳全书》曰："凡妇人经行作痛，夹虚者多，全实者少。"2011年，国家中医药管理局制定了该病临床路经及诊疗方案，明确将该病归在"痛经"中论述。

病因病机 该病以瘀血阻滞冲任、胞宫、胞脉、胞络为基本病机。其病因复杂，与情志失调、脏腑、气血功能失常以及感邪等因素有关。①经期、产后胞脉空虚，摄生不慎，感受寒邪，或过服寒凉生冷，寒邪内客，经脉凝滞为瘀，阻滞于冲任、胞宫、胞脉、胞络而发病。②素性抑郁或恚怒伤肝，肝失条达，气机不畅，血行涩滞，气滞血瘀，留结于下腹，阻滞于冲任、胞宫、胞脉、胞络而发病。③先天不足，或后天损伤，堕胎小产，手术创伤，或房劳多产，损伤肾气，阳气不足，血失温煦，运行涩滞，阻滞于冲任、胞宫、胞脉、胞络而发病。④素体脾虚，或饮食不节，劳倦过度，忧愁思虑，或久病大病耗气，损伤脾气，气虚运血无力，血行迟滞，留结于下腹，阻滞冲任、胞宫、胞脉、胞络而发病。⑤素体脾虚痰盛，或饮食不节，或劳倦、思虑伤脾，脾虚生痰，痰湿下注，阻碍血行，日久痰瘀互结，阻滞冲任、胞宫、胞脉、胞络而发病。⑥素体阳盛，或肝郁化热，或外感热邪，或过食辛辣，或湿蕴化热，热灼胞脉，血溢脉外，阻滞于冲任、胞宫、胞脉、胞络而发病。

诊断与鉴别 该病主要以临床表现与检查进行诊断。①临床表现：以继发性、进行性加剧的痛经为主要症状。多发生在经前1~2天，行经第1天达高峰，可呈阵发性痉挛或胀痛伴下坠感，严重者可放射到腰骶部、肛门、阴道、股内侧。当异位内膜侵犯卵巢皮质并在其内生长，反复周期性出血，形成单个或多个囊肿型的典型病变，称为卵巢子宫内膜异位囊肿，因其内含暗褐色、似巧克力样糊状陈旧性液体，故又称"卵巢巧克力囊肿"。中医多责之于痰瘀互结。内异症疼痛程度与病变程度不成正比，卵巢巧克力囊肿可无疼痛。少数患者可能有长期下腹痛，至经期加重。约30%患者表现为深部性交痛。约40%的患者伴不孕；15%~30%的患者经量增多或经期延长或经前点滴出血。②检查：一般腹部检查无阳性体征，除非巨大卵巢囊肿腹部可扪及或囊肿破裂产生刺激症状。妇科检查，典型的多为子宫后倾固定，后方痛性结节，或一侧囊性偏实不活动包块，往往轻压痛。影像学检查（盆腔超声、盆腔 CT 及 MRI）发现内异症病灶。实验室检查，血清 CA125 水平轻、中度升高。腹腔镜检查是诊断内异症的通用方法，在腹腔镜下见到大体病理所述典型病灶或对可疑病变进行活组织检查即可确诊。

该病可见盆腔痛、盆腔包块，故应与卵巢恶性肿瘤、盆腔炎性包块、子宫腺肌病等鉴别。①卵巢恶性肿瘤：早期无症状，但病情发展迅速，腹痛、腹胀为持续性，一般情况差。检查除扪及盆腔包块外，常伴腹水。B 超显示肿瘤包块以实性或混合性为多，形态多不规则。血 CA125 值多大于 200U/ml。凡诊断不明时，应剖腹探查。②盆腔炎性包块：患者多有急性盆腔炎或反复生殖道感染病史。疼痛不仅限于经期，平时也有盆腔痛。妇科检查子宫活动度差，附件区可扪及界限不清包块。③子宫腺肌病：其痛症状与内异症相似，常更为剧烈。妇科检查子宫呈均匀性增大，质硬，经期触痛。有时可合并内异症。

辨证论治 "血瘀"是该病的基本病机，但由于个人体质之不同，发病因素的差异，引起血瘀的病机又有不同。该病的辨证要抓住其主要症状——痛经进行辨识。治疗的基本大法是活血化瘀，同时还应结合月经周期的不同阶段，经期以活血化瘀止痛为主，平时则调气血、和脏腑、化瘀消癥为主。兼有月经不调，或不孕，或见癥瘕者，则应兼予调

经，或助孕，或消癥。

寒凝血瘀证 经前或经期小腹冷痛、得热痛减，经色紫黯有块，量少或错后；形寒肢冷，面色苍白，痛甚则呕恶；舌质紫黯，或有瘀斑、瘀点，或舌底络脉迂曲，苔白，脉弦紧。治宜温经散寒、化瘀止痛，可选少腹逐瘀汤（《医林改错》）加减。

气滞血瘀证 经前或经期小腹胀痛或刺痛，经行不畅，经色黯红有块，乳房或胸胁胀痛，情志抑郁或烦躁易怒；舌质黯红或有瘀斑、瘀点，脉弦或弦涩。治宜疏肝行气、化瘀止痛，可选用膈下逐瘀汤（《医林改错》）加减。

肾虚血瘀证 经行或经后小腹坠痛，腰脊酸楚，痛引下肢和阴户，经色淡黯或夹块；头晕耳鸣，夜尿频多，不孕或屡孕屡坠；舌质黯淡，或有瘀斑、瘀点，脉沉细或沉涩。治宜补肾益气、化瘀止痛，选用归肾丸（《景岳全书》）合失笑散（《太平惠民和剂局方》）加减。

气虚血瘀证 经期或经后小腹疼痛，喜按喜温，经色淡黯，质稀或夹血块；肛门坠胀，面色少华，神疲乏力，纳差便溏。舌体或胖，质淡，边见瘀斑、瘀点，脉细或细涩。治宜益气活血、化瘀止痛，选用举元煎（《景岳全书》）加蒲黄、血竭、三七。

痰瘀互结证 下腹结块，经前、经期下腹不适，经色黯；形体肥胖，胸闷纳呆，呕恶痰多，带下量多，色白质黏，无味，舌淡胖而紫黯，或舌边见有瘀点、瘀斑，苔白滑或白腻，脉弦滑或涩。治宜化痰散结、活血逐瘀，方选苍附导痰汤（《叶天士女科诊治秘方》）合桃红四物汤（《医宗金鉴》）加血竭、浙贝母、薏苡

仁、三七。

湿热瘀阻证 经前或经期小腹胀痛或灼痛，经色黯红或酱红，质稠或夹黏液，经量或多或经期延长；带下量多、色黄质稠，小便色黄或短赤，大便溏而不爽或干结。舌质红或暗红，苔黄腻，脉弦数或弦滑。治宜清利湿热、化瘀止痛，选用清热调血汤（《古今医鉴》）加减。

上述各证型如伴有下腹癥块者，加穿山甲、血竭、水蛭、皂角刺等以化瘀消癥。

其他疗法 临证时可根据患者的具体情况，采用内治法结合外治法、针灸等疗法，灵活组合选用。

外治法 可根据患者具体病情及就医条件等而选用中药保留灌肠、贴敷法等疗法。①中药保留灌汤：可选用三棱、莪术、当归、延胡索、川芎、赤芍、桃仁、红藤、牛膝。水煎取液，适宜温度，保留灌汤，经期停用。②中药穴位敷贴：可选用乳香、没药、赤芍、丹参、水蛭、三棱、莪术、川芎、延胡索、肉桂、木香、红花、丁香、降香等活血化瘀剂制成膏、糊、粉剂，敷贴于相应穴位。其中贴敷神阙穴的脐疗法应用较多。③离子导入：可用丹参注射液，或丹参、赤芍、三棱、莪术、乳香、没药等煎剂，以直流电感应电疗机行下腹部透腰部电离子导入。④局部上药：该病有结节、包块位于子宫直肠陷窝者，可选用乳香、没药、钟乳石等分，研末，均匀过筛消毒，于经净后上于后穹隆处。

针灸疗法 针灸对该病之痛经具有较好效果，一般选在经前或经期应用，而痛证以寒者为多，故灸疗有较好止痛作用。①体针：根据病情，辨证选取中极、关元、

气海、三阴交、阴陵泉、隐白等穴位，采用平补平泻手法进行治疗。经前或经期治疗。或选用火针疗法。②耳针：根据病情，辨证选取耳穴子宫、卵巢、交感、内分泌、神门、肝、肾、庭中。毫针捻转中强刺激，或在上述穴位埋豆。经前或经行期治疗。③灸疗：根据病情，可选用热敏灸、雷火灸、温盒灸、中国灸等疗法。

转归预后　该病治疗得当，一般预后良好，主要症状可以得到减轻或控制。内异症恶变发生率约为1%。

预防调护　①防止经血逆流，及时发现并治疗引起经血潴留的相关疾病；防止医源性内膜异位种植，尽量避免多次的宫腔手术操作；对于进入宫腔内的经腹手术，要防止宫腔内容物溢入腹腔或腹壁切口；月经来潮前禁做输卵管通畅试验；宫颈及阴道手术也应避免在经前做；人工流产吸宫时，宫腔内负压不宜过高；应用口服避孕药者，可降低内异症发病风险。②经期应减少剧烈运动、保暖防寒、忌食生冷、严禁性生活；调畅情志，对于有顽固性痛经者，加强心理疏导，防止抑郁症发生。

（梁瑞宁）

zǐgōng xiànjībìng

子宫腺肌病（adenomyosis）

子宫肌层内存在子宫内膜腺体和间质，在激素的影响下发生出血、肌纤维结缔组织增生，形成良性的弥漫性或局限性病变。中医古籍中没有"子宫腺肌病"病名记载。其临床症状、病因病机与子宫内膜异位症相似，在古籍中散见于"痛经""月经过多""癥瘕""不孕"等病证中，如《妇人大全良方·妇人腹中瘀血方论》曰："妇人腹中瘀血者，由月经闭积，或产后余血未尽，或风寒滞瘀。久而不消，则为积聚癥瘕矣。"

该病病因病机与子宫内膜异位症相似。诊断可依据典型的进行性痛经和月经过多史，妇科检查子宫均匀增大或局限性隆起，质硬且有压痛而作出初步临床诊断。影像学检查有一定的帮助，B超检查可在子宫肌层见到不规则增强回声，肌壁增厚，无边界。血清CA125水平升高。该病除与子宫内膜异位症鉴别外，还要与子宫肌瘤鉴别。后者一般无明显痛经，B超和MRI检查有助鉴别，但部分子宫腺肌病患者可合并子宫肌瘤。因该病的临床症状、病因病机与子宫内膜异位症相似，故辨证分型与治疗可参照子宫内膜异位症。一般子宫腺肌病痛经程度甚于子宫内膜异位症，也常伴经量增多、经期延长（40%~50%），因此，根据具体情况，加重化瘀止痛之力，或加用化瘀止血之剂。因该病与多次妊娠及分娩、人工流产、慢性子宫内膜炎等密切相关，故平时应尽量避免发生。

（梁瑞宁）

pénqiāng téngtòngzhèng

盆腔疼痛症（pelvic pain syndrome）

盆腔疼痛持续时间超过急性疾病病程或手术创伤愈合所需时间1个月以上，或由于某种慢性疾病造成持续疼痛或反复发作超过6个月以上的疼痛。又称慢性盆腔痛（chronic pelvic pain，CPP）。该病症仅是临床的一个症状，西医学盆腔炎性疾病后遗症、子宫内膜异位症、子宫腺肌病、盆腔淤血综合征、盆腔脏器术后粘连等均可引起盆腔疼痛，虽各疾病病名不同，但其中医病因病机、辨证论治有共同之处，根据异病同治的原则，上述疾病导致的盆腔疼痛，均属于该病症的证治范畴。

病因病机　盆腔疼痛可由"不通则痛"或"不荣则痛"导致，以前者居多，常见以下病因病机。①气滞血瘀：情志内伤，或脏腑功能失调，气机阻滞，从而形成瘀血停聚于冲任、胞宫，不通则痛。②湿热瘀结：经行、产后或有宫腔操作史，胞宫空虚，正气不足，湿热之邪内侵，与余血搏结，瘀阻冲任胞宫胞脉，不通则痛。③寒湿瘀滞：素体阳虚，下焦失于温煦，水湿不化，寒湿内生，凝滞胞宫、胞脉，不通则痛。④肾虚血瘀：先天肾气不足或后天房劳多产手术损伤肾气，冲任气血失和、瘀血阻滞胞宫胞脉，不畅则痛。⑤气虚血瘀：素体气虚，或久病不愈，正气受损，气血运行无力，或外邪乘虚侵入，与血相搏，滞于冲任胞宫，不畅则痛。该病以实证为多，或虚实夹杂，瘀血内阻是该病的核心病机。

辨证论治　该病以疼痛为主症，以血瘀为核心病机，因此治疗重在活血化瘀、行气止痛，并根据不同证型，治疗各有侧重，或清热利湿，或疏肝行气，或散寒除湿，或健脾补肾益气。

气滞血瘀证　经行小腹胀痛或刺痛，或平时以少腹胀痛为主，或有癥瘕形成，情绪焦虑或抑郁，经前烦躁，乳房胀痛，经血量多有块，经行腹痛，块出则痛减，舌质暗红，有瘀斑瘀点，苔薄，脉弦涩。治宜疏肝行气、活血化瘀止痛，方选四逆散（《伤寒论》）合金铃子散（《太平圣惠方》）合失笑散（《太平惠民和剂局方》），常用药物有柴胡、枳壳、赤芍、甘草、川楝子、延胡索、蒲黄、五灵脂；或膈下逐瘀汤（《医林改错》），常用药物有五灵脂、当归、川芎、桃仁、牡丹皮、赤芍、乌药、延胡索、甘草、香附、红花、枳壳。

湿热瘀结证 下腹胀痛、灼热疼痛或腰骶部胀痛，病情缠绵，经期长或经量多，带下量多色黄、质黏稠，脘闷，口腻不欲饮，倦怠食少，大便溏而不爽，或秘结，小便黄，舌质红，苔黄腻，脉弦数或滑数。治宜清热利湿、化瘀止痛，方选银甲丸（《王渭川妇科经验选》），常用药物有金银花、连翘、桔梗、生黄芪、红藤、生鳖甲、蒲公英、紫花地丁、生蒲黄、琥珀粉、砂仁、蛇床子、茵陈；或红酱四逆散（《伤寒论》）合四妙散（《成方便读》）合失笑散（《太平惠民和剂局方》）合金铃子散（《太平圣惠方》）加减，常用药物有大血藤、败酱草、柴胡、枳壳、赤芍、甘草、苍术、黄柏、薏苡仁、川牛膝、蒲黄、五灵脂、川楝子、延胡索。

寒湿瘀滞证 小腹或腰骶冷痛，或坠胀疼痛，经行腹痛加重，畏寒肢冷，得温痛减，经行错后，经血量少、色黯，舌黯红，苔白腻，脉沉涩。治宜散寒除湿、活血化瘀止痛，方选少腹逐瘀汤（《医林改错》），常用药物有小茴香、干姜、延胡索、没药、当归、川芎、官桂、赤芍、蒲黄、五灵脂；或暖宫定痛汤（《刘奉五妇科经验》）加减，常用药物有橘核、荔枝核、小茴香、葫芦巴、延胡索、五灵脂、川楝子、制香附、乌药。

肾虚血瘀证 小腹坠痛，绵绵不休，或腰骶酸痛，劳累后加重，头晕耳鸣，神疲乏力，或伴月经推后量少色暗，带下色白清稀，不孕，舌质淡黯或有瘀点，苔薄白，脉沉涩。治宜补肾温胞、化瘀止痛，方选温胞饮（《傅青主女科》）合失笑散（《太平惠民和剂局方》）加减，常用药物有巴戟天、补骨脂、菟丝子、肉桂、附子、杜仲、白术、山药、芡实、人参、蒲黄、五灵脂；或杜断桑寄失笑散（经验方）加减，常用药物有杜仲、续断、桑寄生、蒲黄、五灵脂、川芎、川牛膝、没药、延胡索、丹参、三棱、大血藤。

气虚血瘀证 下腹坠痛，痛连腰骶，反复难愈，经血量多有块，精神不振，倦怠乏力，食少纳呆，舌质暗红，或有瘀点瘀斑，苔白，脉细涩无力。治宜健脾益气、化瘀止痛，方选理冲汤（《医学衷中参西录》），常用药物有黄芪、党参、白术、山药、知母、三棱、莪术、鸡内金、天花粉；或举元煎（《景岳全书》）合失笑散（《太平惠民和剂局方》）加减，常用药物有人参、黄芪、甘草、升麻、白术、蒲黄、五灵脂。

中成药治疗 ①气滞血瘀证：可选用金鸡化瘀颗粒，用于盆腔炎性疾病后遗症属湿热蕴结、气滞血瘀证者；妇可靖胶囊，用于盆腔炎性疾病后遗症证属瘀毒内结、气滞血瘀证，症见带下量多、小腹坠痛、腰骶酸痛等；丹莪妇康煎膏，用于妇女瘀血阻滞所致月经不调、痛经、经期不适。②湿热瘀结证：可选用妇炎康复片，用于湿热瘀阻所致妇女带下色黄质黏稠，少腹、腰骶疼痛；金刚藤胶囊，用于湿热下注所致的带下量多、黄稠，经期腹痛，盆腔炎性疾病后遗症（盆腔炎性包块）见上述症状者；妇康口服液，用于湿热蕴结所致的带下异常、腰腹疼痛。③寒湿瘀滞证：

可选用少腹逐瘀颗粒，用于寒凝血瘀引起的月经不调、小腹胀痛、腰痛、白带异常；痛经宝颗粒，用于寒凝气滞血瘀，妇女痛经，少腹冷痛，月经不调，经色暗淡；桂枝茯苓胶囊，用于妇人瘀血阻络所致癥块、经闭、痛经、产后恶露不尽，子宫肌瘤、慢性盆腔炎包块、痛经、子宫内膜异位症、卵巢囊肿见上述证候者。④肾虚血瘀证：可选用妇宝颗粒，用于肾虚夹瘀所致的腰酸腿软、小腹胀痛、白带量多，盆腔炎性疾病后遗症见上述证候者；女金胶囊，用于月经量少、后错，痛经，小腹胀痛，腰腿酸痛。⑤气虚血瘀证：可选用止痛化癥胶囊，用于气虚血瘀所致的月经不调、痛经等，盆腔炎性疾病后遗症；丹黄祛瘀片，用于气虚血瘀、痰湿凝滞引起的盆腔炎性疾病后遗症，症见白带增多者。

其他治疗 在中医汤药、中成药辨证治疗的基础上，可配合情志疗法、外治法、针灸治疗，以提高临床疗效。

情志治疗 该病症包括多种妇科常见疑难疾病，病程长，病情缠绵难愈，常反复发作，长期的慢性盆腔疼痛，加之可能并发的不孕，严重影响患者的身心健康和生活质量，可能出现情志异常而诱发或加重盆腔疼痛。因此，对该病症当重视情志调节和心理疏导，使患者正确认识疾病并积极配合治疗。

外治法 ①中药肛门导入：常用行气止痛、活血化瘀随证随病加减。亦可选用栓剂（康妇消炎栓等）或灌肠剂（红虎灌肠液等）肛门导入。经期停用。②中药外敷：包括腧穴贴敷疗法（穴位贴敷）、贴脐法、药粉调敷等。其中腧穴贴敷疗法最为常用，临证选择活血化瘀、行气止痛兼具芳香透皮类中药,研细末加黄酒或姜汁制成敷贴,确定止痛主穴,并随证配穴贴敷。主穴取神阙、三阴交、关元、次髎。气虚血瘀加足三里、气海;肾虚血瘀加肾俞;气滞血瘀加期门、血海、膈俞;寒凝血瘀加中极、血海;湿热瘀结加肝俞、脾俞、秩边。贴脐法是将药末敷于脐部,外以胶布固定,或敷贴直接贴于神阙穴。药粉调敷常选用活血化瘀、行气止痛、消癥散结类中药,随病随证加减研粉调制后外敷于局部。③中药离子导入、中药熏蒸:常用行气止痛、活血化瘀类药物,随病随证加减。经期停用。

针灸治疗 ①针刺:实证取主穴中极、次髎、地机、三阴交,气滞血瘀配太冲、血海,寒凝血瘀配关元、归来。虚证取主穴关元、足三里、三阴交,气虚血瘀配气海、脾俞,肾虚血瘀配太溪、肾俞。经期停用。②艾灸:主穴取关元、气海,寒凝血瘀加地机、神阙,气虚血瘀加足三里、中脘,肾虚血瘀加肾俞、太溪。经期停用。③耳穴贴压:常用止痛穴位可选择肝、肾、腹、子宫、交感、内分泌、内生殖器。

预防调护 ①注意情志调节,保持心情舒畅、情绪稳定,注意劳逸结合,生活规律,加强锻炼,增强体质。②注意饮食宜忌,避免感寒饮冷,勿过食寒凉、辛辣或油腻之品,不可盲目使用或滥用保健食品和药品。③注意经期、产后流产后调摄,严忌性生活,若患生殖系统感染性疾病,应及时彻底治疗。④避免医源性损伤和感染,严格掌握妇产科手术的适应证和禁忌证,严格无菌操作并注意术后调养。

(魏绍斌)

duōnáng luǎncháo zōnghézhēng
多囊卵巢综合征 (polycystic ovary syndrome, PCOS) 以月经紊乱、不孕、多毛、肥胖、双侧卵巢持续增大,以及雄激素过多、持续无排卵为临床特征的发病多因性、临床表现多态性的内分泌综合征。PCOS 内分泌特征主要是高雄激素血症、高胰岛素血症及代谢综合征等。从青春期开始发病,20~30 岁为高峰,约占总数的 85.3%,占妇科内分泌疾病的 8%,不孕症的 0.6%~4.3%。PCOS 的病因迄今不明,因此尚无根治的方法。

历史沿革 中医学古代医籍尚无 PCOS 的记载,但有类似其病症表现的论述。元·朱丹溪《丹溪心法》中就指出"若是肥盛妇人,禀受甚厚,恣于酒食之人,经水不调,不能成胎,谓之躯脂满溢,闭塞子宫,宜行湿燥痰","痰积久聚多,随脾胃之气以四溢,则流溢于肠胃之外,躯壳之中,经络为之壅塞,皮肉为之麻木,甚至结成窠囊,牢不可破,其患因不一矣"。其提出了"痰挟瘀血,逆成窠囊"之"窠囊"如同多囊卵巢改变。明·万密斋《万氏妇人科》:"惟彼肥硕者,膏脂充满,元室之户不开;挟痰者,痰涎壅滞,血海之波不流,故有过期而经始行,或数月经一行,及为浊,为带,为经闭,为无子之病。"清·傅山《女科仙方·卷二》曰:"且肥胖之妇,内肉必满,遮子宫,不能受精"。

中医病症描述 PCOS 早干西医 500 年。作为现代疑难疾病的 PCOS,中医学无此病名,根据其临床表现与"月经失调""闭经""不孕症""肠覃"等有相似之处。2007 年《中医妇科学》全国高等中医院校教材首次将此编入"闭经"附篇,后纳入杂病范畴辨证论治。

病因病机 以脏腑功能失调为本,痰浊、瘀血阻滞为标,故临床表现多为虚实夹杂、本虚标实之证。其发病多与肾、脾、肝关系密切,但以肾虚、脾虚为主,加之痰湿、瘀血等病理产物作用于机体,导致肾-天癸-冲任-胞宫生殖轴功能紊乱而致病。①肾虚:多由肾气不充,天癸迟至,或阴阳失衡,肾气不达,肾精不盛,血海未盈,冲任闭阻,月事迟至,而难以受孕。②痰湿:形体丰满,脂膜壅塞胞宫脉络,经络阻滞,冲任不通;或素体脾气虚弱,气不化水,痰湿流饮,困阻胞宫,经血不行或量少、稀发,甚至不孕。③气滞血瘀:情志压抑,肝气失疏,气滞血阻,或经期调摄不慎,邪气与余血相结,瘀阻冲任,以致冲任、胞脉阻塞而月经不行,或经行量少、稀发、不孕。④肝经湿热:肝郁伤脾,脾虚失于运化,湿由内生;肝郁化热,湿热互结,下注冲任,经脉气机受阻,月经不行而带下量多、不孕。

辨证论治 该病的辨证应当分青春期和育龄期两阶段论治。青春期重在调经,以调畅月经为先,恢复周期为根本,按照月经病的辨证要点,抓住月经的期、量、色、质和全身症状加以辨证,区分虚实,虚则补而通之,实则泄而通之。月经频发来潮或淋漓不尽者,又当寻找病因,肾虚者补肾固摄冲任,瘀热者清化而固冲,痰湿者又须涤痰化浊。药物治疗的疗程一般需要 3~6 个周期。

肾虚证 月经初潮迟至、后期、量少,色淡质稀,渐至停闭,偶有崩漏不止,或经期延长,形体瘦弱，面色无华，头晕耳鸣，腰膝疲软，乏力怕冷，便溏带少，阴中干涩，婚后日久不孕，舌质淡苔薄，脉沉细。治宜补肾调经，方用右归丸（《景岳全书》）。

痰湿证 月经后期、量少，甚则停闭。带下量多，婚久不孕，形体丰满肥胖，多毛，胸闷，喉间多痰，肢倦乏力，舌体胖大，色淡，苔厚腻，脉沉滑。治宜化痰除湿、通络调经，方用苍附导痰丸（《万氏妇人科》）。

气滞血瘀证 月经落后量少，经行有块，甚则经闭不孕，精神抑郁，情怀不畅，心烦易怒，小腹胀满拒按，或胸胁满痛，乳房胀痛，舌体黯红，有瘀点、瘀斑，脉沉弦涩。治宜行气活血、祛瘀通经，方用膈下逐瘀汤（《医林改错》）。

肝经湿热证 月经稀发、量少，甚则经闭不行，或月经紊乱，崩漏，形盛体壮，毛发浓密，痤疮，经前胸胁乳房胀痛，肢体肿胀，便秘溲黄，带下量多，阴痒，舌红苔黄厚，脉沉弦或弦数。治宜清热利湿、疏肝调经，方用龙胆泻肝汤（《医宗金鉴》）。

中成药治疗 ①六味地黄丸：由生地黄、山药、山茱萸、牡丹皮、茯苓、泽泻组成，用于肾阴虚证。②防风通圣丸（《中华人民共和国药典》）：月经干净后服，用于痰湿证。若脾虚湿浊证用香砂六君子丸，由木香、砂仁、党参、白术、炙甘草、茯苓组成。③逍遥丸：由柴胡、当归、白芍、白术、茯苓、薄荷、生姜、甘草组成，用于肝气郁结证。④大黄䗪虫丸（《中华人民共和国药典》），月经干净后服，用于瘀血证。

其他疗法 ①针灸：针刺可促排卵，在月经周期14天开始，针刺关元、中极、子宫、三阴交，每日1次，共3次，每次留针30分钟，平补平泻。②耳针：肾、肾上腺、内分泌、卵巢、神门。每次选4～5个穴位，每周2～3次。

转归预后 该病青春期调经为要，育龄期调经种子，婚后及早妊娠，注意胚胎发育情况，避免流产，及早安胎，预后良好。若治不及时，病情加重，可能出现反复自然流产或胚胎停止发育。

预防调护 ①运动：通过运动使身体脂肪的减少，有助于恢复排卵，逆转PCOS患者的代谢异常。②控制体重：体重降低5%～10%，可使55%～90%的PCOS患者在减重计划6个月内恢复排卵。③生活起居要有规律，保持心情舒畅，摒弃忧郁、焦虑。劳逸适度。④调整饮食，忌用含雄激素的食物。

（谈 勇）

bùyùn

不孕（infertility） 育龄期女性，有正常性生活，配偶生殖功能正常，未避孕而未孕1年以上，或曾孕育过，有正常性生活，配偶生殖功能正常，未避孕而未孕1年以上的疾病。又称无子、无嗣、全不产、无嗣、断续、断绪等。

历史沿革 历代关于论述不孕的文献很多，《周易》首先提出"不孕"病名，《素问·上古天真论》提出了受孕机制；《神农本草经》提出"女子风寒在子宫，绝孕十年无子"。《针灸甲乙经·妇人杂病》率先提出导致不孕的机制，"女子绝子，衃血在内不下，关元主之"。《诸病源候论》有"月水不利无子""月水不通无子""子脏冷无子""带下无子""结积无子"等病源。《格致余论·受胎论》首先提出"女涵

男"真假阴阳人不能生育。"无子"一词见于《脉经·卷九》，其曰："妇人少腹冷，恶寒久，年少者得之，此为无子。"从未受孕者，谓之"无子"，相当于西医学的原发性不孕。"全不产""断绪"见于《备急千金要方》，其曰："治妇人立身以来全不产，及断绪久不产三十年者方。"曾经孕育过，未避孕，又一年未孕，谓之"断绪"，相当于西医学的继发性不孕。

病因病机 中医学认为，男女双方阴阳调和，才可有子，故不孕责之男女双方，就此条而言，单论女子之责。不孕病因复杂，或为先天所致，或为后天所致。多以先天为主，尤其是损伤到胞宫、天癸、气血、冲任、脏腑。明·万全《广嗣纪要·择偶篇》提出"五不女"，指女性的螺、文、鼓、角、脉五种不孕症。其曰："一曰螺，阴户外纹如螺蛳样、旋入内；二曰文，阴户小如箸头大，只可通，难交合，名曰石女；三曰鼓，花头绷急似无孔；四曰角，花头尖削似角；五曰脉，或经脉未及十四岁而先来，或十五六而始至，或不调，或全无。此五种无花之器，不能配合太阳，焉能结仙胎也哉。"此五种为先天性生理缺陷，可以导致不孕。明·薛己《校注妇人良方·求嗣门》云："窃谓妇人之不孕，亦有因六淫七情之邪，有伤冲任，或宿疾留，传遗脏腑，或子宫虚冷，或气旺血衰，或血中伏热，又有脾胃虚损，不能营养冲任；审此，更当察其男子之形气虚实何如，有肾虚精弱，不能融育成胎者，有禀赋微弱，气血虚损者，有嗜欲无度，阴精衰惫者，各当求其源而治之。"肾主生殖，肾-天癸-冲任-子宫轴为女性生殖轴，

此中任何一环节出现问题，都可导致不孕。肾虚而致生殖功能失调为不孕的本质病机，肝气郁结亦可引起生殖功能失调导致不孕，痰湿内阻、瘀滞胞宫亦是不孕症的常见病机。

诊断与鉴别　主要依据病史、临床表现与检查进行诊断。①病史：了解患者结婚年龄、配偶身体健康状况、性生活情况、月经史、家族史、既往有无生育或生育情况。②临床表现：不孕为其主要临床表现。伴有头晕耳鸣、腰膝酸软、月经先后不定期或经闭、脉细等临床表现者为肾虚；伴有经前乳房胀痛、烦躁、易怒、善太息、月经先后不定期、脉弦细等临床表现者为肝气郁结；伴有形体肥胖、胸闷、月经后期或闭经、苔白腻、脉滑等临床表现者为痰湿内阻；伴有经前少腹疼痛拒按、月经后期或闭经、夹杂血块、舌有瘀点瘀斑、脉弦或涩等临床表现者为瘀滞胞宫。③检查：中医学主要按照望、闻、问、切进行检查，如仔细观察患者的胞宫发育是否正常，了解患者平素月经情况等。还可做卵巢功能检查、输卵管通畅检查、免疫因素检查、腹腔镜检查、宫腔镜检查、染色体检查等。

该病主要与暗产鉴别。暗产指在早早孕期，因孕妇尚无明显停经或妊娠反应，胚胎初结即自然流产。而不孕是完全没有受精成功或着床失败，胚胎完全没有发育。

辨证论治　该病的辨证主要依据临床表现，明确脏腑、气血、寒热、虚实，以指导治疗。

肾阳虚证　婚后久不孕或曾孕育过，有正常性生活，配偶生殖功能正常，未避孕而未孕1年以上；月经量少或稀发，甚或闭经，腰膝酸软，畏寒肢冷，精神不振，舌淡红苔白润，脉沉迟无力。治宜温肾助阳、调和冲任，方选毓麟珠（《景岳全书》）加减，常用药物有人参、白术、茯苓、芍药、当归、川芎、熟地黄、甘草、菟丝子、杜仲、鹿角霜、紫河车、丹参、香附。若患者大便稀溏较重者，可加补骨脂、五味子等补肾固涩之品；腰酸痛者，可加用续断、寄生等壮肾之品。

肾阴虚证　婚后久不孕，月经先期，月经量少，质稀或夹有小血块，或形体消瘦，性格急躁，五心烦热，午后低热，带下量少，失眠多梦，头晕目眩，舌红苔少，脉细数。治宜滋阴养肾，方选养精种玉汤（《傅青主女科》）合二至丸（《医方集解》）加减，常用药物有当归、白芍、熟地黄、山茱萸、女贞子、墨旱莲、菟丝子、枸杞子、补骨脂、鹿角胶。若患者形体消瘦、五心烦热、午后低热，可加用地骨皮、牡丹皮、龟甲等滋阴之品；若眼睛干涩疼痛，可加用枸杞子、菊花等养肝明目之品。

肝气郁结　婚后久不孕，月经先后不定期，经色黯，或伴痛经，夹杂血块，情绪不畅，或烦躁易怒，或悲忧过度，经前乳房胀满，胸胁胀痛，小腹胀痛不适，舌黯红苔薄白，脉弦细；或烦躁易怒，口干口苦欲饮，大便秘结，舌红苔黄，脉弦数。治宜疏肝理气养血，方选逍遥散（《太平惠民和剂局方》）合开郁种玉汤（《傅青主女科》）加减，常用药物有醋柴胡、醋香附、当归、白芍、茯苓、炒白术、夜交藤、王不留行、续断、菟丝子、炙甘草。有口干口苦欲饮、大便秘结等肝郁化火表现者，可加龙胆草、牡丹皮、栀子、川黄连等清火解郁；有经

前乳房胀满、胸胁胀痛、小腹胀痛不适等肝郁气滞表现者，可加木香、延胡索、青皮、川楝子等疏肝理气。

痰湿内阻　婚久不孕，形体肥胖，月经稀发或月经后期，甚至经闭，带下量多，纳呆便溏，胸闷心悸，头身困重，周身无力，易感疲倦，舌体胖大或边有齿痕，舌质淡苔腻，脉沉缓或滑。治宜祛湿化痰、活血调经，方选苍附导痰丸（《叶天士女科诊治秘方》）加减，常用药物有制半夏、胆南星、制苍术、香附、炒神曲、茯苓、青皮、川芎、石菖蒲、枳壳。若患者有经量多、短气等肾气不足表现者，可加黄芪、续断益气固肾；心悸者，可加远志宁心安神；痰瘀互结者，可加昆布、三棱、莪术、皂角刺等。

湿热互结　婚久不孕，经期延长，带下量多色黄，或有异味，腰骶酸软，小腹坠痛，经行加剧；或腹痛，经量少，口渴不欲饮，舌红苔白腻。治宜清热除湿、活血调经，方选红藤败酱散（国医大师夏桂成验方）合解毒活血汤（《医林改错》）加减，常用药物有红藤、败酱草、黄柏、蒲公英、车前草、薏苡仁、泽兰、赤芍、桃仁、红花、香附、连翘。若患者有胸闷呕吐等湿重表现者，可加厚朴、枳壳、竹茹等祛湿之品。

瘀滞胞宫　婚后久不孕，月经失调，血色紫暗或夹有血块，月经期间可有小腹疼痛拒按，甚至有肛门坠痛，舌黯红或有血瘀、血斑，脉沉弦或涩。治宜活血化瘀、理气调经，方选少腹逐瘀汤（《医林改错》）加减，常用药物有当归、芍药、川芎、桃仁、红花、香附、枳壳、延胡索、小茴香、五灵脂、蒲黄。若患者有畏寒肢冷，少腹冷痛者，可加用桂

枝、干姜等温阳散寒之品。

其他疗法 ①针灸：a. 针刺治疗，通过银针刺激局部穴位，以达到通经活络、益气补血，改善各脏腑功能，使机体阴阳调和，以助妊娠。当辨证取穴，治疗前嘱患者排尿，若针感不满意者，可考虑电针治疗。一般每日1次，每次20~30分钟。b. 温盒灸，将装有燃烧艾条段的灸盒置于患处，利用燃烧的艾条之温热效应，达到温经散寒、通络止痛、温化寒痰、调经助排卵的目的。一般将3段3~5cm长的艾条段点燃放于灸盒内铁纱窗上，盖好封盖，要留有缝隙，将温灸盒置于下腹部，于中极、关元、气海、神阙等处，保持温热无灼痛为宜。一般每日1次，每次20~30分钟，2周为1个疗程。c. 耳穴治疗，将王不留行籽置于0.5cm×0.5cm大小的橡皮胶布中央，贴于所选穴位处，通过患者自行按压，刺激穴位，以达到温肾通络、活血养血、冲任调和助孕的目的。一般3~5天更换1次，1个月为1个疗程。②敷贴：如温养种子膏，取药贴于神阙、肾俞，于患者经期后2~3天开始直至下次月经来潮前1~2天。使用时要注意患者是否对敷贴过敏。③中药熏蒸：使用中药熏蒸床，据中医辨证的药物，如补肾活血或除湿活血行气等药物装袋，放于呈有1000ml热水的熏蒸煲中，利用加热出的蒸气治疗患处。一般每日1次，每次20分钟，2周1个疗程，经期停用。④保留灌肠：将药物用水熬制成100~200ml液体，待冷至39℃时，保留灌肠，每日1次，10天1个疗程，经期停用，达到活血化瘀、益气通络、调和冲任以助孕的目的。⑤热熨：药物弄碎或使用粗末，用布包扎，隔水蒸热15分钟或者微波炉加热5分钟，敷于患者患处或穴位，药凉后可以再次加热使用。通过热力将药物的药力发挥，促使局部气血流畅，达到活血化瘀、温经通络的目的。每天1~2次，每次30~60分钟，使用时要注意避免灼伤皮肤。

预防 ①婚配、婚龄、交合有时、交合有节等方面遵循求嗣之道；提倡婚前检查，以便更早发现先天畸形等情况，对可以治疗的予以治疗。②慎起居，勿过食生冷，勿久居湿地，勿过度劳作，勿受精神刺激，保持心情舒畅。③注意经期、孕期、产褥期的清洁，避风寒，防治疾病。④戒烟酒。

（陆 华）

rè rù xuèshì

热入血室 （syndrome of invasion of the blood chamber by heat） 妇女在经期或产后，感受外邪，邪热乘虚侵入血室，与血相搏所出现的病证。症见下腹部或胸胁下硬满、寒热往来如疟、白天神志清醒、夜晚则胡言乱语、神志异常等。属于西医学急性盆腔炎和产褥感染的范畴。

张仲景《伤寒论》最早记载"热入血室"，共有4条阐述其证，"妇人中风，七八日，续得寒热，发作有时，经水适断，此为热入血室，其血必结。故如疟状，发作有时，小柴胡汤主之"（第144条）。"阳明病，下血谵语者，此为热入血室，但头汗出，当刺期门，随其实而泻之，濈然汗出者愈"（第216条）。"妇人中风，发热恶寒，经水适来，得之七八日，热除而脉迟，身和当刺期门，随其实而泻之"（第314条）。"妇人伤寒发热，经水适来，昼日明了，夜则谵语，如见鬼状者，此为热入血室"（第145条）。

病因病机 经行、产后正气内虚，易感外邪，若劳逸过度，情志过极，或素体不足致肝失疏泄，冲任不调，胞宫功能失常，邪热乘虚陷入，搏结于血室，形成热入血室。故其发病主要与正虚和感邪有关。①少阳邪热：经期产后正气内虚，邪热乘虚入于血室，与正气相搏，血室为肝所主，肝胆互为表里，少阳枢机不利，证见半表半里寒热往来如疟，或见热迫血行量多，淋漓不净。②瘀热里结：邪热乘虚入于血室，与经血、恶露相搏结，血结于里，见经水或恶露骤然而止，瘀滞肝经冲任、胞宫、胸胁小腹满痛。③心营邪热：正气不足，邪热乘虚陷入血室，邪热鸱张，上犯心营，下迫血行见神昏谵语出血。

辨证论治 辨证以六经与卫气营血辨证相结合，明辨虚实。因该病临床表现以邪实为主，故治疗实热应宗"随其实而泻之"的原则。

少阳邪热证 经水或恶露适来适断，量多或淋漓不净，色红夹有小血块，伴寒热往来如疟，胸胁胀满，舌红苔薄黄，脉弦数。治宜和解少阳、清热凉血，方选小柴胡汤（《伤寒论》）加减，常用药物有柴胡、黄芩、人参、甘草、半夏、生姜、大枣、生地黄、牡丹皮。

瘀热内结证 经水、恶露骤止或下血色紫夹血块，胸胁、小腹胀满疼痛，舌紫暗，脉涩或弦滑。治宜活血通瘀、泄热散结，方选加减桃仁承气汤（《温病条辨》），常用药物有大黄、桃仁、生地黄、牡丹皮、泽兰、人中白。

心营邪热证 经水、恶露适来适断，吐衄下血，量多色鲜红，有小血块，伴高热烦躁，神昏谵语，日轻夜重，口渴不饮，舌绛苔少，脉细数。治宜清营解毒、凉血散瘀，方选清营汤（《温病条辨》），常用药物有玄参、生地黄、麦冬、金银花、连翘、竹叶、丹参、黄连、犀角（水牛角代）。

其他疗法　①针灸：适值经期可针刺期门穴。②盆腔炎者可中药灌肠治疗。

预防调护　①经期产后注意调摄，保持卫生，预防感受外邪，预防疾病发生。②平时注意体质锻炼，增强免疫力。

（张婷婷）

zāngzào

脏躁（hysteria）　以妇人无故悲伤、不能自控，甚或哭笑无常、频作呵欠为主要表现的疾病。最早记载见于《金匮要略·妇人杂病脉证并治》。发生在妊娠期，称孕悲；发生在产后，称产后脏躁。与西医学的癔症相似。

病因病机　脏阴不足，五脏失于濡养，五志之火内动。情志内伤、损及阴血，常为该病发作诱因。①心血不足：忧愁思虑，积久伤心，劳倦过度则伤脾，心脾耗伤，化源不足，血脉空虚，心神失养则神不藏，神气自乱。②阴虚火旺：素体阴亏，情志偏激或为怒气所触，致心肝失养，气血偏旺，神不守舍，魂失所藏。③痰火上扰：素体阴虚，阴虚内热，或因五志化火，灼津成痰，痰热交织，上扰清窍，则发为脏躁。

辨证论治　脏躁为内伤虚证，以情志异常为辨证依据。火不宜苦降，痰不宜温化，治以滋阴养液、安神宁志为主。药须柔润，慎用刚燥之品，免重伤其阴。

心血不足证　精神不振，神志恍惚，或情绪激动，无故悲伤，不能自控，或哭笑无常。伴心中烦乱，睡眠不安，失眠健忘，频作呵欠，口干，大便干结。舌淡或嫩红苔薄，脉细弱而数。治宜甘缓和中、养心安神，方选甘麦大枣汤（《金匮要略》）加减，常用药物有小麦、甘草、大枣、酸枣仁、柏子仁。

阴虚火旺证　心烦易怒，懊恼不安，坐卧不宁，哭笑无常，夜寐多梦善惊。伴头晕耳鸣，口干喜饮，手足心热，腰膝酸软，溲赤便秘，舌质红，苔薄黄，脉弦细数。治宜滋阴降火，方选知柏地黄汤（《症因脉治》）加减，常用药物有熟地黄、山茱萸、山药、泽泻、茯苓、牡丹皮、知母、黄柏、百合。

痰火上扰证　心胸烦闷，思想纷纭，甚则意识不清，语无伦次，殴打怒骂，不避亲疏，舌苔黄腻，脉弦数或滑数。治宜清热涤痰、安神开窍，方选温胆汤（《备急千金要方》）加减，常用药物有半夏、橘皮、甘草、枳实、竹茹、生姜、茯苓、黄连、远志、贝母、郁金。

中成药治疗　①知柏地黄丸：由熟地黄、山茱萸（制）、山药、牡丹皮、茯苓、泽泻、知母、黄柏组成，适用于阴虚火旺者。②猴枣散：由猴子枣、全蝎、猪牙皂、细辛、石菖蒲、草豆蔻、琥珀、珍珠、牛黄、麝香、川贝母组成，适用于痰火扰心、神志不清者。③苏合香丸：由苏合香、安息香、冰片、水牛角浓缩粉、麝香、檀香、沉香、丁香、香附、木香、乳香（制）、荜茇、白术、诃子肉、朱砂组成，适用于痰浊内闭、舌苔白腻者。④礞石滚痰丸：由金礞石、沉香、黄芩、熟大黄组成，适用于痰迷心窍、狂躁不安者。

其他疗法　①耳针：神门、心区（埋针）。②体针：针期门、少冲、内关、心俞、膈俞，轻刺激。

预防调护　①保持乐观的情绪，豁达的心境对疾病的预防有重要意义。必要时应进行心理咨询。②生活规律，注意摄生，参加有益身心健康的文娱体育活动。③饮食清淡，防止脏阴损耗。④在药物治疗过程中可配合精神心理疗法。

（张婷婷）

xiǎohùjiàtòng

小户嫁痛（vaginal pain during first coitus）　妇女阴户小，性交时引起以疼痛为主要表现的疾病。又称小户嫁。相当于西医学性交疼痛。

病因病机　肾开窍于二阴，肝主筋，其经络阴器，且冲任二脉皆起于胞中，所以该病的发生与肝肾、冲任有关。常因情志不畅，肝失疏泄，损伤肝脾，或湿热之邪循肝经下注阴户；或气滞血瘀，经脉痹阻，冲任失司；或先天不足，久病失养，房劳多产致肾阴亏损，冲任虚衰；或烦劳过度，损伤心脾，气血亏虚，阴户不荣，均可导致性交疼痛。

辨证论治　总分虚实两端，治疗应虚则补之，实则泻之，根据病因病机辨证治疗。

肝气郁结证　性交疼痛，深部尤甚，放射至两侧少腹及下肢内侧，情志不舒，烦躁易怒，舌质偏红，苔薄白脉象弦。治宜疏肝解郁、理气止痛，方选川楝子散（《医方类聚》），常用药物有川楝子、茴香、木香、巴戟天、附子、乌药。

湿热下注证　交合时阴道灼热疼痛，少腹坠痛，心烦少寐，急躁易怒，口苦而黏，带下量多色黄有味，小便黄赤，尿道灼热，舌质红苔黄或黄腻，脉弦滑或弦数。治宜清利湿热、泻火止痛，方选龙胆泻肝汤（《医宗金鉴》）加减，常用药物有龙胆草、栀子、黄芩、车前子、木通、泽泻、生地黄、当归、甘草、柴胡。

气滞血瘀证 交接疼痛，痛如针刺，少腹胀痛，伴月经量少有块，舌质紫暗，苔薄，脉弦涩。治宜活血化瘀、行气止痛，方选四物汤（《太平惠民和剂局方》）合失笑散（《太平惠民和剂局方》）加减，常用药物有熟地黄、当归、川芎、白芍、蒲黄、五灵脂。

肝肾阴虚证 性交疼痛，阴户干涩，腰酸腿软，潮热盗汗，头晕耳鸣，神倦乏力，五心烦热，舌质红，脉弦细数。治宜滋肾填精、润燥止痛，方选知柏地黄汤（《症因脉治》）合二至丸（《医方集解》）加减，常用药物有熟地黄、山茱萸、山药、泽泻、茯苓、牡丹皮、知母、黄柏、女贞子、墨旱莲。

气血不足证 阴中隐隐作痛，痛连小腹，并有下坠感，喜揉喜按，神疲乏力，气短懒言，纳呆，面色萎黄，头晕心慌，舌质淡，脉细弱。治宜补养气血、温养冲任，方选当归芍药散（《金匮要略》）加减，常用药物有当归、芍药、茯苓、白术、泽泻、川芎。

中成药治疗 ①知柏地黄丸，适用于肝肾阴虚者。②逍遥丸，适用于肝郁血虚脾弱者。

其他疗法 ①耳针：常取子宫、内分泌穴、交感穴。②体针：常用曲骨、会阴、合谷、关元、三阴交等穴。③中药坐浴或阴道灌洗：清热利湿，用于湿热下注证患者。④外用润滑剂治疗。

预防调护 ①保持良好的心态，避免危险因素干扰，预防性交疼痛的发生。②养成良好的生活习惯。③必要时进行心理咨询，配合精神心理疗法。

（张婷婷）

jiāojiē chūxuè
交接出血（postcoital bleeding）

以妇女性交时或性交后阴道出血为主要表现的疾病。又称交结出血、交感出血。可见于婚后任何年龄段的女性，但初婚因处女膜破裂而出血者，属正常现象。相当于西医学的性交出血。

病因病机 心主血，推动血液运行；肝藏血，贮藏并调节血液；脾主统血，为气血生化之源；肾藏精，主精血转化；冲为血海，任主胞胎，为阴脉之海，冲任二脉共同调节阴血。因此交接出血与心、肝、脾、肾及冲任相关，主要由饮食不节、情志失和、体虚久病等因素影响。

辨证要点 交接出血有虚实之分，虚证者心、脾、肾、冲任虚损，实证者肝郁化火。虚证治以益气养阴摄血，实证治以解郁凉血止血。

心脾两虚证 每于同房阴道出血、量少色淡，阴户隐痛，面色萎黄，精神不振，食少体倦，头晕心悸，失眠健忘，忧虑寡欢，白带多，舌质淡，舌苔白，脉虚或弱。治宜健脾养心、益气摄血，方选归脾汤（《校注妇人良方》）加减，常用药物有人参、黄芪、当归、白术、茯神、龙眼肉、远志、酸枣仁、木香、甘草、伏龙肝。

阴虚血热证 性交出血、色红，伴阴部热痛，腰膝酸软，头晕耳鸣，心烦失眠，口燥咽干，潮热盗汗，手足心热，舌质红少苔，脉细数。治宜滋阴养血、凉血止血，方选保阴煎（《景岳全书》）加减，常用药物有生地黄、熟地黄、黄芩、黄柏、白芍、山药、续断、甘草。

肝胆湿热证 交合出血，阴部灼痛，面红目赤，烦热胸闷，口苦咽干，带下量多色黄味臭，或兼阴肿，溲黄，舌质偏红，苔黄腻，脉滑数。治宜清利湿热、凉血止血，方选龙胆泻肝汤（《医宗金鉴》）加减，常用药物有龙胆草、栀子、黄芩、车前子、木通、泽泻、生地黄、当归、甘草、柴胡。

中成药治疗 丹栀逍遥丸，适用于肝郁化火者。

其他疗法 热水坐浴、阴道热灌洗等疗法，可促进炎症的吸收；息肉、肿瘤等病变，应积极手术治疗。

预防调护 ①夫妇共同学习性知识，相互体贴，采取适当的性交方式和体位。②放松心情，消除不必要的顾虑。③要节制性生活，月经期间禁止性交。

（张婷婷）

mèngjiāo
梦交（sexual intercourse in dream）

以妇女出现与男子交合的梦境为主要表现的疾病。又称性梦、梦接纳、梦与鬼交。偶尔出现，并无大碍，若频繁梦交，伴夜寐不安、精神恍惚、形体消瘦等症状，则属病理现象。

病因病机 多因摄养失宜，气血衰微；或为七情所伤，心血亏损，神明失养所致。思虑过度，劳伤心脾，或后天化源不足，心失濡养，身无所依而梦交者，证属心脾两虚；年少气盛，情发于中，或年老精亏，意动神摇，致相火妄动，梦交频作者，证属阴虚火旺；先天禀赋不足，或房劳多产，或久病体虚，耗伤真阴，阴损及阳，阳损及阴，神志不宁而梦交时作，证属阴阳两虚证。

辨证论治 该病以虚证为主，治疗以补养为宜。

心脾两虚证 梦中反复发生交合，兼心烦失眠，倦怠纳呆，少气懒言，月经不调，舌淡，脉细。治宜健脾清心、安神定志，方选归脾汤（《校注妇人良方》）加减，常用药物有人参、黄芪、当归、白术、茯神、龙眼肉、远志、酸枣仁、木香、甘草、辰砂、琥珀。

阴虚火旺证 梦中交合，少寐多梦，兼见腰膝酸软，五心烦热，经水量少，甚则停闭不行，尿赤便结，舌红少津，脉弦细数。治宜滋阴降火、潜阳安神，方选知柏地黄汤（《症因脉治》）加减，常用药物有熟地黄、山茱萸、山药、泽泻、茯苓、牡丹皮、知母、黄柏、龟甲、牡蛎、珍珠母、磁石。

阴阳两虚证 梦交频作，自汗盗汗，性欲减退，或伴阴中冷感，目眩发落，崩中漏下，舌淡苔薄，脉芤或细弱无力。治宜温阳滋阴、潜镇心神，方选桂枝龙骨牡蛎汤（《金匮要略》），常用药物有桂枝、芍药、生姜、甘草、大枣、龙骨、牡蛎。

中成药治疗 ①知柏地黄丸，适用于阴虚火旺者。②归脾丸，适用于心脾两虚者。

其他疗法 针灸可取神门、脾俞、膈俞、心俞、肾俞、太白、三阴交等穴，辨证治之。

预防调护 ①接受科学的性教育。②生活规律，不穿过紧的内裤，合理安排工作、生活、休息睡眠。③避免接触言情小说、色情图片、录像等，睡前排尽尿液。

（张婷婷）

xìnglěng

性冷（asexuality） 以妇人性欲低下，长期对性生活缺乏快感甚至厌恶为主要表现的疾病。又称阴冷、阴寒、性冷淡，属西医学女性性功能障碍范畴。在排除病理性疾病后，均考虑为心理因素导致。

病因病机 性冷主要由七情不和、先天不足、房劳多产等因素引起。情志不畅，气血阻滞，脏腑失调；先天禀赋不足，或后天失养，肾虚冲任不足，血海空虚，兴趣低下；肾虚阳气不足，命门火衰，精无以生；肾精不足，经脉失于濡养，阴道干涩等，均可出现性欲淡漠。该病与肝、肾两脏关系密切。

辨证论治 中医辨证分为肾阳亏虚、肾阴不足、肝郁气滞及气血两虚等证型，根据不同的辨证分型选用不同的方药进行内服治疗。

肾阳亏虚证 性欲淡漠，腰膝酸软，畏寒肢冷，月经量少色淡，带下量多清稀，小便清长，可伴行经腹泻，舌淡苔薄白，脉细弱。治宜温肾壮阳、益火之源，方选肾气丸（《金匮要略》）加减，常用药物有地黄、山药、山茱萸、泽泻、茯苓、牡丹皮、桂枝、附子。

肾阴不足证 性欲低下，无快感，腰膝酸软，心烦失眠，头晕耳鸣，口燥咽干，潮热盗汗，月经量少，阴道干涩灼热，舌红少苔，脉细数。治宜益肾填精、滋阴养血，方选左归饮（《景岳全书》）加减，常用药物有熟地黄、山药、山茱萸、茯苓、枸杞子、炙甘草。

肝郁气滞证 性欲淡漠，厌恶房事，胁肋、乳房或少腹胀痛，烦躁易怒，月经先后无定期，量或多或少，舌红苔白，脉弦细。治宜疏肝理气、调和冲任，方选柴胡疏肝散（《景岳全书》）或逍遥散（《太平惠民和剂局方》）加减，常用药物有柴胡、枳壳、香附、陈皮、芍药、川芎、炙甘草、当归、茯苓、白术、煨姜、薄荷。

气血两虚证 性欲低下，面色㿠白，形体消瘦，少寐多梦，心慌气短，神疲肢倦，舌淡红，苔薄白，脉沉弱。治宜健脾和胃、补气养血，方用归脾汤（《校注妇人良方》）加减，常用药物有人参、黄芪、当归、白术、茯神、龙眼肉、远志、酸枣仁、木香、甘草。

中成药治疗 ①五子衍宗丸，适用于肾精不足者。②右归丸，适用于肾阳亏弱者。

其他疗法 ①针灸：取穴以关元、中极、三阴交为主。②耳针：取穴肾、膀胱、皮质下、内分泌、外生殖器、神门等。③阴道塞药：将中药加工后直接放入阴道，每日更换1次。

预防调护 ①关爱妇女身心健康，消除精神压力，克服心理障碍。②必要时给予心理咨询或心理疏导。

（张婷婷）

附 录

本卷方剂检索

方剂名	出处	药物组成

一 画

方剂名	出处	药物组成
一阴煎	《景岳全书》	生地黄 芍药 麦冬 熟地黄 知母 地骨皮 甘草
一贯煎	《柳州医话》	沙参 麦冬 当归 生地黄 川楝子 枸杞子

二 画

方剂名	出处	药物组成
二至丸	《医方集解》	女贞子 墨旱莲
二陈汤	《太平惠民和剂局方》	半夏 橘红 茯苓 甘草
人参汤	《普济方》	人参 麦冬 生地黄 当归 芍药 黄芪 茯苓 甘草
人参麦冬散	《妇人秘科》	人参 麦冬 茯苓 黄芩 知母 生地黄 炙甘草 竹茹
人参养荣汤	《太平惠民和剂局方》	人参 白术 茯苓 炙甘草 当归 白芍 熟地黄 肉桂 黄芪 五味子 远志 陈皮 生姜 大枣
人参黄芪汤	《景岳全书》	人参 黄芪 白术 苍术 麦冬 陈皮 当归 升麻
人参鳖甲汤	《妇人大全良方》	人参 桂心 当归 桑寄生 白茯苓 白芍药 桃仁 熟地黄 甘草 麦冬 续断 牛膝 鳖甲 黄芪
八物汤	《医垒元戎》	当归 川芎 芍药 熟地黄 延胡索 川楝子 炒木香 槟榔
八珍汤	《正体类要》	人参 白术 白茯苓 当归 川芎 白芍 熟地黄 炙甘草

三 画

方剂名	出处	药物组成
三仁汤	《温病条辨》	杏仁 薏苡仁 白蔻仁 飞滑石 白通草 竹叶 厚朴 半夏
三甲复脉汤	《温病条辨》	炙甘草 干地黄 阿胶 麦冬 生牡蛎 生鳖甲 生龟甲
下乳涌泉散	《清太医院配方》	当归 川芎 花粉 白芍 生地黄 柴胡 青皮 漏芦 桔梗 通草 白芷 穿山甲 甘草 王不留行
大补元煎	《景岳全书》	人参 山药 熟地黄 杜仲 当归 山茱萸 枸杞子 炙甘草
大黄牡丹汤	《金匮要略》	大黄 牡丹 桃仁 瓜子 芒硝
大黄䗪虫丸	《金匮要略》	熟大黄 黄芩 甘草 桃仁 杏仁 白芍 生地黄 干漆 虻虫 水蛭 蛴螬 土鳖虫
大营煎	《景岳全书》	当归 熟地黄 枸杞子 炙甘草 杜仲 牛膝 肉桂
小柴胡汤	《伤寒论》	柴胡 黄芩 人参 炙甘草 生姜 大枣 半夏
小蓟汤	《万氏妇人科》	小蓟根 生地黄 赤芍 木通 蒲黄 甘草梢 淡竹叶 滑石 灯心草
川芎茶调散	《太平惠民和剂局方》	川芎 荆芥 薄荷 羌活 细辛 白芷 甘草 防风
川楝子散	《医方类聚》	川楝子 茴香 木香 巴戟天 附子

续　表

方剂名	出处	药物组成
		四　画
王氏清暑益气汤	《温热经纬》	西洋参　石斛　麦冬　黄连　竹叶　荷梗　知母　甘草　粳米　西瓜翠衣
开关散	《奇效良方》	胆南星　白龙脑
天王补心丹	《校注妇人良方》	生地黄　当归　天冬　麦冬　柏子仁　远志　茯苓　五味子　朱砂　桔梗　人参　丹参　玄参　酸枣仁
天仙藤散	《校注妇人良方》	天仙藤　陈皮　甘草　乌药　生姜　木瓜　紫苏叶
天麻钩藤饮	《中医内科杂病证治新义》	天麻　钩藤　生石决明　川牛膝　桑寄生　杜仲　山栀子　黄芩　益母草　朱茯神　夜交藤
无比山药丸	《太平惠民和剂局方》	山药　肉苁蓉　熟地黄　山茱萸　茯神　菟丝子　五味子　赤石脂　巴戟天　泽泻　杜仲　牛膝
木通散	《妇科玉尺》	枳壳　槟榔　木通　滑石　冬葵子　甘草
五子衍宗丸	《摄生众妙方》	枸杞子　菟丝子　五味子　覆盆子　车前子
五味消毒饮	《医宗金鉴》	金银花　野菊花　蒲公英　紫花地丁　紫背天葵
止抽散	湖北省中医院	羚羊角（水牛角代）　地龙　天竺黄　郁金　黄连　琥珀　胆南星
止痉散	经验方	全蝎　蜈蚣
少腹逐瘀汤	《医林改错》	小茴香　干姜　延胡索　没药　当归　川芎　肉桂　赤芍　蒲黄　五灵脂
牛黄清心丸	《痘疹世医心法》	牛黄　朱砂　黄连　黄芩　山栀　郁金
牛膝汤	《太平惠民和剂局方》	牛膝　瞿麦　当归　通草　滑石　冬葵子
牛膝散	《太平圣惠方》	牛膝　炒当归　延胡索　川芎　鬼箭羽　益母草　生地黄
升举大补汤	《傅青主女科》	黄芪　白术　陈皮　人参　炙甘草　升麻　当归　熟地黄　麦冬　川芎　白芷　黄连　荆芥穗（炒黑）
化阴煎	《景岳全书》	生地黄　熟地黄　牛膝　猪苓　泽泻　黄柏　知母　绿豆　龙胆草　车前子
化瘀止崩汤	蔡小荪经验方	当归　生地黄　白芍　制香附　生蒲黄　花蕊石　丹参　熟大黄炭　三七末　震灵丹
丹芍活血行气汤	《中国百年百名中医临床家丛书·罗元恺》	丹参　赤芍　牡丹皮　乌药　川楝子　延胡索　香附　桃仁　败酱草　当归
丹栀逍遥散	《内科摘要》	牡丹皮　栀子　当归　白芍　柴胡　白术　茯苓　炙甘草　煨姜　薄荷
乌药汤	《兰室秘藏》	乌药　香附　木香　当归　甘草
六君子汤	《校注妇人良方》	党参　白术　茯苓　甘草　半夏　陈皮　生姜　大枣
六味地黄丸	《小儿药证直诀》	山药　山茱萸　熟地黄　牡丹皮　茯苓　泽泻
		五　画
玉女煎	《景岳全书》	熟地黄　石膏　知母　麦冬　牛膝
玉真散	《外科正宗》	天南星　防风　白芷　天麻　羌活　白附子
甘麦大枣汤	《金匮要略》	小麦　甘草　大枣
左归丸	《景岳全书》	熟地黄　山药　山茱萸　菟丝子　枸杞子　川牛膝　鹿角胶　龟甲胶
左归饮	《景岳全书》	熟地黄　山药　山茱萸　茯苓　枸杞子　炙甘草
右归丸	《景岳全书》	熟地黄　山药　山茱萸　枸杞子　杜仲　菟丝子　附子　肉桂　当归　鹿角胶
右归饮	《景岳全书》	熟地黄　山茱萸　山药　枸杞子　杜仲　炙甘草　肉桂　附子
龙胆泻肝汤	《医方集解》	龙胆草　栀子　黄芩　木通　泽泻　车前子　柴胡　甘草　当归　生地黄

续　表

方剂名	出处	药物组成
平胃散	《太平惠民和剂局方》	苍术　厚朴　陈皮　甘草
归肾丸	《景岳全书》	熟地黄　山药　山茱萸　当归　枸杞子　杜仲　菟丝子　茯苓
归脾汤	《济生方》	黄芪　人参　白术　当归　茯神　远志　酸枣仁　木香　龙眼肉　炙甘草　生姜　大枣
四君子汤	《太平惠民和剂局方》	人参　白术　茯苓　甘草
四妙丸	《成方便读》	苍术　黄柏　牛膝　薏苡仁
四妙散	《成方便读》	苍术　黄柏　牛膝　薏苡仁
四苓散	《丹溪心法》	茯苓　猪苓　白术　泽泻
四物汤	《太平惠民和剂局方》	当归　白芍　川芎　熟地黄
四逆散	《伤寒论》	炙甘草　柴胡　枳实　芍药
四神丸	《证治准绳》	补骨脂　肉豆蔻　吴茱萸　五味子
生化汤	《傅青主女科》	全当归　川芎　桃仁　炮姜　炙甘草　黄酒　童便
生脉散	《内外伤辨惑论》	人参　麦冬　五味子
生铁落饮	《医学心悟》	生铁落　天冬　麦冬　贝母　胆南星　橘红　远志　连翘　茯苓　茯神　玄参　钩藤　丹参　石菖蒲　辰砂
失笑散	《太平惠民和剂局方》	蒲黄　五灵脂
仙方活命饮	《校注妇人大全良方》	金银花　穿山甲　陈皮　白芷　天花粉　乳香　没药　贝母　防风　赤芍　当归尾　甘草　皂角刺
白虎加人参汤	《伤寒论》	知母　石膏　人参　甘草　粳米
白虎汤	《伤寒论》	知母　石膏　粳米　甘草
半夏白术天麻汤	《医学心悟》	半夏　天麻　茯苓　橘红　白术　甘草　蔓荆子
加味五淋散	《医宗金鉴》	黑栀子　赤茯苓　当归　白芍　黄芩　甘草　生地黄　泽泻　车前子　滑石　木通
加味四物汤	《医宗金鉴》	熟地黄　白芍　当归　川芎　蒲黄　瞿麦　桃仁　牛膝　滑石　甘草梢　木香　木通
加味圣愈汤	《医宗金鉴》	当归　白芍　川芎　熟地黄　人参　黄芪　杜仲　续断　砂仁
加味地骨皮饮	《医宗金鉴》	地骨皮　牡丹皮　胡黄连　生地黄　白芍　当归　川芎
加参生化汤	《傅青主女科》	人参　当归　川芎　炮姜　桃仁　炙甘草　升麻
加减桃仁承气汤	《温病条辨》	大黄　桃仁　生地黄　牡丹皮　泽兰　人中白
圣愈汤	《兰室秘藏》	生地黄　熟地黄　川芎　人参　当归身　黄芪　白芍
圣愈汤	《医宗金鉴》	人参　黄芪　当归　川芎　熟地黄　白芍

六　画

方剂名	出处	药物组成
芍药甘草汤	《伤寒论》	白芍　甘草
芎归二陈汤	《丹溪心法》	陈皮　半夏　茯苓　甘草　生姜　川芎　当归
百合固金汤	《医方集解》	百合　生地黄　麦冬　贝母　白芍　生甘草　玄参　桔梗　当归　熟地黄
夺命散	《妇人大全良方》	没药　血竭末
至宝丹	《太平惠民和剂局方》	生乌犀屑（水牛角代）　朱砂　雄黄　生玳瑁屑　琥珀　麝香　龙脑金箔　银箔　牛黄　安息香
当归地黄饮	《景岳全书》	当归　熟地黄　山茱萸　杜仲　山药　牛膝　甘草
当归芍药散	《金匮要略》	当归　芍药　茯苓　白术　泽泻　川芎

续　表

方剂名	出处	药物组成
当归饮子	《重订严氏济生方》	当归　生地黄　川芎　白芍　防风　荆芥　黄芪　炙甘草　蒺藜　何首乌
朱砂安神丸	《医学发明》	朱砂　黄连　炙甘草　当归　生地黄
竹沥汤	《备急千金要方》	竹沥　麦冬　黄芩　茯苓
血府逐瘀汤	《医林改错》	生地黄　当归　桃仁　红花　川芎　赤芍　牛膝　桔梗　柴胡　枳壳　甘草
血竭散	《卫生家宝产科备要》	血竭　没药
全生白术散	《全生指迷方》	白术　茯苓皮　大腹皮　生姜皮　陈皮　石决明　钩藤　天麻
安冲汤	《医学衷中参西录》	白术　黄芪　生龙骨　生牡蛎　生地黄　白芍　海螵蛸　茜草根　续断
安宫牛黄丸	《温病条辨》	牛黄　郁金　犀角（水牛角代）　黄连　朱砂　梅片　麝香　珍珠　山栀　雄黄　金箔衣　黄芩
安神生化汤	《傅青主女科》	川芎　茯神　柏子仁　人参　当归　桃仁　炮姜　炙甘草　益智仁　陈皮
导赤散	《小儿药证直诀》	生地黄　甘草梢　木通　淡竹叶
如意金黄散	《外科正宗》	大黄　黄柏　姜黄　白芷　厚朴　天花粉　生天南星　生苍术　陈皮　甘草

七　画

方剂名	出处	药物组成
寿胎丸	《医学衷中参西录》	菟丝子　桑寄生　续断　阿胶
扶阳救脱汤	《中医妇科治疗学》	高丽参　熟附子　黄芪　浮小麦　乌贼骨
芫花散	《妇科玉尺》	芫花　吴茱萸　秦艽　白僵蚕　柴胡　川乌　巴戟天
芩术汤	《女科秘诀大全》	黄芩　白术
苍附导痰丸	《叶天士女科诊治秘方》	茯苓　半夏　陈皮　甘草　苍术　香附　天南星　枳壳　生姜　神曲
苏叶黄连汤	《温病经纬》	紫苏叶　黄连
杏苏散	《温病条辨》	紫苏叶　前胡　甘草　杏仁　半夏　桔梗　生姜　橘皮　茯苓　枳壳　大枣
杞菊地黄丸	《医级》	枸杞子　菊花　熟地黄　山茱萸　牡丹皮　山药　茯苓　泽泻
两地汤	《傅青主女科》	生地黄　地骨皮　玄参　麦冬　阿胶　白芍
牡蛎散	《证治准绳》	煅牡蛎　川芎　熟地黄　白茯苓　龙骨　续断　当归　炒艾叶　人参　五味子　地榆　甘草
身痛逐瘀汤	《医林改错》	秦艽　川芎　桃仁　红花　甘草　羌活　没药　当归　五灵脂　地龙　香附　牛膝
肠宁汤	《傅青主女科》	当归　熟地黄　阿胶　人参　山药　续断　麦冬　甘草　肉桂
龟鹿二仙胶	《医便》	人参　枸杞子　鹿角　龟甲
沉香散	《医宗必读》	沉香　石韦　滑石　当归　王不留行　瞿麦　赤芍　白术　冬葵子　炙甘草
完胞饮	《傅青主女科》	人参　白术　茯苓　生黄芪　当归　川芎　桃仁　红花　益母草　白及　猪　羊脬
补中益气汤	《内外伤辨惑论》	人参　黄芪　白术　炙甘草　当归　橘皮　升麻　柴胡
补气解晕汤	《傅青主女科》	人参　生黄芪　当归　荆芥穗　干姜炭

八　画

方剂名	出处	药物组成
苓桂术甘汤	《伤寒论》	茯苓　桂枝　白术　甘草
肾气丸	《金匮要略》	干地黄　山药　山茱萸　泽泻　茯苓　桂枝　附子　牡丹皮
固阴煎	《景岳全书》	人参　熟地黄　山药　山茱萸　菟丝子　远志　五味子　炙甘草
知柏地黄汤	《症因脉治》	熟地黄　山茱萸　山药　泽泻　茯苓　牡丹皮　知母　黄柏
金铃子散	《太平圣惠方》	川楝子　延胡索
定经汤	《傅青主女科》	当归　白芍　熟地黄　柴胡　山药　茯苓　菟丝子　炒荆芥

续　表

方剂名	出处	药物组成
参附汤	《妇人大全良方》	人参　附子　姜　枣
参附汤	《济生续方》	人参　炮附子
参苓白术散	《太平惠民和剂局方》	人参　白术　茯苓　炙甘草　莲子肉　薏苡仁　砂仁　桔梗　山药　白扁豆

九　画

方剂名	出处	药物组成
荆穗四物汤	《医宗金鉴》	荆穗　白芍药　川当归　生地黄　川芎
茵陈蒿汤	《伤寒论》	茵陈　栀子　大黄
茯神散	《普济本事方》	茯神　熟地黄　白芍药　川芎　当归　白茯苓　桔梗　远志　人参
荡鬼汤	《傅青主女科》	人参　当归　大黄　川牛膝　雷丸　红花　丹皮　枳壳　厚朴　桃仁
香砂六君子	《名医方论》	木香　砂仁　人参　白术　茯苓　甘草　陈皮　半夏　生姜　大枣
香棱丸	《济生方》	木香　丁香　三棱　莪术　枳壳　青皮　川楝子　小茴香
复元通气散	《秘传外科方》	木香　茴香　青皮　穿山甲　陈皮　白芷　甘草　贝母　漏芦
顺经汤	《傅青主女科》	当归　熟地黄　沙参　白芍　牡丹皮　茯苓　黑荆芥
保阴煎	《景岳全书》	生地黄　熟地黄　黄芩　黄柏　白芍　山药　续断　甘草
保和丸	《丹溪心法》	山楂　神曲　半夏　茯苓　陈皮　连翘　莱菔子
胎元饮	《景岳全书》	人参　当归　杜仲　续断　白芍　熟地黄　白术　陈皮　炙甘草
独参汤	《十药神书》	人参
独活寄生汤	《备急千金要方》	独活　桑寄生　秦艽　防风　细辛　当归　川芎　白芍　干地黄　肉桂　茯苓　杜仲　人参　牛膝　甘草
养心汤	《证治准绳》	人参　黄芪　茯苓　茯神　半夏曲　当归　川芎　柏子仁　酸枣仁　五味子　远志　肉桂
养血益元汤	上海市虹口区妇幼保健院蔡庄经验方	党参　白芍　熟地黄　黄精　桑葚子　何首乌　制白术　淮山药　山茱萸
养荣壮肾汤	《叶氏女科证治》	当归　川芎　独活　肉桂　防风　杜仲　川续断　桑寄生　生姜
济生肾气丸	《济生方》	炮附子　茯苓　泽泻　山茱萸　炒山药　车前子　牡丹皮　官桂　川牛膝　熟地黄
举元煎	《景岳全书》	人参　黄芪　白术　炙甘草　升麻
宫外孕Ⅰ号方	山西医学院第一附属医院	丹参　赤芍　桃仁
宫外孕Ⅱ号方	山西医学院第一附属医院	丹参　赤芍　桃仁　三棱　莪术

十　画

方剂名	出处	药物组成
秦艽牛蒡汤	《医宗金鉴》	秦艽　牛蒡子　枳壳　麻黄　犀角（水牛角代）　黄芩　防风　甘草　玄参　升麻
真武汤	《伤寒论》	附子　生姜　茯苓　白术　白芍
桂枝龙骨牡蛎汤	《金匮要略》	桂枝　芍药　生姜　甘草　大枣　龙骨　牡蛎
桂枝四物汤	《医宗金鉴》	当归　熟地黄　川芎　白芍　桂枝　甘草　生姜　大枣
桂枝汤	《伤寒论》	桂枝　芍药　甘草　生姜　大枣
桂枝茯苓丸	《金匮要略》	桂枝　茯苓　芍药　牡丹皮　桃仁
桔梗散	《妇人大全良方》	天冬　桑白皮　桔梗　紫苏　赤茯苓　麻黄　贝母　人参　甘草
桃红四物汤	《医宗金鉴》	桃仁　红花　熟地黄　当归　川芎　白芍
逐瘀止血汤	《傅青主女科》	生地黄　大黄　赤芍　牡丹皮　当归尾　龟甲　桃仁　枳壳

续　表

方剂名	出处	药物组成
柴胡疏肝散	《景岳全书》	柴胡　枳壳　香附　陈皮　芍药　川芎　炙甘草
逍遥散	《太平惠民和剂局方》	柴胡　当归　茯苓　白芍　白术　炙甘草　煨姜　薄荷
健固汤	《傅青主女科》	人参　白术　茯苓　巴戟天　薏苡仁
胶艾汤	《金匮要略》	阿胶　艾叶　当归　川芎　白芍　干地黄　甘草
凉血消风汤	经验方	生地黄　玄参　白芍　知母　荆芥　防风　金银花　升麻　生石膏　白茅根　牛蒡子　甘草
凉膈散	《太平惠民和剂局方》	大黄　芒硝　黄芩　山栀子　连翘　竹叶　薄荷　甘草
益气导溺汤	《中医妇科治疗学》	党参　白术　扁豆　茯苓　桂枝　炙升麻　桔梗　通草　乌药
益经汤	《傅青主女科》	熟地黄　炒白术　山药　当归　杜仲　人参　白芍　生枣仁　牡丹皮　沙参　柴胡
消风散	《外科正宗》	荆芥　防风　当归　生地黄　苦参　炒苍术　蝉蜕　胡麻仁　知母　生甘草　牛蒡子　木通　石膏
消渴方	《丹溪心法》	黄连末　天花粉汁　人乳　藕汁　生地汁　生姜汁　蜂蜜
消瘰丸	《医学衷中参西录》	牡蛎　生黄芪　三棱　莪术　血竭　乳香　没药　龙胆草　玄参　浙贝母
润麻丸	《沈氏尊生书》	麻仁　桃仁　生地黄　当归　枳壳
润燥汤	《万氏妇人科》	人参　甘草　当归身　生地黄　枳壳　火麻仁　桃仁泥　槟榔汁
润燥汤	《胎产心法》	阿胶　黄芩　麻仁　苎麻　当归　紫苏梗　防风
调经散	《太平惠民和剂局方》	当归　肉桂　没药　琥珀　赤芍　白芍　细辛　麝香
通乳丹	《傅青主女科》	人参　黄芪　当归　麦冬　木通　桔梗　猪蹄
通窍活血汤	《医林改错》	赤芍　川芎　桃仁　红枣　红花　老葱　鲜姜　麝香
通瘀煎	《景岳全书》	红花　当归尾　香附　木香　乌药　青皮　山楂　泽泻
桑菊饮	《温病条辨》	桑叶　菊花　薄荷　杏仁　桔梗　连翘　芦根　甘草

十一　画

方剂名	出处	药物组成
理冲汤	《医学衷中参西录》	生黄芪　党参　白术　生山药　天花粉　知母　三棱　莪术　生鸡内金
黄芪汤	《金匮翼》	黄芪　陈皮　火麻仁　白蜜
黄芪汤	《济阴纲目》	黄芪　白术　防风　熟地黄　煅牡蛎　白茯苓　麦冬　甘草　大枣
黄芪桂枝五物汤	《金匮要略》	黄芪　桂枝　白芍　生姜　大枣
黄芪散	《妇人大全良方》	黄芪　白术　木香　羚羊角（水牛角代）　人参　当归　桂心　川芎　白芍药　白茯苓　甘草
黄连温胆汤	《备急千金要方》	黄连　竹茹　枳实　陈皮　甘草　茯苓　半夏　大枣
萆薢渗湿汤	《疡科心得集》	萆薢　薏苡仁　黄柏　赤苓　牡丹皮　泽泻　滑石　通草
菟丝子丸	《济生方》	菟丝子　五味子　煅牡蛎　肉苁蓉　炮附子　鸡膍胵　鹿茸　桑螵蛸
救母丹	《傅青主女科》	人参　当归　川芎　益母草　赤石脂　荆芥穗（炒黑）
蛇床子汤	《医宗金鉴》	威灵仙　蛇床子　当归尾　缩砂壳　土大黄　苦参　老葱头
银甲丸	《王渭川妇科经验选》	金银花　连翘　升麻　红藤　蒲公英　生鳖甲　紫花地丁　生蒲黄　椿根皮　大青叶　茵陈　琥珀末　桔梗
银翘散	《温病条辨》	连翘　金银花　苦桔梗　薄荷　竹叶　生甘草　荆芥穗　淡豆豉　牛蒡子
脱花煎	《景岳全书》	当归　川芎　肉桂　牛膝　红花　车前子
羚羊钩藤汤	《重钉通俗伤寒论》	钩藤　羚羊角（水牛角代）　桑叶　川贝母　生地黄　菊花　白芍　茯神　鲜竹茹　甘草

续　表

方剂名	出处	药物组成
清血养阴汤	《妇科临床手册》	生地黄　牡丹皮　白芍　玄参　黄柏　女贞子　墨旱莲
清肝止淋汤	《傅青主女科》	当归　白芍　地黄　黄柏　牡丹皮　牛膝　香附　黑豆
清肝引经汤	《中医妇科学》四版教材	当归　白芍　生地黄　牡丹皮　栀子　黄芩　川楝子　茜草　川牛膝　白茅根　甘草
清肺解毒散结汤	经验方	金银花　连翘　鱼腥草　薏苡仁　瓜蒌　川贝母　沙参　生地黄　麦冬　牡丹皮　桃仁　山慈菇　白茅根　生甘草
清经散	《傅青主女科》	牡丹皮　地骨皮　白芍　熟地黄　青蒿　黄柏　茯苓
清营汤	《温病条辨》	犀角（水牛角代）　生地黄　玄参　竹叶心　麦冬　丹参　黄连　金银花　连翘
清瘟败毒饮	《疫疹一得》	广角（水牛角代）　生地黄　玄参　赤芍　牡丹皮　知母　黄连　黄芩　栀子　连翘　竹叶　桔梗　甘草　生石膏
清燥救肺汤	《医门法律》	桑叶　石膏　甘草　人参　胡麻仁　真阿胶　麦冬　杏仁　枇杷叶
淡竹茹汤	《备急千金要方》	淡竹茹　麦冬　甘草　小麦　生姜　大枣

十二　画

方剂名	出处	药物组成
趁痛散	《校注妇人良方》	当归　黄芪　白术　炙甘草　肉桂　独活　牛膝　生姜　薤白
葛根黄芩黄连汤	《伤寒论》	葛根　炙甘草　黄芩　黄连
棕蒲散	《陈素庵妇科补解》	棕榈炭　蒲黄炭　当归身　炒白芍　川芎　生地黄　牡丹皮　秦艽　泽兰　杜仲
紫苏饮	《妇人大全良方》	当归　白芍　大腹皮　橘皮　人参　紫苏　川芎　甘草　生姜　葱白
紫雪丹	《温病条辨》	石膏　寒水石　滑石　磁石　犀角（水牛角代）　羚羊角（水牛角代）　沉香　玄参　升麻　炙甘草　丁香　麝香　朱砂　朴硝　木香
黑神散	《经效产宝》	黑大豆　熟地黄　当归　芍药　蒲黄　肉桂　干姜　炙甘草
痛泻要方	《丹溪心法》	白术　白芍　陈皮　防风
温土毓麟汤	《傅青主女科》	巴戟天　覆盆子　淮山药　菟丝子　肉苁蓉　鹿角霜　人参　益智仁
温经汤	《妇人大全良方》	人参　当归　川芎　白芍　肉桂　莪术　牡丹皮　甘草　牛膝
温胆汤	《备急千金要方》	半夏　橘皮　甘草　枳实　竹茹　生姜　茯苓
温胞饮	《傅青主女科》	巴戟天　补骨脂　菟丝子　肉桂　附子　杜仲　白术　山药　芡实　人参
滋血汤	《证治准绳》	人参　山药　黄芪　白茯苓　川芎　当归　白芍　熟地黄
犀角地黄汤	《备急千金要方》	犀角（水牛角代）　生地黄　牡丹皮　芍药

十三　画

方剂名	出处	药物组成
暖宫定痛汤	《刘奉五妇科经验》	橘核　荔枝核　小茴香　葫芦巴　延胡索　五灵脂　川楝子　制香附　乌药
催生安胎救命散	《卫生家宝产科备要》	乌药　前胡　菊花　蓬莪术　当归　米醋
催生饮	《济阴纲目》	当归　川芎　大腹皮　枳壳　白芷
解毒活血汤	《医林改错》	连翘　葛根　柴胡　当归　生地黄　赤芍　桃仁　红花　枳壳　甘草
解毒散结汤	经验方	野菊花　蒲公英　马齿苋　牡丹皮　紫草　三棱　莪术　大黄　半枝莲　山慈菇　七叶一枝花

十四　画

方剂名	出处	药物组成
蔡松汀难产方	经验方	黄芪（蜜炙）　当归　茯神　党参　龟甲（醋炙）　川芎　白芍（酒炒）　枸杞子
膈下逐瘀汤	《医林改错》	五灵脂　当归　川芎　桃仁　牡丹皮　赤芍　乌药　延胡索　甘草　香附　红花　枳壳

续　表

方剂名	出处	药物组成
漏芦散	《太平惠民和剂局方》	漏芦　蛇蜕　瓜蒌

十五　画

方剂名	出处	药物组成
增液汤	《温病条辨》	玄参　麦冬　生地黄

十六　画

方剂名	出处	药物组成
薏苡仁汤	《外科正宗》	薏苡仁　瓜蒌仁　牡丹皮　桃仁　白芍
橘叶散	《外科正宗》	陈皮　柴胡　川芎　栀子　青皮　石膏　黄芩　连翘　甘草　橘叶

十九　画

方剂名	出处	药物组成
藿香正气散	《太平惠民和剂局方》	藿香　紫苏　白芷　大腹皮　茯苓　白术　半夏曲　橘皮　厚朴　桔梗　炙甘草

索　引

条目标题汉字笔画索引

说　明

一、本索引供读者按条目标题的汉字笔画查检条目。

二、条目标题按第一字的笔画由少到多的顺序排列，按画数和起笔笔形横（一）、竖（丨）、撇（丿）、点（丶）、折（乛，包括丁乚く等）的顺序排列。笔画数和起笔笔形相同的字，按字形结构排列，先左右形字，再上下形字，后整体字。第一字相同的，依次按后面各字的笔画数和起笔笔形顺序排列。

三、以拉丁字母、希腊字母和阿拉伯数字、罗马数字开头的条目标题，依次排在汉字条目标题的后面。

十 一　画

十 二　画

十 三　画

十 四　画

十 六　画

条 目 外 文 标 题 索 引

内 容 索 引

说 明

一、本索引是本卷条目和条目内容的主题分析索引。索引款目按汉语拼音字母顺序并辅以汉字笔画、起笔笔形顺序排列。同音时，按汉字笔画由少到多的顺序排列，笔画数相同的按起笔笔形横（一）、竖（丨）、撇（丿）、点（、）、折（乛，包括丁乚𠃌等）的顺序排列。第一字相同时，按第二字，余类推。索引标目中夹有拉丁字母、希腊字母、阿拉伯数字和罗马数字的，依次排在相应的汉字索引款目之后。标点符号不作为排序单元。

二、设有条目的款目用黑体字，未设条目的款目用宋体字。

三、不同概念（含人物）具有同一标目名称时，分别设置索引款目；未设条目的同名索引标目后括注简单说明或所属类别，以利检索。

四、索引标目之后的阿拉伯数字是标目内容所在的页码，数字之后的小写拉丁字母表示索引内容所在的版面区域。本书正文的版面区域划分如右图。

a	c	e
b	d	f

H

J

希腊字母

本卷主要编辑、出版人员

责任编辑　王　霞　郭　琼

索引编辑　王小红

名词术语编辑　王晓霞

汉语拼音编辑　潘博闻

外文编辑　顾　颖

参见编辑　周艳华

责任校对　张　麓

责任印制　卢运霞